向美而行
——整形美容方式的选择

张红莲　林　琳　徐　丹　周　云　熊　武 **主编**

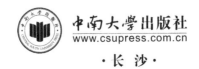

中南大学出版社
www.csupress.com.cn

·长沙·

图书在版编目(CIP)数据

向美而行：整形美容方式的选择／张红莲等主编.
长沙：中南大学出版社，2024.8.
ISBN 978-7-5487-5920-1

Ⅰ. R622

中国国家版本馆 CIP 数据核字第 20242LX797 号

向美而行——整形美容方式的选择
XIANGMEI ERXING——ZHENGXING MEIRONG FANGSHI DE XUANZE

张红莲　林琳　徐丹　周云　熊武　主编

□出 版 人	林绵优
□责任编辑	代　琴
□责任印制	唐　曦
□出版发行	中南大学出版社

社址：长沙市麓山南路　　　　邮编：410083
发行科电话：0731-88876770　　传真：0731-88710482

□印　　装　广东虎彩云印刷有限公司

□开　　本	787 mm×1092 mm 1/16	□印张 21.75	□字数 543 千字
□版　　次	2024 年 8 月第 1 版	□印次 2024 年 8 月第 1 次印刷
□书　　号	ISBN 978-7-5487-5920-1		
□定　　价	78.00 元		

编 委 会

前 言

Foreword

　　随着社会发展和生活水平的提高，人们越来越注重外在形象，无论男女都舍得花钱购买昂贵的衣服来装扮自己，以提升自己的外在形象和魅力。但对于大部分人来说，总觉得还缺点什么，自己花重金买的时尚衣裳难以展现出服装模特展示的美感和高雅气质，这是因为容貌美和形体美与时尚衣裳不相匹配。容貌美是指人的颜面在形态结构、生理功能和心理状态的综合作用下，所展现的协调、匀称、和谐统一的整体美感。形体美即人体美，包括人所有的形体结构，也是人的整体形态的美，是仪表美的基础。良好的形体是女性身心健康的基础，也是女性自信的源泉。

　　人们通常对容貌美的印象是"瓜子脸""高鼻梁""大眼睛""皮肤光泽细腻有弹性"等。在美学的角度上容貌美可概括为八个字"三庭五眼"和"四高三低"。"三庭五眼"是指从脸部额头的发际线到眉间连线(上部)、眉间到鼻尖(中部)、鼻尖到下巴尖(下部)，上部、中部和下部恰好各占三分之一，称为"三庭"。若是上部、中部、下部这三部分的比例为1∶1∶1，那就是标准美脸的比例。若上部、中部、下部这三部分的比例是2∶3∶2，那么就更接近黄金分割，就会更具美感，也就是视觉上看起来赏心悦目，百看不厌。"五眼"则具体如下：左眼角外侧到同侧左发际边缘刚好是一只眼睛的长度，而我们两眼之间的距离是一只眼睛的长度，右眼角外侧到右发际边缘也是一只眼睛的长度。这样脸部左发际到右发际加起来刚好是五只眼睛的长度，这就是美脸宽度的理想比例标准。"四高三低"则是指脸部垂直曲线方向上的美学标准。具体地说，"四高"是指额头、鼻尖、唇珠和下巴高。"三低"是指两眼之间的鼻额交界处、人中沟和下唇下方的小凹陷要低。形体美主要指人的身体构成的自然因素，是体形、皮肤、五官、毛发等静态表征的总和以及这些表征的搭配，如骨骼发育正常、五官端正、肌肉发达匀称、皮肤色泽丰润等。人的形体美要求人体线条挺拔,富于变化,匀称,有魅力,各部分的比例以及肤色、动作、姿态符合人们的普遍标准。决定女性形体美的主要因素是体形、骨骼和人体的线条,它们构成了形体美的生物学基础。

人的容貌和形体在很大程度上由遗传因素决定,但随着现代医疗科技的发展,容貌和形体也是可以改变的。随着年龄增大,容貌和形态会逐渐出现老化,需借助医疗美容(简称医美)抗衰手段维持青春靓丽的形象。医美指运用药物、手术、医疗器械以及其他具有创伤性或者不可逆性的医学技术方法对人的容貌和人体各部位形态进行修复与再塑的美容方式。在"颜值经济"成为新风口的时代背景下,越来越多的人认为,医美和读书一样,这些都是提升自我的途径,不过是内在和外在的区别而已。当医疗技术提供了让我们变得更美的可能时,活在当下的我们为什么不去试试呢? 如今,通过医美变得更漂亮和延缓衰老是一个人对审美、对生活态度的积极体现。正因为接受变美和抗衰理念的人越来越多,医美才越发广泛地融入人们的日常生活。目前,多元化的医美项目已被应用,如光子、点阵、热玛吉、水光针、玻尿酸、肉毒毒素注射、双眼皮、隆鼻、隆胸、抽脂和中医美容养生等等,可以解决肤色暗沉、肤色不均、皱纹、瘢痕、毛孔粗大、皮肤老化等各种皮肤问题。随着变美的需求日益增长。当前形势下,真正的医美包含哪些项目? 爱美者应当如何正确选择适合自己的医美? 如何在求美过程中避坑? 如何日常式地自我保养? 这些问题均亟待从医学美容角度进行专业解答。

本书是由从事整形美容相关工作十年以上的医护人员收集爱美者咨询的相关问题整理而成的科普文稿。书中分章节以问答的形式对爱美者心中的疑问进行专业解答和科学分析,旨在让爱美者向美而行,少走弯路,不被坑骗,让求美成为人们生活的常态。匆匆整理文稿付梓,难免有纰漏错谬之处,恳请广大读者和同人不吝赐教,并斧正为盼,由是感激不尽!

目录

Contents

第一章　美的基本概念

美，这一自古以来便萦绕在人类思想与情感深处的概念，其内涵丰富而多元，既抽象又具体，既主观又客观，是人类文明绽放出的绚烂花朵。美是一种感官的愉悦与心灵的触动。它往往通过视觉、听觉、触觉等多种感官渠道传递，能直接触动人心，引发情感的共鸣与升华。这种愉悦不仅是表面的、即时的，还是深刻而持久的，能够激发人们对生活的热爱与向往。美是形式与内容的和谐统一。形式美，如对称、平衡、比例等视觉要素的组合，能够给人以直观的视觉享受；而内容美，则是指事物所蕴含的思想、情感、价值等深层次的美，它需要通过人的思考、感悟才能被发掘与领悟。当形式与内容达到完美的结合时，便能创造出令人叹为观止的艺术作品。此外，美是动态变化与不断创新的。随着社会的进步、科技的发展以及人类审美观念的不断演变，美的标准与表现形式也在不断发生变化。从古典美到现代美、从自然美到人工美，美的内涵与外延不断拓宽，为人类的精神世界注入了源源不断的活力与灵感。美是一个多维度、多层次、多面向的概念，它是人类文明的产物，也是个体情感与思想的独特表达。美以其独特的魅力与力量，滋养着人类的心灵，丰富着人类的文化，推动着社会的进步与发展。在追求美的过程中，我们不仅能够感受到生活的美好与多彩，更能够不断提升自己的审美素养与精神境界。

✦ 什么是美的主观性？它有什么意义？

由于每个人的生活经历、文化背景、价值观等方面的不同，人们对于美的体验和评价是多样化的。同一个艺术品或景观可能在不同的人群中引起截然不同的感受，这种多样性反映了美的主观性的本质。

不同的文化传统、宗教信仰、社会价值观等都会在个体心灵深处留下独特的烙印。因此，同一件事物在不同文化群体中可能被赋予截然不同的含义。一个象征着自由的艺术作品在一个强调个体权利的社会中可能引起共鸣，但在另一个更强调集体责任的文化群体中，可能被解读为对社会价值观的挑战。

价值观的多样性也是美的主观性的体现。个体对美的定义和追求是基于其独特的价值观体系，这可能受到道德观念、伦理原则、个人信仰等多方面因素的影响。

在实际生活中，美的主观性存在使得艺术和美的教育更加复杂而富有挑战性。我们需要在尊重个体差异的同时，让人们拓展审美视野，理解和尊重不同文化、不同观点的美。在进行美的评价和对话时，需要保持开放的心态，接纳多元的审美观念。这种多样性不仅体现了个体对美的独特理解，也反映了美的本质是一种主观而复杂的体验。

✦ 什么是美的客观性？它有什么意义？

一些观点强调一系列客观的美感标准，这些标准能够超越个体的主观喜好，进而影响人们对艺术作品的评价和欣赏。在这种观点之下，一幅画的色彩搭配、构图、线条和比例等因素被认为具有广泛的美感，这种美感并不仅仅是个体主观感受的结果，而是一种在多数人之间共享的普遍认同。一些审美哲学家认为，美的存在不仅仅是主观情感的表达，而是一种对于某些形式和组合的共同认同。这种认同可能根植于人类共同的感知和认知方式，使得一些特定的美学元素在跨越文化和时空的范畴内得到了认可。这种普遍性的认同可以被解释为存在某种客观的美的标准，超越了个体主观喜好的局限。

✦ 什么是美的相对性？它有什么意义？

在不同文化中，美的定义和人们对美的偏好呈现出丰富多彩的审美观念。这种文化差异源于历史、传统、宗教、社会结构等多方面因素，这些导致了对美的评价标准的多样性。

在这种多样性中，美的相对性成为一个关键概念，强调了美在不同文化中的相对性和多元性。不同文化对美的定义受到历史和传统的深刻影响。一些文化可能更加注重传统价值观念，一些文化可能更加注重实用性和功能性，一些文化可能更加强调人类自身的审美体验，将美视为人类创造力和想象力的产物。在这种多元性中，每种文化都有其独特的审美观念和价值体系。但这并不意味着一种文化的审美观念就比其他文化更为正确或优越，而是强调了美的相对性和多样性。

✦ 美的相对性有何特点？

美的相对性强调了观众的主体性和参与性。观众的审美经验并非被动接受的过程，而是主动参与和解读的过程。不同的观众可能因为其个体经验、文化背景和教育程度的不同而对同一事物产生截然不同的理解和感受。美的相对性在这里为观众提供了更大的自由度，使其能够以自己独特的方式来理解和感知美。这种主观性参与不仅丰富了观众的审美体验，也为社会的多元化赋予了更为广泛的生命力。

✦ 美的相对性是否意味着一切皆可接受？

美的相对性并非意味着一切皆可接受，一切审美观念皆平等。相反，这种相对性强调的是在多元性中寻求平衡，尊重不同文化和个体观点的同时，也保留关于艺术创作的一定标准和规范。这种平衡旨在推动多样性发展，而不是混淆美的本质和方向。美的相对性提供了开放和多元的空间，使得人们不再受制于单一的审美标准，而是能够在多元性和自由度中展现出其独特的魅力，推动审美观念不断创新和发展。

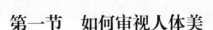

第一节 如何审视人体美

审视人体美，是一场跨越视觉感知、情感体验与文化认知的综合性审美活动。它要求我们不仅要停留于表面的形态观察，还要深入地对人体结构、比例、气质以及所蕴含的文化意义等多方面进行综合考量。在这一过程中，审美标准作为审视人体美的标尺，其重要性不言而喻。

审美标准是人们在长期的社会实践中形成并不断发展变化的关于美的认识和评价标准。它既是客观的，因为人体美的基本规律如比例、对称性等是普遍存在的；又是主观的，因为每个人对美的感受和偏好都受到个人经验、文化背景和情感状态的影响。这种主观与客观的结合，使得审美标准既具有普遍性，又具有多样性。

在审视人体美时，审美标准为我们提供了一个相对稳定的评价框架。它帮助我们区分哪些特征被认为是美的，哪些可能被视为不足。审美标准也随着时代变迁而不断演变。历史上，不同时期对于人体美的理想形态有着不同的追求。古希腊时期崇尚健壮、匀称的体魄，展现了力量与美的完美结合；而现代社会中，随着审美观念的多元化，人们对于人体美的追求也变得更加多样和包容。从纤细苗条的身材到健康有型的体魄，从清新自然的气质到个性独特的魅力，都成为现代审美标准的重要组成部分。不同文化背景下的审美标准也有其多样性和差异性。例如，在某些文化中，健康的肤色、匀称的身材和自信的微笑被视为人体美的标志；而在另一些文化中，纤细的腰部、修长的腿部和精致的五官则更受青睐。

因此，在探讨人体美时，我们不仅要关注审美标准的客观性和多样性，还要认识到其主观性和相对性。同时，我们需要保持开放的心态和批判性思维，不断审视和反思自己的审美观念，以更加全面、深入和包容的视角去欣赏和理解人体美。这样才能在不断变化的美学领域中，找到属于自己的审美标准和审美体验。

✦ 人既是审美的主体又是审美的客体

作为审美的主体，人具有感知、理解、评价和创造美的能力。审美主体通过感官（如视觉、听觉、触觉等）接收来自外界的信息，如人物形象、自然景观、艺术作品等，这些信息作为审美对象被人所感知。人对于美的追求，不仅是对外在形式的欣赏，还是对内在精神世界的探索和提升。在这个过程中，人类通过艺术创作、科技发明、社会改革等多种方式，将美的理念融入生活的各个方面，从而创造出更加美好、和谐的社会环境。

然而，人也是审美的客体，其本身就蕴含着无尽的美。人的外貌、气质、性格、智慧、情感等方面都是美的方面，它们共同构成了人类独特的审美内容。在审美活动中，人们不仅欣赏他人的美，也通过自我审视和反思，不断发现和提升自身的美。这种对自我美的追求和塑造，是人类审美活动的重要组成部分。

人作为审美主体与审美客体的双向性，使得审美活动成为一个相互作用的过程。在这个过程中，人们不仅通过审美活动获得愉悦和满足，还通过创造美、传播美、分享美的过程，促进了文化的传承和发展，推动了社会的文明进步。

因此，我们应该珍视并发展人类的审美能力，鼓励人们积极投身于审美活动之中，去探索、去创造、去欣赏那些能够触动心灵、激发情感、启迪智慧的美。同时，我们也应该尊重每个人的审美差异和审美选择，让美成为连接人类心灵的桥梁，共同构建一个更加美好、和谐的世界。

人体美的主观性和多样性

人类社会的多样性导致了审美观念的多样性，不同文化、时代和地域背景下的人有着自己独特的人体美标准和审美偏好。整形美容医生接受过系统的医学和美学教育，其审美判断是基于专业知识和技术经验的积累，对美的标准、面部比例、皮肤质量等有着较为客观的理解。然而，这种理解并非完全客观的。医生的审美观同样会受到个人经验、文化背景、社会趋势及个人偏好等主观因素的影响。例如，不同地域、不同文化背景下的医生可能对美的定义存在差异，这种差异会直接反映在他们的治疗方案和手术设计中。而爱美者作为整形美容医学服务的接受者，其审美判断更加主观和个性化。他们往往基于自己的期望、生活经历、心理状态以及对美的独特理解来提出需求。这种审美判断可能受到社会流行趋势、媒体宣传、个人情感状态等多种因素的影响。这种主观性使得患者的审美需求具有多样性和不确定性，给整形美容医生的工作带来了挑战。医生与爱美者之间审美判断的矛盾与统一是整形美容医学实践中不可避免的问题。通过充分沟通、尊重个体差异、专业评估与建议以及持续跟进与调整等措施，可以实现二者的和谐统一，为爱美者带来更加满意的整形美容效果。

人体美的基础和必备条件

1. 人体美的基础要素

人体美的基础要素涉及健康、比例、对称性、曲线与线条、肌肤以及姿态与气质等多个方面。这些要素相互关联、相互促进，共同构成了人体美的完整体系。在日常生活中，我们应该注重这些方面的培养和维护，以展现出更加健康和美丽的人体。

身体健康是人体美的首要条件。这不仅意味着身体各系统功能的正常运行，没有疾病和生理缺陷，还体现了生命的活力和自然的美感。健康的身体能够展现出良好的肤色、体态和气质，这些都是构成人体美的重要元素，体现出人体美的整体效果。均衡的营养摄入有助于保持身体的正常代谢和生理功能，从而保持体型的匀称和皮肤的健康。这是塑造人体美的重要手段之一。此外，体育锻炼对于塑造人体美至关重要。通过科学的锻炼，可以增强肌肉的力量和弹性，改善体型，使身体线条更加流畅和优美。体育锻炼还能增强心肺功能，增强体质，为人体美提供坚实的生理基础。

2. 人体的黄金分割率与黄金三角

从整体的视角来看，人体的比例美主要体现在头部、躯干与四肢的和谐关系上。黄金分割率，又称黄金比例，是一种数学上的比例关系，其值约为0.618，人体的整体比例若符合黄金分割率，便能展现出一种难以言喻的优雅与和谐。具体而言，若以肚脐为分割点，将人体分为上下两部分，那么上部分（从头顶至肚脐）与下部分（从肚脐至脚底）的长度之比, 接近于 0.618 : 1, 则称该人体比例符合黄金分割率。这种比例关系使得人体在视觉上达到了平衡与和谐, 给人以稳定而又不失灵动的美感。

人体黄金三角是一个在人体美学领域中常被提及的概念, 它并非指人体上实际存在的、具有特定生理功能的三角形结构, 而是基于视觉美学和比例分析的一种理想化描述。这些黄金三角通常是通过连接人体上的关键点或线段而形成的。人体某部位呈三角形时, 其腰与底之比约为 0.618 的等腰三角形, 从而赋予人体一种和谐、平衡且具吸引力的外观。例如, 从鼻根点到两侧口角点的连线可以构成一个黄金三角, 外鼻正面观、侧面观均呈黄金三角等。

3. 理想且和谐的身体比例关系

在人体美学与比例学中, 七头身比例通常被视为站立状态下的一种和谐的身体比例关系。这一比例指的是, 当一个人站立时, 其身高大致相当于其头部高度的七倍, 这种比例关系在视觉上营造出一种均衡、协调的美感。

人体在不同姿态下仍然保持着某种内在的和谐与平衡。例如, 当人坐在椅子上时, 其身高大约会缩减为五个头高, 这种变化不仅适应了坐姿的生理需求, 也保持了身体比例的协调。同样地, 盘腿而坐时, 身高进一步缩减至三个半头高, 这种姿态下的身体比例依然显得和谐而自然。人跪着时的高度约为身高的 3/4, 卧位时约为身高的 1/9。

当双腿叉开时, 身体比例会发生微妙的变化, 此时身高会相应减少约 1/4。然而, 即使在这种姿态下, 人体仍然能够展现出一种动态的平衡美。如果此时再分举双手, 使中指指端与头顶齐平, 肚脐正好位于伸展的四肢所形成的外接圆的中心位置, 而两腿之间的空间恰好构成一个等边三角形。这些几何元素的巧妙结合, 不仅展现了人体结构的精妙与和谐, 也为我们提供了欣赏和理解人体美的新视角。

4. 面部五官的比例美

面部的比例美主要体现在五官的分布与形态上。一张美丽的脸庞, 五官应当分布均衡, 大小适中, 相互协调。"三庭五眼"是面部五官比例关系的基本标准, 这一标准在世界各国都具有一定的适用性。"三庭"指将人脸的长度分成三等份, 从前额发际线至眉线为上庭, 从眉线至鼻底线为中庭, 从鼻底线至下颏线为下庭, 各占脸部长度的 1/3。这种比例关系使得面部在纵向上呈现出一种均衡和谐的美感。"五眼"指以一只眼睛的长度为单位, 将面部(从左侧发际至右侧发际)的宽度分成五等份, 两眼内眼角间的距离应为一只眼睛的长度, 两眼的外眼角到两耳外侧的距离又是一只眼睛的长度。这种比例关系使得面部在横向上同样呈现出一种均衡和谐的美感。

除了"三庭五眼"这一整体比例关系外, 面部五官之间还有许多细节比例关系, 这些比例关系同样对整体面容的美感产生着重要影响。

眼睛: 两眼应对称, 眼窝深浅适中。外眼角略高于内眼角, 内眼角要打开。眼睛在平视时双眼皮弧度均匀, 眼皮不压睫毛。上下眼睑与黑眼球自然衔接, 上下睫毛浓密卷翘, 眼球黑白分明。

鼻子: 鼻根与双眼皮位置高度相等, 鼻尖是面部的最高点。鼻翼近似位于两眼内眼角垂直向下的延长线上, 在垂直方向上鼻子整体位于眼睛和嘴之间。

眉毛: 眉毛位于眼睛上方, 间距与眼睛的宽度大致相等。眉头、眉腰和眉尾各占 1/3,

眉峰在从眉头到眉尾的 2/3 处。从眉头到眉尾由粗到细，眉头的颜色稀而浅，眉腰密而浓，眉尾细而淡。

口唇：上下唇的厚度比例约为 1∶1.5，唇峰在唇形一半的 1/3 处。唇角微翘，静止状态时上前牙覆盖下前牙约 1/3。微笑时露出双侧尖牙，牙齿整齐洁白。

耳朵：双耳应对称，大小及形态相同。虽然耳朵在面部比例中不如其他五官那么显眼，但其对称性和与面部的整体协调性同样重要。

面部五官的比例关系是一个复杂而精细的系统，它涉及面部各个部位之间的尺寸、位置、形状等多个方面的协调与和谐。通过遵循"三庭五眼"这一基本标准以及五官细节比例关系的精细调整，我们可以使面部呈现出更加和谐、美观的视觉效果。同时，也需要注意到每个人的面部特征都是独一无二的，因此在追求面部比例美的过程中应尊重个体差异和保留个人特色。

5.面部的对称与非对称美

面部对称美，是大自然赋予人类的一种微妙而深刻的和谐之美。它是一种视觉上的平衡与和谐，也是内在健康与平衡的外在体现，赋予人们以独特的魅力和吸引力。在面部对称美中，眼睛、鼻子、嘴巴等五官如同精心布局的艺术品，各自占据着恰当的位置，又相互协调，共同构成了一个和谐统一的整体。这种对称不仅体现在大小、形状上的相似，还在于它们所散发出的气质与神韵的相互呼应。当双眼明亮有神、鼻梁挺拔居中、双唇饱满匀称时，这一切都因对称而显得更加生动、迷人。

面部对称美不仅令人赏心悦目，也是健康与活力的象征。一个对称的面部往往意味着身体的各个系统都在协调运作，没有受到明显的疾病或外部因素的干扰。拥有对称面容的人，往往能给人一种稳定、可靠、值得信赖的感觉。这种美感超越了单纯的外貌吸引力，触及了人类对于美好事物的深层向往与追求。

然而，我们也要认识到，绝对的对称在自然界中是不存在的。每个人的面部都存在着细微的差异与不对称之处，这正是我们个性的体现，是自然赋予的独特魅力所在，让个性与美丽在和谐中共存。因此，在欣赏面部对称美的同时，也应学会接受并珍惜自己的独特之处，让这份不对称成为自身魅力的独特标签。

第二节　整形美容的美学原则

整形美容外科，作为医学领域中的一个重要分支，专注于通过外科手术及非手术技术对人体进行美学上的改善与重塑，融合了医学、美学、艺术及心理学等多领域的知识与技能，旨在帮助爱美者实现外貌的美丽蜕变，同时注重保持自然、和谐与功能性的平衡。整形美容外科涵盖范围广泛，从面部轮廓的精细调整，到身体各部位的塑形与修复，再到皮肤年轻化的综合治疗，均属于其专业范畴。医生除了需掌握精细的解剖知识、精湛的手术技巧以及先进的医疗设备操作技能之外，还需拥有深厚的人文素养和较高的审美意识，在诊疗过程中遵循下述美学原则，从而为爱美者提供既安全又美观的手术效果。

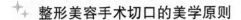

✦ 整形美容手术切口的美学原则

整形美容外科的手术切口设计遵循一系列严格的美学原则，旨在确保术后效果自然、瘢痕隐蔽，且最小化对爱美者外观的影响。这些原则不仅体现了医学技术的精湛，也融入了艺术审美的精髓。

（1）隐蔽性。整形美容手术切口设计的首要原则是确保手术切口位置隐蔽，尽可能选择在自然褶皱、发际线、皮肤交界等不易察觉的区域进行。即使术后形成瘢痕，也能最大限度地减少其对外观的影响，保持整体美观。

（2）顺应解剖结构。手术切口的设计需充分考虑人体解剖结构，遵循自然的皮肤纹理和肌肉走向。这样不仅能减少手术创伤，促进愈合，还能使瘢痕更加细腻，与周围皮肤融为一体。

（3）最小化原则。在不影响手术效果的前提下，力求切口长度和宽度最小化。这不仅可以减少手术过程中的出血量，降低感染风险，还能使术后瘢痕更加细微，更容易被爱美者接受。

（4）对称性。对于面部或身体对称部位的手术，切口设计需保持高度的对称性。这不仅能确保手术效果的平衡与和谐，还能避免术后出现不对称的瘢痕，影响整体美观。

（5）预测性。医生在设计手术切口时，需具备高度的预见性和判断力。他们需要预测术后瘢痕的走向、宽度和颜色变化，以便在手术过程中采取适当的措施来减少瘢痕的形成和色素沉着。

（6）个性化。每个爱美者的面部特征、身体条件及审美偏好都是独一无二的。因此，手术切口的设计还需充分考虑爱美者的个性化需求，确保术后效果既符合医学美学标准，又能符合爱美者的心理预期。

✦ 和谐的美学原则

整形美容的主旨不仅在于恢复与重塑人体的生理形态与功能，还在于通过精湛的医术，将个体的外在形象提升至美学的新高度。这要求整形美容领域的从业者不仅需具备深厚的医学知识与技能，还需拥有敏锐的审美意识与高超的审美塑造能力。在手术实践中，整形美容外科医生不仅要恪守医学伦理与操作规范，还需将和谐的美学原则作为核心指导原则，因为和谐之美是确保手术效果自然流畅、与个体整体气质相得益彰的关键所在。它关乎爱美者心理层面的满足感与自信心的构建，也影响着个人及社会对手术效果的接纳与认可程度，同时是减少术后并发症、促进术后恢复的重要因素。因此，和谐的美学原则在整形美容手术中占据着举足轻重的地位。

1.自然度的提升

和谐的美学原则强调手术效果应与个体的自然面貌相协调，避免过于突兀或不自然。通过遵循和谐原则，医生能够更精准地调整面部或身体的比例、轮廓和线条，使其看起来更加自然流畅，从而提升整体的美观度。

2.心理满足感的增强

整形美容的目的之一是满足爱美者对外貌改善的期望和需求。和谐的美学原则能够确保手术效果符合爱美者的心理预期，使其在外貌上获得满意的改变，进而增强自信心和幸福感。

3. 减少术后并发症

在整形美容手术中，和谐的美学原则还体现在对手术细节的精准把控上。医生会根据爱美者的面部或身体比例、皮肤张力等因素进行精细设计和操作，确保手术切口的选择、组织的切除与移植等步骤都符合美学原则，从而减少术后瘢痕、畸形等并发症的发生。

4. 促进整体形象的协调

整形美容不只是针对某一部位进行改善，而是需要综合考虑整体形象的协调性。和谐的美学原则要求医生在手术过程中注重面部或身体各部位之间的比例和关系，确保整体形象的和谐统一。

5. 体现医学与艺术的融合

整形美容外科融合了医学、美学和艺术，不仅能体现医生的医学专业素养，还能展现其艺术修养和审美水平。通过遵循这一原则，医生能够将医学的严谨性和艺术的美感完美融合，为爱美者带来更加优质的手术效果。

总之，和谐的美学原则在整形美容中具有重要意义，它不仅是实现手术效果自然完美的关键所在，也是医生专业素养和艺术修养的重要体现。因此，整形美容外科医生在施行手术时，应始终遵循和谐的美学原则，以确保手术效果的安全、有效和美观。

第二章　爱美者与医生的双向选择

整形美容外科的发展

从整形重建队伍的建立到中国医疗美容的兴起，整形美容外科的进步、变迁与其时代背景紧密相连。虽在数千年前，我国古代书籍中已有关于兔唇、义眼、酒窝的记载，但具体技术细节不详。现代整形美容学科作为外科学分支，源于西方，可追溯到近代。1948年，历经抗日战争、解放战争的中国人民对整形修复技术有着迫切的需求，于是新中国整形外科应运而生。随后而来的抗美援朝战争客观上进一步促进了中国整形美容学科的发展，锻炼出一批训练有素的治疗人才。1958年，大炼钢铁运动席卷全国。这一时期大面积烧伤患者急剧上升，于是各地医院纷纷开始建设烧伤整形科。通过大量处理烧伤后期功能恢复与外形重建的实践，一批整形外科人才得到了培养。随后，在新中国工业化进程中，工业创伤、先天性畸形等成为整形美容中另一大需求。与此同时，中国的显微外科、解剖学、颅颌面外科、组织工程学等学科的发展促进了修复重建的发展。在此阶段，中国整形美容学科发展迅速，成果技术举世瞩目。到了改革开放时期，人民生活水平不断提高，整形美容的消费需求不断增加，单纯以"美"为目的的医疗项目开始普及，整形美容变得更加普遍、大众化。

从"患者"到"爱美者"

与传统求医的患者不同，整形美容外科就诊的人群中大部分是身体并没有疾病或生理畸形的正常人。此时，医生面对的"患者"，已经不再是传统意义上的患者，不再是患有疾病、忍受痛苦、寻求治疗的人群，而是为了改善外观、增添美感，满足人的求美心理。求医目的的转变也使得原先围绕患者疾病展开的对话逐渐转变为围绕"患者"对于美的需求而展开的交谈。而伴随产生的医疗文书的记录和书写也与原先的意义有了很大的不同。因此，出于对接受手术者的心理保护和符合客观实际的需要，有医务工作者指出应该将要求手术者叫作求术者、求美者，而不应称为患者。随后，"爱美者"一词逐渐兴起，取代了"患者""求术者"这些称谓。"爱美者"一词强调了"美"，弱化了"术"，彰显了人们对"美"的追求心理，隐藏了"医生""手术"这些具有特定含义的词，体现了就诊过程中的消费者身份。

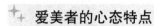

✢ 爱美者的心态特点

随着美容外科事业的发展和物质生活水平的不断提高，人们追求美的欲望愈来愈迫切，要求施行美容手术者日益增多，其中要求做眼鼻整形、除皱、隆胸、吸脂等的人为数众多。

但由于目前从事整形美容外科工作的人员很杂，专业水平参差不齐，一些没有进行整形外科专业技术培训的"美容师"大量涌入这一行业，出现了很多问题，严重影响了人们的就诊心理。其主要心理特点表现在以下方面：

美容术后是否真的比以前更美？

是否可以拥有和某某一样的迷人的鼻子、眼睛、嘴巴……

美容术后是否能帮助自己实现改变工作环境的愿望？

美容术后能否换来赚大钱的工作？

美容术后能否改善紧张的夫妻关系？

美容诊所众多，广告铺天盖地，广告是否可信？自己该如何选择？

一旦出现手术不理想的状况或并发症，怎么办？

人们对自身容貌苛刻要求，把一些烦人的事或病痛都归罪于自认为的"缺陷"。

✢ 心态端正的解决办法

人们在进行整形美容前，首先要端正求美心态。美容只能起到锦上添花的效果。如果爱美者身体条件尚可，仅有局部小缺陷，经过美容手术一般都能达到理想效果。如想拥有和某演艺工作者相似的容颜，即使是某一部位，就目前的技术水平来说是不可能的，因美容手术并非克隆。通过美容手术改变容颜，或许能美化外表，对于提高生活质量有一定益处，但想要改变工作环境，或想以此来使夫妻关系融洽，可能还需从多方面努力，进一步完善自身的综合素质才是主要的措施。

其次要做好术前咨询。整形美容需要进行术前咨询，这样可以了解手术的最佳时期、手术费用、手术方法、术后预期效果、可能出现的并发症等，使就诊者做到心中有数。对于部分存在病态心理者最好是先看心理医生。

最后，应选择具备整形美容专科特色的正规大医院，并注意所选择的医院专业人员的整体素质及其基本条件。对于当今的广告应一分为二地慎重对待。因为目前我国一些地方的广告尚存在一些问题。有些媒体不作调查就刊发广告，既不科学也欠诚信，严重扰乱了当今医疗美容市场，爱美者千万不能让广告牵着鼻子走。

认真选择主刀医生也是爱美者必须关注的择医原则之一，因为手术的成功与否很大部分取决于手术医生的水平高低。整形美容手术是一种十分精细、要求很高的手术，而大多爱美者本身并无明显畸形，美容是要起到锦上添花的效果，一旦手术失败，将给他们带来极大的痛苦，甚至造成悲剧。因此，要求医生不仅要具备相关的医学知识、丰富的临床经验和熟练精巧的操作，而且要有一定的审美观和一丝不苟的作风。作为爱美者，如果选择了一家信誉高的、设有专科的大医院和一个经验丰富、作风严谨的医生，手术效果一般都会令人满意。但无论如何，手术总会有一定的风险，并可能出现并发症，一旦发生上述情况，医院和医生都将会认真负责地根据情况给予再次修复。当然，如果是爱美者美容期望值过高，不符合现实要求，医院和医生将会向其进行解释或拒绝手术。

✦ 爱美者一般可以通过哪些方法选择医生？

1. 收集有关医生资料

为了选择一个好的整形外科医生，爱美者第一步是收集好的候选医生名单。从哪儿获得这个名单呢？其信息来源如下：①朋友。如果爱美者有一个曾经做过某种整形美容手术的朋友，你也想做同一种手术，不妨和他谈谈。但要记住，手术结果可能完全不同。②医生和护士。认识的医生或手术室护士可能会介绍一个合适的整形外科医生。③医院。可打电话给自己认为比较好的医院，询问医院整形美容外科医生的名字，最好能询问到可以做相应手术的医生。④广告。通过广告可以找到许多医生的姓名；但目前广告市场不规范，记住要确认广告有无广告经营许可证，广告单位是不是正规医院，广告中涉及的医生是不是受过整形外科的正规培训等。⑤上网。上网是一种快捷的途径，但网上信息同样需要判别真伪。

2. 信誉考察

一旦收集了几个医生的姓名，就可以开始考察他们的信誉。好的信誉是手术成功的一半。爱美者可以重复上述步骤，从医院、专业学会和医生办公室得到这些信息。爱美者首先需了解该医生从哪个医学院毕业，在哪儿学习整形美容外科技术，是否接受过完整的整形外科住院医师培训，培训时间多长。虽然你所选择的医生只做其中的一部分手术，但这种强化训练的背景为他拥有良好的技能打下了基础。其次了解是否是中华整形外科学会地方分会及当地卫生行政部门认证的医生，只有在该医生是正规医学院毕业，接受过正规整形外科培训，从事相关临床工作应达6年以上的主治医师的情况下，方能成为美容外科的主诊医生。具体步骤：①逐步筛选，把收集到的相关医生名单逐一筛选；②就诊时考察，把选择的医生范围缩小为2~3人，然后再逐一去他们那儿就诊，应与主刀医生面对面地交谈，以比较他们的人品，听取他们关于手术的意见、方案、价格的回答，判定他们回答问题的科学性、合理性等，就诊时是否能以爱美者所能理解的方式全面清楚地回答问题。他是否关注到爱美者手术的动机和期望；是否强迫爱美者接受不愿意做的手术；是否只是一味地承诺、保证，没有辩证分析手术方式、方法及手术风险等。就诊时如接待爱美者的不是手术医生，而是礼仪小姐或其他工作人员，对于这样的医院爱美者应特别警惕，以免掉进陷阱。请记住，经过以上认真比较考察后，最后做出决定的权力属于爱美者自己。

✦ 什么样的整形美容医生才是称职的？

称职的美容外科医生应具备以下几方面的素质。

1. 要树立正确的世界观和人生观

能够用辩证唯物主义的基本观点，即用客观的而不是主观的、动态的而不是静止的、全面的而不是片面的、本质的而不是表象的、互相联系的而不是孤立的观点，去观察问题、分析问题和解决问题；能够运用历史唯物主义的观点，正确分析和评价现实生活中的政治、经济、文化、道德现象和各种社会思潮，在复杂的社会现实中时刻保持头脑清醒和思想稳定，具有时代精神、科学精神、探索精神、合作精神、奋斗精神、奉献精神和全心全意为人民服务的精神，以美化社会、美化人类为己任，克服和抵制拜金主义、享乐主义和极端个人主义等腐朽思想。

2. 要求美容外科医生树立现代意识

例如，竞争意识、时效意识、改革意识、开放意识、公民意识、民主意识、法制意识、平等意识、科学意识、信息意识及以患者为本的优质服务理念。

3. 具有较强的综合素质、良好的社会公德和职业道德

社会公德是一定的民族在长期社会生活实践中，逐步积累起来的最简单、最基本的公共生活规则，是社会公共生活中的一般道德要求，如文明礼貌、诚实守信、谦虚好学、不好利贪功、不损人利己、和善待人、见利思义、助人为乐、遵纪守法、遵守公共秩序和民约公约等。

职业道德是与人们的职业活动紧密联系的，具有自身职业特征的道德准则和规范。它包括职业理想、职业态度、职业责任、职业技能、职业纪律、职业良心、职业荣誉、职业作风等。不同的职业有着不同的具体道德规范，但不同的职业也有着各种职业都应遵守的共同的道德规范。美容外科医生的职业道德就是治病救人和"锦上添花"。

4. 较高的文化素质

文化素质是指人们对自然科学、人文社会科学、文学、美学、艺术等人类文化基本知识或常识的认识程度和掌握情况。现代人才需要博学多才，拥有广博的知识和较高的文化素养，并能文理渗透。在自然科学领域，不仅要拥有数学、物理、化学和生物的基本知识，还要略懂天体宇宙、现代科学技术等基本常识，同时要懂得社会学、心理学、教育学、经济管理学等基本常识；在文学艺术领域，不仅要有文学、艺术方面的基本知识，还要有一定的语言文字表达能力，对文学艺术作品的鉴赏能力、审美能力和美学修养。良好的美学修养对于美容医生是十分重要的，因为美容外科医师是给人们创造美的，如果连什么是美都无法感知和鉴赏，那又怎么去实施创造美呢？

美学修养包括审美观。审美观是世界观的一个组成部分，整形美容工作者通过审美实践，感知到美总是具体的、形象的，美总是与真、与善相统一地存在着的。真，是客观事物在运动、发展中所表现出来的客观规律性。事物必须是真实的、客观存在的，才能使人在实践中去认识它，并按照人的意志和美的客观规律及人的审美理想创造美、发展美。善，是一种合乎目的性的客观存在。一般来说，事物只有符合社会发展的需要和利益，符合人的功利、目的和需要，才是善的。

客观事物必须是在真与善、内容与形式达到和谐和统一的情况下，它才可能是美的。这也是规律性与目的性的统一。审美观念与一定的时代、民族经济、政治生活密切相关。正确的审美观是以辩证唯物主义和历史唯物主义为基础的，科学地揭示了审美主体与审美客体的辩证关系，指导人们"按照美的规律来塑造物体"，是科学的、进步的审美观。审美能力和欣赏美的能力不是天生的，是在审美过程中逐渐培养出来的。大千世界，美物万千，审美对象很多，而人是美中之至美。人类把自身作为审美对象，当然有其独特之处。

总之，正确的审美观点、丰富的审美常识、良好的艺术修养、与人为善的社会态度、高雅的言谈举止、不俗的气质风度、严谨的思维方式等综合文化素质是一个合格的美容外科

医生不可或缺的。

5.灵睿的智能

智能是知识、智力和能力的总称。知识包括基础理论知识、专业理论知识、专业技术知识、综合知识以及与本专业邻近的专业知识等。对于一名整形美容外科医生而言，要求有广泛而扎实的基础知识、精深而娴熟的专业技术知识和先进而较新的前沿知识。智力是人们认识客观事物并作出适当反应的一种心理能力，包括观察力、记忆力、理解力、思维力、想象力、注意力等。观察力是求知的窗口，记忆力是智慧的仓库，理解力是掌握知识的前提，思维力是智力的核心，想象力是思想的翅膀，注意力是智力活动的保障。能力是指认识问题、分析问题和解决问题的实践能力，包括自学能力、研究能力、表达能力、组织管理能力、实际操作能力及其熟练程度等。研究能力又包括分析判断的综合能力、质疑批判能力、探索创造能力、基本实验能力、设计能力和社会调查能力以及美容外科实践中的工作业务能力等。业务能力其实是业务素质的具体表现，它是指从事业务活动时所具备的素养和能力。美容外科医生除了必须具有本职业活动的专业知识之外，应通晓与本职工作相关的各种知识，如摄像、制图绘画、电脑操作、语言表达等。要求具有灵活运用专业知识处理和解决实际业务问题的能力，做到业务娴熟、精益求精、灵活应变。在业务活动中处理好业务交往中的各种人际关系，如上下级关系、同事关系、服务与被服务对象的关系、合作伙伴关系、技术同行之间的关系等，是业务素质提升的必备条件；业务活动中也要与物打交道，要有使用设备、管理设备、保养设备的能力，即有使用各种器械、仪器、仪表、试验药品的实际操作能力等。

医患共同决策的新模式

从"患者"到"爱美者"称呼的转变，医患关系已悄然发生改变。传统医患关系中，因知识垄断而形成的医生主导式的医疗决策模式在整形美容中显然已经不再合适。爱美者的意志在这场"美"的诊疗消费中成为评判满意度主要的标准，因此，有一种新的、患者参与度更高的决策模式显得尤为重要。近年来，一种崭新的决策观念得到更多地认可和推行——医患共同决策。医患共同决策是指在诊疗过程中医疗保健提供者根据最佳的可用证据，针对患者可选择的治疗方案，给予患者相关的知识让其有能力参与决策，通过医患共同参与，考虑所有结局潜在的利益和风险，并考虑患者的价值观和偏好，在双方相互理解的基础上，作出最适合患者的医疗决策。

1.医患共同决策在整形美容科中的独特优势

第一，不同于常规科室，整形美容科的手术目的常常是改变外在形象，而非治愈疾病，因此爱美者对于手术结果往往有着更高的标准和需求，对于术后的不良后果和并发症更缺乏心理承受力，往往需要术前更为详细地沟通。第二，整形美容手术的治疗方案没有所谓的"金标准"，关键在于爱美者的审美偏好。第三，对于整形美容手术而言，手术效果不仅仅要让爱美者本人满意，也需要接受周围人的评价，这种主观评价使得手术结果标准更加多元化。第四，目前国内整形市场较为混乱，医疗范围和各类新项目层出不穷，整形市场监管薄弱，整形机构水平参差不齐，虚假广告盛行，媒体片面报道，网络信息真假难辨，因此需要在专业人士的指导下进行深入咨询。第五，多数爱美者有明确的价值观取向，与其

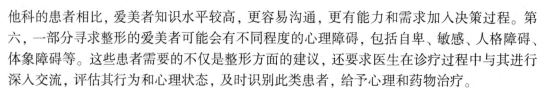

他科的患者相比，爱美者知识水平较高，更容易沟通，更有能力和需求加入决策过程。第六，一部分寻求整形的爱美者可能会有不同程度的心理障碍，包括自卑、敏感、人格障碍、体象障碍等。这些患者需要的不仅是整形方面的建议，还要求医生在诊疗过程中与其进行深入交流，评估其行为和心理状态，及时识别此类患者，给予心理和药物治疗。

2. 医患共同决策的内容

医患共同决策具有以下特征：医患双方均为临床决策的主体；医患双方信息共享；在治疗方案上达成共识。医患共同决策包含以下三个核心部分：第一，决策。患者入院后有大大小小的事件需要作出决定。我们需要明确哪些问题是值得花时间和精力去商讨采取什么行动。第二，沟通与合作。在意识到需要作出决策的问题上，应充分沟通探讨各个选项的优缺点，以及不确定性和存在的问题。第三，权力和自主能力。共同决策的一个更深层的目标是"恢复患者的自主意识"，然而前来就诊的患者往往因为不确定性和脆弱性产生决策上的心理依赖性。面对无法在医学层面上直接作出抉择的情况，应鼓励患者积极参与到决策中来。

3. 目前医患共同决策的应用现状和展望

目前，国际上愈来愈多的整形美容从业人员了解到医患共同决策的重要性并广泛运用于牙齿整形、乳房整形、面部整形、畸形矫正、皮肤美容等领域的临床实践。有文献指出医患共同决策能够有效提高爱美者的满意度，以及衡量自身偏好和需求的能力，并帮助整形医生了解爱美者的期望和偏好。然而在我国，医患共同决策带来的巨大工作量与医疗资源短缺之间的矛盾、医患双方个体因素的影响以及合规诊疗之间的矛盾，导致医患共同决策仍处于理论探讨阶段。因此，未来还需要进一步研究和规范整形美容医患共同决策临床实施路径，为爱美者提供更加真实、科学、健康的整形美容知识，共同协商出符合爱美者价值取向的治疗方式。

第三章 精美五官的"雕刻"

　　面部轮廓整形手术是一种通过结合各种手术技术和治疗方式，解决面部局部问题以及综合考虑整个面部的比例和协调，实现面部轮廓的全面优化和改善，为患者打造出完美的面部轮廓，达到满意的整体面部美容效果的综合治疗方法。对特定部位的改善，例如鼻子的整形，可以采用隆鼻手术来增加鼻梁的高度或者进行鼻头缩小手术来改善鼻部轮廓。对于下巴的整形，可以采用下颌角手术来调整下颌角的大小和形状，或者进行下颌骨截骨来实现下颌部的整形。对于颧骨的整形，可以采用颧骨植入手术来增加颧骨的突出度，或者进行颧骨缩小手术来调整颧骨的宽度和形状。通过结合这些手术技术，医生可以根据爱美者的个体情况和需求，量身定制最佳的治疗方案，实现对特定部位的精准整形和优化。

　　在设计治疗方案时，医生会综合考虑面部各个部位之间的比例关系，如眼睛、鼻子、嘴巴和下巴等，以及面部的三庭五眼、黄金比例等，从而达到整体面部轮廓的优化和协调，使整个面部看起来更加和谐、自然和美丽。面部轮廓整形手术还可以结合非手术治疗方式，如通过注射填充物来增加面部凹陷部位的体积，从而实现面部轮廓的优化和增强；通过注射肉毒毒素来减少面部皱纹和动态线条，使面部看起来更加年轻和光滑。通过结合手术和非手术治疗方式，医生可以为爱美者提供更加全面和多样化的面部轮廓整形方案，实现更加满意的整体面部美容效果。

第一节 眉的"雕刻"

✦ 眉毛整形美容包括哪些内容？

　　1. 眉毛改形术

　　可结合激光脱毛、单根毛发种植术、切眉、提眉、文眉等再造出完美形状及密度的眉毛，并调整出适当的眉眼距离。

　　2. 提眉术

　　老年性皮肤软组织松弛下垂，面神经额支瘫痪或重症肌无力导致的眉下垂、眉周皱纹，眼角鱼尾纹等均可通过提眉术来纠正。在做提眉术的同时，还可以利用切口行上睑眶隔脂肪摘除，祛除皱眉肌以改善臃肿的上睑及恼人的眉间皱纹，从而增强面部气质及魅力，更显年轻。

3. 眉再造术

对于眉毛缺失者，可以通过健侧眉毛转移皮瓣移植术、头皮全厚皮片移植术、带血管蒂的岛状皮瓣移植术、毛发种植术来修复，也可结合文眉的方法进行修饰。其中，采用单根毛发种植术可模拟正常眉的走形及疏密变化，效果最为自然。

眉部微创整形手术适用于哪些情况？采用微创手术有什么优劣？

眉部微创手术通常用于改善眉部的形状、提升眉毛位置或修复眉部缺损。这种手术相比传统的眉部整形手术具有一些优势和劣势：微创手术通常采用微小切口或者通过内镜等技术进行，因此创伤较小，术后的不适感和肿胀可能较轻，患者的恢复时间较短。微创手术的风险较低，因为它涉及的组织损伤较少，患者遭受并发症的可能性较小。微创手术可以更精细地调整眉毛的位置和形状，以获得更自然的外观，避免明显的手术痕迹。由于微创手术的局限性，它可能无法处理一些较复杂的眉部问题，例如严重的眉毛下垂或眉毛缺损。

尽管微创手术通常效果良好，但术后的结果仍然取决于个体的愈合能力和手术技术。微创手术需要医生具有较高的技术水平和经验，以确保手术安全和有效。眉部微创手术是一种相对安全、有效的眉部整形方法，但适用范围有限，爱美者在考虑此类手术时应与专业医生进行充分的讨论和评估。

什么是提眉术？

提眉术是一种微创手术，旨在通过微小的切口提升眉毛的位置，从而使眉部看起来更加抬高和年轻化。这项手术通常适用于那些年龄较大、眉部下垂或眉部皮肤松弛的人。通过提升眉部位置，眼睛周围的皮肤也会得到一定程度的拉紧，进而改善眼部整体外观。

提眉术是一种需要专业医生进行的微创手术，其过程通常包括以下步骤：手术开始前，眉部区域采用局部麻醉，以确保手术过程中爱美者的舒适度和无痛感。在眉毛上方或隐藏于发际线内侧做出微小的切口，通常长度不超过 2 cm。通过切口，医生将使用专业工具来提升眉部的位置并调整组织。这可能涉及去除多余的皮肤或组织，以及调整眉部肌肉的位置。提升完成后，医生会用可吸收的缝合线或胶水来关闭切口，以促进愈合。

爱美者在术后需局部包扎 24 h，术后 7 d 拆线。早期眉上缘可见瘢痕组织，可用眉笔加以修饰掩盖，一般术后半年瘢痕逐渐变淡或不显著。

提眉术有什么后遗症吗？

整形手术，同一般的外科手术一样，都伴有后遗症和风险，提眉术也不例外。提眉术同样也可能出现以下风险。

1. 眉毛不对称

如果手术中操作不当，眉毛会呈现不对称的状态，这就是为什么患者需要选择一位有技术经验的医生。

2. 前额麻木

在伤口沿线会有一些感觉丧失，这些感觉变化会在术后几周内得到缓解，但也有术后产生永久麻木的案例发生。

3. 瘢痕

手术的诀窍就在于使伤口尽可能地小，从而使瘢痕不明显。这就是内镜微创法提眉术与传统的提眉术相比，越来越受到人们青睐的原因。此外，应尽量将切口放在隐蔽位置，如发际线内。

4. 前额瘫痪无力

当手术剥离前额皮瓣时，损伤到下面的神经，一旦控制眉毛运动的神经受到破坏，就会引起眉肌的控制受限，从而使眉毛无法正常工作，也无法做出皱眉等动作。

5. 发际线后退及脱发

发际线后退及脱发多与入侵性较大的冠状提眉术有关。

除此之外，提眉术术后的常见并发症还有暂时的肿胀和淤青、血肿、细菌感染等不良反应。想要避免这些并发症带来的后遗症，就要选择正规的整形医院，并做好术前准备和术后护理。

什么是眉毛移植手术？

眉毛移植手术是眉部微创手术的一种，旨在解决眉毛稀疏或缺失的问题。这种手术适用于那些希望通过移植健康的毛囊单位来增加眉毛的密度和改善眉毛形状的人。眉毛移植手术的过程中需要精细的技术和艺术感，以确保最终的眉毛外观自然且符合个人特征。

术前，医生会与爱美者进行沟通，了解其期望和需求，并根据爱美者的面部结构设计出最适合的眉毛形状和密度。医生会从爱美者头皮后部取出健康的毛囊单位。这些毛囊单位通常来自耳朵周围或头皮后部，以确保取出的毛囊单位是稳定和健康的。接着在眉部接受区域进行准备工作，确保接受移植的区域表面光滑且适合毛囊单位的生长。医生将提取的毛囊单位逐个移植到眉部区域，通过微小的切口或针头将其植入眉毛区域。在进行毛囊单位移植的同时，医生也会根据设计好的眉形，精细调整眉毛的形状和轮廓，使其看起来自然且与爱美者的面部特征相匹配。术后爱美者需要一定的恢复时间，需根据医生的建议进行一些特定的护理，以确保移植毛发的存活及获得良好的最终效果。

眉型雕刻技术在眉毛移植术中有何作用？

在眉毛移植手术之后，眉形雕刻技术可以进一步提升整体效果，使眉部看起来更加完美和自然。眉形雕刻技术主要包括飘眉、雕眉、立体仿真绣眉、3D仿真眉、韩式无创立体绣眉等。它是眉毛移植手术的重要补充，通过精细地调整和雕刻眉毛的形状和轮廓，使其与爱美者的面部特征相匹配，获得更加理想的外观。这项技术通常包括以下步骤。

（1）面部特征分析：了解个人的面部特征，为眉形设计打下基础。

（2）眉形设计：医生与爱美者一起设计出理想的眉形；修剪杂乱的眉毛、修整眉毛的长度和形状，使眉毛更加整齐有序。

（3）通过填充物或植入物，医生可以增加眉毛的密度和形状，并使用微创技术或微雕术微调眉毛的形状和轮廓。医生可能会对眉毛进行染色，使其颜色更加均匀并与头发颜色相匹配。

完成眉形雕刻后，医生可能会建议采取一些后续护理措施，例如保持眉部清洁和定期修剪，以保持眉形的美观和持久。通过将眉毛移植手术和眉形雕刻技术相结合，爱美者可以拥有更加浓密、自然和完美的眉毛外观，增强自信心并改善整体面部轮廓。

眉毛填充剂在眉毛整形中有什么作用？采用填充剂有何优劣？

眉毛一直以来都是面部美容中不可或缺的一部分，因为它们对于塑造整体面部轮廓和表情起着至关重要的作用。在过去，人们往往只注重眉毛的修剪和填充，但是随着美容技术的进步，填充剂如透明质酸等在眉毛"雕刻"中扮演着重要的角色。填充剂通常是一种可生物降解的凝胶状物质，与人体组织相容性良好。透明质酸具有良好的保湿性能和结合水分的能力，这使得它成为填充剂的理想选择之一。

眉毛填充可以根据个体的面部结构和审美需求来进行个性化设计，从而实现更完美的眉毛轮廓和形状。在注射过程中，医生会使用微小的针头将透明质酸或其他填充剂注入皮下层，根据需要调整注射的位置和深度，以达到最佳的效果。眉毛填充通常是一个快速且低风险的过程，大多数患者在注射后可以立即回归正常的生活。然而，在术后的一段时间内，可能会出现轻微的肿胀、红肿或淤青，这些都是正常的反应，通常会在几天内消退。

眉毛"雕刻"通过注射填充剂来实现，相比传统的眉毛修剪和填充技术，具有一些明显的优势。首先，它可以实现更加精细和持久的效果，因为填充剂可以在皮下层提供持久的支撑。其次，眉毛"雕刻"可以实现更加个性化的眉形和轮廓设计，满足不同爱美者的审美需求。此外，填充剂注射相对于传统的手术方法来说，风险更低，恢复时间更短，因此受到越来越多患者的青睐。然而，值得注意的是，眉毛"雕刻"虽然是一种安全有效的美容技术，但是在选择医疗机构和医生时，爱美者仍然需要谨慎，确保接受治疗的安全性和有效性。

透明质酸填充剂效果持久性如何？

透明质酸填充剂在注射后会在皮肤下形成一个柔软而有弹性的凝胶状物质，为眉毛提供持久的支撑。它是一种有效且持久的方法，可以改善眉毛的形状和轮廓，使其更加清晰和吸引人。然而，值得注意的是，填充剂的效果并非永久性的，它会随着时间逐渐被身体代谢吸收而减退。透明质酸填充剂的效果通常可以持续数月至一年以上，具体的持续时间取决于多种因素，包括注射部位、个体代谢水平以及使用的填充剂类型。因此，在进行注射前，应咨询专业的医疗美容医生，并仔细考虑个人需求和期望，以确保选择最适合自己的治疗方案。

线雕能提眉吗？它有什么优势？

当我们上睑皮肤松弛或眉下移时，就需要做提眉手术，来改善我们眼睑的松弛。但是对于眉整体下移的情况，其实做提眉的效果，并不是非常好，只能适度地改善。这时需做整体眉毛的提升才能发挥更好的效果，而额部整体采用线雕提升就能起到很好的作用。线雕的线是一种锯齿状的线，深入组织以后，把组织钩起来，然后起到提升和提拉的作用。随着时间延长，线慢慢吸收以后，遗留的刺激组织再生的一些胶原和瘢痕形成，能在一定时间内持续起提拉组织作用，维持较好的提眉效果。在持续时间上，线雕比额部的小切口提升或者额部提拉的手术方式要短一些，但是在额部提升的效果上更具优势。

眉形“雕刻”带给人的心理感受有哪些？

眉形的“雕刻”旨在改善眉部的形状、轮廓和密度，以获得更加理想的外观。在进行眉形“雕刻”的过程中，爱美者的心理感受至关重要。许多患者选择进行眉形雕刻是因为他们对自己的眉毛形状或密度感到不满意。可能是天生眉毛稀疏、过度修剪或其他因素导致眉毛不完美，这些问题会影响到爱美者的自尊心和自信心。因此，他们希望通过眉形“雕刻”来改善眉部外观，从而提升自信心和自尊感。

眉形“雕刻”过程可能会给爱美者带来焦虑和紧张。尽管他们渴望改变，但手术过程本身可能会让他们感到紧张和不安。担心手术风险、术后效果以及恢复期间的不便可能会给爱美者带来压力。因此，医护人员需要通过提供支持和解释手术细节来帮助爱美者缓解焦虑，增强他们的信心和安全感。

眉形“雕刻”术后的效果对爱美者的心理健康和情感状态有着深远的影响。如果手术取得了理想的效果，爱美者可能会感到满意和自豪，这将提升他们的自尊心和自信心，改善他们的生活品质。然而，如果术后效果不如预期，爱美者可能会感到失望和沮丧，甚至影响到他们的心理健康。因此，医护人员需要在术后提供充分的支持和细心的护理，帮助爱美者积极面对术后情况，并适时进行心理辅导或支持。眉形“雕刻”涉及爱美者的眉部外观改善以及心理感受的调整。通过专业的医疗团队的支持和关怀，爱美者可以在手术过程中获得安全感和信心，并在术后积极应对各种情绪和挑战，实现心理健康和外貌美的双重提升。

第二节　眼部的整形

眼睛常被喻为“心灵的窗户”，人们在日常生活中和社会活动中，可随时随地用眼睛表达人的七情六欲；一双漂亮的眼睛可给人们一种美的享受，因此在面部轮廓中眼睛有着非常重要的美学意义。

眼睛的美容手术既要求外形美观，也要求符合生理，成功的眼部美容手术能给爱美者的心理和生活带来美的满足和享受。轻率的、粗糙的、违背适应证的眼部美容手术，将产生种种并发症，给爱美者造成精神上和心理上的痛苦，甚至带来终身遗憾。因此，整形外科医生必须熟悉眼部的解剖，严格选择手术适应证，根据个人特点，应用娴熟的技术，重新塑造和增添眼部的“美”，把眼部的美容手术推到一个新的高度。

眼睑的应用解剖

眼睑分为上睑和下睑。上睑以眉与额部皮肤分开；下睑下方则无明显界限，只在相当于眶下缘处逐渐移行于颊部皮肤。上下睑缘之间的裂缝称睑裂。上下睑内外端连接部分分别称为内眦和外眦。

眼睑组织分前后两叶。前叶由皮肤、皮下组织、肌层组成，后叶为睑板和结膜。上睑提肌部分附着分布在睑缘皮肤上，当它收缩时，不仅将上睑提高，而且将向后对着眶缘部牵引，因此在近睑缘的皮肤处形成一条沟状凹陷，称为上睑皱襞即双眼皮。

✦ 常见的眼部整形手术有哪些？

重睑成形术、上睑下垂矫正术、内眦赘皮矫正术、外眦成形术、眼袋整形术、小眼开大、眼周除皱等。

✦ 什么是双眼皮手术？

双眼皮手术又称重睑成形术，是一种常见的整形手术，旨在通过切割或缝合的方式，改变上睑皮肤和肌肉结构，使之形成双层眼皮。这种手术可以改善眼部轮廓，增强眼睛的明亮度和神采，使眼部更加生动和迷人。重睑成形术通常可以分为切割法和埋线法两种类型。切割法是通过在上眼皮的适当位置进行切割，然后将皮肤和肌肉结构重新连接，形成双层眼皮；而埋线法则是通过在上眼皮的适当位置进行埋线，使之形成双层眼皮。无论采用哪种方法，都需要医生根据爱美者的个体情况和需求进行精确的设计和操作，以确保手术效果自然美观。

✦ 哪些人适合整形成双眼皮呢？

凡是身体健康、精神正常、主动要求手术而无禁忌证的单睑者，都可施行重睑术。但是有下列情况者更适合做双眼皮手术。

(1)眼睛较大且上睑皮肤较薄的单眼皮者。

(2)一眼单、一眼双或者两侧双眼皮宽窄不一者。

(3)睁眼时有很不明显的内双眼皮者。

(4)上睑皮肤松弛下垂，压迫睫毛或挡住部分视野者。

(5)如八字眼、大小眼等眼的外形欠美观者。

✦ 哪些人不适宜做双眼皮？

有以下情况者，则应慎重或不宜行双眼皮手术。

(1)有精神、心理疾病者。

(2)患眼疾者：有眼内疾病者(如先天性弱视)，有眼内及其周围炎症、感染性病灶者(如慢性结膜炎、红眼病、急性感染等)。

(3)有严重内科疾病及凝血功能障碍者。

(4)瘢痕体质。

(5)眼裂过小，两眼距离过宽者。

(6)眼球突出或眼睑外翻，眼睛闭合不全者。

(7)上睑缘与眉弓距离过近(小于 1.5 cm)者。

（8）上睑下垂者。面对此种情况，应在行矫正术的同时再行双眼皮手术。

（9）亲人不同意者为暂时的禁忌证。

总之，并非所有单眼皮的人都适合割双眼皮，也并非所有割过双眼皮者都会对手术满意。所以，爱美者需根据自身的情况，并结合手术医生的审美观和操作技能等因素，作出慎重的选择。

重睑成形术的基本过程

1. 术前设计

手术前设计，是整形外科工作中十分重要的一部分。术前设计重点关注重睑的宽度及上睑皱襞与睑缘的关系，必须结合手术者的脸形、性格、职业、个人需求等因素综合考虑。

2. 切开法

局部麻醉后，沿设计线分层切开上睑皮肤、皮下组织和眼轮匝肌，去掉睑板前少许眼轮匝肌，视情况去除上睑眶隔的部分脂肪组织，彻底止血后将切口上下缘皮肤与睑板前筋膜组织精细缝合。术后伤口涂上抗生素眼膏或应用凡士林纱条，覆盖 1.5 cm 的纱布条即可。此法适合大多数人，而且可同时进行眼睑除皱术，对于部分年长、上睑皮肤松弛遮掩视野者，或者合并内眦赘皮者，眶隔脂肪多的东方女性通过此法均可获得较好效果。

3. 不开刀法

重睑成形术最常用的是埋线法，即在局部麻醉下，用一种特殊的医用缝线将上睑提肌腱膜或睑板与上睑皮肤结扎固定，从而形成双眼皮。手术时间很短，眼皮外观无任何痕迹，可能有酸胀等轻微不适感觉。术后口服抗生素 3 d，术后 2~3 d 眼睛略有肿胀，1~2 周恢复自然，不需拆线。如果对所形成的双眼皮形状不满意，可在 3 个月内拆除埋线，恢复成原来的单眼皮。本方法安全、简单、快速，是最流行的重睑术方法。

双眼皮术后的注意事项

双眼皮手术后的恢复通常比较快速，但仍然需要爱美者在术后注意一些事项。例如，术后点抗生素眼药水，伤口予以外用眼膏；保持眼部卫生；避免剧烈运动和摩擦眼部，以减少术后出血和感染的风险。此外，爱美者还应遵循医生的建议，定期复诊，如对手术效果等有疑问，需及时与医生沟通，以确保手术效果的最大化和持久性。通常，术后几周内会有一定程度的肿胀和瘀血，但这些症状会逐渐消退，最终达到理想的双眼皮效果。

什么是水泡眼？该如何治疗？

水泡眼又称肉泡眼，一种是先天性的，往往有家族遗传史；另一种是后天的。由于衰老，眶隔松弛，眶内脂肪突出或泪腺下垂，使得上眼皮显得肥厚，严重者在外眼区呈膨大檐状的下垂，呈现三角眼，眼裂变小。

无论是先天性还是后天性的"水泡眼"，都可以进行手术矫正，并可与双眼皮手术一起进行，即切除突出于眶隔的脂肪球，重新复位固定下垂的泪腺，使眼睛的外形获得改善，重新焕发出青春的光彩。

什么叫眼袋?

随着年龄的增长及地球引力的持续作用,下睑皮肤松弛,眶隔脂肪堆积较多,眶隔膜支持力下降,造成下睑皮肤下垂而且臃肿,从而形成眼袋。它和皱纹一样是人衰老的早期标志之一。眼袋出现的年龄因人而异,大部分发生在 40 岁以上。眼袋对容貌美有较大的影响,主要是使面部失去均衡与协调,给人以一种老态龙钟的感觉,因此去除眼袋已经成为美容外科中常见的手术之一。

眼袋如何分类?

眼袋一般可分为四类。

(1)下睑眼轮匝肌肥厚型(假性眼袋):系下睑眼轮匝肌肥厚所致,多与家族遗传有关。

(2)下睑皮肤松弛型:主要表现为下睑皮肤松弛并出现皱褶,眶隔脂肪不突出,有时反而萎缩呈轻度的凹陷状态。

(3)眶隔脂肪突出型:由眶隔膨出所致,无下睑皮肤松弛与皮肤皱褶,为典型的眼袋。

(4)混合型:该类型系下睑皮肤松弛型、眶隔脂肪突出型的混合表现,主要表现为眶隔脂肪膨出,同时伴有不同程度的下睑皮肤松弛与皮肤皱褶。值得一提的是,部分人在下睑缘睫毛下方,从内眦至外眦有一圆形轻度突起,这并非真正眼袋,而是“卧蚕”,是眼轮匝肌较肥所致。

祛眼袋的常用方法

下睑袋矫正手术方式多样,并各有利弊。手术方式的选择应综合考虑爱美者眼袋的成因和类型,找到最佳手术方案,避免采用传统的单一切除皮肤及眶隔脂肪的手术方法,导致留下睑缘切口瘢痕,有的甚至出现下睑外翻、下睑凹陷等并发症。眼袋整形手术大致可分为两种,它们适应于不同类型的眼袋。

1. 皮肤入路下睑袋矫正术(外切口法)

此即传统的去眼袋手术方法。沿下睑缘下至外眦沟的设计线切开皮肤、皮下组织,在皮肤与眼轮匝肌间分离后,剪除部分眼轮匝肌,切除膨出的眼袋脂肪。视情况修复眶隔膜,然后将下睑皮肤平铺在眼轮匝肌上,切除多余的皮肤。该法切口隐蔽,1~2 个月后切口痕迹逐渐变淡。它主要适用于下睑皮肤松弛、下睑眼轮匝肌肥厚及其混合型。需要注意的情况:①单纯眼轮匝肌肥厚者,只需修薄眼轮匝肌,无须去除脂肪。②单纯皮肤松弛者,在不破坏其他组织(如眼轮匝肌和眶隔脂肪)的情况下,只去除多余皮肤,这样可避免因去除眶隔脂肪而出现下睑凹陷及不必要的并发症,如眼球后出血,严重者可导致失明;③对于皮肤松弛合并下睑中度、重度膨隆者,需要去除脱垂的多余眶隔脂肪,同时收紧眶隔及眼轮匝肌,并去除多余的皮肤。

2. 结膜入路下睑袋矫正术(内切口法)

于睑板下缘 3~4 mm 处的睑结膜中央做长 8~10 mm、深达结膜下的横行切口,钝性分离结膜下层,去除多余的眶隔脂肪,还纳剩余的脂肪组织。结膜切口可不缝合,眼内涂眼膏,术区适度加压包扎 24 h。该方法适用于无明显下睑皮肤松弛的原发性眼袋的年轻人及眶隔脂肪突出型的眼袋爱美者。采用此手术方式，皮肤表面无任何切口，避免了皮肤处的切口瘢痕形成，创伤小，肿胀轻，皮下瘀斑一般均1~2周自行消退。也可采用超脉冲二氧化碳激光进行眼结膜切开，通过其热作用自行封闭小血管，减少术中出血，甚至不出血，因此，术后皮下不会出现瘀斑。

✦ 眼袋术后的注意事项

术后应注意休息，避免用眼，尽量少看书和手机、电脑等电子产品，这样有利于消肿；口服抗菌药物3 d左右；术后可用冰袋冷敷手术区，以减少出血，防止肿胀，减轻眼周瘀血水肿；术后5 d左右可以拆线。采用外切口法进行眼袋整形术后，由于眼轮匝肌松弛，失去正常张力，术后短时期内可有轻度的下睑外翻，一般这种情况在术后2~3个月能恢复正常。

✦ 祛眼袋手术的常见并发症

眼袋整复术，不论哪种术式，都可能出现并发症，如局部肿胀、瘀血、睫毛脱落、瘢痕形成、双侧不对称、干眼症、复视、结膜水肿、下睑外翻、下睑凹陷、球后血肿甚至失明等。

(1)下睑外翻：下睑外翻是眼袋整复术的常见并发症，表现为下睑结膜向外翻转，甚至充血、水肿，并有畏光、流泪等眼刺激症状。它主要是由下睑皮肤或肌肉切除过多所造成。眼袋手术后早期，可因水肿、瘀血等原因而有轻度的下睑外翻，一般2~3个月可自行恢复正常，可不必特殊处理。对于严重的下睑外翻，并伴有慢性结膜炎者，其修复十分困难，需经专业医生进行精心设计及修复。

(2)下睑凹陷：下睑凹陷主要发生在颊睑沟区域，这是眶隔脂肪去除过多所致，这样的结果会加重外观衰老。此种情况可通过自体脂肪颗粒移植填充来进行矫正。

(3)睑缘下突起弧度消失：下睑缘下弧度的轻度膨隆是重要的美学标志之一。在眼袋矫正术中，应注意其正常的美学结构，关注皮肤的张力作用，避免出现下睑缘过于平坦。

(4)球后血肿：球后血肿是一种严重的并发症，重者可导致失明。其主要是术中操作粗暴、止血不彻底、术后保护不当所致。一旦发现，应立即拆除缝线，清除血肿，减轻对视神经的压迫。及时处理可能减少后遗症的发生。

眼袋手术并非看起来那么简单，由于对眼袋的形成认识不清楚，如果仅采用单一的手术方法，往往不能取得良好的效果。只有正规医院具有丰富临床经验的医生，根据不同情况作出正确判断后再施行手术，才能获得最佳的美容效果，同时避免手术并发症。

✦ 能采用吸脂术除眼袋吗？

除遗传因素之外，眼袋的形成主要有两方面因素：一是眼睑皮肤及眼轮匝肌松弛；二是眼窝脂肪堆积和膨出。目前，许多美容院及非法美容诊所都大肆宣传采用吸脂术除眼袋，然而吸脂术主要适用于全身吸脂减肥。吸脂除眼袋是在盲视下用针头抽吸脂肪，很有可能伤及血管，存在着影响眼球和视力甚至造成失明的可能。另外，下睑的眼窝脂肪一般有三处，去除多少为好不仅关乎审美的问题，而且关乎医学常识问题。眼窝脂肪位于骨性眼眶和韧性眼球之间，一般有三处，能起缓冲压力、保护眼球的重要作用。眼窝脂肪只能适当去除,决不能全部去除。如果缺少了它,即使手术效果更持久,一旦发生颜面骨折,眼球将是何等危险!另外,一味追求"欧式眼",挖空眼窝脂肪,与我们东方人的整体形态也不协调。因此,吸脂除眼袋是不甚科学的,应慎重。多年逐渐形成的眼袋,不可能像广告鼓吹的那样"一吸见效",所谓的"一吸见效"只能是短期效应或欺骗行为。

✦ 有哪些方法可以预防眼袋?

眼袋的出现与加重是面部衰老的标志之一。要完全避免眼袋的发生,是不现实的,因为衰老是自然规律。然而只要我们稍加注意,延缓眼袋的出现及加重,还是完全有可能的。预防眼袋的日常方法通常包括规律作息、按摩、热敷、涂抹眼霜、加强防晒等,需要坚持才能有效果。

(1)规律作息:长期睡眠不足和熬夜,会使眼周组织慢性疲劳,血运障碍,使眼部各层组织出现退行性改变,是眼袋过早出现并加重的重要原因。良好的睡眠可明显改善眼睑组织的血液循环,使眼周各层组织保持良好的活力,从而有效地防止眼袋的发生与加重。

(2)按摩:经常对眼部进行按摩,可促进眼周血液循环,也能够使皮肤紧致。

(3)热敷:热敷可以促进眼部血液循环。

(4)涂抹眼霜:优质的营养霜可改善局部血液循环,减少眼袋发生。

(5)加强防晒:外出时可以使用防晒霜、遮阳伞,减少紫外线的伤害。

✦ 什么是睑外翻畸形? 如何防治?

睑外翻表现为眼睑和眼球脱离接触,睑结膜向外翻转。轻者仅睑缘离开眼球;重者眼睑向外翻转,睑结膜暴露。眼球因经常外露受刺激,出现充血发红、疼痛、异物感或(和)经常流眼泪。角膜暴露时间较长,得不到眼液湿润,会发生暴露性角膜炎甚至角膜溃疡;如果治疗不及时,有失明的可能。睑外翻的人术前应加强护理,白天每2 h滴一次眼药水,睡觉前涂上眼膏,最好再盖一层消毒的凡士林纱布,以保护角膜不直接暴露。无论白天或夜间,最好戴眼罩。治疗时,采取手术的方式使外翻的睑结膜复位,再采用皮瓣转移修复术或自体皮移植术进行修复,一般1~2周即可痊愈。

✦ 什么是上睑下垂?

正常人双眼平视时,上睑遮盖角膜上缘约2 mm。上睑下垂者,上睑缘的位置低于这个界限,使爱美者的视野部分或全部受损。爱美者常常通过过分收缩额肌或采取特殊的昂头姿势来视物,从而造成额部皱纹增加、加深,长期眉毛上抬,甚至可导致颈部肌肉或颈椎畸形。因此上睑下垂不仅影响美观,还妨碍正常视物,需要进行手术矫治。临床检查时,让受检者端坐或直立位,双目平视前方,检查者双拇指紧压受检者双眶上缘(以排除额肌的代偿作用),嘱其睁眼,此时正常上睑缘应该是在角膜上缘与瞳孔之间,低于此水平即可诊断为上睑下垂。

上睑下垂如何分类？

1. 按病因分类

上睑下垂按病原因可分为先天性和后天性两种。先天性上睑下垂最常见，可见于单眼或双眼。常为上睑提肌功能先天薄弱、乏力，或支配上睑提肌的中枢神经或周围神经受损所致，常与遗传有关。后天性上睑下垂，常为外伤性、肌源性、神经源性、老年性及机械性因素所致。

2. 按下垂程度分类

上睑下垂根据上睑缘下垂程度，即上睑缘覆盖角膜和瞳孔的直线距离，分为轻度、中度、重度。轻度上睑下垂指睑上缘覆盖瞳孔边缘或 1 mm 以内；中度上睑下垂指睑上缘下垂覆盖瞳孔达 1/2；轻度、中度下垂者均表示上睑提肌尚有部分功能。重度下垂者，睁眼时，上睑缘覆盖整个瞳孔，上睑提肌完全无功能。

上睑下垂手术方式的选择

术前根据上睑下垂的性质、类型及程度选定手术方法，如轻度或中度上睑提肌无力的受术者，可选择上睑提肌缩短或折叠术。对肌肉力量很弱或完全缺失者，只能选用额肌为替代动力的手术方式。

（1）上睑提肌缩短术：此手术有眼外皮肤肌肉切开法和眼内结合膜切开法两种，临床上多采用前者。

（2）额肌瓣转移悬吊术：此手术实际上是在重睑成形术的基础上加上额肌瓣转移到上睑的手术。其适用于任何类型的上睑下垂者，尤其是重度上睑下垂者。但需注意的是，额肌需要有正常的功能才能选择该术式。

（3）自体阔筋膜条悬吊法：在小孩没有明显自卑的情况下，上睑下垂的手术年龄以5 岁后比较合适。在矫正上睑下垂的同时，一般还会形成双眼皮。成年人手术无须住院，可在门诊完成；儿童因需全身麻醉，术后需留院观察。

眼部填充手术与眼部注射美容技术相比的优缺点

眼部填充手术是一种常见的整形手术，利用填充物（如玻尿酸或自体脂肪）来填充眼部凹陷区域，如眼眶下方的深度凹陷或眼角的细纹，从而使眼部轮廓更加丰满和光滑。这种手术可以改善眼部的整体轮廓和表情，使之更加年轻和有吸引力。与眼部注射美容技术相比，眼部填充手术也有其独特的优缺点。相对于眼部注射美容技术，眼部填充手术的效果通常更持久一些，可以持续数月至数年，具有较好的持久性。医生可以根据爱美者的需求和目标，选择合适的填充物质和注射位置，实现更加个性化的整形效果。眼部填充手术通常是一种非侵入性的方法，不需要进行传统的眼部整形手术，因此减少了术后恢复时间和并发症风险。如果爱美者对最终效果不满意，填充物质是可以调整或溶解的，这使得整形效果更具可控性。

眼部填充手术后可能会出现一定程度的肿胀和淤伤，需要一定时间才能完全消退。在手术后的一段时间内，爱美者可能会感到眼部区域有一定的不适感，如紧张、沉重等，但通常会逐渐减轻。如果填充物质注入过量或位置不当，可能导致眼部区域出现过度填充的情况，影响整体美观。尽管风险较低，但眼部填充手术仍然存在一些潜在的并发症，如感染、过敏反应、填充物质移位等。眼部填充手术需要由经验丰富的专业医生进行操作，以确保注射位置准确、填充物质选择合适，并尽量减少并发症风险。

眼部填充手术的填充物种类通常包括玻尿酸和自体脂肪。玻尿酸是一种天然物质，具有良好的生物相容性和生物降解性，被广泛应用于整形美容领域。通过在眼部凹陷区域注入适量的玻尿酸，可以迅速填充凹陷，平滑细纹，达到改善眼部轮廓和表情的效果。自体脂肪填充则是利用爱美者自身的脂肪组织进行填充，具有更好的生物相容性和长期效果。提取爱美者自身的脂肪组织，并在眼部凹陷区域进行注入，可以实现更加持久和自然的填充效果，从而改善眼部轮廓和表情。眼部填充手术通常是在局部麻醉下进行的，手术时间短暂，恢复期较为快速。术后，爱美者可能会感觉轻微的不适和肿胀，但这些症状通常会在几天或几周内逐渐减轻。术后，爱美者应遵循医生的建议，定期复诊，并注意保持眼部卫生，以促进手术效果的最大化和持久性。通过选择合适的填充物种类和手术方案，爱美者可以实现理想的眼部"雕刻"，出现明亮动人的眼神。

✦ 什么是眼部注射美容技术？眼部注射美容技术的优缺点是什么？

眼部注射美容是一种非手术的治疗方式，通过注射肉毒毒素等物质，来减少眼部周围的皱纹和细纹，使眼部皮肤更加紧致和光滑。眼部注射美容手术通常能迅速产生效果，可以在短时间内改善眼部的外观，但效果持续时间较短。相较于传统的眼部整形手术，眼部注射美容技术不需要切开皮肤，减少了术后恢复时间和并发症风险。医生可以根据爱美者的需求和目标，调整注射的剂量和位置，实现更加个性化的整形效果。眼部注射美容技术相对于传统的眼部整形手术风险较低，一般来说，不良反应和并发症风险也较小。眼部注射美容技术的效果通常是暂时的，需要定期进行注射以保持效果，这可能增加了整形的长期成本。在考虑进行眼部注射美容手术之前，患者应该充分了解其优缺点，并向专业医生进行详细咨询。

眼部注射美容通常采用的主要物质是肉毒毒素。肉毒毒素是一种神经肌肉阻断剂，可以暂时阻断神经末梢与肌肉的联系，使得肌肉不能收缩，从而减少皱纹和细纹的出现。此外，有些注射美容也能采用透明质酸等填充物质，用于填充眼部凹陷区域，使眼部轮廓更加丰满和年轻。在进行注射前，医生会对爱美者的眼部情况进行详细的评估，包括皱纹的类型、位置和严重程度等。然后，医生会根据爱美者的个体情况和需求，制定适合的治疗方案，确定注射的部位和剂量。

第三节 鼻部的整形

✦ 不佳的鼻部外形有哪些？

部分人认为，鼻子不美，是因为鼻梁不高，把鼻子隆起来就可以达到美容效果，其实这种认识是片面的，还有许多影响鼻子外形的因素。

（1）低鼻：最常见的一种不佳鼻形。表现为鼻根低平，鼻梁高度低于 4 mm，甚至鼻尖圆钝。

（2）宽鼻子：鼻子宽度大于鼻长度的70%，两侧鼻外侧壁位置较远，鼻梁宽阔，形如蛙鼻。

（3）驼峰鼻、鹰钩鼻：轻者表现为鼻梁部棘状突起，主要位于鼻骨下端与侧鼻软骨交界处。重者表现为鼻梁部宽大，有成角突起，呈驼峰畸形，鼻尖过长并下垂，似鹰嘴样畸形，给人以阴险狡诈的感觉。

（4）鼻头肥大：鼻头表面的皮肤及软组织增生，同时伴有软骨肥大、鼻孔宽大及鼻翼肥大。

（5）鼻尖形态不美：如鼻尖低平、宽大、肥厚及圆钝，或鼻尖过高、球形鼻尖等。

（6）鼻孔形态不美：鼻孔扁平，圆形鼻孔，狮子鼻孔，以及鼻孔过大或鼻孔过小，甚至闭锁。

✦ 哪些鼻子宜做美容手术？

鼻子分鼻根、鼻背、鼻端三部分。任一部分的先天不足都可通过手术改善。鼻根过宽、平坦，甚至低凹者，可垫高鼻根部。鼻背高度不够的鞍鼻，可行隆鼻进行美化；驼峰鼻鼻背中部成角畸形，则需进行鼻骨整形，消除中部凸起之角。鼻尖与鼻翼组成鼻的下部，鼻尖低塌、鼻头圆或厚钝等不美的鼻尖，亦可手术美化。鼻孔过大、朝天鼻、鼻小柱短者都可手术治疗。

总之，美化鼻子的手术并非只有隆鼻术一种，现代美容外科手术均可为爱美者弥补鼻子的先天不足。

✦ 美化鼻子的方法

（1）化妆术：有一般化妆及塑形化妆，每天需花费较多时间，且有时需借助光学感觉来遮掩先天不足，效果亦有限。

（2）手术整形美容：如隆鼻术，驼峰鼻、鹰钩鼻、鼻头、鼻尖等的整形。

（3）注射法：自体脂肪注射及其他填充物注射等。

（4）激光治疗：酒渣鼻、鼻部的雀斑、血管痣等可用激光治疗。

✦ 如何用化妆来修饰鼻子？

鼻梁是连接鼻子和额头的部分，位于脸部的中央位置。在化妆的过程中，对鼻梁的阴影处理是为了突显鼻子的立体感，使整体脸部轮廓更为清晰。通过巧妙地运用阴影，可以改变鼻梁的光影对比，使其看起来更为挺拔和立体。需要选择适合肤色和妆容风格的阴影产品。常用的阴影产品包括修容粉、修容膏或深色粉底等。选择适当深度的阴影色调，以创造出自然而明显的立体感。阴影产品的质地可以根据个人喜好，选择哑光或略带珠光的，以达到不同的妆容效果。在鼻梁两侧涂抹阴影产品，可以使用修容刷或粉底刷进行涂抹。使用适量的阴影产品，根据个人的鼻梁形状，可以调整阴影的形状，使其更贴合面部轮廓。在涂抹过程中，要注意确保阴影的边缘自然过渡，避免出现过于生硬的痕迹。在涂抹阴影的同时，要特别关注鼻梁与眼睛之间的过渡区域。通过巧妙地处理这一区域，可以使阴影更为自然地与眼部妆容融合，整体妆容更为协调。可以使用化妆海绵或指尖轻轻晕染，使阴影在鼻梁和眼部之间过渡自然。在鼻梁的"雕刻"过程中，也可以考虑使用一些具有珠光或亮粉成分的产品，用于点缀鼻梁的高光部分。这样可以在鼻梁上方的骨头凸起处创造出炫丽的效果，使整体妆容更为生动。鼻梁的形状因人而异，因此在"雕刻"过程中要根据个人的鼻梁特点进行调整。不同的鼻梁形状可能需要不同的阴影形状和位置，因此在实际操作中，可以根据个人的需求和妆容风格进行灵活运用，塑造出最适合自己的鼻梁轮廓。通过在鼻梁巧妙地运用阴影，能够在脸部"雕刻"中达到突出鼻梁、使鼻子更为立体的效果。这一化妆技巧在各种妆容风格中都得到了广泛应用，是提升脸部轮廓感的重要步骤之一。

什么是隆鼻术？

隆鼻术是一种常见的整形外科手术，旨在为鼻梁较低的爱美者增加鼻梁的高度，从而改善鼻部的外观，使鼻部看起来更加匀称、立体和美观。隆鼻术可以通过植入假体或使用自体软骨来实现，具有良好的效果和较长的持续时间，是一种被广泛接受和使用的整形手术方式。对于那些鼻梁较低的爱美者来说，他们可能感到不满意或不自信，因为鼻梁不够高挺可能影响到面部的整体美感和比例。这时，隆鼻术就是一种有效的解决方案。

鼻梁隆起手术可以通过两种方法来实现

1. 植入假体

通过植入假体来增加鼻梁的高度和隆起。在这种方法中，医生会在术中将形状和尺寸合适的假体植入鼻背筋膜下。这些假体通常由生物相容性良好的材料制成，如硅胶、膨体、聚乙烯、聚二甲基硅氧烷等，可以长期留存在体内，不易产生排斥反应。植入假体的优势在于手术简单、恢复快速，并且可以根据爱美者的需求精确调整鼻梁的形状和高度。然而，植入假体可能存在一定的风险，如移位、感染或假体嵌入不理想、假体外露等，并且假体一旦植入就较难更改。

2. 使用自体软骨

在这种方法中，医生会从爱美者的其他部位（如耳郭或肋软骨）采集自体软骨，经过加工和塑形后再植入鼻背筋膜下。使用自体软骨的优势在于材料的来源可靠、生物相容性良好，并且可以更好地与周围的组织融合，减少排斥反应的发生。此外，自体软骨的形状和大小也可以根据爱美者的需求进行定制，更加贴合面部结构，使整体效果更加自然和持久。然而，使用自体软骨的手术过程较复杂，需要额外的手术切口和时间，术后恢复较假体植入更为缓慢。

不管是植入假体还是使用自体软骨，隆鼻术都需要经过严格的术前评估和规划，以确保手术的安全性和有效性。在术前，医生会对爱美者进行面部分析并沟通，了解爱美者的期望和需求，同时评估爱美者的面部结构和皮肤状况，制定出最合适的手术方案。在术中，医生会精确地进行操作，确保鼻梁的形状和高度达到预期效果，同时最大限度地减少手术风险和并发症的发生。鼻梁隆起手术是一种安全有效的整形手术方式,可以改善鼻部的外观,使其更加匀称、立体和美观。术后,爱美者可以拥到更加自信和满意的面容,提升自身形象和魅力。

隆鼻术后的注意事项

(1)术后第一天:一般术后 3 h 内伤口就会停止渗血,若伤口有积血,应速联系手术医生。建议半卧休息,这样有利于血液循环,同时不要低头,防止出血。如出现局部肿胀是正常现象,可以多进行冷敷消肿。

(2)隆鼻术后伤口要涂抗生素油膏:暴露,不包扎;如有少量渗血,可用消毒棉签轻轻搽去,切不可用不清洁的东西或手接触伤口,以免感染。

(3)术后第二天:这时是肿胀最严重的时候,日常要注意休息。24~48 h 内,可用 3% 的过氧化氢溶液轻轻洗去血痂,再用 0.9% 氯化钠溶液清洗一遍,涂少量药膏,等待自行愈合,5~7 d 拆线。

(4)术后第四天到第六天:此时可以进行热敷,但不要让面部沾水,在拆线前都要注意避免碰水、洁面。

(5)术后第七天:术后拆线期。拆线后一天才可以碰水,此时我们还需要多忍耐一些时间。不可剧烈运动,也不可佩戴眼镜。

(6)术后不要用手强捏鼻子。若觉得鼻子形态不佳也不要自行矫正,应找医生商量,择期处理。

(7)对术后近期的肿胀应有心理准备,术后 1~2 h 开始肿胀,24 h 左右达到高峰,48 h 后停止,72 h 开始消退,以后逐渐恢复真实外形。千万不要急于求成,用按摩、热敷来加速肿胀消退,这些都无济于事。此时需要的是耐心,肿胀到了一定时间自然会消。一般 10 d 左右基本上就会变得比较自然,要 2~3 周才完全变得和正常人的鼻子一样。

(8)术后的第一个月到第三个月:鼻部还是处于恢复期,并没有稳定下来,要避免吃辛辣刺激食物和海鲜等,也不可抽烟喝酒。

如何判断隆鼻后发生了排异反应?

隆鼻通常是将硅胶假体或者膨体材料等植入达到隆鼻效果。这种材料对于人体来说是一种外源性物质,虽然大多数人对该材料无不良反应,但也有少数高敏反应者会对该材料发生排斥反应。通常可以根据水肿、鼻背发红、伤口难愈合等症状去判断。排斥反应的临床表现早期主要为隆鼻区出现无原因、非感染性的红肿,且经久不退,后期则可能发生皮肤破溃、鼻模穿出等并发症。预防并处理排斥反应的唯一有效办法是早期发现、尽早取出假体。

导致隆鼻失败的原因

隆鼻失败的原因,可分为审美及技术两大类原因。随着整形美容技术的提高,人们对于隆鼻术已经不再是单纯的垫假体那么简单了。让鼻背变高、变挺,只是容积的变化,相对简单,更多失败的表现是对整体容貌的改善不佳。

（1）假体透光：当阳光直射在鼻部时，会有明显的透光现象。这是由于假体植入层次太浅，"雕刻"过大、过厚，选择了不合适的假体或者鼻部皮肤过薄，发生发炎、排异等反应。

（2）假体移位、显形：这是假体"雕刻"或者腔隙剥离不到位，导致假体轮廓感明显，形态不自然、假体晃动、假体下滑甚至顶出等。

（3）排异反应：当外物"入侵"时，人体自身的免疫系统会启动，一般表现为切口不愈合或有液体流出，或者出现局部红肿等情况，不过出现排异反应的概率极低，主要与本身的体质有关，也有可能是因为过敏反应。

（4）感染：膨体比硅胶假体更容易感染，但感染的多数因素是由于医生术中没有严格执行无菌操作，或者"雕刻"时间过长，让假体在空中暴露过久，感染了细菌，或者爱美者本身有感染灶、术后护理不当等。

（5）隆鼻指征把握不当，如复杂性鞍鼻者仅做单纯隆鼻是不会有好的效果的。

（6）术后配合不好、术后处置不当或短期内反复多次手术酿成不良后果。

什么是鼻尖整形手术？鼻尖整形手术的优点是什么？

鼻尖整形手术是一种常见的整形外科手术，旨在针对鼻尖较大、过短或不对称等问题进行调整和修复。鼻尖整形手术通常涉及对鼻尖软骨和组织进行精细的调整和重塑。在术中，医生会根据爱美者的面部特征和需求，制定出最合适的手术方案。针对不同的鼻尖问题，医生可能会采取不同的修复方法和技术。对于鼻尖较大的爱美者来说，可能需要通过手术减小鼻尖，使其更加小巧和优雅。在术中，医生会通过精确切割和修整，减少鼻尖软骨和组织的体积，从而达到减小鼻尖的效果。对于鼻尖不对称的爱美者来说，可能需要通过手术调整鼻尖的形状和位置，使其更加对称和匀称。除了鼻尖软骨和组织的调整外，有些爱美者可能还需要进行一些额外的修复，如鼻翼缩小或鼻梁塑形等，以达到整体面部的协调和美感。这种手术需要医生具备丰富的经验和技术，因为对鼻尖的调整需要细致的操作和精准的控制，以避免影响到周围的组织和结构。

鼻部整形手术的过程

1. 咨询和评估

在鼻部整形手术前，医生与爱美者进行详细的咨询和面部评估是非常重要的步骤。这个过程旨在充分了解爱美者的期望和需求，爱美者可能会表达对鼻梁形状、鼻尖大小、鼻翼宽度等方面的担忧或期望。医生在仔细倾听爱美者意见的同时，通过测量鼻部的长度、宽度、高度、鼻尖的形状和角度等，以及考虑到与面部其他部位的比例和对称性等，与爱美者讨论不同的整形选择和可能的手术结果，以确保他们对手术有清晰的理解和期望。这样才能与爱美者一起设计出最适合的手术方案，以确保手术的成功和爱美者的满意度。

2. 手术准备

在进行鼻部整形手术之前，爱美者需要进行一系列的手术准备工作，以确保手术顺利进行和术后的恢复。这些准备工作包括但不限于停止吸烟、避免某些药物、注意饮食等方面。对于吸烟者来说，戒烟是非常重要的准备工作之一。吸烟会对血液循环和氧气供应产生负面影响，增加手术的风险和并发症的发生率。因此，医生通常会建议爱美者在术前至少两周停止吸烟，以确保术后的愈合和恢复。患者还需要避免一些可能影响手术的药物和补充剂，如非甾体抗炎药、抗凝血药、维生素 E 等。这些药物可能会增加手术出血的风险或干扰麻醉药物的作用，因此医生通常会建议爱美者在术前一段时间停止使用这些药物，并在医生的指导下进行调整。爱美者还需要注意饮食方面的准备。在术前，爱美者通常需要遵循医生的建议，停止进食及饮水，以确保手术时胃部是空的，减少手术的风险。此外，饮食方面也需要避免摄入一些可能引起过敏或不良反应的食物，如海鲜、坚果等。在术前，爱美者还需要进行一些必要的检查和评估，如血液检查、心电图、X 射线等，以确保身体状况适合进行手术，并排除任何潜在的健康风险。医生可能还会与爱美者讨论手术的细节和预期结果，以及术后的护理和恢复计划，以确保爱美者对手术有清晰的理解和预期。术前的准备工作对于手术的成功和爱美者的安全非常重要。因此，爱美者应密切配合医生，做好术前的准备工作。

3. 手术执行

(1)麻醉：在鼻部整形手术之前，医生会考虑给爱美者进行麻醉，以确保手术期间爱美者不会感到任何疼痛或不适。麻醉方式的选择通常取决于手术的复杂程度、爱美者的偏好以及医生的建议。在局部麻醉下，医生会在手术部位周围注射麻醉药物，以使爱美者在手术过程中局部麻醉，而爱美者仍然保持清醒。这种麻醉方式通常用于较小的整形手术，如填充或轻微的鼻部调整。局部麻醉的优势是它的安全性高，恢复时间短，并且爱美者可以在手术过程中与医生交流，以确保满意的结果。在全身麻醉情况下，爱美者完全失去意识，不会感受到任何疼痛或不适。全身麻醉通常用于较复杂的整形手术，如鼻梁作较大改变或需要较长手术时间的情况。在全身麻醉情况下，爱美者的呼吸和心跳都会受到监控，并由专业的麻醉医生负责管理。尽管全身麻醉需要更多的监护和管理，但它确保了爱美者在整个手术过程中都处于安全和舒适的状态。有些爱美者可能更愿意选择全身麻醉，因为他们不想在手术期间保持清醒，而有些爱美者则可能更喜欢局部麻醉，因为他们希望能够与医生交流并参与手术过程。不论选择哪种麻醉方式，医生都会采取一切必要的措施来确保爱美者的安全和舒适。

(2)切口开放：在鼻部整形手术中，一旦麻醉生效，医生便会开始进行手术切口。切口的位置和大小通常是根据手术的具体目的和爱美者的鼻部结构而定的。切口的目的是使医生能够进入鼻部内部进行手术操作，同时尽可能地减少术后的瘢痕和痕迹。切口通常隐藏在鼻孔内或皮肤褶皱中。这样可以有效地将切口藏匿起来，使术后瘢痕更加隐蔽，减少对爱美者外观的影响。这种隐藏的切口位置在手术后恢复期间也有助于减少疼痛和不适感，因为切口处于相对隐蔽的位置，避免了与外界环境的摩擦和碰撞。

(3)骨骼和软骨调整：根据鼻部整形手术的具体方案，医生可能会采取多种方法来达到预期的形状和轮廓效果。这可能涉及切割、重塑或移动鼻梁上的骨骼和软骨，以满足爱美者的需求和期望。为了实现这些目标，医生需要使用专业的工具和技术，如骨锉、骨钳、鼻内镜等，以确保对鼻部组织进行精细的操作。

(4)植入假体：在某些情况下，医生可能会选择植入假体或使用自体软骨来进行填充和支撑。无论是选择植入假体还是使用自体软骨，医生都会采取一切必要的措施来确保手术的安全和成功进行。在手术过程中，医生会精确测量和调整假体或软骨的尺寸和形状，以确保与爱美者的面部结构和轮廓相匹配。

（5）形态调整：完成骨骼和软骨的调整后，医生会对鼻梁的形态进行进一步的调整，以确保其达到预期的外观效果。这一步骤通常是鼻部整形手术中的关键环节之一，因为它能够影响整个鼻部轮廓的和谐度和自然性。这种进一步的调整可能涉及对鼻尖、鼻翼等部位进行微调，以满足爱美者的个性化需求和期望。

4.伤口闭合

（1）缝合线闭合：在一些情况下，医生选择使用缝合线来闭合鼻部整形手术中的伤口。这种方法通常适用于较长的切口或需要较强的支撑的情况。医生会根据伤口的位置、大小以及愈合需求来选择合适的缝合线材料，如可吸收缝合线或非可吸收缝合线。

可吸收缝合线通常用于伤口的内部或皮下层次，它们会逐渐被身体吸收，不需要额外的取出步骤，从而避免了患者的不便和疼痛。这种缝合线一般在愈合过程中持续存在一段时间，然后逐渐被吸收，最终消失。非可吸收缝合线则通常用于伤口表面，它们需要在一段时间后通过手术或在医疗专业人员的帮助下取出。

（2）胶水闭合：在一些较小的、表面浅层的切口，如微创手术或皮肤切口，医生可能会选择使用医用胶水来闭合伤口。这种方法相对于传统的缝合线闭合更为简便和快速，同时能有效地促进伤口的愈合。医用胶水通常是一种特殊配方的胶水，具有良好的生物相容性和安全性，适用于皮肤表面的闭合。在手术过程中，医生会在伤口边缘涂抹医用胶水，然后将伤口边缘轻压在一起，使其紧密贴合。医用胶水会快速固化，并形成一个密封的屏障，防止外界细菌和污染物进入伤口，从而减少感染的风险，并促进伤口的愈合。使用医用胶水闭合伤口的优势之一是它的便利性和快速性。相比于传统的缝合线闭合，使用胶水可以节省手术时间，并减少爱美者的不适感。

使用医用胶水闭合伤口也有一些限制和注意事项。首先，医用胶水只适用于一些较小、表面浅层的切口，对于较大或较深的切口可能不够牢固或有效。其次，医用胶水的固化时间有限，必须在一定时间内完成伤口的闭合，否则可能会影响其效果。最后，医用胶水通常不适用于面部的高张力区域的伤口，因为可能无法提供足够的支撑和稳固。医生会根据具体情况和手术需求来决定是否采用这种方法，并确保伤口的闭合和愈合质量。

（3）敷料：完成伤口闭合后，医生会在伤口上施加适当的敷料。敷料的选择取决于伤口的性质和爱美者的需要，通常包括无菌纱布、敷料贴、透明敷料等。敷料在鼻部整形手术中起着至关重要的作用，它能够保护伤口，吸收渗出液，减少感染的风险，并提供适当的支撑和保护，有助于促进伤口的愈合和恢复。一种常见的敷料是无菌纱布，它通常用于覆盖较大的伤口或手术切口。无菌纱布具有良好的吸水性和透气性，能够有效地吸收渗出液，保持伤口周围干燥和清洁，从而减少感染的风险。此外，无菌纱布还能够提供适当的保护和支撑，帮助伤口稳定和愈合。另一种常见的敷料是敷料贴，它通常用于较小的伤口或需要密封保护的部位。敷料贴具有黏性胶水层，能够牢固地贴附在皮肤表面，形成一个密封的屏障，防止外界细菌和污染物进入伤口，从而减少感染的风险。敷料贴通常具有透气性和透明性，可以让医生和爱美者观察伤口的情况，方便进行定期的检查和更换。透明敷料是一种特殊的敷料，它通常用于需要密封保护和观察的伤口，如手术切口或创面。透

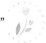

明敷料具有良好的透明度和柔韧性，能够紧密贴合皮肤表面，形成一个透气、水密集的屏障，保护伤口免受外界细菌和污染物的侵害。同时，透明敷料的透明性也使医生能够清晰地观察伤口的情况，方便进行后续的治疗和管理。爱美者需要遵循医生的护理指导，定期更换敷料，并注意伤口的情况，及时护理和清洁，避免碰触或拉扯伤口，有任何异常症状及时就医处理。

5. 恢复期

鼻部整形手术后的恢复期对于手术的最终效果至关重要。医生通常会建议爱美者采取一系列特定的护理措施，以确保手术部位的快速康复和手术的最终效果。这些护理措施旨在减少不适感、促进愈合，最大程度地保护手术部位免受感染和损伤。在术后的最初几天内，爱美者可能会感到鼻部周围的肿胀和疼痛。为了减轻不适感，医生通常会建议爱美者维持头部高度，以减少血液流向手术部位，从而减轻肿胀。爱美者还可以应用冰袋或冷敷物来减轻肿胀和疼痛。爱美者在恢复期间避免剧烈运动和提拿重物，以避免对手术部位造成额外的压力和损伤。轻柔的活动如散步可能是可以接受的，但要避免弯腰或俯卧的姿势，以免增加鼻部的压力。在手术部位的护理方面，医生可能会指导爱美者如何正确清洁和保护手术部位，这可能包括定期用温和的清洁剂清洁鼻部周围的皮肤，以防止感染的发生；避免在手术部位上使用化妆品或其他化学物质，以免刺激皮肤或影响愈合过程；避免摩擦或碰撞鼻部，以免影响填充物或植入物的位置和形状。此外，爱美者还需避免睡觉时压迫鼻部，可以考虑使用枕头来抬高头部。医生还可能会给爱美者开具药物，以帮助减轻疼痛和预防感染。这可能包括止痛药和抗生素。医生应根据爱美者的具体情况和手术的复杂性来决定是否需要使用这些药物。爱美者在整个恢复期间都应该密切关注手术部位的变化，并定期让医生进行复查。医生会监测手术部位的愈合情况，并根据需要调整护理方案。通过遵循医生的建议并积极参与恢复过程，爱美者可以最大程度地促进手术部位的康复，并实现最终的理想效果。

第四节　唇的整形

✦ 唇外形的基本标准

唇是面部美容结构单位的一个基本组成部分。按照美学的观点，唇在面部的重要性仅次于眼睛，但时尚性胜过眼睛。上唇中央部有人中，人中两侧边缘的堤状隆起称人中嵴。漂亮的上唇从正面观看呈弓形，上唇皮肤与黏膜部交界处为唇红缘。唇红缘正中有小结节突出，称上唇结节或唇珠，从此点先向左右两边升高与人中嵴相遇于唇弓嵴，然后逐渐降低呈弧线形延伸，终于口角。唇红缘中部的弓形更为明显，称为朱缘弓，有雅称为"爱神之弓"，认为它蕴藏着无穷的魅力。上唇的红唇高度应比下唇略矮，且应比下唇稍前突2 mm；上唇的长度应与鼻尖的高度相似，它与鼻小柱呈 90° 角。从侧面看，上唇较下唇略松且薄，轻轻盖在下唇之上，并微微突出、上翘。

✦ 常见的唇形

人的唇形分为三类：①薄线形占 22.5%，其红唇高度较低，唇峰不明显，唇弓呈圆弧形，从侧面观察，唇弓不向外突出，但下唇唇红有轻度突出。②双峰形（丰满型）最常见，其唇峰明显，从侧面观察，唇红向外突出，接近唇红缘的皮肤向内凹陷。③外翻形（过分丰满或重唇）较少见，其唇红又宽又厚，唇红缘向外翻转。

✦ 常见的不良唇形

薄唇、厚唇、重唇、唇部切迹畸形、唇不对称或唇珠发育不良等，常为先天所致，畸形的轻重与唇的固有特点有关。薄唇，除了皮肤组织弹性较好外，常有红唇不丰满、唇弓平坦、唇珠小或没有、唇峰消失。厚唇，可能只是红唇过厚，而没有其他如唇珠不明显、无唇峰或唇凹等缺陷。唇部切迹畸形，可位于近中央，也可位于两侧；可对称，也可为单侧。位于近中央者，可能是红唇裂。红唇厚度不对称可以是先天性或后天性的，以后者多见，如局部病变切除、外伤等所致。唇珠发育不良是指唇中央区不呈结节状，红唇外形不明朗，常和薄唇同时存在，一般为先天所致，但也可因年龄因素所致，通常还伴有上唇过长、人中嵴平坦。

✦ 常见的唇部整形手术

唇部整形术是一种综合性的美容手术，它旨在通过精确"雕刻"和调整，改善唇部的大小、形状和轮廓，从而提升唇部的整体外观。这项手术不仅是简单地改变唇部的外观，还是一种艺术的表现，需要医生具备精湛的技术和审美眼光。常见的美唇术主要有唇弓成形术、上唇过长矫正术、唇珠再造术、厚唇修薄术、薄唇增厚术，人中嵴隆起术及兔唇整复术等。

✦ 如何打造唇妆?

了解自己的唇形结构是实现精准调整、打造理想唇妆的关键一步。上唇和下唇的弧度、唇峰和唇角的位置都是塑造唇线的重要因素。通过深入了解和理解自己的唇形，可以有效地运用化妆技巧，营造出更为迷人、自然的唇部轮廓。在这个过程中，了解唇形结构的细节将成为打磨唇线的基石。

上唇的形状对整体唇妆的效果有着深远的影响。上唇的弧度、厚度和轮廓线的曲率都是需要关注的要点。不同的唇形会有不同的需求，有的人可能希望通过唇线增强上唇弧度，使其看起来更加丰满；而有的人可能倾向于强调上唇的自然弧度，打造出优雅的线条。了解自己上唇的特点，可以帮助选择合适的唇线颜色和描绘方式，以最大程度地突显或修饰上唇的轮廓。

对于下唇来说，同样需要注重其弧度、厚度和轮廓线的形状。下唇通常较厚，但唇形的个体差异仍然存在。在了解下唇的特点后，可以根据个人的审美偏好来调整唇线的形状，使下唇更具立体感。有的人可能希望通过唇线勾勒下唇轮廓，使其更为清晰；而有的人则可能追求一种自然、柔和的效果，强调下唇的自然形状。

唇峰是唇线调整中的重要考虑因素。唇峰的位置和形状会直接影响到整体唇妆的视觉效果。了解唇峰的凸起和凹陷位置后，可以根据个人审美需求在化妆过程中做出精准调整。一些人可能喜欢通过唇线突显唇峰，营造出更为饱满、性感的效果；而另一些人可能更倾向于弱化唇峰，营造出柔美的唇形效果。

唇角的位置也是塑造唇形的重要因素之一。了解唇角的高低、倾斜度后，可以在化妆时根据个人喜好进行微调。一些人可能希望通过唇线让唇角上扬，使嘴巴看起来更加生动和愉快；而另一些人可能更喜欢强调唇角的自然状态，保持一种端庄、优雅的感觉。

在深入了解唇形结构的基础上，进行唇线"雕刻"时，选择合适的唇线产品也显得至关重要。唇线笔、唇线液或唇膏等不同类型的产品都可以用于勾勒唇线，而颜色的选择则要考虑与个人肤色的搭配，以及整体妆容的协调性。对于想要"雕刻"唇形的人来说，唇线笔是一个很好的选择，因为其质地较为坚实，容易精确描绘出细致的线条。在使用唇线产品时，要避免过度用力，以防唇线显得过于刻意或不自然。可采用轻轻拍打或画圆圈的方式，将唇线产品均匀地融入肌肤中，使得线条更为自然。在勾勒唇线时，可以根据了解到的唇形结构，通过微调来实现理想的唇线效果。强调唇峰、调整唇角，或者改善上唇、下唇的对称性，都可以巧妙运用唇线来实现。唇线的晕染也是重要的一环。在唇线的内部轻柔晕染，使唇线与唇部颜色自然过渡，呈现出柔和的效果，可以使唇妆看起来更为自然、立体，避免唇线和唇膏之间产生明显的分界线。

通过这些技巧，可以塑造出符合个人特点和审美需求的唇部轮廓，为整体妆容增添更多精致和引人注目的元素。

在唇线"雕刻"的过程中如何强调唇峰？

在唇线的"雕刻"过程中，强调唇峰的轮廓是实现更为立体、迷人唇妆的关键一步。在选择唇线颜色时，可以考虑选用比自然唇色稍深一些的色调，这样有助于产生阴影效果，使唇峰在整体妆容中更为凸显。这一颜色选择的关键在于保持与整体妆容的协调性，确保唇线的颜色能够融入唇膏的颜色中，形成自然的过渡。在使用唇线笔勾勒唇峰时，手法的轻柔性显得尤为重要。采用轻轻拍打或画圆的方式，将深色唇线产品均匀地融入肌肤中，确保唇峰的"雕刻"不显得过于刻意。

另一种常见的技巧是使用深色唇线笔在唇峰周围轻轻晕染，使深色颜色逐渐过渡到周围的唇部。这种过渡的手法能够创造出更为自然的效果，避免深色唇线形成明显的边缘。晕染的过程中，可以选择合适的工具，如唇刷或唇膏刷，确保颜色的过渡更为自然。在唇线"雕刻"过程中，也可以选择一些带有光泽感的唇膏或唇彩产品，涂抹在唇峰上，使其更为突出。这样的光泽效果能够吸引光线，使唇峰更为凸显，增加整体唇妆的层次感。选择光泽感较强的产品时，同样要考虑与唇线颜色的搭配，以确保整体妆容和谐统一。在"雕刻"唇峰的过程中，对称性也是不可忽视的。确保两侧的唇峰高度和形状相似，可以使整体唇妆更加平衡和协调。

在唇线"雕刻"的过程中如何修复不对称？

修正双唇不对称时，灵活使用唇线笔是实现理想唇妆的有效途径之一。通过在较薄的一侧稍微超过自然唇线描绘，而在较厚的一侧保持在自然唇线内描绘，可以有效实现唇峰修正、唇部轮廓的协调。在整个修正过程中，注意手法的轻柔、唇线颜色的选择，以及对称性的保持，这些都是塑造自然、迷人唇妆的关键要素。这一修正技巧不仅能够改善唇部的不对称状况，还能够使整体妆容呈现出更为和谐、迷人的效果。

✦ 在唇线"雕刻"的过程中如何避免过度拉长唇形？

在进行唇线"雕刻"时，一项至关重要的技巧是注意不要过度拉长唇形，以免产生不自然和不协调的效果。应该尽量沿着自然唇线进行调整，使嘴唇保持自然形态。这是保持唇妆自然、流畅的关键。选择与自然唇色相近的唇线颜色，有助于让调整更为自然。

一种常见的方法是在唇角附近进行微调，而不是在整个唇线上进行大规模改变。通过在唇角处微微提高或降低唇线的位置，可以微调整体唇形，使其更加和谐。这一手法有助于保持嘴巴的自然感，避免产生过度拉长的印象。

另一种有效的方法是依靠轻柔的手法进行唇线描绘。使用轻轻拍打或画圆的方式，将唇线产品均匀地融入肌肤中，确保唇形调整过程中过渡自然。轻柔的手法有助于避免唇线过于刻意，使整体唇妆看起来更为柔和、自然。在描绘唇线时，还可以选择在唇峰的位置进行适度的"雕刻"，而不是在整个唇部进行调整。通过微调唇峰的形状和高度，可以使唇部轮廓更为饱满，整体唇妆更具立体感。然而，强调唇峰的同时需要保持谨慎，避免产生过于夸张或不协调的效果。

通过细致入微的唇线"雕刻"，可以塑造出更符合个体特征的唇形，为面部增添一份独特而迷人的魅力。

✦ 人中再造术

人中再造适用于上唇隐裂、单侧不完全唇裂及后天人中缺损的人群。人中再造的方法有多种，针对不同的情况可以选择不同的手术方式，包括内切法、切皮加肌肉塑形等。其主要的原理，就是通过上下对合的方式，将人中窝往下移动，以支撑人中嵴的形成。人中嵴是上唇很重要的美容标志之一，如仅为人中嵴平坦，可采用注射法矫正；如伴有白唇过长，手术时不切除多余的组织，而是将去表皮的组织瓣送入人中嵴处的皮下。

✦ 唇珠再造术

唇珠再造术采用的方法较灵活，我们常用的方法有"Z"成形术，即将厚唇处转移到上唇中心，形成唇珠；也有"V-Y"推进术、唇肌肉瓣翻转等方法，还可行自体脂肪移植术。

✦ 唇弓成形术

对于先天性唇弓平坦，或年龄性红唇变薄，白唇延长所致的唇弓消失等，可以进行唇弓成形术。其方法是在近红唇的白唇处，依据唇弓正常外形描绘出需切除的白唇量，如红唇薄，则需将切除的白唇去表皮后埋入红唇的深面。此方法的优点是缩短白唇并在一定程度上增厚红唇，使唇弓成形。缺点是在红唇和白唇的交界处会遗留一条较细的瘢痕，但时间一长也就不易发现。

上唇过长矫正术

上唇缩短术是一种旨在矫正上唇、人中过长或老化下垂的手术,通过设计切口和切除部分组织,再将剩余组织上提固定,最终实现上唇缩短和唇缘上翘的效果。手术位置可选择在近唇弓处或近鼻孔的下方。近唇弓处的手术方法和唇弓成形术类似。另一种方式是在鼻小柱的基底和鼻槛下缘设计类似梯形、流头形或车把形的切口,根据爱美者唇、鼻和下巴之间的比例以及个性化的要求,设计要切除的皮肤量,同时要去除皮下部分浅层的口轮匝肌,然后将剩余的口轮匝肌上提固定于鼻前棘,再精细地缝合切口。

手术过程简单,术后恢复快,术后 7 d 拆线,不会影响日常生活。一般前两三个月伤口可能会有发红发硬的现象,不过化妆是可以掩盖住的,半年左右痕迹基本上就看不出来了。

厚唇矫正术

男性上唇厚度超过 9 mm,下唇超过 10 mm;女性上唇超过 8 mm,下唇超过 9 mm 为厚唇。厚唇与遗传及人种特征有关,也有的为局部慢性感染所致。厚唇可以用手术方法得到改善,即厚唇修薄术。在上、下唇红唇皮肤(红唇皮肤有皱褶的位置)与黏膜交界处,视唇厚程度梭形或锯齿形切除一条口腔黏膜和肌肉,然后直接拉拢缝合切口,将厚唇改薄。切口用抗生素软膏涂抹,并口服抗生素药 1 周预防感染,6~7 d 拆线。该手术切口瘢痕隐蔽在口内,一般不遗留明显的瘢痕,效果理想。

薄唇增厚术

当上下唇自然闭合时,唇的厚度小于 4 mm,可以诊断为薄唇。薄唇增厚术适用于唇红部发育不良、唇裂修复手术后畸形。对于上下前牙突出、开唇露齿而显出上下唇过薄者,则为手术禁忌证。

在上唇的唇红处,设计两个横向的"Y"形切口,按照需要增加的唇红量来确定其夹角的大小,夹角越大,增加的组织量越多。切开后,将"Y"瓣向中央推进,交错缝合。

什么是唇部填充手术?术后有哪些注意事项?

唇部填充手术是一种越来越受欢迎的整形美容手术,通过注射填充物来增加唇部的体积和改善唇部轮廓。填充物的选择是这一过程中至关重要的一步。常用的填充物包括透明质酸、胶原蛋白等,它们都能够有效地增加唇部的体积和塑造唇部的形状。在手术过程中,医生会使用专业的注射器具,将填充物精确注入唇部的特定位置。通过控制注射的量和深度,来实现对唇部轮廓的精细调整。

术后,患者可能会出现一些轻微的不适感或肿胀,但这些症状通常会在几天内消退。在愈合过程中,患者应遵循医生的建议,注意保持唇部清洁,并避免剧烈运动或暴露于阳光下,以减少并发症的发生。唇部填充手术是一种安全有效的整形美容手术,能够帮助爱美者实现理想中的唇部外观效果,提升自信心和美感。但是,爱美者在进行手术前应充分了解手术的风险和可能的并发症,并选择经验丰富的医生进行操作,以确保手术的安全和成功。

第五节　耳郭的整形

耳郭位于头颅两侧，左右对称，上缘齐眉，下缘位于经过鼻底的水平线，其长轴与鼻梁平行，与颅侧壁约构成30°角。由于胚胎发育异常，常出现小耳畸形、招风耳、杯状耳、附耳、隐耳、耳前瘘管、大耳畸形、耳轮耳垂缺损、外耳道闭锁或狭窄、耳垂肥大等，以及外耳外伤后畸形，这些耳郭畸形都是可以进行整形美容的。

招风耳

招风耳又称隆突耳畸形，是胚胎期耳轮发育不全或耳甲软骨过度发育所致。这两部分畸形可以单独存在，也可能同时发生。招风耳的耳郭常比正常的大，上半部扁平，对耳轮发育不全，形态消失，外展角几乎呈90°；耳甲过度发育，耳舟与耳甲之间夹角大于150°（正常90°）。畸形程度轻重不一，是一种较常见的先天性耳畸形，多见于双侧，通常在其父母兄妹中亦能发现同样的情况。

招风耳的整复手术可在5~6岁进行，且需双侧同时进行，虽然修复方法较多，但均以修复对耳轮及其上脚、减小耳甲壁宽度、缩小耳甲腔为基本原则。通过手术做出弧度自然的对耳轮及其耳舟，使颅耳角呈40°左右。

注意事项：①在术前、术中、术后加强抗感染措施。对术后耳郭部分的血肿如果处理不当，可继发感染，使手术效果前功尽弃。②矫正后的耳郭两侧不对称多因术前设计有误。因此在术前需对耳郭外形做全面分析，制定合适的设计方案，术中严密观察，术后定期随访。对已发生者，可于术后1年施行第二次手术矫正。

杯状耳

杯状耳又名垂耳，是耳郭上1/3的畸形，为介于招风耳与先天性小耳畸形之间的先天性畸形。杯状耳耳轮过紧，自行向内折叠，耳轮脚低于正常，耳舟相对变宽、短而呈袋状，可伴有招风耳。双侧多见，但畸形轻重不一。轻者仅耳轮受累，重者杯状耳郭几乎呈管状。杯状耳有四个主要特征：①耳郭卷曲，轻者仅耳轮自身折叠，重者则整个耳郭上部下垂，盖住耳道口。②耳郭前倾，亦即招风耳，但耳舟、三角窝变窄且并未消失，与单纯的招风耳畸形有所不同。③耳郭长度变短，耳郭变小。上部分耳郭位置前移，使耳轮脚位于耳屏垂直线前面。④耳部位置低，严重者更明显，且常常伴有颌面部畸形。

目前存在一些专门戴在耳部的支具，在爱美者较小时就介入，通过支具的牵拉、扩张等作用，促进杯状耳向正常耳形发育。支具介入越早，效果越好。杯状耳畸形对容貌影响较大，如通过佩戴支具仍发育较差，那么就需要通过手术治疗进行改善了。一般于学龄前进行手术，但对于耳郭下垂遮盖住外耳道者，会影响患者的听力，因此宜尽早手术。

轻度的杯状耳，仅有耳轮缘紧缩的爱美者，可采用"V-Y"法；对于杯状耳耳轮及耳舟均有不同情况的缺失或畸形的爱美者，可采用混合皮瓣法；对于耳郭上半部缺损较严重的爱美者，则需要采取耳甲复合组织瓣上旋法。建议爱美者在做该项手术时，选择正规的医疗机构以及专业的医生进行面诊,结合自身的耳部情况,选择合适的手术方法。

附耳

附耳俗称小耳朵,为位于耳屏至口角连线处的赘生组织,是由第一腮弓发育异常所致。其内可含有耳软骨,仅为皮赘者少见。大小不一,可单侧或双侧,也可伴有其他面部畸形。一般采取外科手术方法切除附耳。此手术一般出血不多,伤口瘢痕不明显,术后也很少复发,但对面容美观有明显的改善。

隐耳

隐耳又称袋状耳或埋没耳,表现为耳郭上部埋入头皮内,颅耳间沟缺如或很浅,轻压或轻提耳郭上部可显现。

隐耳主要表现为耳郭上部的皮肤量不足,因此手术的原则是将皮肤切开,使埋入皮下的耳郭软骨充分显露出来,再采用游离皮片移植或局部皮肤移植。

小耳畸形

小耳畸形为耳郭先天性发育不全所致。轻者仅轮郭小,而无其他部分缺如,重者的残耳仅有小的皮赘。耳郭完全没有发育,局部没有任何痕迹的称为无耳症,极为罕见。小耳畸形常伴有外耳道缺如或狭窄,中耳畸形,但内耳发育多正常,听力依靠骨传导,并可伴有其他第1、第2腮弓发育异常,如患侧上颌骨不发育、下颌骨发育不全或髁突缺如等。

先天性小耳畸形按照耳郭的发育情况可以分为三度。

Ⅰ度:耳郭各部分尚可辨认,有小耳甲腔及耳道口,只是轮郭较小,耳道内面常为盲端。

Ⅱ度:耳郭多数结构无法辨认,残耳不规则,呈花生状、舟状和腊肠状等,外耳道常闭锁。

Ⅲ度:残耳仅为小的皮赘或小丘状,或者仅有异位的耳垂。

治疗原则:需分期行耳郭再造手术。一般可在学龄前或10岁以后进行。单侧再造耳郭形态、大小及位置以健耳为依据,双侧则按照正常人标准。术前以X线胶片按健耳剪好样膜,标出耳轮、对耳轮及其上、下脚。耳郭软骨支架常选用自体肋软骨,"雕刻"出耳轮、对耳轮及其上、下脚以及之间的三角窝、舟状窝等。可利用耳后乳突部皮肤、残耳皮肤、颞筋膜加游离植皮、扩张皮瓣转移加游离植皮以及远位皮瓣进行覆盖耳软骨支架。

注意事项:对于双侧小耳畸形、外耳道闭锁的爱美者,可以考虑先行外耳道成形增进听力。

菜花耳

耳郭遭受挤压、捻挫等外伤或烧伤后,软骨感染破坏,缺血坏死,结缔组织增生收缩,使得软骨挛缩增厚变形,卷曲一团,耳郭外形极不规则,称为菜花耳。

对菜花耳的修复,如果残留的皮肤尚佳,可从耳轮边缘切开,仔细将软骨剥离松解展平,彻底切除增厚或骨化的软骨及瘢痕组织,按照耳郭外形修薄,利用切下的软骨重新拼接耳郭软骨支架，或植入一片弯曲的自体肋软骨，术后 6 d 拆线，按外形加压包扎塑形 1~2 个月。注意皮瓣的剥离范围不能太广，否则会因供血障碍而发生坏死。因此常需进行多次手术才能完成莱花耳的整形。

✦ 耳郭缺损

切割伤、咬伤、挤压伤、撕裂伤、烧伤、肿瘤切除、感染等损伤可造成耳郭缺损畸形。在外伤的急性期，常可将裂伤耳郭进行原位缝合，大块耳郭组织或全耳郭断离，需应用显微外科技术吻合血管进行回植，可望成活。如果早期处理不当或未做处理，会遗留耳郭各部位的缺损，后期需进行整形手术。根据缺损部位的不同，需采取不同的手术方案。

（1）耳轮缺损：较小的耳轮缺损可切开缺损边缘，适当增加辅助切口后拉拢缝合；较大的耳轮缺损，可采用双向推进耳轮的方法进行修复。

（2）耳郭上 1/3 缺损：耳郭上部小块缺损，可采用对侧耳郭复合组织块游离移植；耳郭较大的缺损，可用耳甲皮肤软骨复合组织瓣转移修复。

（3）耳郭中 1/3 缺损：该部位缺损的修复方法较多，一般均需健侧耳软骨或肋软骨来做支架。常见的方法有乳突区皮瓣法、带蒂皮瓣转移修复法、皮肤扩张法、皮管法等。

（4）耳郭下 1/3 缺损：可采用耳后乳突区皮瓣折叠法、Converse 法耳垂再造、Brent 法耳垂再造、Zenteno Alanis 法耳垂再造。

✦ 外耳道狭窄或闭锁

外耳道部位外伤、烧伤或感染后形成瘢痕挛缩，导致外耳道狭窄或者闭锁。如为单纯性的耳道口瘢痕性狭窄，可行"Z"改修复；如为广泛性的瘢痕狭窄，则需切除瘢痕行中厚皮片移植，包扎固定。术后 10 d 拆线，拆线后耳道内必须坚持放置支撑物如橡皮条等至少半年，防止再次发生狭窄。

✦ 穿耳孔

耳洞是指在耳朵上通过外部方案打通一个孔而形成的洞。根据国家规定，即使是打耳洞，因为要刺破皮肤，也是属于医疗的范围。

穿耳孔的适应证：一般自愿要求且身心健康，耳垂无皮疹、无感染表现，无瘢痕增生性病变者。当有以下情况者不适宜穿耳洞：①皮肤损伤后需长时间才能愈合者。②有凝血功能障碍者。③糖尿病患者。④有明显瘢痕体质者。敏感肤质的人员打耳洞时需慎重。

手术方法：穿孔前先定点，一般在耳垂之中略偏下位置穿孔。但耳孔的位置也应结合爱美者的要求，根据耳垂的形态、大小，所佩戴耳饰品的大小、形态而确定。常见的穿孔法如下。①电穿孔法：采用高频多功能电离子治疗机，操作简便、快捷、痛感小，一般不感染。②耳钉枪穿孔法：此法操作简便，但消毒不严格易发生感染，且选择的耳钉必须能与耳钉枪配套。③激光穿孔法：用激光束穿透耳垂，此法应由激光师进行。④外科穿孔法：在无菌操作下进行，选好穿刺点后，局部消毒耳垂，局部注射麻醉药后，采用一次性无菌穿耳器穿孔或者以持针器夹持 11×24 角针，用 7 号双线从穿刺点快速垂直穿过，留 7 号双线在耳垂打一环形松结，用无菌纱布包扎固定。待针孔愈合后拆除留线，即可佩戴第一副耳环。

预防发炎：每天清洁消毒耳洞，耳钉千万不要摘，只擦耳洞前后缝隙(耳塞不要戴太紧，前后要留点缝隙透气，易于护理)，清洁消毒后最好涂一点药膏(红霉素或百多邦)，再把耳钉前后推拉及左右转动一下，保证药物浸到耳洞里。注意洗完澡后一定要消毒，否则很容易发炎。如果耳朵有发炎迹象，请立即咨询专业人员进行处理，部分爱美者会慢行感染，导致耳部长出瘢痕甚至瘢痕疙瘩。

换新耳钉：当转动耳钉时没有什么不适的感觉时，再更换耳钉。一般来说，打在耳垂上的需要45 d左右，打在耳骨上的需要8~12周，在这之前，每天要消毒。在伤口完全愈合前，一般耳钉很难戳进洞，更容易戳到伤口，结果造成旧伤还没恢复又添新伤。穿耳后建议戴的第一副耳环一般是纯银、纯金或者纯铂金的，有个别人的皮肤非常敏感，戴金、银的耳钉都不行，树脂耳钉就是唯一的选择。一两个月内，绝对不要戴塑料耳棍，因为耳棍很粗糙，戴的时候很容易刮伤耳洞，造成发炎。早期，不要随便摘下耳环，否则耳洞会自然闭合。

穿耳洞对组织有损伤，为保险起见，无论是否瘢痕体质，都应特别注意不要让伤口感染导致瘢痕。

第六节 面部其他部位的"雕刻"

✦ 什么是面部吸脂？

面部吸脂是一种常见的整形手术，旨在通过抽取多余的脂肪组织来改善面部轮廓，从而实现面部线条更加清晰和紧致的效果。这种手术通常用于去除双下巴、瘦脸等，是一种有效的方法，可以帮助爱美者实现理想的面部"雕刻"。

双下巴是很多人面临的美容问题，它会使面部轮廓显得圆润、臃肿，影响整体的美观。通过面部吸脂手术，医生可以精确地定位并抽取双下巴区域的多余脂肪组织，使下颌线条更加清晰，从而使整个面部看起来更加瘦削、紧致。面部吸脂还可以用于瘦脸。医生可以在脸部各个区域精确抽取多余的脂肪组织，从而使面部线条更加清晰，呈现出更加瘦削的外观效果。面部吸脂还可以用于"雕刻"颧骨。通过面部吸脂手术，医生可以精确地调整颧骨区域的脂肪分布，使其更加突出和立体，从而改善面部的轮廓和线条。

✦ 面部吸脂手术的优缺点

面部吸脂手术也有其优点和缺点。面部吸脂手术可以有效地减少面部局部脂肪的积聚，改善面部轮廓，使得面部看起来更加瘦小和立体。吸脂手术通常能够产生较长久的效果，因为被抽取的脂肪细胞已被永久性地去除，如果爱美者保持良好的生活习惯，手术效果可以持续相当长的时间。面部吸脂手术可以有针对性地塑造特定部位，如双下巴、面颊等，使得整体面部轮廓更加匀称。大多数爱美者术后恢复迅速，一般可以在几天到一周内回到正常生活和工作中。术后可能会出现一定程度的肿胀、淤伤和不适感，需要一段时间才能完全消退。

面部吸脂手术虽然属于常规整形手术，但仍然存在一定的风险，如发生感染、出血、神经损伤等并发症。手术结果可能不如预期，因为吸脂手术对于面部轮廓的塑形效果受到爱美者自身解剖结构、皮肤弹性等因素的影响。尽管大多数爱美者能够迅速恢复正常生活，但术后仍需要一定的恢复期，可能需要避免剧烈运动和压力，以免影响手术效果。面部吸脂手术并非适用于所有人，某些爱美者可能由于健康状况或其他因素而不适合进行此类手术。面部吸脂手术具有改善面部轮廓、持久性等优点，但也存在术后不适感、风险和不确定性等缺点。爱美者在考虑进行面部吸脂手术时，应该充分了解其优缺点，并与专业医生进行详细讨论和评估，以确保安全和理想的整形效果。

✦ 什么是面部提升手术？

面部提升手术，也被称为面部拉皮手术，是一种常见的整形手术，旨在通过重新悬挂松弛的面部皮肤来减轻皱纹、提升面部轮廓，从而使面部看起来更加年轻和紧致。这种手术是通过移除额外的皮肤并收紧面部组织和肌肉来实现的，可以用于提升颊部、下颌线、眉部等区域，从而改善整体面部轮廓，重塑面部轮廓，让面部更显年轻和紧致。相比于注射填充物等局部整形手术，面部提升手术可以全面改善面部的多个区域，包括颈部、下颌线、颊部等，从而实现更为全面的年轻化效果。面部提升手术是一种创伤性手术，存在一定的手术风险，包括发生感染、出血、神经损伤等并发症。面部提升手术通常需要较长的术后恢复时间，爱美者可能需要数周甚至数月才能完全康复，并且在术后的早期阶段可能会出现肿胀、淤伤等不适症状。有时术后可能会出现不良反应，如面部不对称、皮肤感觉异常、瘢痕形成等问题，尽管这些情况相对较少，但仍需考虑。面部提升手术的费用通常较高，这包括手术费用、麻醉费用、术后护理费用等，对爱美者可能造成经济负担。面部提升手术是一种有效的整容手术，可以帮助改善面部皮肤松弛、下垂等问题，但爱美者需要在考虑手术时充分了解其优缺点，并与医生进行详细讨论和评估，以确保做出明智的决定。

✦ 什么是下颌角手术？

下颌角手术，也被称为下颌角整形手术，是一种通过调整下颌骨角度和形状来改善下颌线条和面部轮廓的手术方法。它通常被用来治疗下颌角过大或过小的情况，从而实现面部线条更加优美和谐的效果。这种手术是一种复杂的整形手术，需要经验丰富的医生进行操作，但可以显著改善爱美者的面部外观效果和自信心。下颌角过大往往会导致面部轮廓不平衡，给人一种笨重或粗糙的感觉，下颌角手术可以通过切除部分下颌骨来减小下颌角的尺寸和角度，从而使面部线条更加柔和、优雅。下颌角过小往往会导致面部看起来缺乏立体感和轮廓感，给人一种平面化或无神的印象，因此可以通过植入假体或使用自体组织来增加下颌角的尺寸和角度，从而改善面部轮廓和线条。对于某些特定的面部不对称问题，下颌角手术也可以被用来进行面部整形和修复。例如，一些患者下颌角不对称而导致面部轮廓不平衡，给人一种不协调的感觉。通过下颌角手术，医生可以通过精确调整下颌角的大小和形状，使其与面部其他部位更加对称和协调，从而改善面部整体的外观和轮廓。

第四章　完美体形的"塑造"

　　体形是个人气质的影响因素，不同时代，不同种族，有着不同标准。母系社会的粗壮结实，唐代仕女的"丰腴之美"，又或是宋代画家笔下的清瘦纤细，都体现不同社会背景下人们对体形美的追求。在西方，古希腊人提出的黄金分割规律，文艺复兴时期达·芬奇提出的人体各部位的最佳比例，更是将形体美数据化。如今，这些测量与研究仍然为今天的美容外科提供了重要的参考依据。

❖ 美学上的理想人体

　　1. 身高与人体各部位比例关系

　　理想的男性身高为 7.5~8 个头高。双臂水平外展，2 个中指尖的距离等于身高。中心点落在耻骨联合水平。肩宽为头高的 2⅓。头顶至乳头等于 2 个头高，乳头至臀下缘等于 2⅓ 个头高，膝关节至足跟等于 2 个头高，锁骨至骨盆上缘等于 2 个头高，脐孔距离头顶 3 个头高，颈长等于或略长于 1/3 个头高，两乳头相距 1 个头高，腰部宽度略大于 1 个头高。女性的竖向身材比例与男性的大致相同，但在宽度方面有所差别：女性肩宽一般为 1¾ 个头高，臀部最宽处宽约 1⅛ 个头高；乳头的位置较男性略低，约距头顶 2⅙ 个头高；腰线在距乳头下 5/6 个头高处，与直立时肘部高度相同。

　　2. 黄金分割与人体美

　　黄金分割，是一个为 $(\sqrt{5}-1)/2$ 的无理数，约等于 0.618。黄金分割蕴藏着丰富的美学价值。自然界中，不少动物和植物的外观遵循黄金分割，呈现出一种视觉上的美感。同样，健美的人体也存在黄金分割，含有许多黄金点、黄金矩形和黄金指数。例如：脐点，是头顶至足底的黄金分割点；膝关节，是足底至脐的黄金分割点；乳头点，是乳头垂线上锁骨至腹股沟的黄金分割点。躯干的宽高之比、头宽(左、右颧弓凸点间距)与头高之比、两口角点间距与两眼外眦点间距之比、上肢长与下肢长之比都符合黄金分割。

　　3. 曲线美

　　人体线条是构成人体形态的基本要素，有直线、折线、曲线三种基本类型，不同线条给人以不同的美感。其中曲线与人体美关系最为密切。其中，由胸线、腰线、臀线形成的 S 曲线，是人体局部器官在整体轮廓线中最圆满、最充分、最理想的表现。这些生动、柔和、对称、协调的 S 曲线轮廓共同彰显出人类特有的动态与静态、局部与整体之美。

第一节　乳房的概况

乳房生理结构与美学标准

女性乳房，不仅是重要的哺乳功能器官，还是体现女性美与性感的性征器官，相关的整形手术主要包括隆乳术和乳房缩小整形术。本节将介绍乳房整形历史、乳房发育分期以及女性乳房美的标准。

乳房整形历史

Michel 和 Pousson 首次为巨乳症的年轻妇女实施乳房缩小术，从此开启了乳房整形美容的大门。随后的几十年里，巨乳症的手术技术不断发展。1930 年，瓦尔兹曼在总结了150 例乳房缩小手术后，提出乳头和乳晕的血供来自周围皮肤而不是其深层腺体，改变了以往人们对乳头血供的错误认识，降低了术后乳头、乳晕坏死的发生概率。至此，乳房缩小整形术已发展到基本成熟阶段。今天的乳房缩小整形术，无论是乳头、乳晕与去表皮的皮瓣相连的斜向单蒂法、横向双蒂法、纵向双蒂法和上方单蒂法还是中国的宋儒耀法等，都是在此原理基础上衍生而来的。隆乳术则是从 20 世纪 40 年代才开始探索实施的手术。由于需要增加乳房的组织量，因此手术在技术上比乳房缩小整形术更有难度。随着组织工程学的发展，硅胶乳房假体隆乳术已经发展成为目前临床上较成熟和安全的隆乳手术方式。

乳房的发育分期

乳房是哺乳动物的性征器官，一般是成对生长、两侧对称的。人类正常情况下拥有一对乳房；一些特殊情况下，乳线(相当于低等哺乳动物自腋部到腹股沟部的乳房生长线)上偶尔有额外或多余的乳房或乳头存在，此为胚胎发育异常。乳房发育经过以下几个时期。

1. 胚胎期

乳腺胚胎起源于皮下及上皮组织形成的乳房始基的嵴，在胚胎第 6 周发生。随后，外胚叶细胞局部增生变厚。至胚胎第 9 周时发育成明显的乳腺始基，继续发育成一对乳房，余下部分退化或偶尔发育成不正常的附乳。正常乳房发育最初，外胚叶细胞层向间胚叶细胞组织中下陷，形成凹状结构，表皮层的基底细胞也随着增生而同时下降，形成乳芽。至胎儿第 3 个月时，乳芽发育成乳管，此种乳管有 2 或 3 层上皮细胞，同时其下端出现数个基底细胞，形成"小胚芽"，即乳腺腺泡的前驱结构。这种结构在出生后将基本维持原状，至青春发育期在雌激素的影响下才进一步发育。

2. 幼儿期

幼儿期分新生儿期和婴儿期两个阶段。在出生 3~4 d 后，约 60% 的新生儿会因母体的激素进入体内，出现乳房增生，有时可见乳头分泌物。这种乳腺生理活动现象可在 1~3 周后逐渐退化，4~8 个月后完全消失。婴儿期乳腺显现静止状态，表现为：乳管上皮逐渐萎缩，呈排列整齐的单层柱状和立方体；乳管周围组织呈胶样和玻璃样萎缩，淋巴细胞浸润消失，仅见若干游走的吞噬细胞。这种乳腺静止状态在男性中较为完全，女性有时可见乳管增生的残余改变。

3. 青春期

青春期为性发育开始到成熟的阶段，历时 3~5 年，在我国通常 12~15 岁进入青春期。月经初潮标志着性器官和乳房发育完全成熟。女性乳房开始发育时，整个乳房及其乳晕、乳头都相继增大，乳晕、乳头颜色加深；乳腺腺体呈盘状，之后发育为圆锥形或半球形；整个乳管系统及乳管周围组织同步发育，乳管末端增生成群形成腺泡芽。乳房增大主要依靠纤维组织增生和皮下脂肪增多，且其可使乳房变得丰满而有弹性。男性乳房发育比女性晚，且发育程度较低，也不规则，发育期也较短。约 70% 的男性在此期内乳房会稍突出，在乳头下可触及纽扣大的腺体组织，质地硬韧，有轻度触痛和较敏感，常一侧较明显而另一侧不明显，一般 1~2 年自然退化消失。若改变持续时间长，则属病理改变，即为男性乳房增生症，此种病理变化有时也可发生在成年或中年。

4. 月经期

乳房随着月经周期发生周期性改变。自停经数日后直至下次月经来潮之前称为经前增生期。此期表现为乳房变大、变硬，且有胀感。月经开始后症状消失或减轻，进入到复原期，即月经开始日起到月经结束后的 7~8 日。

5. 妊娠期

妊娠 5~6 周后，乳房逐渐肥大充血，皮下静脉曲张，有时可见皮肤白纹，同时乳头肥大，乳晕范围增大，乳头、乳晕颜色加深，表皮增厚。

6. 哺乳期

初乳在妊娠中期就可能出现，但正式泌乳在产后 3~4 日。哺乳期腺叶和乳管的功能为分泌和储藏乳汁。此时，腺叶高度增生肥大，腺泡上皮细胞单行整齐地排列在基底膜上，细胞内充满明亮的乳汁，细胞核位于细胞的底部和顶部。乳管周围纤维组织几乎不见，仅见毛细血管分布其间。腺泡及乳管普遍扩张，内储乳汁和细胞脱落物。

7. 哺乳后期

如果分娩后不哺乳，数日后乳腺迅速发生退化性变化，反之，则继续分泌乳汁。一般在分娩 9~10 个月后分泌量会减少，乳腺开始退化，断乳后不久就停止泌乳。一般断乳数月后乳腺即可完全复原，但有时残余性的乳汁分泌可持续数年之久，特别是不规则持续哺乳的妇女，整个乳房松弛下垂。这是基质中的纤维组织在哺乳期中大量损失，而纤维组织再生远远不足导致的。

8. 绝经期

妇女到绝经期前期乳腺组织开始全面萎缩，此时乳房虽可因脂肪沉积而外观肥大，但其腺体普遍缩小。到了 50 岁以后，乳管周围的纤维增多，同时有钙化现象，小乳管和血管逐渐硬化而闭塞。

女性乳房美的标准

乳房是女性形体美的重要衡量标准之一。随着现代文明的发展，人们普遍认为丰满的乳房才能体现出女性美。我国美学及美容专家认为,东方女性其乳房美的标准如下。

1. 部位美

乳房应位于胸前第 2~6 肋,附着于两侧胸大肌筋膜上,胸骨缘与腋前线之间;乳头应突出,略向外偏,位于第 4~5 肋间;乳头到剑突的距离为 11~13 cm 或距离胸骨正中线 10~10.5 cm,两乳头间距离为 22~26 cm;乳晕直径为 3.5~4.8 cm。处女的乳晕为玫瑰紫色,有性生活后色素沉着而变褐色。

2. 形态美

根据乳房前突的长度,乳房形态分为 4 种。①圆盘形:乳房前突的长度小于乳房基底部周围半径,乳房稍有隆起,其形态像翻扣的盘子。②半球形:乳房前突的长度等于乳房基底部周围半径,其形状为半球形,浑圆,丰满。③圆锥形:乳房前突的长度大于乳房基底部周围半径,乳房与胸壁形成的角度小于 90°。④下垂形:乳房前突的明显,呈下垂状态。从医学美学与美容观点看,前 3 种乳房是健美的,其中半球形是最美的乳房形态。

第二节 隆乳术

✦ 隆乳术的概况

自 20 世纪 80 年代以来,我国要求行隆乳术的人数与日俱增。从就诊病例来看,行隆乳术的患者可能存在以下情况:乳房先天性双侧或单侧发育不良;哺乳后乳房萎缩;双侧乳房轻度松弛致不对称;乳腺肿瘤行保留乳头乳晕皮下乳腺切除术后;体重急剧减轻,骤然消瘦;乳腺癌术后。隆乳术可通过增加乳房内容物,扩大乳房体积,改善乳房外形与曲线,以达到恢复胸部曲线美之目的。

目前行隆乳术的方式方法颇多,比较常用的方法有:硅胶乳房假体隆乳术(以下简称为假体隆乳术)、自体脂肪注射隆乳术、体外负压吸引技术等。以下将进行逐一介绍。

✦ 什么是硅假体隆乳术?

假体隆乳术是目前临床上较为成熟和安全的隆乳手术方式,也是目前最主要和最普遍的隆乳手术方式。假体隆乳术的目标是,使隆乳患者获得更美观、更持久、更安全的手术效果及良好的远期生活质量,同时尽可能减少手术的并发症和再次手术率。

✦ 哪些爱美者适合行假体隆乳术?

假体隆乳术的适应证非常广泛。原则上,年满 18 周岁、身体健康状况良好、对自身乳房有增大要求、接受乳房假体的女性,均是假体隆乳术的适合人群。

✦ 假体隆乳术有哪些禁忌证?

并非每一位要求乳房增大的患者都适合手术。如果患者健康状况不良,患有某种精神疾病或有明显的精神异常,孕期、哺乳期及停止哺乳半年以内,均不适合做假体隆乳术。

此外，必须说明的是，虽然假体能够增大乳房体积，却不能解决乳房的所有问题，如：中度以上的乳房下垂、胸廓及乳房不对称、乳头外扩或（和）不对称、乳沟过宽等问题。

假体隆乳术的术前教育

患者对手术及乳房生理结构有充分的认知有助于患者了解自身组织条件、降低术后期望值、获得更满意的术后效果。因此术前应与医生进行充分沟通。医生通过患者教育，应该让患者认识到：没有两侧完全对称的乳房，也没有任何手术方法能够使两侧乳房完全对称，某些不对称在隆乳术后可能会变得更加明显。隆乳术可以预期的手术效果是乳房体积的增大，但无法准确预测术后乳房的形状、位置和手感，且不能重新定位乳头位置。术后乳房的手感受多种因素影响，许多个体因素不在医生的控制范围之内，因此术后乳房的手感并不一定与假体的软硬度一致。此外，整形外科医生应向患者提供全面、真实的相关信息，包括假体、切口、风险、恢复过程、远期情况等。同时要了解患者的期望值，指出患者自身存在的条件限制和风险，让患者对术后效果有合理的预期。

假体隆乳术要做哪些术前准备？

（1）仔细询问患者就诊的原因和乳房疾病史，评估患者身体和心理状况是否适合行隆乳手术。

（2）获取患者术前照片，包括5个位置：正位、左（右）斜位、左（右）侧位；必要时加照其他位置。照相范围包含颈部、脐、两臂在内的区域。

（3）术前检查：血常规、尿常规、出凝血功能、肝肾功能、肝炎病毒指标、HIV、RPR、血糖检查、心电图检查、胸部 X 线检查等。

（4）乳房检查：患者自然站立，观察患者有无胸廓畸形与不对称，乳房大小、轮廓、位置是否对称，乳头位置、下皱襞位置是否对称；乳房有无红肿、瘢痕、凹陷等，乳头有无疾患等，乳房下垂程度，有无副乳以及触诊有无乳房结节、压痛，乳头触觉是否正常，腋窝有无淋巴结肿大等。

（5）术前行乳腺 B 超检查，必要时行钼靶摄片、核磁共振检查，以排除性质不明的肿块。

（6）术前患者取坐位或站立位测量乳房相关径线：胸骨切迹—乳头距离（S—N）、锁骨中点—乳头距离（CM—N）、乳头—正中线距离（N—M）、乳房基底宽度（BW，乳房较小时测量胸骨旁线—腋前线距离即 PS—AA）、乳头—下皱襞距离（N—IMF，在最大牵拉状态下测量）、经乳头胸围（CC—N）、经下皱襞胸围（CC—IMF）、乳头最大向前拉伸距离、乳房上级皮下组织挤捏厚度（STPTUP）、乳房下皱襞皮下组织挤捏厚度（STPTIMF）。

（7）告知患者手术风险后获取患者书面知情同意。

（8）假体隆乳术的风险包括手术操作风险和材料的风险。乳房假体材料的风险分为假体的物理特性风险和生物安全性风险。物理特性风险包括假体破裂、渗漏、皱褶等；生物安全性风险主要包括假体包膜挛缩、乳房假体相关间变性大细胞淋巴瘤（BIA-ALCL）。

（9）预防性应用抗生素：建议手术开始前 30 min，预防性应用广谱抗生素。

乳房假体的选择

隆乳手术的目的除增加乳房体积外，还要塑造自然美观和长期稳定的乳房形态。因此，乳房假体要根据每位患者的身材特点和测量尺寸来挑选假体的类型和参数，而不是简单地只考虑体积。在选择假体时要综合考虑假体的形状、大小及患者自身组织特性和原乳房体积等因素。其中胸骨旁线—腋前线距离是假体底面横径的主要限制条件，在绝大多数情况下，所选用的假体底面横径均应小于这个距离。此外，假体的体积越大，隆乳术的风险越高，乳头乳晕感觉障碍、可触及假体、表面波纹等并发症的发生率以及远期并发症发生率有可能随之增加。因此盲目增加假体的体积并不可取。

硅胶假体的不同聚合度的特点

目前我国市场上的硅胶乳房假体填充物均为硅凝胶，通常根据其聚合度不同分为三个级别：低黏度、中等黏度和高黏度。硅凝胶的黏度是决定假体软硬度的主要因素，但手术后乳房的手感是多种因素共同作用的结果，假体的硬度只是其中一个方面。其中，在相同条件下，低黏度硅凝胶流动性大，具有较大的变形性，假体手感更软，一旦发生破裂取出比较费时费力；高黏度硅凝胶黏度大，几乎不流动，假体手感会略偏硬，但其聚合性使之不易渗漏，一旦破裂也更易于取出。

假体的表面类型及特性

假体的表面分为粗毛面、微毛面和光面（smooth）三种类型。不同的表面使假体具有不同的特性。BIA-ALCL 主要与粗毛面假体有关。

1. 光面假体的特性

光面假体优点：更加柔软和易于变形；容易置入、所需切口更小；ALCL 风险小；与包膜不发生粘连，不容易发生外观可见的波纹征。缺点：在乳腺后层次包膜挛缩的概率更高（在胸大肌后层次与毛面假体无明显差异）；假体与包膜不产生紧密的粘连，位置不容易固定，在重力作用下更容易对乳房下级的皮肤软组织产生拉伸作用。

2. 毛面假体的特征

毛面假体优点：表面具有摩擦力和黏附力，可减少假体移动及旋转的风险；减轻假体对下极组织的牵拉，利于保持假体的稳定；置于乳腺后平面时，包膜挛缩率相对较低。缺点：可能需要更长的切口和置入技巧；需要精确的腔隙剥离；发生表面波纹的潜在风险更高；有发生迟发性血清肿、双包膜的潜在风险；在乳房较大和松弛的患者中，术后远期更容易发生瀑布征（史努比畸形）。

解剖型假体和圆形假体该如何选择？

解剖型假体和圆形假体在形态上各有特点，在以下情况使用解剖型假体具有相对更多的优势：胸廓有明显的倾斜畸形，如漏斗胸、鸡胸，毛面解剖型假体更不容易发生移位；乳头到下皱襞距离过短（如管状乳房畸形），需要进行明显的下皱襞下移；存在双侧乳房不对称时，解剖型假体有更多的形状可供选择（宽度、高度、凸度），从而获得最佳效果；当乳房上极皮肤软组织覆盖很薄时，解剖型假体更利于掩饰乳房上极假体的轮廓感。

植入的假体能放置多久？

任何厂家均不保证假体可在体内放置终生，同样，医生也无法对患者做出放置终生的承诺。目前没有任何国家的医疗管理机构对置入体内的硅胶乳房假体有任何期限的规定，也没有在一定期限内必须取出的要求。

假体植入的切口入路该如何选择？

目前假体隆乳术常用的切口入路有三种：腋窝切口、乳房下皱襞切口入路、乳晕切口，且各自有不同的优点和缺点。

（1）腋窝切口入路是目前国内临床上选择最多的，其最大的优点是位置相对隐蔽。

（2）经乳房下皱襞切口的隆乳术是最便捷的术式，该术式通路短，剥离假体腔隙和止血可在直视下进行，术后对上肢活动限制少、恢复快。但该切口位于胸部正面，如果患者期望的乳房体积不大，乳房皮肤较紧，可能无法遮掩切口痕迹。当患者有瘢痕增生的倾向，对乳房区域瘢痕有顾虑时，应提醒患者慎重考虑。

（3）乳晕切口通常指乳晕下缘切口，该切口令术者可以很容易地到达乳房的各个区域，可以让术者在直视下进行精确的腔隙剥离和止血操作，是行隆乳再次修复及人工材料清除等手术时最为常用的切口入路。多数情况下乳晕切口的瘢痕不明显，但该入路一般需切开乳腺组织，有可能会增加乳头乳晕感觉障碍和母乳哺养障碍的风险。另外，乳晕直径小于 3.0 cm 且乳晕皮肤弹性较小的患者，不适合采用此切口。

（4）当需要再次行修整术或假体取出术时，可以通过原有的乳房下皱襞切口和乳晕切口进行，而不需重新选择切口。在多数情况下，初次采用腋窝切口的患者，再次手术时通常需要重新选择切口。

隆乳术不仅需要考虑切口瘢痕的隐蔽性，而且要充分考虑所选切口相关的并发症和恢复过程。整形外科医生应综合各种切口的优、缺点和技术要点，根据自己的经验、患者的要求及其自身条件选择最适当的切口。

假体置入层次的注意事项

（1）假体置入层次包括乳腺后、胸肌筋膜后、胸大肌后及双平面。假体置入层次取决于假体表面的组织覆盖条件，组织覆盖越薄，假体越应该置于更深的层次。有研究表明，假体置入胸大肌后或双平面相较于置入乳腺后，术后包膜挛缩并发症出现的概率可能更少。

（2）在乳房周围皮下软组织厚度不足的情况下，应避免将假体置于乳腺后层次，以免产生假体可触及、假体轮廓过于明显等问题。在减肥、年老消瘦等情况下，置于乳腺后的假体更容易出问题。

（3）采用双平面技术可以减少胸大肌对假体的压迫，减少术后假体上移的趋势，并可使乳房下极更加饱满。采用双平面技术必须注意乳房下皱襞处的皮下软组织厚度，当 STPTIMF 小于 1 cm 时，应避免在新的下皱襞水平离断胸大肌，而应选择在原乳房下皱襞上方 1 cm 以上的位置离断肌肉，以保证假体在此处有良好的组织覆盖。

（4）完全胸大肌下层次能够为假体提供最好的组织覆盖，在一定程度上遮掩假体上缘的轮廓感。但胸大肌未离断，胸大肌的收缩会使假体易向上方移位，导致假体位置过高，手感偏硬。

（5）胸肌筋膜下层次能够提供优于乳腺后层次的组织覆盖，但胸肌筋膜难以完整剥离，其远期效果尚需要循证医学证据。

假体隆乳术的手术过程

（1）采用全身麻醉（以下简称全麻）进行隆乳手术。

（2）术中保证全程严格无菌操作，以降低感染及包膜挛缩的风险。建议术中应用贴膜覆盖乳头区，尽可能避免假体与无关物品接触。置入假体前更换无粉手套。国际上普遍使用三联抗生素混合液（杆菌肽 50000 U、头孢唑林 1 g，庆大霉素 80 mg，0.9%氯化钠注射液 500 mL）浸泡假体和冲洗腔隙，也有很多医生采用 5%聚维酮碘代替三联抗生素混合液来浸泡假体和冲洗腔隙的，但尚无循证医学证据。

（3）组织切开：切口不宜过小。

（4）组织分离：应尽可能采用电刀等器械进行精细的锐性分离，避免进行粗暴的钝性分离。

（5）放置假体：无论使用何种假体，均应形成一个与假体大小相匹配的、精确的置入腔隙，避免腔隙过大或过小。假体置入操作过程应轻柔顺畅，切忌暴力，以免在假体置入过程中受到过大的剪切力，使假体的外壳或凝胶的完整性受到直接或隐性的破坏，影响假体的使用寿命。

（6）术中彻底止血，尽可能降低术后血肿的发生率。

（7）根据术中情况放置有效的负压引流。

假体隆乳术的术后注意事项

（1）遵照术后麻醉、护理常规。

（2）宣教饮食、体位、上肢活动等术后注意事项。

（3）给予镇痛药物以缓解疼痛，围手术期预防应用抗生素。

（4）局部塑形与固定：术后采用适当的方法进行包扎以固定假体，特别注意上方、外侧的固定。防止包扎不当或肌肉收缩导致假体移位。从腋窝切口入路的应适当限制上肢的活动。

（5）术区观察：术后密切观察乳头、乳晕血运，以及乳房是否出现异常肿大、疼痛、触痛；观察伤口渗血，皮下广泛瘀血等情况。

（6）引流观察：术后保持负压吸引通畅，观察记录每日引流量及颜色，在倾倒引流液或更换引流容器时要严格执行无菌操作，引流管一般可在每侧引流量小于 40 mL/d 之后拔除。

（7）置入光面假体的患者术后鼓励进行假体按摩，毛面假体不用按摩。

（8）鼓励患者定期复查，早期随访时间建议为术后 1 个月、3 个月、6 个月、1 年。1 年后随访时间因病例而异，一般间隔2年左右。

假体隆乳术的并发症

（1）假体隆乳术可能的并发症包括但不限于：感染、血肿、血清肿、疼痛、切口延迟愈合、切口瘢痕增生、切口附近皮肤色素脱失或色素沉着、切口延长或附加切口、乳头乳晕感觉障碍或异常、乳房形态大小不满意或不对称、双泡畸形、瀑布样畸形、窗帘征、假体异位或移位、假体外露、假体旋转（解剖型假体）、假体翻转、假体褶皱或波纹、假体可触及、假体渗漏或破裂、假体包膜挛缩、BIA-ALCL等。

（2）包膜挛缩：目前一致认为，包膜挛缩的原因尚不明确，机体对假体异物反应的个体差异，仍是术后乳房手感不同与包膜挛缩发生的内在决定因素。除此之外，有研究认为包膜挛缩的发生可能与细菌的存在、血肿、异物、创伤、假体渗漏等因素有一定关系。整形外科医生无法预测和阻止包膜挛缩的发生，但应不断提高手术技术，尽最大努力减少相关不利因素的影响，降低包膜挛缩的发生率。

（3）BIA-ALCL是一种出现在乳房假体周围的独特类型的T细胞淋巴瘤。现已明确这种肿瘤的发生与部分毛面假体有一定相关性，而与光面假体无明确关系。目前国际上普遍认为BIA-ALCL是一种低发生率疾病，在亚裔人中罕见，中国至今没有病例报道。BIA-ALCL的主要临床表现是积液和肿块。对有症状的早期病例，建议取出假体、彻底切除包膜及病变组织，无须化疗。目前对已接受相关假体隆乳术患者的建议是"无症状，不取出"，应正常按期复查、体检。

（4）乳房假体相关综合征（breast implant illness，BII）：是对接受过假体隆乳术后女性出现的全身性症状的统称，这些症状包括但不限于疲劳、虚弱、肌肉骨骼疼痛、晨僵、焦虑、抑郁等。取出假体和切除包膜后症状可能缓解或者消失，也可能没有明显改善。BII的症状多样且广泛，时间跨度大，容易受到多种因素影响，目前尚无证据证明这些症状与硅胶乳房假体之间存在明确的相关性，仍需要进一步的研究。

自体脂肪注射隆乳术的适应证

年满18周岁，健康状况良好，身体其他部位有多余皮下脂肪的女性患者，包括但不限于因先天发育、创伤或哺乳造成的平坦型或轻度下垂的小乳畸形。

自体脂肪注射隆乳术的禁忌证

（1）妊娠状态、哺乳状态或停止哺乳不满6个月，仍有乳汁分泌者。

（2）存在全身或局部感染性疾病。

（3）重要生命器官功能不全，存在全身系统性疾病且未得到控制者。

（4）出凝血功能障碍。

（5）患有精神疾病或手术需求不明确、手术期待过高者。

（6）存在性质不明的乳房肿块。

自体脂肪注射隆乳术要做哪些术前准备？

（1）术前获取完整的手术者病历资料。

（2）获取患者术前照片，建议获取 5 个位置的——正位、左（右）斜位、左（右）侧位，必要时加照其他位置的。照相范围应包含颈部、脐、两臂在内的区域。

（3）乳房检查：患者自然站立，观察患者有无胸廓畸形与不对称，乳房大小、轮廓、位置是否对称，乳头位置、下皱襞位置是否对称，乳房有无红肿、瘢痕、凹陷等，乳头有无肥大、下垂、内陷、溢液等，有无乳房下垂，有无副乳，以及触诊有无乳房肿块，腋窝有无淋巴结肿大等。

（4）脂肪供区检查是否有炎症或其他疾病，预估可以获取脂肪的量。

（5）术前检查：血常规、尿常规、出凝血功能、肝肾功能、肝炎病毒指标、HIV、RPR、血糖检查、血压测量、心电图检查、胸部 X 线检查等。

（6）术前行乳腺 B 超检查，必要时行钼靶摄片、核磁共振检查，以排除性质不明的肿块。

（7）术前告知患者脂肪移植存在一定吸收率，需要进行多次手术，以及可能出现乳房结节、钙化，有发生脂肪栓塞等风险，并须取得患者书面知情同意。

自体脂肪注射隆乳的手术方法

（1）颗粒脂肪获取：采用创伤小，对脂肪破坏少的方法获取颗粒脂肪。根据患者的脂肪分布特点和手术具体情况决定吸脂部位，常用的脂肪获取部位为：腰腹部、大腿区域或其他脂肪堆积处。

（2）配制肿胀麻醉液：常用于脂肪移植的肿胀麻醉液为 1000 mL 0.9%氯化钠注射液或复方乳酸钠林格注射液+300~500 mg 利多卡因+1 mL 0.1%盐酸肾上腺素，必要时可以加适量的长效局部麻醉药（以下简称局麻药），如盐酸布比卡因等。全麻在保证肿胀效果的前提下，尽量减少利多卡因的用量。

（3）吸脂：注射器手动吸脂和传统负压辅助吸脂术均可采用，亦可采用水动力辅助脂肪抽吸术和机械振动辅助吸脂术。推荐选用适当口径、多侧孔、钝性的吸脂管抽吸脂肪组织，也可采用低负压吸脂技术获取颗粒脂肪。

（4）脂肪组织制备：处理脂肪组织的基本原则是去除失活细胞、细胞碎片、血液、游离脂质、肿胀液等，并纯化脂肪组织，过程中尽量减少对脂肪组织的损伤，缩短脂肪处理时间，处理好后尽快注射，这样有利于移植脂肪的存活。可采用静置沉淀法、过滤法、离心法。操作过程应遵循无菌性原则。

（5）脂肪注射：注射过程中严格遵循无菌观念和操作，预防感染。注射层次为胸大肌下、胸大肌内、乳腺后及皮下组织。建议使用钝针注射，前后移动中退行注射，每次少量均匀注射，避免一次注射量过大。多层次多隧道适量均匀注射，使脂肪组织稳定均匀地分散在受区的各个层次组织中。术中严禁暴力操作，避免快速、高压、大量推注脂肪。推荐采用 2 mL、5 mL 或 10 mL 的注射器。钝针注射，推荐使用 14~16G 钝针。

自体脂肪注射隆乳术的术后注意事项

(1)移植脂肪成活的关键取决于移植脂肪血供的建立,术后应保持移植部位制动,这有利于血供的重建。

(2)抽吸部位广泛、手术时间长的患者,可预防性应用抗生素。

(3)术后建议使用尺寸合适的胸衣塑形,不建议加压包扎脂肪移植部位。

(4)早期随访时间建议为术后1周、1个月、3个月、6个月、1年。1年后随访时间因病例而异。

自体脂肪注射隆乳术有哪些并发症及其处理方法?

(1)血肿、肿胀、一般感染的处理与外科相同。

(2)结节、钙化、囊肿、脂肪液化:应用超声或MRI检查协助诊断。囊肿和脂肪液化可在B超引导下穿刺抽吸液体。结节、钙化灶体积较大或与恶性肿块难以相鉴别时需手术取出。

(3)非结核分枝杆菌感染:病灶需彻底清创,清除感染的脂肪组织。根据药敏试验或经验使用抗生素。

(4)脂肪栓塞:预防胜于治疗,脂肪栓塞重在预防,发生后适量应用糖皮质激素、抗凝药物及扩血管药物,根据栓塞的部位做相应处理。

体外负压吸引技术

体外负压技术,通过外部负压装置产生的机械应力对组织进行牵拉扩张,扩大组织间隙;负压扩张可以诱导细胞增殖,增加血管密度,从而达到增大乳房的目的。该项技术可以单独使用于增大乳房,也可以联合脂肪组织移植用于隆乳术或乳房再造术。

采用体外负压吸引技术增大乳房需要长时间佩戴负压装置。佩戴者需连续10周,每天佩戴至少10 h,可使乳房的容积增大50~100 mL,近似于一个罩杯的大小。解除负压吸引后乳房体积会有一定的回缩,因此治疗结束后需要定期佩戴以维持效果。

负压扩张辅助脂肪移植隆乳术

采用负压装置对乳房进行预扩张可增加组织顺应性,增大脂肪移植量,从而减少手术次数;负压外扩张作用可以增加移植脂肪的生存空间,促进周围血管再生,显著提高脂肪存活率;减少脂肪缺血导致的并发症,如结节、钙化、油囊等。

负压扩张辅助脂肪移植隆乳术的方法

在自体脂肪移植过程中,术前术后佩戴体外扩张装置可以达到更好的手术效果。建议每天佩戴至少10小时,连续佩戴2~3周;手术3 d后建议再次佩戴,这可以促进移植脂肪的局部血液循环、减少术后结节钙化等并发症的发生。该技术(装置)可采用变频的方式,根据不同人群的皮肤状态(弹性、耐受程度)来调节负压。

第三节　乳房缩小整形术

　　中国妇女的正常乳房重量是 250~350 g(其变量与身高的变量相关)。如按容积计算,正常的乳房容积是 250~300 mL。超出上述范围属乳房肥大或称乳房肥大症。肥大的程度分为三类:轻度肥大,400~600 mL;中度肥大,600~800 mL;重度肥大,800 mL 以上。如容积大于 1500 mL,称巨大乳房(简称巨乳或巨乳症)。乳房肥大常常有家族史。乳房肥大常发生在青春期、妊娠期、哺乳期及月经期,或继发于肥胖。肥大的乳房会导致患者肩背酸痛,双肩前倾,形成老年驼背姿势,活动后易疲劳,严重者伴有颈、肩关节炎。此外,因乳房下皱襞与胸腹壁的汗液不能蒸发,长年潮湿,严重者可发生湿疹或伴发感染等,给日常生活带来很大不便。乳房肥大者有可能会面临不便,这些不便可能影响社交活动。同时,乳房肥大亦影响女性的整体曲线美。因此,推荐通过乳房缩小整形术来改善情况。

◆ 乳房缩小整形术的临床适应证

　　乳房缩小整形术的临床适应证包括成人一侧或双侧乳房肥大、过重、明显下垂,青少年特发性乳房肥大,以及其他原因引起的乳房肥大。

◆ 乳房缩小整形术的禁忌证

　　(1)重要生命器官功能不全,存在全身系统性疾病且未得到控制。
　　(2)出凝血功能障碍。
　　(3)乳房及周围皮肤和皮下组织存在炎症等。
　　(4)乳房有性质不明的肿块。
　　(5)过度肥胖。
　　(6)妊娠或哺乳期女性。
　　(7)患有精神疾病或手术需求不明确、手术期待过高者。

◆ 乳房缩小整形术需要做哪些术前准备?

　　(1)详细询问病史及进行专科体格检查并记录。观察两侧乳房是否对称。
　　(2)获取患者术前照片:站立位双肩部至脐部的正位、双侧斜 45°、双侧侧位照片。
　　(3)术前行乳腺 B 超检查,必要时行钼靶摄片、核磁共振检查,以排除性质不明的肿块。
　　(4)术前常规检查:血常规、尿常规、出凝血功能、肝肾功能、肝炎病毒指标、HIV、RPR、血糖检查、心电图检查、胸部 X 线检查等。
　　(5)术前患者取坐位或站立位完成相关乳房参数测量:胸骨切迹—乳头距离(S—N)、锁骨中点—乳头距离(CM—N)、乳头—正中线距离(N—M)、乳房基底宽度(BW,乳房较小时测量胸骨旁线—腋前线距离即 PS—AA)、乳头—下皱襞距离(N—IMF,在最大牵拉状态下测量)、经乳头胸围(CC—N)、经下皱襞胸围(CC—IMF)。

（6）根据手术设计，标画皮肤切口及新乳头乳晕位置。

（7）告知患者存在泌乳功能丧失、乳头乳晕坏死、感觉减退、瘢痕形成等手术风险后获取患者书面知情同意。

乳房缩小整形术需遵守哪些手术原则？

（1）除特殊病例外，选择乳头乳晕带蒂移植。

（2）乳房塑形主要通过腺体塑形完成。

（3）多余腺体的切除不应影响乳头乳晕蒂部血供。

（4）皮肤切口的选择应使瘢痕相对隐蔽，切口应承担较小的张力或不承担张力。

如何进行新乳头乳晕的定位？

患者取站立位或坐位。标画出胸骨正中线、锁骨中点至乳头的连线（锁乳线）、乳房下皱襞及乳房下皱襞的中点。术者用左手托起下垂乳房，解除巨大乳房重力作用导致的乳房皮肤的过度牵拉，防止重力解除后皮肤过度回缩，乳头位置过高。新乳头乳晕定位方法一，将手指放于乳房下皱襞中点，向前顶起，锁乳线皮肤的对应点为新乳头的位置；方法二，用线尺确定新乳头的位置。新乳头位于锁乳线 19~21 cm 处，随患者的身高有所变化。严重下垂乳房新乳头乳晕的位置相较于标准的位置应适度下移 1~2 cm。

乳房缩小整形术有哪些手术方法？

乳房缩小整形术手术方法众多，包括以下几个方面。

（1）抽吸法乳房缩小术：肿胀麻醉后通过乳房下皱襞小切口用抽吸管将乳房皮下及腺体周围的脂肪吸出。其优点是手术瘢痕小，位置隐蔽，适用于乳房内脂肪成分占比较多，下垂不明显的轻、中度乳房肥大患者。抽吸法乳房缩小术可以缩小乳房体积，不可改变乳房形态；缺点是乳房缩小程度有限。

（2）双环法乳房缩小术：经过乳晕周围双环形切口，切除部分腺体，通过腺体楔形缝合乳房塑形，荷包缝合缩小外环，手术瘢痕位于乳晕周围。适用于轻中度的乳房肥大。内外两个环形切口的周径不宜相差过大，直径不宜超过一倍。相差过大时皮肤皱褶不能完全恢复平整；而且荷包缝合后乳晕周围张力过大，易导致乳房扁平，形态欠佳。

（3）垂直瘢痕乳房缩小术：采用穹窿顶样方式设计，与多种乳头乳晕带蒂转位方式结合，切除多余的腺体与皮肤，腺体塑形，术后遗留垂直性瘢痕，适用于轻中重度乳房缩小整形术。上方蒂和内上蒂是最常用的手术方式。

（4）倒"T"形瘢痕乳房缩小术：该术可以与多种乳头乳晕带蒂转位方式结合，保留的腺体塑形，术后瘢痕呈倒"T"形，适用于重度乳房下垂的巨乳患者。对于有瘢痕增生倾向的患者需要充分告知，谨慎选择。

乳房缩小整形术术后如何护理？

（1）遵照整形外科术后及麻醉护理常规。

（2）术后 6 h 可以开始进食，术后第二天鼓励下床活动。

（3）做好术后疼痛评估和护理，必要时给予镇痛药物以缓解疼痛。

（4）观察乳头乳晕血供情况，发现问题及时处理。去除包扎过紧的敷料，解除乳晕压迫，应用地塞米松等药物减轻水肿，促进微循环；必要时拆除缝线，乳头乳晕复位，腺体瓣延迟处理等。

（5）如放置负压引流管，注意保持负压引流通畅。观察记录每日引流量及颜色，在倾倒引流或更换引流液容器时严格执行无菌操作，引流管一般可在每侧引流量小于 30 mL/d 之后拔除。

（6）拔除引流管后，鼓励患者佩戴合适的胸罩塑形。

（7）拆线后为减轻瘢痕增生，酌情进行瘢痕修复。

（8）鼓励患者定期复查，早期随访时间建议为术后 1 个月、3 个月、6 个月、1 年。1 年后随访时间因病例而异，一般间隔 2 年左右。

✦ 乳房缩小整形术可能的并发症

（1）出血、感染。

（2）脂肪液化：发生脂肪液化时伤口局部裂开，需要局部湿敷引流，预防感染，待液化完成后自行愈合，或清创缝合伤口。

（3）乳头乳晕血运障碍或坏死。

（4）乳头乳晕感觉减退或丧失。

（5）伤口愈合不良。

（6）瘢痕增生、增宽：术后切口瘢痕不可避免，减轻瘢痕增生的关键因素在于减轻皮肤切口张力，术后可以采用预防瘢痕增生的措施。

（7）乳房形态不佳：评价乳房的形态需要 6~12 个月甚至更长。

第四节　乳房下垂矫正术

乳房下垂一般是以乳头的位置在乳房下皱襞（IMF）水平或以下以及乳房的最低缘在乳房下皱襞以下。从此定义看，乳房肥大的患者大多数都具备上述特征，然而本节描述的乳房下垂是指乳房大小在合理情形下，在挺拔、紧实等方面表现出的衰老症状，主要表现为乳头乳晕复合体（NAC）位置的下降、乳房实质组织的下移及皮肤松弛。下垂的乳房背离女性对年轻化乳房形态的追求。乳房上提固定术是临床上最主要的乳房下垂矫正方法。

✦ 乳房下垂如何分级?

根据 Regnault 分级法，乳房下垂程度可分为：①假性下垂，乳头平 IMF、乳腺组织在 IMF 之下；②轻度下垂，乳头平 IMF 或在 IMF 下 1 cm 之内；③中度下垂，乳头低于 IMF 但高于乳房最低点；④重度下垂，乳头位于乳房最低点。

根据 Laurence Kirwan 分级法，乳房下垂程度可分为：A，NAC 在 IMF 上 2 cm；B，NAC 在 IMF 上 1 cm；C，NAC 在 IMF 上；D，NAC 在 IMF 下 1 cm；E，NAC 在 IMF 下 2 cm；F，

NAC 低于 IMF 下 2 cm。

乳房下垂有哪些手术方式和选择？

1. 乳晕缘切口法

乳晕上缘新月形皮肤切除法可去除少量皮肤，但无法充分暴露腺体以塑形，适用于 I 级下垂及乳头不对称的患者，优点是瘢痕隐匿，可合并乳房填充；缺点在于 NAC 不能充分上移。环乳晕乳房上提固定术又称双环法，适用于 I 级下垂，乳晕较大，双侧 NAC 位置不对称的患者，优点是可缩小乳晕直径、抬高乳头位置，还可以调整双侧乳头位置的不对称，对乳腺导管的损伤较小；缺点在于适用人群范围小，为防止术后乳房的突出度下降出现扁平化，乳晕内外侧去皮量需严格把控，且应保证外环与内环切口直径之比小于 2∶1。

2. 环乳晕垂直瘢痕法

相对于双环法，环乳晕垂直瘢痕法在缩小乳晕直径的同时可去除更多冗余皮肤。该方法适用于 I ~ III 级乳房下垂、乳晕直径较大者，优点在于适用人群广；缺点在于垂直瘢痕明显，对于严重的 III 级下垂，NAC 大幅度提升有乳头坏死的风险。

3. 倒 T 瘢痕法

倒 T 瘢痕法适用于乳房下垂严重伴较多皮肤冗余者，优点在于能去除大量皮肤，可充分暴露乳房实质以塑形腺体；缺点在于瘢痕过大，如切口达胸骨中线旁 1~2 cm，瘢痕疙瘩的发生率显著增高。

第五节　乳头乳晕整形

什么是乳头内陷？

乳头不能凸出，而是向内凹陷，称为乳头内陷。乳头内陷系乳头和乳晕平滑肌发育异常所致，凹陷乳头不仅影响美观，还容易积存污垢或油脂，造成感染或异味，更为严重的是，乳头内陷会使婴儿难以吸吮乳汁，从而失去哺乳功能。

乳头内陷的病因

乳头内陷的发生一般是由先天发育引起，乳腺导管短缩，部分组织纤维化挛缩，乳头平滑肌发育不良。其中乳腺导管短缩和组织纤维化挛缩是引起乳头内陷的主要原因。继发性乳头内陷(后天性乳头内陷)系乳头受乳腺内病理组织牵拉或胸罩、束胸压迫引起，多见于炎症、肿瘤等疾病，侵犯乳房的导管、韧带、筋膜等，是受侵的导管、韧带、筋膜收缩所致；不合理的束胸或穿戴过紧的胸罩发生在青少年时期，因胸部紧束，血液循环不好，致乳房发育不良进而致乳头内陷。

乳头内陷的分度

一度为部分乳头内陷，乳头颈部存在，能轻易被挤出，挤出后乳头大小与常人的相似；

二度为乳头完全陷于乳晕之中，但可用手挤出乳头，乳头较正常的小，多半无乳头颈部；三度为乳头完全埋在乳晕下方，无法将内陷乳头挤出。

乳头内陷的治疗办法

（1）手法牵拉：青春期是乳房发育的重要时期，也是纠正乳头内陷的重要时期。经常牵拉乳头，可以使乳头突出、乳腺导管、纤维条索及平滑肌伸展延长，乳头自然逐渐向外凸起。但需要较长的时间，才能获得好的效果。

（2）吸引疗法：与手法牵拉的作用原理相似，通过负压吸引装置，牵拉内陷的乳头、达到延长乳腺导管及纤维条索的目的。

（3）手术治疗。

乳头内陷矫正技术有哪些?

钢丝牵引法、乳头基底缝合法、乳头或乳晕下组织瓣、乳晕真皮瓣法、自体组织及人工材料填充。

乳头、乳晕重建技术

乳头、乳晕缺失多是烧伤、感染、手术切除等原因造成。其再造的方法有简单的文身法和组织移植法。前者是通过将类似乳晕的颜色刺入局部皮肤模拟乳晕；后者可选用健侧部分乳头、乳晕中厚皮片或肤色较深部位（如小阴唇、尾骨区）的皮肤进行移植，再造乳头、乳晕。

乳头、乳晕重建的方式

（1）健侧部分乳头、乳晕移植法，适合一侧乳头、乳晕缺失，且健侧乳头、乳晕较大，可供移植者。

（2）自体小阴唇复合组织瓣移植法，适合健侧乳头、乳晕较小而小阴唇较肥大者。

乳头、乳晕重建手术的术后处理

（1）同皮片游离移植，如以小阴唇为供区者，术后创面可暴露，并外涂抗生素软膏。

（2）每次排尿后，应用 0.5% 活性碘溶液冲洗。

（3）10~12 d 拆线。行再造术 3~6 个月后，如需要，可按乳头内陷技术成形乳头。

乳头过大的美容技术

乳头的正常值：直径 6~8 mm，高 7~9 mm。大于正常值即为乳头过大。其常发生于男性女性化和女性过度发育者。

乳头过大的常见手术方法

（1）Sperli 法：把乳头划分为 6 个区，间隔 3 个区行楔形切除，乳头下半部分进行圆周状切除，以使乳头缩小、缩短，若乳头周径不大，只进行下部圆周状切除。

（2）武藤靖雄法：于乳头基部进行圆周状切除，乳头肥大者，则楔形切除一块乳头组织并缝合。

（3）半侧乳头移植法：把乳头从中央呈弧形切开，切除其中半侧的上半部乳头组织，将另一半未切除的乳头皱褶进行缝合。

（4）帽状切除法：楔形切除乳头顶端，楔形底边可宽些，切除后可将两剩余乳头断面对合缝合，使乳头的形态在大小和高度上都有所降低，此法简便易行、效果可靠。

乳头过大的手术的并发症

如切除乳头组织过多，缝合张力过大，可能发生乳头坏死；手术可能破坏乳腺导管，对有哺乳需要的妇女影响较大，故最好不要施行乳头整形术。

第六节　乳房再造术

乳腺癌是女性常见的恶性肿瘤之一，发病率逐年增加，发病趋于年轻化，严重影响患者的身心健康。乳腺癌需要综合性治疗，包括手术切除、放疗、化疗、新辅助化疗、内分泌治疗、靶向治疗、乳房缺损修复等。乳腺癌治疗后的乳房缺失及保乳治疗后的乳房畸形均需要进行乳房再造和畸形修复。

乳房再造是乳腺癌综合治疗中不可缺少的重要组成部分。乳房再造可以弥补患者的形体缺陷，改善外观；同时可以减轻患者的精神痛苦，提高生存质量。乳房再造术后，患者的满意度、家庭和谐度、幸福感及性健康程度明显提高。近年来，要求乳房再造的患者逐渐增多，乳房再造术开始受到整形外科、乳腺外科乃至全社会的广泛重视。乳房再造已经成为整形外科的重要内容之一。

乳房再造术应遵守的基本原则

（1）肿瘤安全性：是第一原则，乳房再造必须在保证肿瘤切除安全和综合治疗安全的前提下进行。

（2）乳腺组织的切除：不违反肿瘤学原则的前提下，尽可能保留乳房的皮肤、皮下组织，以及乳房下皱襞等重要美学结构。

（3）重视乳房的美学特点。

（4）组织血供：良好的组织是血供组织成活和乳房塑形的保障，可避免皮瓣供血血管受损。

（5）健侧乳房：重视健侧乳房的形态与大小，再造的乳房应与健侧乳房对称和谐。

（6）多学科团队合作。

乳房再造术的适应证

1. 乳腺癌术后即刻乳房再造的适应证

乳房即刻再造的乳腺癌类型与分期：包括乳房原位癌（Tis 导管原位癌、小叶原位癌)及 Paget's 病、大部分ⅢA[Ⅰ、ⅡA、ⅡB、ⅢA 期(仅 T3、N1、M0)]期以内的浸润性乳腺癌;保乳术后局部复发但无转移的乳腺癌;预防性乳腺切除。患者身体状况良好,没有合并严重的全身疾病,可以耐受乳腺癌切除即刻乳房再造术的,本人有乳房再造要求。

2. 乳腺癌术后延期乳房再造的适应证

身体状况良好,没有严重全身疾患,可以耐受乳房再造术创伤;肿瘤无复发和远处转移;患者本身有乳房再造要求;放疗结束 6~12 个月后,损伤体征(如硬化和水肿)减退后。

乳房再造术的禁忌证

(1)存在全身或局部感染性疾病。

(2)重要生命器官功能不全,存在全身系统性疾病且未能控制,不能耐受手术。

(3)出凝血功能障碍。

(4)患有精神疾病或手术需求不明确、手术期待过高者。

(5)Ⅳ期浸润性乳腺癌、复发转移性乳腺癌,或病理分期较晚、易发生转移、易局部复发的患者。

(6)炎性乳癌、出现内乳淋巴结转移(N2b)的ⅢA 期乳腺癌、分叶状肿瘤患者需谨慎行乳房再造术。

(7)年轻且有生育意愿是腹直肌肌皮瓣乳房再造的禁忌证。

乳房再造术的术前准备

(1)对患者进行详细的病史询问及专科体格检查并记录。

(2)获取患者术前站立位双肩部至阴阜部的正位、双侧斜 45°、双侧侧位照片。

(3)肿瘤学检查。

(4)全身情况:注意患者全身状况能否耐受手术,是否合并有心血管疾病、呼吸系统疾病、糖尿病、深静脉血栓病史、免疫性疾病等全身疾病。

(5)供区和受区局部条件:术前应评估原有切口瘢痕位置、胸壁肌肉的完整性、胸壁皮肤软组织的厚度、弹性及紧张度,以及供区的组织松弛度、皮下组织厚度、血管情况。

(6)检查健侧情况。

(7)告知患者手术风险、需行多次手术后,获得患者书面知情同意。

乳房再造术的手术方法

(1)自体组织瓣乳房再造:①带蒂组织瓣技术,以背阔肌肌皮瓣、单蒂或双蒂横行腹直肌肌皮瓣技术为主;②游离组织瓣技术,包括游离腹壁下动脉穿支皮瓣、腹壁浅动脉皮瓣、游离的腹直肌肌皮瓣、臀上动脉穿支皮瓣和股深动脉穿支皮瓣等;③自体组织瓣移植结合假体植入技术,主要以背阔肌肌(皮)瓣联合假体植入技术为主。

(2)假体乳房再造。

(3)健侧乳房修整。

(4)乳头乳晕再造。

(5)乳房再造术后修整。

✦ 乳房再造术的术后注意事项

（1）遵照整形外科术后及麻醉护理常规。

（2）术后体位：背阔肌肌皮瓣乳房再造患者取平卧位或健侧斜卧位，肩背部用软垫垫高；应用腹直肌肌皮瓣进行乳房再造者术后取仰卧屈膝屈髋的"折刀"体位；在剑突部位注意避免压迫蒂部，造成皮瓣血运障碍。

（3）术后预防性使用抗生素。做好术后疼痛评估和护理，必要时给予镇痛药物以缓解疼痛。

（4）自体组织瓣乳房再造术后，应监测组织瓣血运情况。

（5）负压引流管保持通畅。引流量小于 20 mL/d 后拔除负压引流管。

（6）假体乳房再造的患者，术后应使用合适敷料包扎固定以防假体移位。如发现假体移位及时复位固定。

（7）背阔肌肌皮瓣再造者术后的 1 个月内应避免剧烈的上肢活动，建议康复运动从术后 4 周开始并逐渐加强。

（8）应用腹部皮瓣进行乳房再造者，术后早期宜进流食，之后根据食欲调整饮食。患者应采用雾化吸入治疗和使用祛痰药，同时采取措施预防便秘，以避免腹压过高。

（9）应用腹部组织瓣进行乳房再造患者术后卧床时间较长，对于容易发生下肢静脉血栓高危患者，应穿戴弹力袜或使用间歇性充气压力装置预防下肢静脉血栓的形成。

✦ 乳房再造术可能出现的并发症

乳房再造术的并发症有：血肿、感染、皮下积液、皮瓣坏死、皮瓣边缘坏死、腹壁软弱和腹壁疝等。

第七节　乳房发育异常及畸形

✦ 多乳与少乳

多乳症是先天性畸形中常见的一种，在亚洲人中，其发生率为 1%~3%，另有报道为 6% 的。男女均可发生，女性多于男性，大致比例为 5∶1，常与遗传及家族史有关。多乳症是胚胎期在乳线上形成的乳头没有正常退化，以致在乳线上有过多的乳头（副乳头或多余乳头）。病变多为两侧性，在上述乳线上可有一个或多个婴儿型乳房出现；或者仅表现为一处皮肤颜色稍有加深，即原始的副乳晕；或者仅是局部皮肤增厚，即副乳的乳头；也可能既有乳头又有乳晕。它们大多数位于正常乳房的尾端或下部，也可靠近腋窝，但一般多在正常乳房附近。多乳（副乳）的治疗原则，根据具体情况切除乳头或乳房组织，必要时应用胸大肌一期修复胸壁软组织缺失。

少乳（缺乳）是指仅只发育一个乳房或某一侧有一个隐藏乳腺组织，没有明显的乳头出现；或者仅见局部皮肤微凸，附近有类似乳晕形状的小块色素沉着，外观只有一个乳房。

可根据具体情况实行乳房再造及乳头乳晕再造术。

✦ Poland 综合征

Poland 综合征是一种较少见但包括多种畸形的综合征,如胸壁、脊柱和上肢的畸形,也称为胸大肌缺损、短指并指综合征或先天性胸肌缺失综合征,男女发病比例约为 3:1,左右侧发病比例约为 1:3。对于肢体长度发育不对称的畸形,整形医师无能为力。手部的各种畸形可以在学龄前进行矫正修复。乳房的整形美容可根据胸大肌、胸小肌缺失程度选择乳房再造的术式。有时,为了使两侧乳房变得对称、和谐且平衡,医生可能会在患侧填充适当大小的硅胶囊假体行隆乳术。若胸大肌、胸小肌缺失严重,很难再造出满意的胸壁及乳房,常用带蒂背阔肌移位增大乳房及背阔肌重建胸大肌来治疗,会获得较满意的效果。女性患者术后可穿泳衣并自信地参加一切社交活动。

✦ 男性乳腺发育症

男性乳腺发育症(GYN)是男性乳腺组织的良性增生性疾病,其临床表现为可触及乳晕下腺体和脂肪组织导致的乳房增大,通常为乳房双侧病变(大小常不对称),也可见单侧病变。多数 GYN 患者无明显症状,少数可伴随乳腺疼痛及压痛,偶见乳汁样分泌物。因为尚无统一临床诊断标准和研究对象年龄差异性等原因,所以不同研究结果显示该疾病在男性人群中的发生率为 32%~65%。

✦ 男性乳腺发育症的致病因素

男性乳腺发育症的致病因素包括雄激素水平降低;外源性雌激素摄入过量;内源性雌激素分泌过量(肿瘤细胞分泌、雄激素芳香化增强);雌激素相对过剩,遗传因素。

✦ 男性乳腺发育症的临床诊断

(1)病史询问:了解患者乳房增大的开始和持续时间,有无乳房疼痛压痛等伴随症状、有无明显全身症状(性腺功能减退、甲状腺、肝肾疾病导致)以及近几个月体质量变化等详细病史。尤其要询问近期药物使用情况,还应关注患者有无职业暴露或意外接触雌激素的可能。此外,也要注意到部分 GYN 患者可能不会发现任何潜在病因。

(2)体格检查:包括全身检查、乳房检查和生殖器检查。全身检查旨在检测肥胖、个体发育程度以及通过触诊发现全身其他疾病迹象。乳房检查包括外观检查及触诊乳晕区是否有肿块及压痛。乳房检查时,常用 Simon 和 Rohric 分级评估乳房外观,并以此作为后续治疗的参考依据。生殖器检查主要评估男性第二性征发育程度,检查患者有无精索静脉曲张或睾丸肿块。

(3)影像学检查:包括 X 线、超声等检查,一般经检查可发现增大的乳房腺体组织。小于 18 岁的患者,一般结合病史、体格检查及实验室检查即可诊断,不需要进行进一步的影像学检查;18~25 岁的患者,推荐超声作为一线影像学检查;大于 25 岁或怀疑恶性病变的患者,可以通过乳房 X 线检查评估肿块性质。此外,怀疑是其他疾病引发的 GYN,还需进行相应部位的检查。

男性乳腺发育症的鉴别诊断

GYN 应与以下疾病相鉴别：①假性男性乳房发育，患者呈脂肪性乳房而无实质腺体增生，多见于肥胖男性或营养不良恢复期的男性，双侧乳房常对称性肥大，触诊不能扪及明显肿块，无乳房疼痛压痛，通过超声检查来鉴别；②男性乳腺癌，多见于老年男性，可触及无痛性肿块且常位于乳晕区域外（多为单侧），偶尔伴有皮肤变化（橘皮样外观或皮肤溃疡）及腋窝淋巴结肿大，可疑患者应尽快行 X 线检查或穿刺活检来明确诊断。

男性乳腺发育症的治疗

（1）无症状的生理性 GYN 通常不需要治疗，大多数患者的症状会自行消退。病因明确的 GYN 患者，首要的是消除潜在的致病因素。对于持续时间较短的 GYN，去除病因后症状多在 1 年内减缓和消退，因此每隔 3 个月应进行一次临床随访，观察疾病是否有持续或进一步发展。

（2）药物治疗：包括雄激素、雌激素调节剂和芳香酶抑制剂等。

（3）手术治疗。

（4）放射治疗。

（5）心理治疗。

男性乳腺发育症手术治疗的适应证

GY 手术治疗的目的是去除导致乳房肥大的增生组织并重建正常男性乳房形状。手术适应证包括：①处于青春期末期或已过青春期仍有乳房发育的男性，去除病因 1 年后乳房肥大症状未消退，增生腺体直径大于 4 cm；②乳房肥大症状持续超过 1 年，经药物治疗无效者；③由于社会压力或乳房疼痛等症状有严重心理负担的患者；④怀疑恶性病变的患者。

男性乳腺发育症的手术选择

（1）脂肪抽吸术：脂肪抽吸术主要适用于轻中度 GYN 患者（Simon Ⅰ、Ⅱa 级和 Rohrich Ⅰ、Ⅱ级）。

（2）腺体切除术：腺体切除术主要适用于中重度 GYN 患者（Simon ⅡB、Ⅲ级和 Rohrich Ⅲ、Ⅳ级）以及腺体型 GYN 患者。

（3）脂肪抽吸联合腺体切除术：该术常采用小而隐蔽的切口，因具有乳房体积缩小明显、术中出血少、术后瘢痕不明显、可降低术后并发症发生率等优点，目前已在临床广泛应用。

（4）其他技术：腔镜辅助切除、脂肪抽吸联合组织旋切术、使用达·芬奇机器人进行 GYN 手术治疗、等等。

单侧乳房发育不良与乳房不对称

常见的乳房不对称的类型及治疗原则：①双侧乳房发育不良且不对称需行双侧不等的

乳房增大术；②单侧乳房发育不良需行单侧乳房增大术；③一侧肥大，另一侧发育不良需行肥大侧缩小术，小乳侧增大术；④单侧乳房肥大需行单侧乳房缩小术；⑤不对称的乳房肥大需行双侧乳房不等量的缩小术；⑥若为躯干异常(如胸壁或脊柱突畸形导致的胸廓的变形)造成的乳房不对称，此时只需将较低的乳房升高到较高的乳房水平。

第八节　脂肪抽吸术

凹凸有致、曲线优美的玲珑身材，往往无法通过单纯的减肥获得，还需解决局部脂肪堆积的问题，脂肪抽吸术是针对这一问题的主要的减脂方式。以下将对脂肪抽吸术的定义、适应证等进行介绍。

✦ 什么是脂肪抽吸术？

脂肪抽吸术是指利用器械通过皮肤小切口伸入皮下脂肪层将脂肪碎块吸出以达到减肥目的的一种术试。

✦ 脂肪抽吸术的适应证

脂肪抽吸术最初主要应用于腰腹、大腿等脂肪堆积明显的部位，随着人们对自身外形要求的提高及手术器械的改进，逐渐扩展至下巴、肩部、脸部，甚至外阴等部位。除了单纯吸脂外，脂肪抽吸术还可联合其他术式，例如联合腹壁整形术治疗腹壁皮肤松弛症，去除多余脂肪及腹壁皮肤，使腹部线条更加流畅美观。

脂肪作为一种天然的自体移植物，包含具有再生作用的脂肪干细胞，处理后不仅可以用于隆胸、面部填充、淡化瘢痕等，还可用于治疗多种慢性创面。

✦ 脂肪抽吸的类型及特点

1. 纯负压辅助下的脂肪抽吸术

负压辅助吸脂术(SAL)是通过人为或外部吸引器创造的负压吸引力，将脂肪从体内吸出。术中依赖医师反复来回抽送吸脂管，使吸脂管口产生切力，从而对局部区域进行机械性破坏，最终达到脂肪分离的目的。这项技术操作简单、经济实惠，但手术效果依赖医师的操作手法和手术经验。当术中医师体力消耗较大、手术耗时长时，可能会影响吸脂效果。同时，由于吸脂管口对组织进行反复切割，也容易损伤周围血管神经。此术适用于小容量吸脂。

2. 能量外力辅助下的脂肪抽吸术

采用超声、电能、激光、射频等能量辅助抽吸，极大地提高了吸脂效率，避免了许多手动吸脂带来的并发症。

(1)超声辅助吸脂术(UAL)：UAL 用超声能量替代了手部机械运动。超声波对脂肪细胞产生热效应、机械效应和空泡效应，致其发生破裂，随后利用负压将其吸出。现在常用的是第 3 代 VASER 超声吸脂仪，目前主要用于治疗男性乳房肥大和吸脂术后修复及精细雕刻。价格较昂贵是该术式的最大缺点，有待进一步降低设备成本。

（2）动力辅助吸脂术（PAL）：PAL 是借助外部动力来破坏脂肪组织，与 SAL 类似，同样依靠医师手动来回抽送吸脂管分离脂肪，但附加的动力能降低医师劳动强度、提高效率。PAL 适用于大容量的吸脂，用于乳房和臀部抽脂和填充术，在塑形方面可获得较好效果。

（3）水动力辅助吸脂术（WAL）：WAL 是通过 Body-jet 水动力射流吸脂系统实现高效的脂肪分离，系统采用的螺旋式水刀技术能产生温和且适宜的力量用于分离脂肪组织，最大程度避免了脂肪细胞遭受机械破坏或能量溶解，较大程度地维持了脂肪细胞的完整性。在进行分离的同时，还可以同步回收处理脂肪，达到既能去脂又能收获可用的干净自体脂肪的目的，尤其适用于隆乳术。WAL 多用于非面部吸脂塑形，但近年来有研究将其用于面部轮廓塑造，也取得了良好效果。

（4）激光辅助吸脂术（LAL）：LAL 是利用低能量激光在目标区域进行能量积累，传至脂肪细胞产生热破坏效应；此外还可以产生一种高频应力波，导致脂肪细胞发生机械效应和空泡效应。这两种机制会对脂肪及周围组织产生不同的影响。其中热破坏效应会导致脂肪热破裂，甚至碳化，脂肪周围的小血管和胶原蛋白发生凝结，促进皮肤回缩，减少出血；而机械效应和空泡效应能促使脂肪发生机械性气化、液化及破裂，但周围小血管和胶原纤维仍结构完整。LAL 主要用于小面积塑形，如面颈部、上臂内侧等部位或富含血管的部位，以及男性乳腺发育症的治疗。由于其具有紧肤效果，可在 SAL 前后使用，以紧致因皮下脂肪容量减少而松弛的皮肤；但 LAL 的去脂作用远不如 PAL，因此不适宜作为大容量吸脂的首选术式。此外，LAL 还存在热灼伤风险。

（5）射频辅助吸脂术（RFAL）：RFAL 是借助累积的射频能量进行溶脂，主要包括单极射频和双极射频，其中双极射频使用较多。RFAL 可在手术区域从下至上产生热能，对脂肪产生热破坏效应。研究表明，RFAL 可安全、有效地去除中等体积脂肪，并同时收缩皮下组织。因此，RFAL 也成为一种治疗皮肤松弛的新选择，尤其是在面部和颈部年轻化治疗中已广泛应用。

✦ 脂肪抽吸的并发症有哪些？

（1）局部并发症：血肿，血清肿，感染，水肿，皮肤麻木、硬结、松弛、下垂、凹凸不平、不对称，抽吸不足，术后疼痛及跛行。

（2）全身并发症：脂肪栓塞及脂肪栓塞综合征；体液失衡及循环负荷过重；中毒性休克；坏死性筋膜炎；腹壁及内脏穿孔。

第九节　腹壁整形术

腹壁整形是对脂肪过多堆积并伴有明显组织松弛的腹部进行矫正、塑造苗条曼妙身体曲线和平坦腹部的体型整形手术。腹壁整形术包括皮瓣游离、分离多余皮肤、收紧腹壁松弛的肌肉筋膜等，可用于二度及以上腹壁老化的患者。与脂肪抽吸术的联合应用是腹壁年轻化治疗的一大突破。

✦ 腹壁整形术适合哪些人群?

分娩后腹部松弛,腹壁变弱肚子大或者腹直肌分离的求美者,妊娠纹严重、皮肤下垂的求美者,减肥过度或吸脂造成腹部松弛的求美者,吸脂失败、腹部凹凸不平的求美者,追求小蛮腰 S 曲线的求美者,需要改善剖宫产瘢痕的求美者。

✦ 腹壁整形术有哪些整形方法?

(1)全腹壁整形术:又称标准腹壁整形术,手术内容包括切除腹壁多余皮肤、抽吸脂肪、缩紧腹壁肌肉及脐整形术,适用于四度腹壁老化患者。全腹壁整形术的并发症较多,有血清肿、出血、皮肤坏死、手术部位感染、血肿、肺栓塞等,血清肿最为常见。

(2)迷你腹壁整形术:迷你腹壁整形术适用于下腹壁皮肤肌肉筋膜松弛的患者,该术式的优点在于仅阴阜上有一较小的水平切口且一般不超过锁骨中线,由于手术范围较小,一般不伴有肚脐的移位,再配合彻底的脂肪抽吸可获得较好的效果。

(3)改良型腹壁整形术:适用于三度腹壁老化患者,皮肤切除范围较二度大,并且可以实现上腹壁肌肉腱膜的折叠,提高了上腹的紧张度,避免了腹部膨隆。

第五章 "秘密花园"的修饰

生殖器是人体最隐蔽、最神秘的地方。它体现着两性的性别特征，承载着情爱的生理之乐，是创造新生命的重要器官。随着社会的进步和思想的解放，越来越多女性朋友关注到了除生殖、内分泌外，生殖器作为"性"这一承载体的功能。生殖器整形手术就是这样一系列为改变外生殖器外观的手术或改善性生活质量的手术。本章节我们将介绍一些相关的整形项目。

第一节 女性外阴的解剖

比基尼区，也就是我们女性的外生殖器（外阴）所在的部位。不同于男性明显凸起的结构，女性很少有机会去看清外生殖器的长相。今天，我们一起来看一下在毛茸茸的"秘密花园"里都藏有什么结构，它们长成什么模样，笔者将自上而下介绍它们。

✦ 阴阜（维纳斯丘）

阴阜位于耻骨联合前方，皮下约95%的成分是脂肪组织，表面从青春期开始有阴毛生长。女性的阴毛多数呈倒三角形分布，除表现性征外，亦可在性行为时保护耻骨联合；而男性的阴毛分布广泛，上缘分布达阴阜甚至肚脐，下缘可分布到大腿内侧。有部分人群阴毛稀少或不长阴毛，称为少毛症或无毛症。阴阜部位分布着丰富的神经，在摩擦/压迫后可引起性快感，出现类似刺激阴蒂的作用。阴阜在青春期增大，停经后缩小。

✦ 大阴唇

大阴唇是两股内侧一对纵长隆起的皮肤皱襞，覆盖小阴唇上段的2/3，位于阴阜距肛门2.5 cm处，大小约7 cm×3 cm。大阴唇外侧面一般为深棕色，也可表现为从肤色至浅棕色等不同颜色，多数与自己的乳晕颜色相似，有色素沉着，附着卷曲毛发，内侧面光滑，呈粉红色，有大的皮脂腺囊肿。大阴唇为女性的第二性征之一，通常在青春期时发育。平时发挥着保护尿道和阴道口的作用；性兴奋时，大阴唇充血、膨胀而暴露内生殖器，性交时起缓冲的作用。

小阴唇

小阴唇是两片薄的、无脂肪、无毛发的皮肤皱褶，呈翅形、瓣膜形包含有丰富小血管、感觉神经末梢的海绵状组织。女性小阴唇的大小和颜色因人而异，对小阴唇外观的评价无客观性，医学上尚无区分正常和异常小阴唇的金标准。青春期前小阴唇较细薄且闭合，之后逐渐变大，35 岁时其体积达到最大，以后逐渐变小。随着性生活的增加，女性小阴唇会变得肥厚、增长。其颜色随分娩次数增多而加深，其内侧面由粉红色变为紫红色，外侧面由粉红色变为棕黑色。小阴唇为一种压力感受器的性敏感带。当性刺激时充血而肥大，阴茎在阴道内抽动时牵动小阴唇使阴蒂受到刺激，从而达到性高潮。

阴蒂

阴蒂，"clitoris"在希腊语中是"隐藏"的意思。性兴奋之前阴蒂头被包裹于阴蒂包皮中，像一颗隐藏在大阴唇间的珍珠。男女性交时，采取任何体位都很难刺激其兴奋。然而，事实上，阴蒂非常敏感，它是让女性达到性高潮的最重要的部位。阴蒂是一个与尿道壁、阴道壁都存在联系的器官。它呈现一个金字塔结构，分为根部和体部。两个长 8 ~ 9 cm 的阴蒂脚及阴蒂体组成了金字塔塔身，阴蒂头则位于塔顶。阴蒂主要成分是海绵体组织，富含血管、神经网络。据研究，阴蒂有超过 8000 个神经末梢，而男性龟头上只有数百个神经末梢。富含血管的特征使得女性性兴奋时阴蒂头能够充血勃起，类似于男性的阴茎。有观点认为，两侧阴道壁实际上是海绵体的一部分，所以从广义上讲，阴道也是阴蒂的一部分。这就解释了为什么阴蒂头受到刺激，阴道就会"肿胀"起来。

阴道前庭

阴道前庭为左右小阴唇两侧面的间隙，用手指将小阴唇朝左右分开时，可见 Hart 线。Hart 线与处女膜之间的部位，其前为阴蒂系带，后为阴唇系带，形态如舟状，称舟状窝。舟状窝内包含尿道、阴道、前庭腺开口。

阴道口

阴道口位于尿道外口的后下方。环绕阴道口的一层中央有空的黏膜皱褶就是处女膜，厚 1 ~ 2 mm。无性生活的女性处女膜可能呈花环状，也可能存在处女膜已经被撕破、刺破的情况。处女膜具有弹性，一半的女性在初次性交时不会发生撕裂或流血。

阴道

阴道是一个自前庭到子宫呈倾斜管道状的黏膜性、肌性器官，是性交器官、产道。阴道前壁长约 7.5 cm，后壁长约 9 cm。阴道直径受到性生活、生育的影响，无性生活史的女性阴道直径为 20 ~ 25 mm；有性生活史的为 40 ~ 45 mm；经产妇的为 45 ~ 55 mm。阴道黏膜具有很多皱襞，使得阴道具有伸缩性。

第二节 阴道整形

什么是阴道松弛症？

阴道松弛症是阴道周围肌肉和阴道尿道括约肌松弛，同时伴随阴道黏膜及阴道腔周围筋膜的松弛而导致其膨出或下垂的症状的总称。

引起阴道松弛的原因

(1)分娩：分娩是阴道松弛的一个重要因素，其引起的阴道损伤程度，与分娩时胎儿的大小、分娩的总时间，以及分娩时的年龄等有关。在正常阴道分娩的情况下，盆底支持结构和阴道腔也会发生松弛；而在难产、多产、高龄分娩，以及分娩中使用助产工具(胎头吸引器、产钳等)的情况下，盆底肌肉、韧带或神经往往会受损，加重阴道松弛。一般情况下，通过产后训练可在3个月内恢复至正常。然而有一些情况，如巨大胎儿分娩产出时间延长及在会阴切开术后，即使在产后精心调养也不可能100%恢复松弛弱化的盆底组织。

(2)高龄产妇(结缔组织的弹性降低)或闭经女性，雌激素、孕激素减少导致组织结构的退化，带来盆底及阴道结缔组织弹性退化减弱。

(3)长期便秘、慢性咳嗽及盆底肿瘤等引起的持续盆底压力增加。

阴道松弛症的治疗手段

1. 非手术治疗

(1)盆底肌肉强化运动/生物反馈(阴道锥或哑铃)。

(2)激光治疗，包括点阵 CO_2 激光、Er：YAG 激光。

(3)射频治疗。

(4)雌激素治疗。

(5)注射填充治疗。

(6)生活方式干预及心理治疗。

2. 手术治疗

阴道紧缩术。目前大多数妇科医生还不知道阴道缩紧术，更有甚者，部分妇产科学会或性学会，其他性医学相关的团体等也不能确定哪种类型的女性需要通过手术治疗来提高性生活质量。韩国一学者在临床研究中发现特别是对于分娩诱发的阴道松弛及由此导致的继发性高潮障碍，如果没有伴随心理性的问题因素，实施阴道紧缩术后性生活质量能显著提高。

阴道紧缩术的手术适应证

阴道紧缩术没有绝对适应证。因为阴道松弛是所有女性均可能出现的自我感觉现象，并不是所有的女性都需要通过手术治疗进行矫正。对于明确存在有解剖结构上的阴道松弛、性生活障碍、不舒适感、心理痛苦、生活质量降低者，有手术治疗意愿的并存在以下几种情况的，可以考虑通过手术治疗改善状况。

（1）通过 Kegel 运动未能矫正者，严重的阴道松弛导致的性快感降低者，男女双方都希望增加性快感，希望提高性生活质量者。

（2）分娩时会阴部或阴道损伤后未正确缝合及治疗所致的阴道松弛，非手术治疗无法矫正者。

（3）多产、难产、高龄产等导致阴道或会阴部裂伤或严重松弛者。

（4）会阴体损伤或阴道松弛导致反复出现子宫内膜炎、阴道炎、膀胱炎者。

作为会阴整形医生应严格掌握适应证从而实施手术，以免发生手术后患者不满意或发生阴道口狭窄等严重的并发症。

阴道紧缩术的手术禁忌证

手术不存在绝对的手术禁忌证，但对手术结果期望过高的患者，幻想通过该手术即可治疗所有的性功能障碍的患者，应进行充分告知，必要时进行心理学治疗，再决定是否手术。对于今后有生育计划的女性或伴有盆腔内妇科疾病的，必须先治疗其伴随疾病；或者今后有可能行妇科阴式手术的女性，需要慎重地选择手术时机；对于闭经的女性，由于有萎缩性阴道变化，即使有阴道松弛症也需要慎重决定。

阴道紧缩术可选择哪些手术方式？

（1）阴道后壁修复术。

（2）阴道前壁整形术：在解决阴道松弛症上，相较于切除阴道后壁，切除阴道前壁黏膜的效果更好，患者对阴道内径缩减的术后效果的满意度会更高。但是，阴道前壁作为产生性快感、存在 G 点、靠近与排尿相关的尿道和膀胱的重要部位，手术时应该小心不要切除或剥离以上部位。

阴道紧缩术的术后管理

（1）术后须在阴道腔内填塞消毒纱布约 2 h，防止术后创伤出血。这段时间患者应在复苏室病床上静卧，医护人员观察记录其生命体征、意识恢复程度、术后并发症等。

（2）术后 2 h，在静脉麻醉已完全恢复的状态下可以喝水或吃流质食物等。

（3）在复苏室里继续注射手术中使用的注射液。

（4）复苏室主管护士应定期确认排尿情况，以及手术部位有无疼痛、水肿、出血。

（5）不宜应用麻醉类止痛剂，手术时间在 1 h 以上或手术创面较大的情况下应使用抗生素。

（6）术后 2 h，观察判断创面情况。如还有渗血等情况考虑再次填塞消毒纱布止血，填塞物 24 h 内取出。

（7）如再无其他情况发生，可以留院休息或回家休养。

（8）出院 5~7 d 后，改用口服抗生素，或辅以非麻醉性止痛剂，同时酌情使用预防便秘药物等。

（9）术后第二天复诊，再次确认有无手术相关问题或其他情况发生。随后每隔1~2周定期随访检查，直至能过性生活。

（10）术后需进行盆底肌强化或性功能强化锻炼，全面改善性功能障碍，以提高性生活满意度。

阴道紧缩术的并发症

（1）对手术结果不满意：美容方面/性方面不满意，松弛复发（<10%）。

（2）切口问题：缝合部位的延迟缝合，切口感染，瘢痕、手术部位组织瘢痕增生所致感觉低下或感觉超敏。

（3）出血（发生率<1%）。

（4）周围脏器（膀胱/直肠）可能受损。

（5）术后疼痛。

（6）使用麻醉剂，其他药剂的不良反应。

（7）术后阴道过窄带来的性交痛。

（8）暂时性的排尿障碍或短期下尿路感染。

什么是盆腔脏器脱垂？

所谓盆腔脏器脱垂是指肛门、直肠、子宫、膀胱、尿道等从阴道脱出，导致阴道松弛的结果。最终脏器脱垂导致阴道更加松弛，此时，不是需要进行阴道整复，而是需要进行阴道重建。事实上，阴道松弛是盆腔脏器脱垂症的初级阶段，如不进行治疗，可导致整体的盆底松弛，最终增加盆腔脏器脱垂的可能性。

盆底松弛症有哪些种类？

①膀胱膨出；②尿道膨出；③直肠膨出和小肠膨出。

盆腔松弛症有哪些临床症状？

（1）排尿症状：下尿路功能障碍、尿失禁，腹压排尿，尿潴留，尿液异常，急性尿闭症，膀胱感觉异常，急性膀胱炎，复发性膀胱炎，尿道炎，急性肾盂肾炎。

（2）盆底脏器脱垂引起的性功能障碍占17%。

（3）排便障碍：便秘，粪失禁，直肠脱垂。

（4）其他症状，如阴道部位有堵塞感、坠胀感、疼痛、异物脱落的感觉及下腹部疼痛。

盆底脏器脱垂的分期

0，没有脱垂的情况；Ⅰ，脱出的脏器的最远端在处女膜1 cm以上的状况；Ⅱ，脱出的脏器的最远端在处女膜上方1 cm和下方1 cm之间；Ⅲ，脱出的脏器的最远端在处女膜1 cm以下，但在阴道总长度减2 cm内；Ⅴ，子宫阴道完全脱出阴道口的情况。

盆底脏器脱垂如何进行治疗？

症状轻微时选择定期检查和去除让其状态继续恶化的因素等，症状严重的情况下则考虑手术治疗。手术的种类可根据盆底脏器脱垂的位置与程度进行选择，如经阴道的全子宫切除术、曼氏手术、尿道固定术、阴道壁缝合术、会阴体成形术、阴道切除术等。手术的目的是缓解症状，维持与恢复排尿功能、性功能及脏器功能，将盆底脏器恢复至正常解剖位置，预防其他盆底脏器脱垂症的发生，治疗伴随的其他盆腔内疾病。

阴道口狭窄的临床症状

根据狭窄的程度不同，患者可能出现性交痛、完全不能进行性交，或者可以完成不满意的性交等。

阴道与阴道口狭窄的分类

根据狭窄的位置不同分为两种：阴道前庭狭窄和阴道中上段狭窄。一般来讲阴道前庭狭窄容易矫正，而位于阴道上段狭窄的松解术就比较复杂。

阴道口狭窄的原因

(1)会阴体或阴道口手术的后遗症。
(2)放射线照射组织挛缩。
(3)闭经后的阴道缩窄。
(4)其他：如先天性下生殖道畸形、外阴癌症、白塞综合征、外阴扁平苔藓、硬化症、外阴炎症频发或性暴力所致的阴唇融合的后遗症。

阴道口狭窄的治疗手段

(1)使用雌激素制剂。
(2)使用阴道扩张工具行渐进式扩张术。
(3)手术治疗：根据狭窄部位的不同而选择不同的手术方法。

阴道/阴道口狭窄的手术方式

(1)阴道口狭窄重建术。
(2)阴唇粘连融合的松解术。
(3)中上段阴道狭窄可采用皮片移植法、会阴皮瓣移植法、腹壁肌皮瓣移植法治疗。

第三节　先天会阴部畸形矫正术及其他手术

本节将介绍会阴整形范畴的外阴和阴道的先天性畸形疾病及治疗方法，包括处女膜闭锁、阴道隔畸形、阴道闭锁、先天性无阴道，以及会阴部其他手术。

处女膜闭锁

1. 处女膜闭锁的概念

如处女膜褶发育过度，呈无孔处女膜，即为处女膜闭锁。处女膜在发育过程中是窦阴道球和泌尿生殖窦之间的膜性组织，在胎儿时期部分被重吸收形成孔隙。处女膜闭锁系处女膜褶发育旺盛，泌尿生殖窦上皮未能贯穿前庭部所致。处女膜闭锁多于月经初潮后发现，如子宫及阴道发育正常，初潮后经血积存于阴道内，继而扩展到子宫，形成阴道子宫积血，积血过多可流入输卵管，通过伞部进入腹腔，伞部附近的腹膜受经血刺激发生水肿、粘连，致使输卵管伞部闭锁，形成阴道、子宫、输卵管积血。

2. 处女膜闭锁的临床表现

①青春期后无月经初潮；②逐渐加重的周期性下腹痛；③下腹部可摸到包块，并且逐月增大；④检查时可见处女膜向外膨隆，表面呈紫蓝色；⑤肛查扪及压向直肠、紧张度大、有压痛的包块；⑥严重时伴有便秘、尿频或尿潴留、便秘、肛门坠胀等症状。

3. 处女膜闭锁的手术方法

手术宜在青春期开始之后，乳房发育、月经初潮之前进行。确诊后应及时行处女膜切开术，可以降低由于发现得太晚而诱发的子宫内膜异位症、不孕症等。手术方法：使用手术刀、组织剪或激光从 2 点至 8 点方向切开，然后再按同样方法从 4 点至 10 点方向切开，形成放射状切口。排出经血等分泌物。不必完全切开处女膜，以免引起瘢痕与狭窄导致日后的性交痛。不要紧贴阴道黏膜切除，尽量留下剩余的处女膜瓣，这样可保留性功能且形态更自然。用 3-0 可吸收缝线间断缝合切口边缘，也可利用多点穿刺技术把闭锁的处女膜转换成有小孔的形态，此法穿刺孔应位于处女膜中央部，且其孔的直径至少为 0.5 cm，才可防止分泌物等再次引发堵塞。术后患者于月经期时需要多次就诊，追踪观察。筛状处女膜或隔膜型处女膜，可诱发初次性交时出血过多或疼痛。

阴道隔畸形

1. 阴道横隔的概念

阴道横隔是指由于胚胎期米勒管（又称副中肾管）和泌尿生殖窦之间不完全融合，在阴道上 1/3 部和阴道下 2/3 部汇合的部位被完全封闭的状态。其常发生于阴道上、中 1/3 交界处，但亦可发生于阴道的任何部位。该病总发病率为 1/70000。

2. 阴道横隔的临床表现

阴道横隔是否出现临床症状，首先取决于横隔上有无小孔，其次是位置的高低，以及厚度的差别。完全性阴道横隔少见，多数在横隔中央有一小孔，细探针可通过，经血可外流则无症状发生，直到婚后因性交困难或分娩时胎头梗阻才发现。若横隔无孔，则在青春期会出现无月经、腹痛、阴道和子宫积血等症状。

3. 阴道横隔的手术治疗

(1) 环状不完全阴道隔：原则上行放射状切开整形术，先从侧壁切开，在切开前壁时应将导管插入尿道用作引导；切开后壁时应肛诊以防损伤邻近脏器。其他处理同处女膜闭锁。

（2）孔状或完全性横隔：应先探查清楚横隔与宫颈间的位置关系与距离，在引导下小心切开横隔，并酌情整形，修整至隔膜近基底部，用吸收线间断缝合止血。若横隔位置高、膜厚缝合困难，则应在止血基础上放置阴道塞扩张局部，并用含抗生素的油纱覆盖填塞。围手术期谨防感染。

4. 阴道纵隔的概念

阴道纵隔是双侧中肾旁管下段融合后，其中隔未消失或未完全消失所致。阴道纵隔因无明显临床症状，往往多在妇科检查或产前检查时才被发现。如果不影响性生活和生育，可以不治疗。若纵隔的存在使性交不适，或者分娩时影响胎头娩出，可施行纵隔切开或切除术。

5. 阴道纵隔的手术治疗

可选在月经初潮以后施行手术。静脉麻醉后，纵隔膜薄者行切开分离后单纯缝合两面切缘，隔膜厚者在隔膜阴道移形部位将其切除后用可吸收线缝合。行完全纵隔切除手术时，为降低膀胱损伤的风险，不需彻底切除，对于阴道上部纵隔，若手术方法难以探及，则不必彻底切除。

✦ 阴道闭锁

1. 阴道闭锁的概念

阴道闭锁是指卵巢、子宫内膜发育正常，但阴道却完全或部分被纤维组织取代。发生阴道闭锁多与孕期内外因素影响泌尿生殖窦形成下尿段有关。患者多可见原发性闭经伴周期性下腹痛等典型表现，一般需选择手术治疗，经手术治疗后多可完全治愈。预后较佳。

2. 阴道闭锁的分型

根据闭锁情况分为：Ⅰ型，完全性单侧阴道闭锁；Ⅱ型，不完全性单侧阴道闭锁；Ⅲ型，完全性单侧阴道闭锁伴宫颈瘘管。

3. 阴道闭锁的治疗

确诊后，所行手术较为简单，可在超声引导下切开阴道积血部位，排出血液或黏液，即用与阴道纵隔手术类似的方法切除闭锁侧的阴道黏膜。

✦ 先天性无阴道

1. 先天性无阴道的概念

本病是胚胎在发育期间受到内在或外界因素的干扰，亦可能是基因突变引起副中肾管发育异常所致。表现为正常女性染色体核型，全身生长及女性第二性征发育正常，外阴正常，阴道缺失，子宫发育（仅有双角残余），输卵管细小，卵巢发育及功能正常。其发病率在新生女婴中为 1/10000～1/4000。

2. 先天性无阴道的手术治疗方法

先天性无阴道的首选治疗方式为非手术性的扩张，随后逐渐形成阴道：以手持式渐进性扩张器作用于会阴凹陷处，每日 30 min 以上，或坐于特殊的阴道扩张器械上，逐渐顶压形成阴道，其治疗成功率可达 90%；但其需治疗 3～33 个月（平均 11.8 个月）。手术治疗可采用腹腔镜下改良 Vecchietti 阴道成形术；腹腔镜下腹膜代阴道成形术；改良 Abbe-McIndoe 术，使用网状厚皮片植皮，多从患者臀部切取；全厚植皮，使用腹直肌或股薄肌皮瓣；肠代阴道成形术。

会阴部其他疾病及手术

1. 外阴部血肿

外阴部血肿是外伤、分娩损伤、强奸或静脉曲张破裂等原因导致的组织间隙积血，有一侧或两侧阴唇肿胀并伴有疼痛，且大部分情况可伴有阴道裂伤。外阴部血肿包块发展迅速或直径在 10 cm 以上，经冷敷或压迫等治疗不能好转者，则选择进行手术引流。

2. 外阴前庭疼痛

外阴前庭疼痛是女性性功能障碍中引起性交疼痛的代表性疾患。表现为在轻微的刺激下，阴道后孔和前庭皮肤即可出现强烈的敏感反应，并持续疼痛或压痛可达数年，甚至难以使用卫生棉棒，且因性交痛不能过正常的性生活。

检查发现患者前庭大腺、处女膜及会阴等处可发现局部炎症反应或斑点、溃疡等，行阴道镜检查时可发现有特征性的斑点和白色病变。

诊断时，需要与阴道痉挛、萎缩性阴道炎、增生型外阴营养不良、复发性外阴阴道炎及接触性皮炎等疾病进行鉴别诊断。

疾病治疗：行坐浴及浸泡湿润保持会阴清洁，间断使用利多卡因凝胶局部麻醉或服用抗抑郁药及注射干扰素。但如果用上述方法治疗 2~4 个月后仍未好转可行手术性切除。有报道表明手术治疗成功率可达 97%。

手术治疗方法：①局部切除；②全/改良前庭切除术；③会阴成形术，后阴唇系带部位仅切除外阴皮肤的方法；④前庭成形术。

3. 阴道囊肿

阴道囊肿是阴道良性肿瘤中最常见的，正常阴道没有腺体存在，但偶可发现孤立的迷走的隐窝，并由此形成含有液体的潴留囊肿，并非赘生性或增生性肿瘤。阴道囊肿又分为上皮包涵囊肿（获得性）和胚胎遗留性囊肿（先天性）两类。在所有年龄层中，每 200 人中有 1 人可出现此疾病。大部分患者没有症状，但少数可以感到肿胀感或性交痛。若囊肿大于 2 cm、患者感到不适时可手术治疗。

阴道囊肿手术方法：①造口术，②囊肿切开或囊肿切除术。Gartner 囊肿特征性地出现于阴道侧壁，大者可扩展至阔韧带，术前必须通过各种影像学检查确认囊肿大小和周围结构，特别要明确囊肿与膀胱、尿道等泌尿系结构的关系。

4. 阴道溃疡

阴道溃疡形态与口腔溃疡相似，但其复发的频率不似口腔溃疡那样频繁。病因包括感染、微量元素异常、遗传因素、免疫异常、性激素异常等。

治疗上，大部分感染引起的阴道溃疡都可经抗生素治疗好转，但溃疡大、对抗生素不敏感时须考虑行切除术。静脉麻醉后，在溃疡和周围组织注入麻醉剂，使用激光进行剥离效果更佳。溃疡面积过大的阴道黏膜切除时，要考虑术后阴道腔狭窄的可能性，故需要准备行皮肤移植等手术。

5. 外阴部/阴道肿瘤

对于切除阴道腔内伴有疼痛的肿物，无论形状、大小，务必将切除组织做病检。怀疑为子宫内膜异位症的手术，因其位置紧贴于阴道黏膜下并且组织界限不清，很难剥离，故切除时存在大量出血、损伤其周围组织如膀胱和直肠的可能，手术时须特别注意。

6. 前庭大腺囊肿

前庭大腺囊肿系因前庭大腺管阻塞，分泌物积聚而成。在急性炎症消退后腺管堵塞，分泌物不能排出，脓液逐渐转为清液而形成囊肿；腺腔内的黏液浓稠或先天性腺管狭窄排液不畅，也可形成囊肿；亦可因前庭大腺损伤，如分娩时会阴与阴道裂伤后瘢痕阻塞腺管口，或行会阴侧切开术时损伤了腺管而形成囊肿。

无症状的前庭大腺囊肿不需要治疗，定期观察即可。如果囊肿逐渐长大，影响生活，或反复感染，经常形成脓肿，可行巴氏腺囊肿造口术。此法简单，损伤小，尚能保留腺体功能。但造口应够大，造口之后最好放引流条，每天用过氧化氢消毒液或者 2% 碘伏溶液冲洗一次，共冲洗 3~4 次，防止术后粘连闭合再次形成囊肿。一旦脓肿形成，应当切开引流。

第六章　体表肿物的诊治

✦ 什么是体表肿物?

体表肿物是指发生在皮肤、肌肉、骨骼等浅表软组织的肿块,可以是良性的,也可以是恶性的。这些肿物的形成原因多种多样,包括炎症、感染、外伤、遗传等因素。体表肿物可以是单发的,也可以是多发的,其大小和形态各异,有的可能很小,只有几毫米,有的可能很大,占据整个肢体或躯干。常见的体表肿物包括脂肪瘤、纤维瘤、血管瘤、神经纤维瘤、皮脂腺囊肿等。对于体表肿物,我们应该保持警惕,及时发现并就医。一般来说,如果肿物生长迅速并伴随疼痛、破溃、出血或其他异常症状,应及时就医进行诊断和治疗。对于良性的体表肿物,一般可以通过手术切除进行治疗;对于恶性的体表肿物,除了手术切除外,可能还需要进行化疗、放疗等综合治疗。总之,体表肿物是一种常见的病症,我们应该加以重视。

✦ 体表肿物通常有哪些类型?

体表肿物主要是指人体表面的肿块,这些肿块可以是良性的,也可以是恶性的。以下是一些常见的体表肿物类型。

1. 良性肿物及病变

脂肪瘤:这是最常见的良性肿物,由正常脂肪样组织的瘤状物组成,好发于四肢和躯干。它生长缓慢,触摸柔软,通常不会引起疼痛或不适,然而,深部脂肪瘤有恶变的可能。

皮脂腺囊肿(也称为"粉瘤"):这是由于皮脂腺排泄管阻塞而形成的潴留性囊肿,多发于头皮和颜面部,突出皮肤表面,球形,单发或多发,不易推动。

纤维瘤及神经纤维瘤:纤维瘤是由纤维组织构成的良性肿瘤,而神经纤维瘤则是由神经鞘细胞及神经纤维组成的良性肿瘤。

皮肤乳头状瘤:这是表皮乳头样结构的上皮增生所致,易恶变为皮肤癌。

色素痣:包括皮内痣、交界痣和混合痣,是常见的良性色素斑块。

血管瘤:包括毛细血管瘤、海绵状血管瘤和蔓状血管瘤等。

其他:如先天性皮样囊肿、皮肤乳头状瘤、瘢痕及瘢痕疙瘩等。

2. 恶性肿物

基底细胞癌:这是一种起源于表皮基底细胞的低度恶性肿瘤,多见于老年人头面部。

鳞状细胞癌：也称为"鳞癌"，起源于表皮或附属器细胞，多见于有鳞状上皮覆盖的部位，如皮肤、口腔、唇、食管等。

恶性黑色素瘤：这是一种高度恶性的肿瘤，发展迅速，起源于黑色素细胞。

纤维肉瘤、恶性神经鞘瘤、脂肪肉瘤等：这些也都是来源于间叶组织的恶性肿瘤。

当发现体表肿物时，应及时就医，进行相关的检查和诊断，以确定肿物的性质。对于良性肿物，如果生长缓慢且没有引起不适症状，通常不需要特殊治疗，但应定期观察。而对于恶性肿瘤，则需要根据医生的建议进行相应的治疗和管理，以尽量减少并发症，提高患者的生存质量，并延长其寿命。

✤ 体表肿物是如何形成的？

体表肿物的形成原因多种多样，可能包括炎症、感染、外伤、遗传等因素。有些肿物可能是由于局部组织的异常增生或代谢紊乱而形成的，而有些则可能是由其他部位的肿瘤转移而来。此外，一些遗传性疾病也可能导致体表肿物的发生。

✤ 体表肿物有哪些症状？

体表肿物的症状因肿物的性质、大小和位置等因素而异。一些较小的良性肿物可能没有任何症状，而较大的肿物则可能引起局部疼痛、肿胀、皮肤发红等症状。对于恶性的体表肿物，除了上述症状外，还可能伴随全身症状如发热、体重下降等。

✤ 如何诊断体表肿物？

诊断体表肿物通常需要进行详细的病史询问和体格检查。医生会根据肿物的位置、大小、形态、质地等因素进行初步判断，并可能进行进一步的检查如超声、CT、MRI 等影像学检查，以及病理学检查如穿刺活检或手术切除活检等以确定肿物的性质。

✤ 体表肿物会恶变为癌症吗？

虽然大多数体表肿物是良性的，但仍有少数可能会恶变为癌症。这种恶变的可能性取决于肿物的类型、大小、生长速度及患者的整体健康状况。因此，对于任何体表肿物，特别是那些生长迅速、疼痛、破溃、出血或有其他异常症状的肿物，应及时就医进行诊断和治疗，以避免恶性转化的风险。

✤ 如何判断体表肿物是否为恶性？

判断体表肿物是否为恶性需要进行全面的评估和检查。首先，医生会根据肿物的外观、质地、大小、生长速度等因素进行初步判断。然后，可能需要进行进一步的影像学检查如超声、CT、MRI 检查等，以了解肿物的内部结构、与周围组织的关系以及是否有转移。最后，确诊需要依赖病理学检查，通常是通过手术切除活检或穿刺活检来获取组织样本进行显微镜检查和评估。

如何治疗体表肿物？

体表肿物的治疗方法因肿物的性质、大小和位置等因素而异。对于良性的小肿物，一般不需要特殊治疗，可以定期复查观察其变化。对于较大的良性肿物或恶性肿物，则需要进行治疗，常见的治疗方法包括手术切除、化疗、放疗等。具体治疗方案需要根据肿物的具体情况制定。

如何预防体表肿物的发生？

预防体表肿物的发生，可以从以下几个方面着手。

（1）保持健康的生活方式：均衡饮食，适量运动，保持充足的睡眠和避免长时间处于高压的状态。

（2）避免感染和长期慢性炎症：及时处理皮肤创伤和感染，避免长期慢性炎症的刺激。

（3）注意保护皮肤：避免长时间暴露于阳光下，使用防晒霜和防护衣物保护皮肤。避免使用刺激性强的化妆品和护肤品。

（4）定期进行体检和筛查：对于有家族遗传病史的人群，应定期进行体检和筛查，及时发现并处理体表肿物。

（5）寻求专业医疗建议：如果发现自己有体表肿物的迹象或怀疑有，应及时就医咨询专业医生的建议和治疗方案。

体表肿物切除手术通常是怎样的过程？

体表肿物切除手术通常是一种相对简单的外科手术。在手术前，医生会对患者进行全面的评估，确定手术方案，并解释手术过程和可能的风险。手术通常是在局部麻醉或全身麻醉下进行的，具体取决于肿物的位置、大小和患者的整体健康状况。手术过程中，医生会将肿物及其周围的组织切除，并尽可能保留正常组织。手术后，医生会对伤口进行缝合，并给患者开具适当的止痛药和抗生素，以防止感染和减轻疼痛。

体表肿物切除手术后的恢复期是怎样的？

体表肿物切除手术后的恢复期因个人情况和手术范围而异。一般来说，小型手术后的恢复期较短，患者可能只需要休息几天就可以恢复正常活动。而对于较大或更复杂的手术，恢复期可能会更长，患者可能需要几周到几个月的时间才能完全恢复。在恢复期间，患者需要遵循医生的建议，避免剧烈运动和提举重物，保持伤口清洁干燥，并按时服用止痛药和抗生素。同时，定期回诊复查也是非常重要的，以确保伤口的愈合和身体的恢复。

体表肿物切除后还会复发吗？

体表肿物切除后是否复发取决于肿物的性质和患者的整体健康状况。一般来说，良性肿物切除后复发的可能性较小，但仍然存在复发的风险。对于恶性肿物，复发的可能性会更高，特别是在肿物较大、已经扩散或未完全切除的情况下。因此，手术后患者需要定期进行复查和随访，及时发现并处理可能的复发迹象。

体表肿物对患者的生活有何影响？

体表肿物对患者的生活可能产生不同程度的影响。首先，肿物的存在可能会引起局部疼痛、肿胀、瘙痒等不适症状，影响患者的日常生活和工作。其次，对于较大的肿物或位于显眼部位的肿物，可能会影响患者的外貌和自信心。此外，恶性肿物的诊断和治疗过程可能会对患者的心理和情感产生较大的冲击。因此，对于体表肿物患者，除了及时诊断和治疗外，还需要关注其心理和社会支持方面的需求。

体表肿物切除手术的风险和并发症

体表肿物切除手术虽然通常被认为是相对安全的手术，但仍然存在一定的风险和并发症。这些可能的风险和并发症包括但不限于：感染、出血、血肿形成、伤口愈合不良、瘢痕形成、神经损伤、复发等。感染是最常见的并发症之一，特别是在手术后的几天内，因此及时使用抗生素和保持伤口清洁干燥是非常重要的。出血和血肿形成可能是手术过程中的血管损伤引起的，大多数情况下可以通过压迫或引流来控制。神经损伤可能是手术过程中误伤周围神经导致的，这可能导致局部感觉异常或运动障碍。复发则可能是因为肿物未能完全切除或恶性肿物已经扩散到周围组织。

体表肿物切除手术后，应该如何护理伤口？

体表肿物切除手术后的伤口护理非常重要，它有助于促进伤口的愈合和减少感染的风险。以下是一些伤口护理的注意事项。

（1）保持伤口清洁：定期清洁伤口是防止感染的关键。使用干净的毛巾沾温和的清洁剂（如0.9%氯化钠注射液或温和的肥皂水）轻轻擦拭伤口周围的皮肤。避免使用75%乙醇溶液或其他刺激性强的化学物品。

（2）避免污染：尽量保持伤口干燥和清洁，避免与水或其他污染物接触。如果必须接触水，例如洗澡，请咨询医生是否可以使用适当的保护措施。

（3）避免剧烈运动和提举重物：这可能会增加伤口出血或裂开的风险。在医生的建议下逐渐恢复正常活动。

（4）避免过度活动：根据医生的建议，避免过度活动或剧烈运动，以减少对伤口的压力和摩擦。如果需要活动，请使用适当的支撑或包扎来保护伤口。

（5）按时服药：如果医生开了抗生素或其他药物来帮助伤口愈合或预防感染，请按时服药，并遵循医生的指示。

（6）定期更换敷料：根据医生的建议定期更换伤口敷料，保持伤口清洁和干燥。

（7）留意伤口变化：密切观察伤口的变化，包括颜色、形状、大小和任何分泌物。如果发现红肿、疼痛、渗液或异常的分泌物，请立即联系医生。

（8）避免吸烟和饮酒：吸烟和饮酒可能会影响伤口愈合和增加感染的风险。

（9）遵循医生的指导：每个伤口和手术都有不同的护理要求。请务必遵循医生的指导，并按时复诊，以便医生评估伤口的愈合情况。记住，正确的伤口护理是促进伤口愈合和减少并发症的关键。如果您有任何疑问或担忧，请及时咨询医生或专业护士的意见。

体表肿物切除后需要注意什么？

体表肿物切除后需要注意保持伤口清洁干燥，避免感染；遵循医生的建议进行术后康复锻炼；定期复查观察伤口愈合情况和肿物是否复发；同时，保持良好的心态和健康的生活方式也有助于身体的恢复和预防复发。

体表肿物切除手术会影响美观吗？

体表肿物切除手术是否会影响美观取决于肿物的位置、大小及手术后的伤口愈合情况。对于位于显眼部位的肿物，如面部、颈部、手部等，手术后的伤口愈合和瘢痕形成可能会对美观产生一定影响。为了减少这种影响，医生通常会采取一些措施，如使用精细的缝合技术、术后使用抗瘢痕药物等。此外，一些特殊的整形手术技术也可以用于修复和重塑手术区域的外观，以最大限度地减少美观上的影响。然而，需要注意的是，任何手术都有一定的风险，包括手术后可能出现的瘢痕和色素沉着等。因此，在选择手术时，患者应权衡利弊，并在医生的指导下做出决策。

体表肿物切除手术后的日常护理应该注意什么？

体表肿物切除手术后的日常护理对于患者的康复至关重要。以下是一些日常护理注意事项。

（1）保持伤口清洁：定期清洁伤口周围皮肤，以防污垢和细菌积累。使用温和的肥皂和清水，避免使用刺激性的化学清洁剂。

（2）避免刺激伤口：尽量避免触摸或摩擦伤口，以免引起疼痛和感染。衣物应选择柔软透气的材质。

（3）合理休息与活动：根据医生的指导，合理安排休息和活动时间。适当活动有助于促进血液循环和伤口愈合，但避免剧烈运动，以免伤口裂开。

（4）饮食调理：保持均衡饮食，摄入足够的营养，有助于伤口愈合和身体康复。增加蛋白质和维生素的摄入，避免辛辣、刺激性食物。

（5）观察伤口变化：密切观察伤口的颜色、形状和分泌物。如果发现红肿、疼痛、渗出物增多等异常症状，应及时就医。

（6）心理调适：手术后的恢复过程可能会带来一定的心理压力。保持积极乐观的心态，适当进行心理调适，有助于康复。

如何正确使用术后敷料？

术后敷料的使用，对于保护伤口和促进愈合至关重要。以下是一些正确使用术后敷料的建议。

（1）选择合适的敷料：根据医生的建议选择合适的敷料，如无菌纱布、透明贴等。确保敷料干净、无菌，避免使用过期或被污染的敷料。

（2）正确更换敷料：在更换敷料前，先洗手并确保双手干燥。轻轻揭开旧敷料，避免过度拉扯和刺激伤口。用温和的肥皂和清水清洁伤口周围皮肤，然后用无菌纱布轻轻拍干。根据需要，涂抹适量的抗生素药膏或保湿剂，然后换上新的敷料。

（3）保持敷料干燥：尽量避免敷料潮湿或被污染。如果发现敷料湿润或被污染，应及时更换。在洗澡时，可以采取适当的保护措施，如使用防水贴，避免水直接接触伤口。

（4）定期更换敷料：根据医生的建议定期更换敷料。一般情况下，每天更换一次敷料即可，但如果伤口有渗出物增多或污染等特殊情况，可能需要更频繁地更换敷料。

（5）注意观察伤口：在使用敷料期间，密切观察伤口的变化。如果发现红肿、疼痛加剧、渗出物增多等异常症状，应及时就医。

（6）通过正确的日常护理和正确使用敷料，可以有效地促进体表肿物切除手术后的伤口愈合和康复。同时，保持积极乐观的心态和良好的生活习惯也有助于身体的恢复和健康。

如果手术后伤口出现出血或渗血，该如何处理？

如果手术后的伤口出现出血或渗血，首先要保持冷静，然后按照以下步骤处理。

（1）轻微出血：如果伤口有轻微的出血或渗血，可以先尝试用干净的纱布或绷带轻轻压迫伤口，以减缓出血。避免用力擦拭或清洗伤口，以免加重出血。

（2）出血量较大：如果出血量较大，无法通过压迫止血，应立即联系医生或前往医院就诊。医生可能会采用更专业的止血方法，如使用止血药、缝合伤口等。

（3）观察出血情况：在处理出血的同时，要密切观察血的颜色、出血量和持续时间。如果出血持续不止或血颜色鲜艳，可能是血管损伤或凝血功能异常，需要尽快就医。

（4）避免感染：在处理出血时，要注意保持伤口的清洁和干燥，避免感染。如果需要使用止血药或抗生素，请遵循医生的指导。

（5）及时就医：如果出血无法控制或伴随其他症状（如头晕、乏力等），应立即就医，以免延误治疗。

总之，对于手术后的伤口出血，要根据出血量的多少和症状的严重程度，采取不同的处理措施。在处理过程中，要保持冷静，遵循医生的指导，及时就医。

如何减轻体表肿物切除手术后的疼痛和不适？

体表肿物切除手术后，患者可能会感到疼痛和不适，优良的疼痛管理对于患者的舒适和恢复至关重要。以下的措施可帮助减轻这些症状。

（1）药物治疗：医生可能会开具止痛药，如非处方药类的解热镇痛药或处方药类的镇痛药，以帮助缓解术后疼痛。请遵医嘱正确使用药物，确保在疼痛出现之前或疼痛刚开始时服药，以获得最佳效果，并注意药物可能的不良反应。

（2）冰敷：在手术后的前几天，可以使用冰敷来减轻伤口周围的疼痛和肿胀。将冰块包裹在毛巾或纱布中，轻轻敷在伤口上，每次敷 15~20 min，每隔几小时重复一次。

（3）抬高受伤部位：如果手术部位位于四肢，可以尝试将受伤部位抬高，以减少血液淤积和肿胀。使用枕头或折叠的毛巾将受伤部位垫高，保持舒适的体位。

（4）热敷：随着时间的推移，热敷可能更有助于缓解疼痛。热敷可以促进血液循环，缓解肌肉紧张。使用热水袋或温暖的湿毛巾敷在手术区域，每次敷 10~20 min。

（5）物理疗法：如按摩、针灸或理疗等这些方法可以帮助放松肌肉，改善血液循环，减轻疼痛。

（6）放松和呼吸练习：通过深呼吸、放松训练和冥想等，可以帮助患者减轻疼痛和缓解焦虑情绪。

（7）避免剧烈运动：在手术后的恢复期，避免过度使用受伤部位，以免增加疼痛和肿胀。根据医生的指导，逐渐恢复正常的活动水平。

（8）保持积极心态：保持积极的心态和良好的情绪状态，有助于缓解疼痛和不适。与家人和朋友保持联系，分享自己的感受和经历。

请注意，每个人的疼痛感知和耐受能力不同，因此请根据自己的情况选择适合的疼痛管理方法。如果疼痛严重或持续不减，请及时咨询医生，以便调整治疗方案或开具更有效的止痛药。

如何预防体表肿物切除手术后的感染？

预防感染是体表肿物切除手术后护理的重要环节。以下是一些预防措施。

（1）遵循医生的指示：严格按照医生的指示服用抗生素，确保足够的剂量和时长。同时，遵循医生的建议，避免在伤口周围使用不必要的药物或化妆品。

（2）保持伤口清洁：定期清洁伤口周围皮肤，避免污垢和细菌积累。使用温和的肥皂和清水，避免使用刺激性的化学清洁剂。在清洁伤口时，避免使用75%乙醇溶液或其他刺激性液体。

（3）避免触摸伤口：尽量减少触摸伤口的次数，避免用脏手触摸伤口或周围的皮肤。如果需要触摸伤口，先洗手并确保双手干燥。

（4）避免剧烈运动：在手术后恢复期，避免过度使用受伤部位，以免增加感染和出血的风险。根据医生的指导，逐步恢复正常的活动水平。

（5）注意个人卫生：保持良好的个人卫生习惯，包括勤洗手、避免与他人共用个人物品等。这有助于减少细菌的传播和感染的风险。

（6）及时就医：如果发现伤口红肿、疼痛加剧、渗出物增多等异常症状，可能是感染的迹象，应及时就医。医生会根据情况调整治疗方案，并开具适当的抗生素。

（7）通过遵循医生的指示、保持伤口清洁、注意个人卫生、避免剧烈运动和及时就医，可以有效地预防体表肿物切除手术后的感染。同时，保持积极乐观的心态和良好的生活习惯也有助于身体的恢复和健康。

体表肿物切除手术后如何帮助患者更快地恢复？

体表肿物切除手术后为了更快地恢复，可以从以下几个方面入手。

（1）均衡饮食：摄入充足的营养对身体的恢复至关重要。确保饮食中包含足够的蛋白质、维生素和矿物质。多摄入鱼、肉、蛋、豆类等高质量蛋白质食物，以及新鲜蔬菜和水果等富含维生素和矿物质的食物。

（2）适度运动：根据医生的建议，逐步增加运动量。适度运动可以促进血液循环，加速伤口愈合，增强身体免疫力。开始时可以选择轻度运动，如散步、瑜伽等，然后逐渐增加运动强度和时间。

（3）充足的休息：保证充足的休息和睡眠有助于身体恢复体力，提高免疫力。合理安排作息时间，避免熬夜和过度劳累。

（4）保持积极心态：积极乐观的心态有助于身体的恢复。保持心情愉快，避免过度焦虑。可以尝试进行放松的活动，如冥想、听音乐等，以缓解压力。

（5）定期随访：按照医生的指示进行定期随访和复查。这有助于及时发现并处理任何潜在问题，确保身体顺利恢复。

（6）避免刺激因素：尽量避免接触可能引起伤口感染或瘢痕增生的刺激因素，如避免吸烟、避免长时间暴露于阳光下等。

通过遵循以上建议，可以帮助行体表肿物切除手术的患者尽快恢复。但请注意，每个人的恢复速度和方式可能有所不同。如有任何疑虑或不适，请及时咨询专业医生或医疗机构。

体表肿物切除手术后，早期该如何避免瘢痕的形成？

体表肿物切除手术后避免形成瘢痕是非常重要的。以下的建议可以帮助预防瘢痕的形成。

（1）保持伤口清洁：定期清洁伤口，避免感染。使用温和的清洁剂，如0.9%氯化钠注射液或温和的肥皂水，清洁伤口周围的皮肤时应轻柔。

（2）避免刺激伤口：避免过度摩擦、挤压或拉伸伤口区域。避免使用刺激性的化学物质或护肤品，以免刺激伤口。

（3）保持伤口湿润：使用适当的保湿剂，如硅酮凝胶或保湿霜，保持伤口区域的湿润。这有助于减少瘢痕的形成和改善瘢痕的外观。

（4）均衡饮食：保持均衡的饮食，摄入足够的维生素和矿物质，有助于促进伤口的愈合和减少瘢痕的形成。

（5）避免阳光直射：避免伤口区域长时间暴露在阳光下，以免紫外线对伤口造成损伤。采用使用防晒霜或戴帽子、撑遮阳伞等防护措施。

（6）尽早开始物理治疗：在伤口愈合的过程中，尽早开始物理治疗，如按摩、压力疗法等，可以帮助改善瘢痕的外观和减少瘢痕的形成。

需要注意的是，瘢痕的形成是一个复杂的生物学过程，每个人的反应和恢复速度都不同。尽管采取了预防措施，仍然有可能形成瘢痕。如果患者对瘢痕的形成感到担忧，最好咨询专业医生或皮肤科医生，了解更多关于瘢痕预防和管理的信息。

体表肿物切除手术后如何预防切口瘢痕的形成？

预防瘢痕的形成是体表肿物切除手术后护理的重要一环。以下的建议可帮助预防瘢痕的形成。

（1）术中处理：术中严格遵守无菌原则，尽量避免伤口感染；切除手术过程中减少牵拉、撕裂伤口周边皮肤；减少伤口出血，避免血肿形成；伤口缝合过程中不留无效腔，打结时避免缝线切割伤口，避免伤口内翻等。

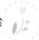

（2）早期干预：在术后尽早开始瘢痕护理，可以显著减少瘢痕的形成。与医生保持沟通，了解适合自身状况的瘢痕护理方案。

（3）避免感染：感染是瘢痕形成的主要因素之一。保持手术部位清洁干燥，遵循医生的指示使用抗生素，避免感染的发生。

（4）适度张力：手术后，伤口周围的皮肤可能会受到张力的影响，导致瘢痕的形成。使用适当的包扎和固定方法，减轻伤口周围的张力，有助于预防瘢痕的形成。

（5）按摩和压力：在医生的指导下，进行适当的按摩和压力应用，可以促进血液循环，减少瘢痕的形成。但请避免过度按摩或施加过大压力，以免对伤口造成刺激。

（6）使用瘢痕预防产品：市面上有一些瘢痕预防产品，如硅酮凝胶、瘢痕贴等，可以减少瘢痕的形成。在使用这些产品之前，请咨询医生的意见，并按照说明书正确使用。

请注意，每个人的体质和反应都有所不同，预防瘢痕的形成并不总是成功的。如果已形成了瘢痕，不要过分焦虑。与医生保持沟通，获取专业的瘢痕管理建议，可以帮助更好地应对瘢痕问题。

如何处理体表肿物切除手术后的瘢痕？

体表肿物切除手术后，瘢痕的形成是常见的现象。以下的建议可以帮助处理手术后的瘢痕。

（1）保持瘢痕清洁：定期清洁瘢痕区域，使用温和的肥皂水和清水。避免使用刺激性的化学清洁剂或过度摩擦瘢痕区域。

（2）保湿：使用适当的保湿剂，如硅酮凝胶、保湿霜等，有助于保持瘢痕区域的湿润，促进瘢痕的软化和平复。

（3）避免阳光直接照射：长时间暴露在阳光下可能导致瘢痕颜色变深或加重，应使用防晒霜或穿防晒衣物，避免阳光直接照射瘢痕区域。

（4）按摩：在医生的建议下，可以尝试轻轻按摩瘢痕区域。这有助于促进血液循环，促进瘢痕的软化和平复。

（5）寻求专业治疗：如果瘢痕增生严重或影响美观，可以考虑进行专业治疗。常见的瘢痕治疗方法包括激光治疗、注射瘢痕软化剂等。请咨询专业医生或皮肤科医生，了解适合自身状况的瘢痕治疗方案。

处理瘢痕需要有耐心、花时间。每个人的瘢痕恢复速度、效果可能不同。遵循医生的建议，保持积极的心态，相信瘢痕会逐渐改善。同时，如有任何疑虑或不适，请及时咨询专业医生或医疗机构。

体表肿物切除手术后的瘢痕可以完全消除吗？

体表肿物切除手术后的瘢痕通常不可能完全消除，但可以通过一些方法和治疗来改善其外观。瘢痕的外观取决于多个因素，包括手术的类型、个体差异以及术后的护理和治疗。以下一些常用的改善瘢痕外观的方法。

（1）瘢痕修复手术：对于某些类型的瘢痕，如增生性瘢痕或瘢痕疙瘩，可能需要通过手术来修复。这些手术可能包括瘢痕切除、皮肤移植或其他技术。

（2）药物治疗：某些药物，如局部激素制剂或细胞毒性药物，可以用于减少瘢痕的炎症和促进其成熟。这些药物需要在医生的指导下使用。

（3）物理疗法：物理疗法，如压力疗法、硅胶贴敷或按摩，可以促进瘢痕的软化和平坦化。这些方法需要在医生的指导下进行，并需要持续一段时间才能看到效果。

（4）激光治疗：激光治疗可以用于改善瘢痕的外观，淡化其颜色、改善质地和降低高度。不同类型的激光可以用于不同类型的瘢痕。

需要注意的是，瘢痕的改善程度因人而异，取决于瘢痕的类型、年龄和个体差异。改善瘢痕外观的过程可能需要时间和耐心。

✦ 瘢痕的外观和颜色会随着时间的推移而有所改变吗？

瘢痕的外观和颜色通常会随着时间的推移而有所改变。瘢痕的成熟过程包括炎症期、增生期和重塑期，每个阶段都有不同的变化。在炎症期，瘢痕可能呈现红色、肿胀，伴随疼痛。随着时间的推移，进入增生期，瘢痕可能会变得更加突出和坚实。随后，进入重塑期，瘢痕逐渐变软、变平，颜色也会逐渐淡化。然而，瘢痕的最终外观和颜色取决于多种因素，如个人体质、手术类型、伤口大小及术后护理等。有些人的瘢痕几乎可完全消退，而有些人可能会留下明显的瘢痕。

需要注意的是，瘢痕的外观和颜色变化是一个渐进的过程，可能需要几个月到几年的时间。在等待瘢痕成熟的过程中，保有耐心和保持积极的心态非常重要。

✦ 如何选择合适的瘢痕护理产品？

选择合适的瘢痕护理产品对于促进瘢痕的消退和改善其外观非常重要。以下的建议可帮助患者选择合适的瘢痕护理产品。

（1）咨询医生：在选择瘢痕护理产品之前，最好咨询专业医生或皮肤科医生的意见。他们会根据患者的具体情况和需求，推荐适合的产品。

（2）了解产品成分：瘢痕护理产品的成分决定其疗效。一些常见的有效成分包括硅酮、维生素 C、维生素 E 等。了解产品的成分，并选择含有有效成分的产品，可以加速瘢痕的消退。

（3）考虑产品形式：瘢痕护理产品有多种形式，如凝胶、乳膏、贴片等。应根据个人喜好和使用的方便性，选择容易涂抹和吸收的产品形式。

（4）查看产品评价：通过查看在线购物平台、社交媒体或专业医疗网站上的用户评价，了解产品的效果和口碑，可以帮助患者选出合适的产品。

（5）注意产品质量：选择来自可信赖品牌和制造商的瘢痕护理产品，确保产品的质量和安全性。避免购买来源不明或质量不可靠的产品。

✦ 瘢痕瘙痒和疼痛是正常的吗？

瘢痕瘙痒和疼痛是常见的症状，尤其在瘢痕愈合和重塑的过程中。新生组织的形成和神经末梢的再生，可能会导致瘢痕区域的瘙痒和疼痛。通常情况下，轻度的瘙痒和疼痛是正常的，并且会随着瘢痕的成熟而逐渐减轻。然而，如果瘙痒和疼痛持续严重或影响日常生活,可能是不正常的,需要及时就医。

缓解瘢痕瘙痒和疼痛,可以采用以下方法:保持瘢痕区域清洁和湿润,避免过度刺激和摩擦;使用适当的药膏或保湿剂,如硅酮凝胶、止痒药膏等;口服抗过敏药物或止痛药,如马来酸氯苯那敏、布洛芬等(在使用药物前请咨询医生)。如果瘙痒和疼痛持续时间长或持续加重,建议及时就医。医生会根据具体情况开具相应的药物或提供治疗方案,以减轻症状并促进瘢痕的愈合。

体表肿物切除手术后,可以恢复日常活动吗?

体表肿物切除手术后的活动限制因手术大小、位置和个体差异而异。一般来说,小型手术对日常活动的影响较小,而大型手术可能需要更多的休息和恢复时间。手术后,医生会给出具体的活动建议。通常,小型手术患者只要休息几天就可恢复日常活动,但可能需要避免剧烈运动或搬运重物等活动,以免给伤口带来压力或造成损伤。对于大型手术患者,医生可能会建议休息更长时间,以确保伤口充分愈合和身体恢复。

在恢复期间,遵循医生的活动建议非常重要。逐渐增加活动量,避免过度劳累和突然增加运动强度。同时,保持伤口的清洁和干燥,避免感染和发生其他并发症。

体表肿物切除手术后需要进行特别的皮肤护理吗?

体表肿物切除手术后,特别是手术切口周围的皮肤,需要特别的护理。以下的建议可帮助进行皮肤护理。

(1)保持清洁:手术后,务必保持手术区域和周围皮肤的清洁。避免使用刺激性的化学清洁剂或肥皂,可以使用温和的清洁产品,如0.9%氯化钠注射液或温和的肥皂水进行清洁。

(2)避免刺激:手术后,手术区域的皮肤可能比较敏感。避免使用含有乙醇、香料或其他可能引起刺激的护肤品或化妆品。尽量选择无添加、温和的护肤产品。

(3)保持湿润:手术后,皮肤可能变得干燥。使用温和的保湿霜或乳液,帮助保持皮肤湿润,可减轻干燥和瘙痒的不适感。

(4)避免暴晒:手术后,手术区域的皮肤更容易受到紫外线的伤害。尽量避免长时间暴露在阳光下,如果必须外出,请使用防晒霜或戴帽子、撑遮阳伞等。

(5)避免摩擦和压迫:手术后,避免过度摩擦和压迫手术区域。尽量穿宽松、舒适的衣服,避免对伤口产生过大的摩擦或压迫。

请注意,具体的皮肤护理步骤和注意事项可能因手术类型和个体差异而异。手术后,最好与医生或护士沟通,了解针对个人情况的皮肤护理建议。如果有任何疑虑或不适,请及时就医咨询。

如何预防体表肿物切除手术后的感染?

预防体表肿物切除手术后的感染非常重要。以下的预防措施可帮助降低感染的风险。

(1)保持伤口清洁:手术后,务必保持手术区域的清洁和干燥。遵循医生的指导,使用适当的清洁剂或消毒剂清洁伤口周围皮肤。

(2)避免触摸伤口：尽量避免触摸手术区域，以减少与细菌和其他污染物的接触。如果必须触摸，请先洗手并使用消毒手套。

(3)按时服药：医生可能会开具抗生素或其他药物来预防感染。请按时服药，并遵循医生的指导用药。

(4)避免过度活动：手术后，避免过度活动或剧烈运动，以减少对伤口的刺激和损伤。根据医生的建议，逐渐恢复活动。

(5)注意观察伤口：密切观察手术区域的伤口情况。如果发现红肿、疼痛、渗出物等请及时就医咨询。

请注意，以上预防措施仅供参考，具体的预防方法可能因手术类型和个人情况而异。手术后，最好与医生或护士沟通，了解针对个人情况的预防建议。如果有任何疑虑或不适，请及时就医咨询。

体表肿物切除手术后该如何复查?

体表肿物切除手术后的复查是为了监测伤口的愈合情况、检查是否有复发或并发症的发生，并评估整体恢复状况。复查的具体安排会因手术类型、个体差异及医生的建议而有所不同。

一般来说，复查包括以下几个方面的内容。

(1)伤口检查：医生会仔细检查手术区域的伤口，观察愈合情况，确认是否有感染、出血或其他异常症状。

(2)触诊：医生可能会通过触诊来检查手术区域及其周围的组织，以评估是否有异常的肿块或结节。

(3)影像学检查：根据手术情况和医生的建议，可能需要进行影像学检查，如超声、CT 或 MRI 等检查，从而更准确地评估恢复情况和是否有复发。

(4)复查的频率也会根据具体情况而定。一般来说，术后初期复查可能较为频繁，以确保伤口正常愈合，之后会逐渐减少复查的频率。

在复查时，请务必告知医生个人的任何疑虑、不适或观察到的异常情况，以便医生能够及时调整治疗方案或给予相应的建议。与医生保持良好的沟通，共同关注术后的恢复进程，有助于确保手术效果的最大化。

体表肿物切除手术后,需要注意调整哪些生活习惯?

体表肿物切除手术后，为了促进伤口的愈合和身体的恢复，患者可能需要调整一些生活习惯。以下的建议可帮助更好地应对手术后的生活习惯调整。

(1)戒烟：吸烟会延迟伤口愈合，增加感染的风险。如果患者吸烟，最好从手术前几周开始减少吸烟，并在手术后完全戒烟。

(2)饮食调整：均衡饮食对于伤口的愈合和身体的恢复非常重要。确保摄入足够的蛋白质、维生素和矿物质，多吃新鲜水果、蔬菜和全谷类食物。

(3)适度运动：根据医生的建议，适度进行运动有助于促进血液循环，加速伤口的愈合。避免剧烈运动或过度活动，以免对伤口造成压力或损伤。

（4）保持良好的卫生习惯：手术后，应特别注意个人卫生，保持伤口清洁干燥，避免感染。遵医嘱清洁、消毒，正确使用清洁剂和消毒剂。

（5）避免暴露于阳光下：手术后，皮肤可能变得更加敏感。避免长时间暴露在阳光下，以免刺激和损伤伤口。如果需要外出，请使用防晒霜或戴帽子、撑遮阳伞等。

（6）心理调适：手术后，患者可能会感到焦虑、不安或情绪低落。与家人、朋友或心理医生保持沟通，寻求支持和帮助，有助于患者手术后的心理调整。

请注意，具体的生活习惯调整建议可能因手术类型和个人情况而异。手术后，最好与医生或护士沟通，了解针对个人情况的建议和指导。遵循医生的建议，积极调整生活习惯，有助于促进伤口的愈合和身体的恢复。

体表肿物切除手术后的饮食需要注意什么？

体表肿物切除手术后的饮食对于身体的恢复和伤口的愈合非常重要。以下的建议可以帮助合理安排手术后的饮食。

（1）均衡营养：确保摄入均衡的营养，包括高质量的蛋白质、脂肪、碳水化合物、维生素和矿物质。

（2）增加蛋白质的摄入：蛋白质是伤口愈合所必需的营养物质。适量增加鱼、肉、蛋、豆类等蛋白质食物的摄入，可以促进伤口的愈合和组织修复。

（3）多摄入维生素和矿物质：维生素 C、维生素 A、锌和铁等维生素和矿物质对于伤口愈合和免疫系统维持正常功能至关重要。

（4）避免刺激性食物：手术后，避免摄入辛辣、油腻、刺激性的食物，以免对伤口造成刺激和带来不适。同时，减少摄入含咖啡因和乙醇的饮料，以免影响身体的恢复。

（5）增加水分摄入：保持充足的水分摄入有助于促进身体的新陈代谢和伤口的愈合。多喝水、汤、粥等，以保持身体的水分平衡。

（6）分餐制饮食：手术后，身体需要逐渐恢复消化功能。建议采用分餐制饮食，每天分为 5~6 餐，每餐控制在一定量，避免暴饮暴食。

（7）遵循医生指导：如果有特殊的饮食要求或限制，如糖尿病、高血压等慢性疾病患者，需要遵循医生的指导，合理安排饮食。

总之，体表肿物切除手术后的饮食应以均衡、清淡、易消化为原则，避免刺激性食物和饮品，保持充足的水分摄入，并根据个人情况遵循医生的指导，合理的饮食安排有助于促进身体的恢复和伤口的愈合。

如何判断体表肿物是否需要紧急就医？

体表肿物在以下情况下可能需要紧急就医。

（1）肿物迅速增大：如果肿物在短时间内迅速增大，这可能是一个紧急情况，需要立即就医。

（2）疼痛或不适：如果肿物伴随剧烈疼痛、红肿、发热或不适，这可能是感染的迹象或炎症的表现，需要紧急就医。

（3）出血或有渗出物：如果肿物出现出血、渗出物或流脓等症状，可能是感染或恶化的迹象，需要紧急就医。

（4）影响生理功能：如果肿物压迫周围的神经、血管或其他组织，导致功能障碍或不适，需要紧急就医。

（5）疑似恶性：如果肿物具有恶性特征，如形状不规则、边缘模糊、颜色异常等，或者医生怀疑恶性可能，需要尽快就医进行进一步评估和治疗。

在紧急情况下，请立即就医，并告知医生您的症状和疑虑。医生会根据具体情况进行评估和处理，以确保患者的健康和安全。

如何预防体表肿物的再次发生？

预防体表肿物再次发生的关键在于关注健康生活方式和定期体检。以下的建议有助于降低体表肿物再次发生的风险。

（1）保持健康的生活方式：均衡饮食，摄入足够的维生素、矿物质和抗氧化剂。保持适度的体重，避免肥胖。定期参加体育活动，增强身体素质和免疫力。

（2）避免长时间暴露于阳光下：长时间暴露于阳光下可能增加皮肤肿瘤的风险。在户外活动时，尽量使用防晒霜、戴帽子和撑遮阳伞等。

（3）注意个人卫生：保持皮肤清洁，避免过度摩擦和刺激，及时处理皮肤创伤和感染，避免炎症和瘢痕的形成。

（4）定期体检：定期进行体检，包括皮肤科检查，有助于及时发现和处理体表肿物。如果患者有家族遗传史或其他高风险因素，建议增加体检频率或咨询专业医生的建议。

（5）注意心理健康：保持积极乐观的心态，减轻压力和焦虑，有助于降低体表肿物再次发生的风险。

请记住，以上建议仅供参考。对于预防体表肿物再次发生的具体措施，最好咨询专业医生或皮肤科医生的意见。他们可以根据患者的具体情况提供更详细的建议和指导。

体表肿物切除手术后，可以进行哪些运动来促进恢复？

体表肿物切除手术后，适当运动可以促进血液循环，加速伤口的愈合，增强身体的免疫力。然而，具体的运动建议取决于手术的大小、部位及医生的建议。一般来说，在手术后初期，患者可能需要避免剧烈的运动，以免压迫或损伤伤口。在这个阶段，轻度的活动，如散步、轻度的有氧运动或瑜伽等，可能更适合。这些活动可以帮助提高身体的灵活性，促进血液循环，同时不会给伤口带来过大的压力。随着伤口的愈合和身体的恢复，患者可以逐渐增加运动强度。

然而，重要的是在开始前先咨询医生的意见。医生会根据患者的手术情况和恢复进度，为其提供更具体的运动建议。此外，患者还可以咨询专业的康复师或物理治疗师，他们会根据患者的具体情况制定个性化的康复计划。运动应以舒适和适度为原则。避免过度运动，以免给身体带来额外的负担。如果患者在运动过程中感到不适或疼痛，应立即停止并咨询医生。

体表肿物切除手术后，如何判断伤口是否发生感染？

在体表肿物切除手术后，判断伤口是否发生感染是非常重要的。通常，被感染伤口会出现以下一些常见的迹象和症状。

(1)红肿：感染伤口周围的皮肤通常会变得红肿，这是身体对感染的自然反应。

(2)疼痛：感染伤口通常会伴随疼痛，尤其是在触摸或活动时。

(3)渗液：感染伤口可能会分泌脓液、浑浊的液体或有异味的液体。

(4)发热：感染可能导致体温升高，这是身体对感染的一种全身反应。

(5)延迟愈合：如果伤口长时间无法愈合，或者愈合进程突然停滞，这也可能是感染的迹象。

如果发现伤口有以上任何被感染的迹象，应该立即联系医生或前往医院就诊。医生可能会进行进一步的检查，例如血液测试或伤口培养，以确认感染的存在，并给予适当的抗生素进行治疗。

如果对手术后的伤口护理有疑问或不确定，该如何处理？

如果对手术后的伤口护理有疑问或不确定，最好的做法是咨询专业医生或护士的意见。他们会根据患者的具体情况和手术类型，提供个性化的指导和建议。患者可以联系手术的医生或前往医院、咨询关于伤口护理的具体问题。此外，患者还可以咨询专业护士或伤口护理专家，他们通常具有丰富的经验和专业知识，故可以提供专业的帮助。

记住，正确的伤口护理对于促进愈合和预防并发症至关重要。不要犹豫，及时寻求专业人员的帮助，以确保伤口得到妥善护理。

第七章　抚平皮肤的"烙印"

第一节　瘢痕的概述

皮肤是由表皮、真皮、皮下组织及皮肤附属器组成。

外伤、烧伤、手术、感染等各种原因引起的皮肤损伤，都有可能形成瘢痕。瘢痕是一个很笼统的概念，它是各种创伤所引起的正常皮肤组织的外观形态和组织病理学改变的统称。它是伤口或创面自然愈合过程中的一种正常的、必然的生理反应，是人体创伤修复的产物。当皮肤浅表受伤，仅仅影响表皮，从毛囊、皮脂腺的上皮细胞起，通过形成上皮而愈合，修复后均能达到结构完整性和皮肤功能的完全恢复。当伤口深达真皮和皮下组织时，身体会启动愈合过程，修复受损的组织。在这个过程中，胶原蛋白和其他细胞外基质成分被沉积在伤口周围，形成瘢痕组织。瘢痕的形成是身体修复损伤的一种方式，但有时瘢痕可能会变得明显或不规则。

瘢痕不仅影响美观，还可妨碍相关组织或器官的生理功能，甚至导致畸形。其具体的定义只能从皮肤改变的组织病理结构，甚至超微结构上，并结合临床具体表现加以描述。临床上根据瘢痕组织学的区别，可以将其分成浅表性瘢痕、增生性瘢痕、萎缩性瘢痕及瘢痕疙瘩。根据瘢痕的形态，又可分为线性瘢痕、蹼状瘢痕、凹陷性瘢痕、桥状瘢痕等。

✦ 哪些因素容易引起瘢痕？

在正常的伤口愈合过程中，胶原的合成代谢与降解代谢之间维持着平衡状态。但在增生性瘢痕和瘢痕疙瘩中，这种正常的平衡被破坏，胶原的合成明显超过降解，最终导致胶原大量堆积。导致这种改变的确切病因尚不清楚，但许多因素与这种改变有关。

1. 体外因素

（1）外伤和皮肤疾病：大部分瘢痕疙瘩通常发生在局部损伤1年内，包括外科手术、撕裂伤、烧伤、文身、咬伤和其他非特异性损伤。其他的皮肤疾病包括蜂窝织炎、粉刺、化脓性汗腺炎、毛囊囊肿、局部感染等均与瘢痕疙瘩形成有关。

（2）张力：瘢痕增生易发生于张力高的部位，垂直于皮肤松弛线切口的张力，是平行于皮肤松弛线切口张力的3倍，张力大，可刺激纤维组织的形成。因此，若手术切口选择不当会产生较大张力,这是瘢痕增生形成的因素之一。

(3)种族:黑色人种和黑肤色的人较白色人种更易形成瘢痕疙瘩和增生性瘢痕。波利尼西亚人和中国人较印第安人和马来西亚人更易形成瘢痕疙瘩。欧洲居住在回归线上的人较居住在温带的人有更大的瘢痕疙瘩发生倾向。所有种族(包括黑色人种)的白化病患者未见有瘢痕疙瘩的报道。

(4)部位:瘢痕疙瘩可以发生于身体的任何部位,但常见于上背部、肩部、胸前部、上臂三角肌区,较少发生于下肢、面部和颈部,皮肤厚的部位较皮肤薄的部位更易发生。Crockett 根据大量统计资料,提出了瘢痕疙瘩发生部位的敏感顺序。

第一顺序:胸骨前、上背部、上臂三角肌区。这些部位的所有瘢痕几乎都有可能发展为瘢痕疙瘩。

第二顺序:有胡须的部位、耳朵、上肢前侧、胸前、头皮和前额。这些部位形成瘢痕疙瘩的倾向,与损伤的性质有关。

第三顺序:下背部、腹部、下肢、面中部和生殖器。这些部位的瘢痕疙瘩不常见。

(5)年龄:瘢痕增生可发生于任何年龄的人,但一般多见于青年人。

(6)家族倾向:瘢痕疙瘩具有家族倾向性。

2. 体内因素

(1)内分泌紊乱:瘢痕疙瘩的形成与内分泌的改变有一定关系。大多数的瘢痕疙瘩发生在青春期。在妊娠期,瘢痕疙瘩有明显的症状加重和体积增大,绝经后瘢痕疙瘩逐渐消退萎缩。

(2)生物化学因素:在瘢痕疙瘩、增生性瘢痕和正常瘢痕中,胶原酶的活性较正常皮肤高,胶原的合成与降解间的失平衡,不是因为降解减少,而是由于合成代谢不成比例地增加。

(3)免疫学改变:在瘢痕疙瘩形成以前,有一个典型的损伤潜伏期(有时原发损伤不明显而被患者忽略),如果第二次触发(例如单纯的外科切除),则会很快复发,且病变的大小常常较之前有所增大,该特点可被比作一个免疫反射弧;最初的接触导致过敏,记忆形成和效用机制。瘢痕疙瘩形成的第二阶段类似于第二次免疫。

什么是浅表性瘢痕?

浅表性瘢痕多因损伤表皮或真皮浅层而形成,如皮肤擦伤、浅表的感染或浅Ⅱ度烧伤后形成的瘢痕。这类瘢痕外观粗糙,有时有色素改变,但局部平坦、柔软,无功能障碍,时间久了瘢痕会逐渐变得不明显。

什么是增生性瘢痕? 增生性瘢痕会消退吗?

增生性瘢痕是指皮肤损伤愈合过程中,皮肤发生上皮化后,局部纤维组织继续增生,胶原纤维大量沉积而形成的高出皮肤表面的病理性组织,好发于累及真皮深层的创伤,如深Ⅱ度及以上的烧伤、切割伤、感染、被切取了中厚皮的供皮区创面等。增生性瘢痕潮红充血,突出皮面,高低不平,局部增厚变硬,质地坚韧,有灼痛和瘙痒感。环境温度升高,情绪激动,或进食辛辣刺激性食物时症状加剧。

增生性瘢痕与周围正常皮肤边界清楚,与深部组织粘连不紧,可以推动,其收缩性比挛缩性瘢痕小。因此，发生于非功能部位的增生性瘢痕一般不至于引起严重的功能障碍。关节部位大片的增生性瘢痕，其厚硬的夹板作用，妨碍了关节活动，可导致功能障碍。位于关节屈面的增生性瘢痕，可发生明显的收缩，从而产生如颌颈粘连等明显的功能障碍。

增生性瘢痕临床发展过程可分为增生期(伤后半年之内)、减退期(受伤半年至1年)和成熟期(伤后1年以后)。瘢痕增生往往延续几个月或几年后才逐渐发生退行性变化，表现为颜色转暗，充血消退，突起高度减低，瘢痕变软，可出现皮肤纹理及脱屑，有些最终可以平复，痛痒症状也大为减轻或消失。增生期的长短因人和病变部位不同而不同。一般来讲，儿童和青壮年增生期较长，50岁以上的老年人增生期较短；发生于血供较丰富的颜面部的瘢痕增生期长，而发生在血供较差如四肢末端、胫前区等部位的瘢痕增生期较短。

哪些因素会诱发增生性瘢痕的形成？

增生性瘢痕常有某些局部或全身的诱发因素。局部因素包括异物、炎症、牵拉等。异物，如落入创口内的灰尘、滑石粉、棉花纤维、线结及某些化学物质等，此外，还有细胞破坏后所析出的角质素；炎症，如创面愈合前因长期裸露感染，肉芽组织过度增长，深Ⅱ度烧伤创面愈合后瘢痕内包裹的残存毛囊或腺体组织所引起的反复发作的感染等；牵拉，如与皮肤天然纹理、皱褶一致，或在关节部位的瘢痕，不断地受到牵拉，甚至破溃，之后反复破溃愈合。这些局部因素的刺激，都可导致瘢痕的增生。全身因素，如青壮年、妇女，尤其是妊娠期妇女和甲状腺功能亢进患者易发生增生性瘢痕，但其极少见于老年人，这可能与雌激素及垂体激素分泌旺盛有关。此外，种族、遗传、身体素质等因素亦与瘢痕增生有关，但确切机制尚待进一步研究阐明。

什么是挛缩性瘢痕？

挛缩性瘢痕常见于创伤或外科手术切口愈合后，严重者可形成增生性瘢痕，这种瘢痕不仅会造成外形缺陷，还可因直线瘢痕挛缩而引起功能障碍。临床上常见瘢痕挛缩引起的症状有眼睑外翻、唇外翻、颏胸粘连、手部瘢痕挛缩畸形等。

挛缩性瘢痕是以所引起的功能障碍特征而命名的瘢痕，主要是皮肤缺损面积较大的开放性创面经肉芽形成、创缘的向心性收缩、上皮再生覆盖等步骤而形成；也可由不恰当的手术切口，或某些部位皮肤特定方向的裂伤直接缝合后形成的瘢痕发展而成。挛缩性瘢痕所引起的功能障碍和形态改变，称为瘢痕挛缩畸形，简称瘢痕挛缩。

在挛缩性瘢痕形成的过程中，随着创面创缘的向心性收缩，或直线缝合创口的短缩，创面四周或创口两端的外围皮肤也被牵拉带动，而向创面或创口的中心移动。在皮面宽阔的躯干部位，代偿能力强，形成挛缩性瘢痕后，如不超出代偿能力的限度，可能经过逐渐的调整适应，虽引起一定程度的瘢痕挛缩畸形，但不致出现严重的功能障碍；而在器官聚集的面部和皮面较躯干狭窄的四肢、颈部等部位，则代偿能力有限。无论是有皮肤缺损，还是没有皮肤缺损的创面，如在面部与眼睑缘、口唇缘，或在四肢关节屈侧、伸侧与关节面相互垂直，或在颈前纵向的不恰当手术切口和皮肤组织的深度裂伤等处直接缝合创口，都将导致程度不等的瘢痕挛缩畸形及其伴随的功能障碍。特别是在四肢，如未能及时治疗，还可引起深部组织，如肌腱、神经、血管等的短缩或移位及骨关节的变形脱位等一系列继发改变。如挛缩性瘢痕发生在儿童期，治疗延误，还可造成发育障碍。这些都将进一步加重形态和功能损毁的程度，增加治疗的复杂性，并影响手术的最终效果。

挛缩性瘢痕的预防胜于治疗。面对较大面积皮肤缺损的创面，都应及时行皮肤移植术修复，以阻止创缘的向心性收缩，促进创面的愈合，减少瘢痕组织的形成。对于挛缩性瘢痕应遵循整形外科手术的基本原则，选择适当的手术切口，以 Z 成形术改变直线方向的瘢痕挛缩。此外，严格执行无菌、无创技术操作，防止感染，减少组织损伤，也都是预防发生瘢痕挛缩或减轻挛缩程度的不可忽视的措施。

什么是萎缩性瘢痕？

损伤累及皮肤全层及皮下脂肪组织，如大面积Ⅲ度烧伤、长期慢性溃疡愈合后，或皮下组织较少的部位如头皮、胫前区等在烧伤、电击伤或创伤后，常常会形成萎缩性瘢痕。萎缩性瘢痕坚硬、平坦或略高于皮肤表面，与深部组织如肌肉、肌腱、神经等紧密粘连。瘢痕具有很大的收缩性，可牵拉邻近的组织器官，而造成严重的功能障碍。萎缩性瘢痕局部血运差，呈淡红色或白色，表皮极薄，不能耐受外力摩擦和负重，容易破溃而形成经久不愈的慢性溃疡。如长期反复破溃，晚期有发生恶变的可能，病理上多属鳞状细胞癌。

瘢痕会癌变吗？

瘢痕组织因外力反复摩擦、负重，加之瘢痕组织血运不佳，常常久不愈合或者形成慢性溃疡，如果溃疡表面出现易出血、颜色改变及表面凹凸不平等改变时，需警惕瘢痕组织是否癌变。常见于头皮萎缩性瘢痕及下肢瘢痕。

什么是瘢痕疙瘩？

瘢痕疙瘩是指具有持续性强大增生力特点的瘢痕，因常出现向四周健全皮肤呈蟹足样浸润的现象，故又名蟹足肿。瘢痕疙瘩常见于 30 岁以下的青壮年，因为他们正处于皮肤张力大、代谢旺盛、激素分泌活跃的年龄，瘢痕疙瘩隆出皮面，高低不平，形状不规则，质地硬韧，多奇痒难忍。根据临床所见形象特点的不同，可以分为两型：①肿瘤型，瘢痕凸起显著，顶部较基底膨大而形如菌状，表面有皱纹、皱褶或呈结节状；②浸润型，瘢痕较为扁平，呈匍匐状，向四周邻近皮肤扩展浸润，边缘不规则，此型的增生力较肿瘤型更强。瘢痕疙瘩主要由大而致密的、较粗的，并呈旋涡状、不规则排列的胶原纤维束所构成。瘢痕疙瘩的形成，是由在皮肤损伤后的愈合过程中，胶原合成代谢功能失去正常的约束控制，持续处于亢进状态，以致胶原纤维过度增生的结果。

造成这种异常状况的原因，有全身性和局部性因素，其中全身性因素可能起主要作用。全身性因素，包括如特异性身体素质，这种素质有时还表现出遗传的特点。发生于具有特异性身体素质患者身上的瘢痕疙瘩，常与皮肤损伤的轻重程度无明显关系，如轻微外伤、蚊虫叮咬、针灸治疗、预防接种或耳环穿孔的针刺伤等都可形成瘢痕疙瘩，甚至有时追溯不出可以觉察到的外伤史，这样的病变又称为真性或特发性瘢痕疙瘩。种族的差异也很明显，据某些统计表明，深肤色较浅肤色人的瘢痕疙瘩发生率高 6~9 倍，因此认为瘢痕可能与促黑色素细胞激素的异常代谢有关。激素分泌的水平属于全身性因素之一，有研究表明在对猴的皮肤造成损伤后，注射雌激素可诱发瘢痕疙瘩的形成。局部性因素，如异物、炎症、局部牵拉等，与诱发增生性瘢痕的情况相同。总之，瘢痕疙瘩的生成原因比较复杂，确切的病因尚待进一步研究阐明。瘢痕疙瘩与增生性瘢痕有颇多相似之处，有人认为两者只是严重程度不同，或属于同一疾病的不同阶段，并无本质的差别。因此临床检查不易准确分辨，尤其是尚有高度发展、呈现典型形象特点的早期瘢痕疙瘩。

虽然如此，但是瘢痕疙瘩还是存在某些可供鉴别诊断参考的特点的，如除常见的特异性身体素质和种族差异因素外，还有显著的瘢痕疙瘩多发部位，如最常见于胸骨柄、肩三角肌部、耳部、下颌、上背部，而罕见于眼睑、手掌、足底、外生殖器等部位。瘢痕随病情进展，还有超出原有基底，逐渐向四周正常皮肤浸润扩大，不断增生的特点，且其病程漫长，长势多年不衰。如单纯施行切除缝合术，术后极易复发，且增生力更强，瘢痕面积更大。以上各点均不同于增生性瘢痕。

瘢痕疙瘩的分型

瘢痕疙瘩分为单部位单发、多部位单发、单部位多发及多部位多发(包括全身广泛性/弥散性瘢痕疙瘩)四大类型，较为客观地总结了瘢痕疙瘩的临床分类。在文献报道中，无论是国际指南还是国内的分类建议，均未就瘢痕大小做出准确的定义，而是笼统称之为"小型"或"大型"瘢痕疙瘩。为便于指导临床实践，专家组将瘢痕疙瘩具体分为以下三类：①小型瘢痕疙瘩，直径<2.0 cm；②中、大型瘢痕疙瘩，瘢痕长度为 2.0~10.0 cm，宽度<5.0 cm，手术切除后可以直接缝合；③超大型瘢痕疙瘩，长度>10.0 cm，宽度>5.0 cm，切除后无法直接缝合，需要植皮或皮瓣转移闭合创面。

烧烫伤后会留瘢痕吗？

烧烫伤后是否会遗留瘢痕，主要与烧烫伤的深度、创面是否感染、创面愈合时间及后期的综合抗瘢痕情况有关。在没有感染的情况下，浅Ⅱ度创面 1~2 周愈合，愈合后不留瘢痕，但早期会有色素改变。深Ⅱ度创面一般在 3~4 周愈合。深Ⅱ度较浅者，可痂下愈合，较深者则多自然脱痂后愈合。愈合后上皮多较脆弱，活动、牵拉、摩擦后，甚至会出现破溃；抗感染能力较差，易起小脓疱，形成糜烂创面；瘢痕增生也较多，有时可形成挛缩畸形，严重影响局部功能。Ⅲ度创面如采取积极的手术治疗，尽早地采取大张整块或网状皮封闭创面，后期形成的瘢痕较少；如待创面自然脱痂，在肉芽创面植皮或者任创缘皮肤向创面中心生长，则愈合时间长，瘢痕多，功能差。如果创面出现感染，导致愈合时间延长，瘢痕生长将越严重。一般而言，在两周之内愈合的创面较少形成增生性瘢痕，创面愈合时间越长，瘢痕增生越严重。

什么是瘢痕体质？会遗传吗？

瘢痕体质一般需结合患者的家族史、典型皮损的发展及表现，结合病理学检查结果进行诊断。患者的直系亲属有瘢痕疙瘩的病史，在胸骨柄、肩三角肌部、耳部、下颌、上背部，生长出超出了原本损伤范围的质硬的瘢痕，有蟹足状改变，且有进行性生长的趋势，此类患者常被诊断为瘢痕体质。瘢痕体质一般有家族史,因此具有遗传的可能。

哪些患者具有瘢痕增生的高风险?

瘢痕增生倾向受遗传因素、瘢痕位置、创伤原因等多方面因素的影响,存在很大差异。有瘢痕疙瘩病史;或术后瘢痕发生率高的手术,如胸、颈部手术;病理性瘢痕家族史;合并至少一种危险因素,如伤口或创口较深、全层损伤、创伤或烧伤面积较大、张力部位、愈合时间较长(超过三周)、酸烧伤、反复破溃、感染及多次手术、网状植皮、术后感染、既往不合理治疗等医源性因素。存在以上这些情况的患者具有瘢痕增生的高风险。

具有瘢痕增生高风险患者该如何进行抗瘢痕治疗?

对于瘢痕增生高风险患者:①制订规律随访计划,并向患者充分宣传教育,使患者了解瘢痕增生出现时的症状和体征,与及时就诊处理的必要性;②有瘢痕疙瘩病史的成年人,术后应对新形成的线性瘢痕进行早期放射治疗;③高张力部位的线性瘢痕应使用减张器;④高增生风险患者的片状瘢痕应早期应用压力治疗;⑤在随访过程中,如出现瘢痕增生,除了外用药物,行压力治疗和光电治疗外,可考虑进行注射治疗。

瘢痕的形成分阶段吗?

瘢痕的形成可分为以下几个阶段。

(1)炎症阶段:受伤后,炎症反应导致白细胞聚集在伤口周围,以清除受损细胞和组织。

(2)增生阶段:在炎症阶段之后,成纤维细胞开始产生胶原蛋白,新的血管和神经开始生长,以支持伤口愈合。这个阶段可能会出现红肿、疼痛和热感。

(3)成熟阶段:随着时间的推移,胶原蛋白的沉积逐渐减少,瘢痕逐渐变平并开始收缩。

(4)稳定阶段:瘢痕最终变得坚硬和光滑,颜色可能逐渐变浅。

第二节 瘢痕的预防

瘢痕的治疗是非常棘手的,很难获得非常满意的效果。从理论上来讲,瘢痕一旦形成,即使采用最精细和综合的治疗方法,也只能使其得到部分改善,而不能彻底消除。即使是整形手术,也是一次新的创伤,因此,采用各种措施,最大限度地预防瘢痕形成,与瘢痕的治疗具有同等重要的意义。

预防瘢痕的根本点在于尽可能减少创口的第二次创伤,促使创口早期一期愈合。这包括创面的处理、择期手术患者的选择、精细的手术操作和妥善的术后护理。

1.创面处理

(1)早期的新鲜创口:彻底清除血块、异物、碎片和确定已失去活力的组织,尽可能早期闭合创口,若任由创口自行愈合,则常常会形成瘢痕增生、与深部组织粘连和瘢痕挛缩。

（2）晚期污染创口：如存在感染的可能性，应彻底清创，闭合创口时放置引流管。如已确定存在感染，则应局部或全身应用抗生素，必要时行清创，待感染控制后，再行二期伤口闭合。

（3）存在较大组织缺损的创口：尽早采用组织移植的方法来覆盖创面，以减少肉芽组织和瘢痕组织的形成。可采用推进皮瓣、旋转皮瓣、远位皮瓣或游离皮肤移植，尽可能避免做不必要的附加切口，特别是对有瘢痕疙瘩倾向的患者。

2. 手术患者的选择

（1）对于存在恶性病变或有恶性病变倾向的患者，或者存在严重功能障碍或溃疡的患者，除了手术治疗外别无选择。

（2）对于要求美容或为一般瘢痕的患者，整形外科医师应慎重选择手术适应证，在术前应确定手术治疗能否对原有瘢痕有较大程度的改善。

（3）对儿童、年轻人、肤色较黑的患者尤应慎重，特别是当患者瘢痕不明显或位于隐蔽部位或无功能障碍时。因为如果手术处理不当，可能会使原有的瘢痕更加明显。

（4）对于瘢痕增生和瘢痕疙瘩的多发部位，如胸前、肩部等；存在张力和运动的部位，如胸前上部、肩胛部、四肢屈侧；存在乳房重力和胸部呼吸运动的部位，如胸骨部等，这些部位的较小病损，如囊肿、痣等的手术切除应格外慎重。

（5）婴儿和儿童因代谢旺盛，术后瘢痕也易增生，同时，婴儿皮肤较薄，缝合时创缘难以准确对合，因而会影响术后效果。

（6）对于严重油性皮肤、毛孔粗大和存在粉刺的患者，应该考虑术后有瘢痕增生的可能性。对此类患者，尤应注意术前手术部位的局部清洁。如粉刺发作，应使用抗生素；闭合创口时，应避免皮脂腺对创口的污染。

3. 手术操作

（1）设计切口时，在满足手术需要的前提下，应尽量遵循下述原则：切口选在隐蔽部位，如乳房下、毛发区等；沿轮廓线切口，如鼻唇沟、腋前线等；顺皮纹切口，如在额部、眼睑等处；自然结合部切口，如耳颈结合部等；四肢切口选择在屈曲皱褶线或平行于皮肤张力线处，避免取环状圆形切口或跨越关节面切口；颞部或颈侧手术可选择在发际区；面部避免取弧形、半圆形或大的"Z"形、"S"形切口；体腔外口周围避免取环形切口；如切口必须横过轮廓线、皮纹时，应设计"Z"改形切口。

（2）无菌操作。

（3）手术时刀片应垂直于皮肤，动作要轻柔，器械要锐利，避免不必要的创伤。

（4）彻底止血。

（5）没有无效腔形成。

（6）无张力缝合，创缘对合准确；缝合时以创缘对拢为准，不可过紧，以免造成缝线周围组织坏死。各类整形修复手术切口缝合时几乎都采用了皮下减张缝合，这可缓解表皮的张力，可预防后期瘢痕增宽增生；表皮采用细线无张力缝合，保证了皮肤组织的良好血运，且不会残留缝线的"蜈蚣足"印。

第三节　瘢痕的非手术疗法

将瘢痕的手术与非手术疗法结合在一起应用,即综合性抗瘢痕治疗,是瘢痕治疗的常用方法和总的指导思想。对于手术、烧伤、烫伤、外伤等各种创伤所致的创面,愈合后可能引起瘢痕的部位,都可以先采取非手术的疗法,后期再根据瘢痕的恢复情况考虑是否需要施行手术。

非手术的治疗方式有很多,应结合患者自身的身体状况和瘢痕的特点选用治疗方法。

瘢痕防治的主要方法

(1)及时治疗伤口:确保伤口清洁,避免感染,及时进行清创和缝合。

(2)适当的压力治疗:使用压力绷带或硅胶贴片等方法,可以减少瘢痕的形成。

(3)避免张力:在伤口愈合期间,避免对伤口施加过度的张力,因为这可能会导致瘢痕增大或变得明显。

(4)抗瘢痕治疗:使用硅凝胶、类固醇注射或放射疗法等来减少瘢痕的形成。

(5)激光治疗:使用特定波长的激光来减少瘢痕的大小和外观。

(6)外科手术:对于严重或不满意的瘢痕,可能需要进行外科手术来移除或重塑。

(7)皮肤护理:使用温和的皮肤清洁剂和保湿剂来保持皮肤的健康和柔软。

(8)避免刺激:避免刺激皮肤,如过度摩擦或长期暴露在阳光下。

(9)防晒:瘢痕组织对阳光更加敏感,使用防晒霜可以减少色素沉着。

(10)健康生活方式:保持健康的饮食和适量的运动,有助于整体皮肤健康。

瘢痕的非手术疗法

瘢痕的非手术疗法以抗瘢痕药物、减张器(线性瘢痕适用)、压力疗法、康复治疗、光电治疗、放射疗法、注射为主,还可用冷冻、锌片、蜡疗、离子透入、超声波、硅胶膜等治疗增生性瘢痕和瘢痕疙瘩,但疗效不明确,缺乏有力的循证医学证据。

瘢痕的日常护理需注意什么?

瘢痕的日常护理,应在伤口愈合后就开始进行,如防晒、忌辛辣食物、禁止饮酒等。

哪些外用药物可以用于抗瘢痕治疗?

常见外用抗瘢痕药物包括硅酮类制剂(如芭克硅凝胶、含有类人胶原蛋白的硅凝胶制剂、瘢痕贴)、积雪苷、洋葱提取物、美宝瘢痕平软膏等。

硅酮类制剂抗瘢痕的机制

硅酮类制剂是国内外公认的预防和治疗瘢痕的首选外用药。目前国内常用的硅酮类制剂有凝胶和贴膜两种。凝胶适用于口周、颈部等活动较多的部位,贴膜适用于大面积瘢痕并能配合压力衣适用。

硅酮类制剂的作用机制目前有多种解释，主要包括封闭角质层，通过水合作用降低经皮水分丢失；增加瘢痕 ECM 中肥大细胞的数量，从而加快伤口愈合过程中的组织重塑；减少血管舒张以及 ECM 的过度形成；促进创面组织内胶原酶的产生，加速胶原纤维的分解作用等。部分硅酮凝胶中含有酯化维生素 C（四己基癸醇抗坏血酸酯）成分，可以抑制络氨酸酶活性，阻止络氨酸形成多巴醌，从而抑制黑色素生成。

瘢痕贴是一种透明、柔软、自黏性的硅胶片，其在一定程度上可保持创面、瘢痕局部环境的稳定，使间质内水溶蛋白炎性渗出液减少，可抑制成纤维细胞和毛细血管的过度增生，从而减少胶原合成。瘢痕贴可以使瘢痕胶原纤维排列趋向正常，故对已形成的瘢痕具有较好的疗效。硅胶膜减少瘢痕形成的机制主要有三种。①水化作用：水化作用是指组织内水分含量增加而导致的一系列生理、生化改变。瘢痕贴可降低瘢痕表面的水蒸气透过率，使其降为正常皮肤的一半。瘢痕贴使瘢痕表面发生了皮肤角质层水潴留，减少了毛细血管增生，降低了胶原的沉积，从而减少瘢痕增生。硅胶成分可提高角质细胞的水和状态，影响生长激素的分泌，减少胶原蛋白的产生。②促进上皮化：在创面修复中上皮细胞并及时覆盖，可反馈性地抑制胶原的过度合成而减少瘢痕。③对皮肤起滋润和保护作用，同时可减轻患者的痒痛症状。瘢痕贴具有使用简单、方便、无不良反应的特点，适用于增生性瘢痕及瘢痕疙瘩；应早期、持续应用；注意每天清洁瘢痕贴及瘢痕皮肤；另外应使瘢痕贴紧贴皮肤表面，与压力治疗同时进行效果会更佳。

一方面，类人胶原蛋白是由人源型胶原蛋白的 mRNA 逆转录生成互补的单链 DNA，并经过特定分子修饰、复制，转染于大肠埃希菌，再通过基因工程技术得到水溶性生物蛋白，是一种能促进细胞黏附生长的优质蛋白质，无病毒隐患，无免疫原性。可痕™ 是一种有效成分与芭克硅凝胶类似，且富含类人胶原蛋白的硅凝胶制剂，可以形成双膜结构（物理保护膜+生物活性膜），加强水合作用，使水分蒸发减少，皮肤内水分转移到角质层，使细胞间质内水溶性蛋白及低分子水溶性混合物向表面扩散，细胞间质水溶性物质减少，流体力学力下降，瘢痕组织软化。另一方面，类人胶原蛋具有水溶性，与皮肤角质层中蛋白的结构相近，能够很快渗透到皮肤内，与角质层中水结合，形成网状结构，可锁住部分水分，起到类角质层作用，抑制毛细血管再生，减轻毛细血管充血，从而抑制瘢痕肿胀，缓解瘙痒等不适。

硅酮类制剂常见的并发症

硅酮类制剂常见的并发症是皮炎（小儿多见）、皮肤浸渍、皮肤瘙痒等，这些并发症如出现需要暂停用药或缩短使用时间，防止加重瘢痕充血或者引起瘢痕破溃。

洋葱提取物抗瘢痕的机制

洋葱提取物通过抑制炎症介质的释放发挥抗炎作用，同时具有抗过敏作用。洋葱提取物抑制多种来源的成纤维细胞，尤其是瘢痕来源的成纤维细胞的生长。不但能抑制其有丝分裂，而且还能减少来自成纤维细胞的细胞外基质（如蛋白聚糖）的沉积。此外，洋葱提取液还具有杀菌作用。这些特性均能促进新创面的愈合并阻止非生理性瘢痕的生成，改善瘢

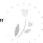

痕外观、质地、高度。

积雪苷抗瘢痕的机制

积雪苷是一种含中药成分的药物，它能抑制纤维细胞的增殖和活性，软化结缔组织，应用于瘢痕早期，可有效改善瘢痕早期红斑和色素沉着。

美宝瘢痕平软膏抗瘢痕的机制

美宝瘢痕平软膏提取自纯天然植物成分，以油酸、亚油酸、芝麻素、仙人掌提取物、蜂蜡为主要成分。其活性成分能抑制纤维细胞增生，恢复皮肤正常组织结构和生理功能，促进皮脂腺再生，恢复局部微环境，从而有效缓解瘢痕的痛痒感；滋润上皮组织，防止皮肤干裂，并调控上皮细胞与胶原纤维的比例和形态变化，达到软化平复瘢痕的目的。

有没有新的药物可用于瘢痕的防治？

根据瘢痕的形成过程，可用各种不同的药物，从不同环节上阻断或抑制瘢痕组织的形成。这类工作，目前仅限于动物或细胞实验，尚未应用于临床。

20世纪60年代的生物学研究表明，创伤后的第3~6周，胶原蛋白的代谢速度较快，可应用药物选择性地控制伤口愈合的生物学过程而不影响正常组织。

秋水仙碱、青霉胺、β-氨基丙腈能抑制胶原前体的分泌，抑制胶原的交联而间接影响术后瘢痕的大小，并认为以上方法可免去应用激素和行外科手术。其作用有：①阻断信使核糖核酸（mRNA），如药物放线菌素D能干扰成纤维细胞核中的mRNA传递信息；②阻抑脯氨酸和赖氨酸羟化酶，如α-DiPyridyl有此类作用；③阻抑肽链合成的药物，如Puromycjn；④阻抑键桥形成，如β-氨基丙酸和青霉胺；⑤利用电子激发状态的反应机制控制胶原生物合成的设想。各种能阻断胶原蛋白生物合成的化学物质，都有很大的毒性，不可能在临床上应用。近年的研究发现，电子激发状态的单价氧分子在创伤愈合过程中有相当大的作用，在炎症期，多形核细胞在吞噬作用中产生这种分子，它在脯氨酸的羟基化中起着不可或缺的作用，它还是新发现的纤维细胞生物能来源，用于激发状态的氧可产生3倍于三磷酸腺苷（ATP）的能量。因此对成纤维细胞被激发状态物的诱导和抑制机制的了解，是控制胶原合成及改变其性质的关键目标。有人预言，有关愈合问题激发状态物的生物化学成果，将来有望在临床应用。

生物活性类药物如干扰素，它是一种广泛用于抗纤维化疾病的药物，有IFN-α、IFN-β、IFN-γ三种类型。其作用机制是抑制成纤维细胞增殖，抑制胶原合成所需的脯氨酸羟化酶，阻止胶原产生，降解胶原。应用干扰素治疗瘢痕增生是应用压力疗法的良好补充，尤其对于防治较大面积烧伤患者的瘢痕增生有一定的优势。

有没有口服抗瘢痕的药物？

口服抗瘢痕药物不作为常规推荐。目前文献报道的口服抗瘢痕药物包括积雪苷片（证据等级Ⅱ级）、曲尼司特（证据等级Ⅱ级）、普萘洛尔和氧甲氢龙（证据等级Ⅰ级）。普萘洛尔和氧甲氢龙联合使用是目前预防大面积烧伤后瘢痕增生的具有最高证据等级的口服用药方案，其作用机制可能与改善烧伤后长期的肾上腺素能应激反应相关。烧伤后连续口服上述联合用药 1 年可以减轻真皮内炎症反应，减少血管新生和胶原堆积。

如何评价抗瘢痕药物的有效性？

研究者根据瘢痕的色泽、厚度、血管分布及柔软度进行疗效的评价。①色泽评分标准：色泽与正常皮肤近似 0 分，色泽较浅 1 分，混合色泽 2 分，色泽较深 3 分。②厚度评价标准：正常为 0 分，<1 mm 为 1 分，1 mm≤厚度≤3 mm 为 2 分，3 mm<厚度≤4 mm 为 3 分，>4 mm 为 4 分。③血管分布评分标准：瘢痕红润程度与正常皮肤近似 0 分，肤色偏粉红色 1 分，肤色偏红 2 分，肤色呈紫色 3 分。④柔软度评分标准：正常 0 分，柔软（最小压力能使皮肤变形）1 分，质硬（呈块状不能变形，有对抗阻力）3 分，弯曲（呈绳状，伸展时会退缩）4 分，挛缩（永久性短缩导致功能障碍或畸形）5 分。

采用视觉模拟评分法（visual analogue scales，VAS）对自身瘢痕痛痒症状进行 VAS 评分。VAS 评分标准：0 代表无症状，10 分代表症状最重，不同程度得出不同的分值。

临床疗效评分=研究者疗效评分总和+患者自觉症状 VAS 评分。

对于瘢痕，能否采用基因治疗呢？

所谓基因治疗，就是向靶细胞引入外源基因，以纠正或补偿其基因缺陷，从而达到治疗目的。作为一种全新的技术，基因治疗发展十分迅速，目前肿瘤已被列为基因治疗的对象，建立了肿瘤基因治疗的多种模式，并已取得一些初步成果。但是基因治疗还面临着巨大挑战，因为理想的基因治疗方案是保存或补充正常的基因，同时去除或纠正异常的基因。目前的基因工程技术水平很难达到，只能采用基因替代或基因补充疗法，且目前尚未找到一种有效的基因转移方法，能安全有效地将外源基因直接注射到体内，虽然体外基因转移技术较为成熟。此外，目前基因治疗只具备将目的基因导入体内替代缺陷基因的功能，但目的基因往往不是定点导入，所以很难使导入的基因得到精确的调控，即导入的外源性目的基因在体内不能够在时序上、水平上得到正确的表达，其治疗作用也不能得到充分发挥。

对瘢痕而言，由于人们对其形成的机制还未深入到基因水平，故应用基因治疗的方法治疗瘢痕还为时尚早。但是，作为一个全新的、彻底的治疗手段，它在临床上的巨大潜力和希望是没有人否定的，随着科学技术的发展，人们对瘢痕形成的基因表达调控机制的研究也会逐步深入，基因治疗将会真正造福于人类。

生长因子能否成为治疗瘢痕的新途径？

目前，已发现许多生长因子与创面修复有关。瘢痕为创面修复异常的一种表现，已证实许多生长因子与瘢痕的形成密切相关。生长因子是一个对细胞增殖进行组织和协调的信号系统，是胚胎发育、创伤愈合及瘢痕生长的生理性和病理性细胞生长及修复介质。大多数生长因子是由多种细胞对创伤做出反应而分泌的肽链或糖蛋白。这些肽链以内分泌、自分泌或旁分泌的形式发挥作用。单纯一个生长因子可以引起数种不同的反应，既有抑制作用也有刺激作用，具体取决于它与其他因子及该因子所释放细胞环境之间的相应作用。

如转化生长因子-β(TGF-β)与瘢痕形成密切相关,应用中和抗体能降低 TGF-β 的水平,并将显著抑制瘢痕形成,而单独注射 TGF-β 则有相反的效果。还有实验证明,同时中和 TGF-β1 和 TGF-β2 的异物体较分别单独中和这两个异物体有更大的抗瘢痕协同作用。另一种有希望降低伤口 TGF-β1 和 TGF-β2 水平的方法是加入 TGF-β3,向下调节 TGF-β1 和 TGF-β2 的水平,有明显的抗瘢痕效果。所以说,TGF-β 的抑制剂在今后瘢痕治疗中可能发挥重要作用。值得一提的是在胎儿无瘢痕愈合的研究中,人们发现有种物质有关键作用,即玻璃酸(透明质酸)。胎儿伤口中玻璃酸出现早,并持续处于高水平,这有利于细胞移动、繁殖和再生。胎儿的血清、羊水、伤口液及一些胎儿组织中含有的糖蛋白能激发玻璃酸活性,但详细的作用机制还有待进一步的研究。

减张设备如何使用?

张力可使瘢痕变宽,使瘢痕未成熟期延长,并且是瘢痕增生的一个危险因素。因此建议在线性瘢痕特别是高张力部位的瘢痕上使用外用减张设备,并推荐从缝合后或者拆线时开始使用,并至少用至伤口愈合后的第 3 个月。

外用减张设备分为减张胶布和减张器 2 种,均能改善瘢痕外观、降低增生发生率。减张胶布和小型减张器适用于头面部。

减张设备使用时应避免将减张条带收得过紧从而给周边皮肤带来过大压力,如周边皮肤出现水泡,需暂停使用以免损伤周围皮肤造成新的瘢痕。

什么是压力疗法?

创面愈合后,及时采用弹力绷带、弹力网套或弹力衣等进行加压包扎,并应用夹板使关节处于功能位,可有效减轻瘢痕充血情况和瘙痒症状,减少瘢痕增生与瘢痕挛缩。压力疗法中使用的弹力衣/网套应在专业医疗机构定制并在医生指导下使用。压力疗法也有一定的局限性,如一些部位是无法施行的。

压力疗法的机制

当局部压力为 20~25 mmHg(1 mmHg=0.133 kPa)时即会造成局部血管数量减少,组织缺血、缺氧,组织代谢率降低,伤口内胶原酶活性增加。瘢痕组织内的血液供应减少,在缺氧状态下细胞内的氧分压降低,线粒体功能减退甚至停止,同时发生形态学改变,如线粒体肿胀、空泡变性等。这样,承担细胞生物氧化主要作用的线粒体就不能很好地在一系列氧化磷酸化过程中释放能量,致使成纤维细的增生受到抑制,最后发生变性坏死,生成胶原纤维和基质的能力大大减弱,从而导致瘢痕变薄软化。

使用压力疗法时需注意什么?

使用压力疗法时压迫部位易因摩擦而破溃,患者有不适感,长期应用影响美观,且皮肤凹凸不平,压力不易均匀。因此,在瘢痕形成初期使用瘢痕贴外加弹力绷带,有利于瘢痕贴紧瘢痕而发挥作用,达到瘢痕变软、变薄、变平的效果。压迫治疗的同时进行有效的功能锻炼可达到改善外观的目的。

压力疗法需要有一定的弹性和压力才能保证治疗效果。随访中应注意检查患者弹力绷带、压力套或压力衣的压力、松散及滑脱情况，及时更换弹力绷带、压力套及压力衣。儿童正处于生长发育阶段，需交代患者家属带患儿定期复查，调整或更换压力衣，以免长期的加压治疗影响患者的生长发育，如影响面部发育、出现驼背、肢体变细等。指导患者每日定时观察肢体末端血液循环情况，防止压力过大引起血液循环障碍，导致血栓或肢体缺血性坏死等严重后果。定期清洗弹力绷带等，可避免局部不洁引起的瘢痕周围皮肤瘙痒和湿疹样变。鼓励患者进行患肢关节功能锻炼，包括腕关节背屈锻炼、掌屈环绕锻炼、肩关节外展、屈、伸及内旋、外旋锻炼，膝关节的屈曲和伸直锻炼等，并逐渐增加关节活动范围和时间。康复锻炼可与患者日常活动、工作结合起来，以恢复患者回归社会的能力。

压力疗法需坚持多长时间？

压力疗法中的弹力绷带、弹力衣/网套每天至少使用 18 h，直至瘢痕稳定。

瘢痕患者需要进行康复治疗吗？

烧烫伤瘢痕在创面愈合后进行物理康复治疗，如瘢痕按摩。关节活动部位的瘢痕、线性瘢痕在拆线后，片状瘢痕在创面愈合后/皮片成活后，外用支具、可塑夹板或矫形器等固定，患者全身情况良好时建议尽早进行康复训练，预防瘢痕挛缩。

瘢痕按摩可以降低瘢痕厚度、改善色素沉着和充血、增加柔软度、缓解痛痒症状。按摩应该由专业的物理治疗师进行，每周 2 次或 3 次，每次 10~30 min，配合使用保湿霜、油膏等。

关节部位的瘢痕增生可影响关节活动，也会出现瘢痕挛缩导致的关节畸形。瘢痕的康复治疗主要是为了防止瘢痕增生和挛缩，保护运动部位功能，减少功能障碍。康复治疗常使用矫形器、外用可塑夹板(支具)，按摩或药物导入，也常与压力治疗、外用抗瘢痕药物/抗瘢痕贴、注射治疗、光电治疗等联合使用。康复运动应循序渐进，活动度由小到大，由被动运动到主动运动。当创面愈合后以主动运动为主，一般采用关节活动度恢复训练、肌力恢复训练和体力恢复训练方式。对大面积烧伤患者，还要注重患者的心理康复及社会康复。

什么情况下可考虑采取放射治疗？

瘢痕疙瘩切除后早期进行放射治疗预防复发，在增生性瘢痕复发患者中亦可应用。

浅层电子线、近距离放射治疗均能够降低瘢痕疙瘩复发风险，二者差异无统计学意义($P>0.05$)；电子线放射治疗后复发时间较晚(证据等级 I 级)，近距离放射治疗能改善复发性瘢痕疙瘩评分、瘢痕瘙痒及疼痛等症状(证据等级 III 级)。

放射治疗时间宜选在直接缝合后的 48 h 内，植皮或皮瓣修复后的瘢痕疙瘩部位，可在皮片存活或者皮瓣稳定后行放射治疗。

临床研究表明，瘢痕疙瘩手术切除后联合大剂量放射治疗较小剂量放射治疗更能有效降低复发率(证据等级 I 级)。当生物有效剂量(BED)超过 30 Gy 时，瘢痕疙瘩复发率可控制在 10% 以下(证据等级 I 级)。

放射治疗的禁忌证

放射治疗禁忌证包括 16 岁以下患者、近期准备生育的男性或女性患者、孕产妇以及其他经放射治疗科评估不适宜接受放射治疗的患者。甲状腺、性腺和胸腺部位禁用放射治疗。瘢痕的放射治疗方案应与放射治疗科医生共同制订，严防放射治疗后发生不良反应与并发症。

瘢痕的化学疗法和肿瘤的化疗相似吗？

瘢痕的化学疗法，主要采用糖皮质激素及 5-氟尿嘧啶(5-FU)进行瘢痕内注射。对高增生风险的瘢痕患者进行早期随访时，若成年患者出现瘢痕明显变硬、隆起，应尽早考虑局部注射治疗(糖皮质激素结合 5-FU)。

注射治疗需要遵循规律治疗(每月 1 次，当瘢痕趋于平软时改为每 6、8、12 周一次)和彻底治疗(注射至瘢痕完全平软方能停止)的原则。注射治疗前应该充分了解病史，向患者充分解释并告知治疗过程，排除相关禁忌(备孕、怀孕、过敏等)，并签署相关治疗同意书。

应告知使用 5-FU 的患者治疗期间至停药后 6 个月之内不得备孕或生育，治疗期间如意外怀孕则不建议继续妊娠。治疗过程中如果出现痤疮、月经失调、骨质疏松等症状需停用糖皮质激素，出现胃肠道反应和肝肾功能受损等应停用 5-FU。

瘢痕内注射糖皮质激素，有哪些不良反应？不良反应是可逆的吗？

瘢痕内注射类固醇类药物，主要的不良反应有皮肤萎缩、脱色、毛细血管扩张、坏死、溃疡和类库欣综合征。大部分的不良反应都是可逆的。

如何预防瘢痕内注射糖皮质激素类药物引起的不良反应？

需注意不可将药物注射到正常皮肤和且应控制用药剂量，这样才能预防瘢痕内注射类固醇类药物引起的不良反应。

未成年人与成年人早期抗瘢痕治疗有什么区别吗？

由于未成年人与成年人在对药物的耐受性方面有所不同，以及考虑到治疗措施对未成年人发育所产生的影响，在病理性瘢痕的早期治疗方面，未成年人与成年人有明显的不同，应避免在未成年人群中使用放射治疗、抗肿瘤化学治疗药物[5-氟尿嘧啶(5-FU)]注射治疗及注射肉毒毒素。

未成年人如出现瘢痕增生，首选外用药物、压力、光电联合治疗，若无法控制病情进展，可考虑病灶内注射糖皮质激素并联合外用药物+压力等治疗。

瘢痕早期注射肉毒毒素有用吗？该如何使用？

目前瘢痕早期注射肉毒毒素是一个值得关注的治疗手段。近 2 年陆续有高质量的临床证据，提示相对于空白对照组，瘢痕早期局部注射肉毒毒素，能够改变瘢痕的宽度、外观和高度。在成年人高增生风险的线性瘢痕中可尝试早期进行肉毒毒素注射。

肉毒毒素使用的注射方法包括旁开瘢痕 5 mm，每 1 cm 注射 10 U；或者对于较小的瘢痕旁开切口 0.2 cm，点状注射 5 U。

肉毒毒素可能的作用机理

A 型肉毒毒素于 20 世纪 90 年代初用于整形美容外科，主要用于改善鱼尾纹、眉间纹、抬头纹等，使面部年轻化，也常用于面部轮廓重塑，如咬肌肥大的治疗。最初应用 A 型肉毒毒素防治瘢痕的设想，是由于 A 型肉毒毒素应用可以减少切口张力，从而减少瘢痕的形成。后面发现，当将 A 型肉毒毒素注射于切口的周围，愈合后发现瘢痕明显减轻减少，瘢痕增生不明显；用于早期增生性瘢痕时，可使增生性瘢痕变软变平，瘢痕增生明显改善；用于瘢痕疙瘩时，不仅可以减轻患者的顽固性痒痛症状，且注射 3 次（6 个月）后，瘢痕明显萎缩扁平。通过研究发现，A 型肉毒毒素可以影响瘢痕组织中转化生长因子-β（TGF-β）的生成，使增生性瘢痕成纤维细胞增殖减慢，使胶原蛋白的合成能力减弱，从而达到治疗增生性瘢痕的目的。

光电治疗如何用于抗瘢痕治疗？

目前常用作瘢痕早期管理的三类光电设备：血管靶向光电设备、剥脱性点阵激光（AFL）及非剥脱性点阵激光（NAFL）。

1. 血管靶向光电设备

血管靶向光电设备的原理是"选择性光热作用"，可以选择性破坏瘢痕中的血管，造成瘢痕组织严重缺氧从而导致成纤维细胞生长被抑制甚至凋亡。对于低增生风险患者，血管靶向光电设备可以加速瘢痕"褪红"，缩短瘢痕的未成熟期；对于高增生风险患者，血管靶向光电设备可以抑制瘢痕增生。

目前建议线性瘢痕在拆线后、片状瘢痕在创面愈合后尽早进行血管靶向治疗，每 3～4 周 1 次，一般治疗 3 次或 4 次，持续到瘢痕"褪红"进入成熟期。

目前常用的血管靶向光电设备包括脉冲染料激光（PDL）、强脉冲光和可变脉宽倍频掺钕钇铝石榴子石晶体（YAG）激光。

（1）PDL。

PDL 是应用最早，临床证据等级最高，研究最广泛的预防瘢痕增生的血管靶向激光器。PDL（波长 595 nm）靶基为血红蛋白，可以破坏封闭瘢痕组织的毛细血管，阻断成纤维细胞、各种炎症细胞因子合成与转运。

介入时机：建议在创面愈合后 1 个月内开始治疗。

参数选择：PDL 治疗早期瘢痕应选择中、低能量，治疗间隔 3～4 周。有研究对比了脉宽 0.45 ms 和 1.50 ms 的 PDL，认为早期手术干预后线性瘢痕无明显疗效差距，若脉宽延长至 40 ms，其疗效显著弱于 0.45 ms（证据等级Ⅱ级）。考虑到早期瘢痕中微血管管径细小，Liew 等运用光学相干断层扫描技术对烧伤瘢痕皮下 0.35 mm 内的微血管进行三维重建，证实增生性瘢痕皮下血管管径平均为 34 μm，对应的热弛豫时间不超过 0.5 ms。因此，建议 PDL 干预早期瘢痕时脉宽选择 0.45～1.50 ms。

不良反应：PDL治疗并发症主要包括疼痛、红斑、紫癜及色素改变。因此应注意瘢痕早期表皮的脆弱性，警惕高能量治疗时导致的表皮损伤，以及形成新的瘢痕或色素改变。

（2）强脉冲光。

强脉冲光是由闪光灯发射的波长500~1200 nm的高强度脉冲光子，其原理同激光，同样遵循"选择性光热作用"。临床上根据不同的用途和患者皮肤情况选择相应滤光片，可有效靶向治疗浅表血管和表皮黑色素，有效改善烧伤后瘢痕充血和色素沉着。

介入时机：建议创面愈合后尽早开始治疗，目前临床研究中开始时间为烧伤后1年内。

参数选择：推荐2次治疗间隔3~5周。参数参考Lumenis One强脉冲光（以色列Lumenis公司），滤光片560 nm或590 nm，光斑大小5 cm×2 cm，双脉冲，脉宽3 ms或5 ms，治疗间隔20~35 ms，能量13~18 J/cm^2。

不良反应：强脉冲光能级较低，一般比较安全，但当治疗能量过高、脉宽过窄、治疗间隔过短或频率过高时也会出现相应的不良反应，主要包括疼痛、色素改变等。

（3）可变脉宽倍频掺钕YAG激光。

波长532 nm倍频掺钕YAG激光治疗早期瘢痕最高临床证据等级为Ⅱ级。于术后2~3周开始干预，治疗间隔2周，治疗2次后随访6个月，其瘢痕评分显著改善。尚无文章证明波长1064 nm长脉宽掺钕YAG激光可用于术后瘢痕的早期管理，但在红色增生性瘢痕的研究中被证明其"褪红"效果和PDL无差异（证据等级Ⅱ级）。

参数选择：毫秒级脉宽波长532 nm倍频掺钕YAG激光应选择中、低能量，应避免治疗能量过大造成组织过度热损伤，刺激色素改变和新生瘢痕。参数参考波长532 nm倍频掺钕YAG激光（美国Laserscope公司），10 mm直径光斑，25 ms脉宽，8 J/cm^{2}能量，1.5 Hz频率，2次扫描，持续接触冷却，治疗间隔2周。

不良反应：目前报道的不良反应主要包括色素改变及新生瘢痕形成。

2. AFL

AFL作用于组织可使组织即刻汽化，并引起汽化的微小损伤灶周围真皮层受热后胶原收缩，可刺激新的可控的损伤修复、瘢痕真皮胶原重塑。与PDL联合使用，能更好地控制瘢痕的再生，明显改善患者的症状，提高患者的生活质量，远期疗效好，治疗方法简便，痛苦小，无明显不良反应，值得临床借鉴。

目前常见的AFL设备包括波长10600 nm的点阵二氧化碳激光及波长2940 nm的Er：YAG点阵激光。

介入时机：建议线性瘢痕在拆线后、片状瘢痕在创面愈合后可进行AFL治疗，治疗推荐每1~3个月1次，需警惕过高的治疗密度和能量。在高增生风险的瘢痕中，建议与PDL等血管激光器结合使用。

参数选择：AFL的治疗深度应到达真皮深层，而不穿透瘢痕。参考参数为波长10 600 nm点阵二氧化碳激光（以色列Lumenis公司），能量10 mJ，密度10%（证据等级Ⅰ级）。

不良反应：目前报道的主要不良反应包括短暂红斑、炎症性色素沉着及新生瘢痕形成。有研究对术后2~3个月早期线性瘢痕行点阵二氧化碳激光治疗，观察到增生性瘢痕形成，考虑原因是过高的治疗密度和能量。

3. NAFL

NAFL 可保持表皮完整，使真皮发生凝固坏死。NAFL 对真皮胶原的热刺激相对小，因此胶原收缩、重塑能力弱于 AFL，但可有效改善瘢痕的颜色、弹性和平整度。目前常用的 NAFL 设备包括波长 1540 nm、1550 nm、1565 nm 铒玻璃激光和波长 1064 nm、1320 nm、1440 nm 的掺钕 YAG 激光。

NAFL 治疗早期术后瘢痕，有如下优势：①选择中高能量，高密度，低遍数刺激平整或稍凹陷的瘢痕组织，可促使损伤后活化角质细胞的迅速爬行，使正常上皮组织向线性瘢痕组织移行，覆盖瘢痕组织，逐步实现上皮化，达到模糊瘢痕的效果；②选择高能量，低密度，光斑原位重复扫描的治疗方式，可使热量最深达到真皮网状层，通过启动组织的愈合机制，刺激胶原蛋白重组与新生，从而改变瘢痕内部结构，达到质地与平整度趋近正常组织的效果；同时热效应可以促进增生胶原的降解与凋亡，还可以封闭瘢痕里的小血管，产生局灶性坏死，从而抑制瘢痕。这样就不仅可以抑制瘢痕增生，而且在瘢痕的外观改善上也能发挥重要作用。

介入时机：建议线性瘢痕在拆线后 1 至 4 周可进行 NAFL 治疗，1~2 个月 1 次。考虑此阶段创面已愈合，而瘢痕组织还未出现明显增生。此时治疗可减少其发展成增生性瘢痕的机会，同时改善瘢痕整体表观。选用 NAFL 不仅患者治疗不适感低，术后护理简单，无停工期，且术后无严重不良反应，安全性高。

参数选择：建议避免过多的光斑重叠。参考参数为波长 1540 nm 铒玻璃激光 [（美国）赛诺秀公司]，15 ms 脉宽，深层手具，25 mB/cm^2 密度，50 mJ/mB 能量；浅层手具，40 mJ/mB 能量，115 mB/cm^2 密度（证据等级 Ⅰ 级）。

不良反应：目前报道的主要不良反应包括疼痛、短暂红斑及新生瘢痕形成。新生瘢痕形成主要见于治疗光斑重叠率过高、组织热损伤过度时。

4. 810 nm 激光二极管

810 nm 激光二极管通过光生物调节作用（PBM）作用于组织。PBM 为低强度激光，目前有接近 50 年历史，包括使用低能量的红光或近红外光对细胞或组织产生有益作用。PBM 治疗用于减轻疼痛、炎症、水肿，再生组织如骨骼和肌腱。哺乳动物光吸收的主要位点是线粒体，具体是通过细胞色素 c 氧化酶（CcO）发挥作用。一种假说认为一氧化氮可以从 CcO 中分离，从而恢复电子运输和增加线粒体膜电位；另一种机制涉及光或门控离子通道的激活，为局部组织进行良性的新陈代谢创造条件。这类激光主要通过加速皮肤愈合来改善术后瘢痕，目前很少用于临床进行术后瘢痕预防，因此不作为常规推荐。

参数选择：810 nm 激光二极管（德国 CeramOptec 公司），光斑直径 4 mm，51~80 J/cm^2 能量（证据等级 Ⅱ 级）。

不良反应：目前报道的主要不良反应为高能量激光导致的表皮灼伤。

✦ 抗瘢痕治疗需要多长时间？

瘢痕在伤口上皮化完成后的一段时间内是动态变化的，一般会经历未成熟和成熟两个阶段。未成熟瘢痕的显著特点是外观呈红色，内部有较丰富的毛细血管，瘢痕继续变化的可能性大。成熟瘢痕则表现为不充血，无临床症状（疼痛、瘙痒）、瘢痕厚度不再变化。

瘢痕早期的定义，以创伤上皮化完成为瘢痕早期的起点，但是要为瘢痕早期的终点划定一个统一的时间界限较为困难，因为瘢痕未成熟期个体长短差异性很大，与年龄、人种、致伤原因、所在部位等众多因素有关，大部分瘢痕会在 6~12 个月进入成熟期，但增生性瘢痕的平均未成熟期为 22~46 个月。因此，抗瘢痕治疗不能以规定的时长为界限，而应根据患者的具体情况，待瘢痕进入稳定期后，再停止抗瘢痕治疗。

第四节　瘢痕的手术方式

瘢痕治疗的常见手术方式有瘢痕部分或全部切除、瘢痕改形、皮瓣转移修复、扩张皮瓣转移修复、自体中厚或全厚皮片移植、自体刃厚皮复合异体真皮支架移植等，不同类型的瘢痕可采取一种或多种手术方式，每种手术方式都有其利弊，应根据患者的实际情况，选择最适合的手术方式。

✦ 皮肤的结构

皮肤由表皮、真皮、皮下组织及附属器组成，表皮有角化层、透明层、颗粒细胞层、棘细胞层和基底细胞层 5 层。真皮由弹力层、网状层组成，内含有毛囊、皮脂腺、汗腺、丰富的血管网，以及丰富的神经末梢位于真皮的表层。表皮的基底细胞层是皮肤再生的基础，毛囊、皮脂腺、汗腺均属于上皮细胞，在深 II 度伤和中厚皮片的供皮区，因已失去表皮，皮肤的愈合要靠附件的上皮生长扩展来封闭创面。

✦ 有哪几种常见的植皮方式？

根据皮片的厚度，可以分为刃厚皮片、中厚皮片、全厚皮片、真皮下血管网皮片等。

（1）刃厚皮片：包括表皮和少量真皮，厚度为 0.15~0.25 mm。供皮区愈合后，无瘢痕增生，但移植后的皮片易挛缩、耐磨性差、关节功能欠佳，适用于非功能部位的大片创面及肉芽组织。

（2）中厚皮片：包括表皮及真皮的 1/3~1/2，其中薄中厚皮片厚度为 0.375~0.45 mm，厚中厚片为 0.5~0.6 mm，较易存活。由于含有较丰富的弹力纤维，存活后耐磨性好，收缩小，厚中厚皮片效果更好，但有一定色素沉着，可用以治疗新鲜创伤关节功能部皮肤的缺损、烧伤关节部位瘢痕挛缩以及切除瘢痕松解后创面的覆盖，效果好。薄中厚皮片的供皮区一般无瘢痕增生，厚中厚皮片的供区会有一定瘢痕增生。

（3）全厚皮片：包括表皮和真皮的全层，存活后弹性好，色泽及耐磨性均佳，接近正常皮肤，一般用于小范围的植皮，主要用于面、颈、手掌、足底等部位。由于皮片较厚，较中厚皮片难存活，且供皮区不能愈合，一般采取皮片切取后供皮区予以缝合。

（4）真皮下血管网皮片：包括表皮、真皮的全层及真皮下血管网，其厚度较全厚皮片厚，因含有真皮下血管网，易建立血液循环，术后弹性好，不收缩，色泽正常，耐磨性及柔软性接近正常，适宜用于面、颈、手掌、足底等皮肤的移植，但有时出现皮片水泡、花斑，是血循环重建障碍所致，影响外观，质地稍硬。

（5）细胞异体真皮支架：未经过特殊处理的异体真皮，可与自体刃厚皮片复合移植用于修复创面缺损。其优点是能减轻供皮区瘢痕形成，但异体真皮支架复合自体皮肤移植，它较单纯的自体皮肤移植更难存活，存活后皮肤弹性较好，耐磨性较好，挛缩也较小。

什么是皮瓣？

皮瓣是由具有血液供应的皮肤及其附着的皮下组织组成。皮瓣在形成过程中必须有一部分与本体相连，此相连的部分称为蒂部。蒂部是皮瓣转移后的血供来源，又具有多种形式，如皮肤皮下蒂、肌肉血管蒂、血管蒂（含吻合的血管蒂）等。早期皮瓣的血液供应与营养完全依赖蒂部，皮瓣转移到受区，与受区创面建立血液循环后，才完成皮瓣转移的全过程。

皮瓣和植皮有什么区别？皮瓣、植皮各有何优劣？

皮瓣可获得皮肤色泽、质地优良的外形效果，或者获得满意的功能效果；皮瓣可用于修复骨、关节、肌腱、大血管、神经干等组织裸露的创面；皮瓣可用于鼻、唇、眼睑、耳、眉毛、阴茎、阴道、拇指或手指再造等；面颊、鼻、上颚等部位的洞穿性缺损，除制作衬里外，常需要有丰富血供的皮瓣覆盖；适合修复慢性溃疡，如放射性溃疡、压力性损伤或其他局部营养贫乏很难愈合的伤口，可以通过皮瓣输送血液，改善局部营养情况。

皮片移植需要受区有足够的血供来维持移植皮片的生存，一般情况下不适用于去除骨膜的皮质骨面及去除软骨膜的软骨表面；去除腱膜的肌腱；去除神经外膜的神经；放射治疗后的组织；被感染伤口；溶血性链球菌感染的伤口；异物存留，如钢板、螺钉、硅橡胶、羟基磷灰石等。所植皮片在色泽、弹性方面一般不如皮瓣，且植皮后的创面较容易发生皮片挛缩或瘢痕增生，而应用皮瓣修复后，皮瓣挛缩的可能性较植皮手术明显降低。应用皮瓣偶见供瓣区损伤较大的情况，但一般会采用隐蔽部位的皮瓣或次要功能部位的皮瓣来修复关键部位的缺损。

皮瓣的分类

按照皮瓣血液循环的类型可分为随意型皮瓣及轴型皮瓣。随意型皮瓣由肌皮动脉供血，缺乏直接皮动脉；轴型皮瓣由直接皮动脉及肌间隙或肌间隔动脉供血。局部皮瓣（又称邻近皮瓣）、邻位皮瓣、远位皮瓣均为随意型皮瓣；轴型皮瓣可分为一般轴型皮瓣、岛状皮瓣、肌皮瓣、游离皮瓣和含血管蒂的皮肤复合组织游离移植。

扩张皮瓣转移是如何修复瘢痕的？

扩张皮瓣实际上是应用了皮肤软组织扩张术，简称皮肤扩张术。其是指将皮肤软组织扩张器植入正常皮肤软组织下，通过注射壶向扩张囊内注射液体，用以增加扩张器容量，使其对表面皮肤软组织产生压力，从而增加皮肤面积，然后利用增加的皮肤修复瘢痕切除后的皮肤软组织缺损部位。

皮肤软组织扩张术让皮肤面积增加的原理

通过向扩张囊内注射液体，使得表面皮肤软组织的压力增大，通过扩张机制对局部的作用，使组织和表皮细胞的分裂增殖及细胞间隙增大，从而增加皮肤面积。

扩张器植入术（一期手术）需要注意的事项

1. 扩张区域的选择

（1）供区与受区解剖部位越近，修复后皮肤的色泽、质地、毛发分布越匹配，治疗的效果越好，所以选择扩张区域时首选病变邻近部位。如相邻的区域已无供区可用时，可选择在远位进行扩张，如胸部扩张后转移修复面部。

（2）埋置扩张器前需要预测未来扩张皮瓣的切取转移方式和转移后皮瓣边缘所处的位置，尽可能将切口瘢痕置于相对隐蔽的位置。

（3）充分考虑拟扩张区域皮肤血管的来源和走行方向，尽量不损伤重要的组织和器官，不影响功能，不引起周围器官变形。

2. 切口的选择

切口一般与扩张器的边缘平行，切口的长度一般以能充分暴露拟剥离的腔隙而又不越过病变范围为度。

3. 埋植的深度

扩张器埋植的深度因供区和受区的不同而异。头皮扩张时扩张器一定要埋植于帽状腱膜深面、骨膜表面；额部扩张器宜植于额肌深面；面颊部扩张器宜植于皮下组织深面、SMAS 层浅面；耳后宜扩张器植于耳后筋膜浅面；颈部扩张器宜植于颈阔肌的浅面或深面；躯干和四肢扩张器一般植入深筋膜的浅面，部分可埋植在深筋膜深层肌膜的表面。

4. 扩张器埋植腔隙的剥离及扩张器的植入

扩张器埋植腔隙的剥离范围应比扩张囊周边大 0.5~1 cm，剥离尽可能在直视下进行；术中肾上腺素应慎用，以防术后反弹出血。

扩张器植入前需在手术台上再次检查扩张器是否渗漏，植入时扩张器应舒平；注射壶植入时注射面应向上，导管可有弯曲，但不能形成锐角，更不能折叠；负压引流管必须放置到组织腔隙的最底部。

5. 术后处理

本后早期扩张器埋植区可适当加压包扎。面颈部埋植扩张器者，术后 3 d 内最好进流食。全身应用抗生素（3~5 d）、负压引流瓶应保持持续负压。引流管中的引流液变为淡黄色后即可拔除引流管。如果切口位于正常组织内可按时拆线，如位于瘢痕病变组织内，拆线时间可推迟 3~5 d。

皮肤软组织扩张术常见的并发症有哪些？该如何防治？

皮肤软组织扩张术需行 2 次手术和 1~2 个月甚至更长时间的注液扩张，整个疗程有 3~4 个月，容易发生并发症，轻者影响治疗效果，严重者可导致治疗失败。

1. 血肿

（1）发生血肿的主要原因：①剥离面颊部和颈部组织时，埋植腔隙层次不清，术中损伤由深部向表面垂直穿行的血管；②止血不彻底；③引流不通畅；引引流管放置不够深、脱出或堵塞；④局部应用肾上腺素，术后反弹出血；⑤血管断端结扎不牢靠或电凝不彻底，术后经活动扩张器摩擦发生再出血；⑥全身有出血倾向。

（2）预防措施及处理方法。

预防措施：①面颊部和颈部埋植扩张器时一定要高度重视血肿的预防；②尽可能在直视下操作，在情况允许时尽可能采用比较大的切口，采用冷光源、直射光或透过表面组织的透射光照明，并充分暴露和显示剥离形成的腔隙；③止血务必彻底，仔细检查所有的创面，大的出血点必须结扎或缝扎，电凝只能用于小的出血点；④慎用或不用肾上腺素，止血彻底后方可植入扩张器；⑤负压引流管要放至在剥离形成的腔隙的最深部，在切口处缝合固定以防术后脱落，用注射器抽吸证明有负压后再包扎伤口，术后及时更换负压瓶，保持持续的负压引流，引流液清亮后拔除负压引流管；⑥术后 3 d 局部制动，面颈部手术后进流食，适当加压包扎，可全身或局部应用止血药。

处理方法：发生血肿后的临床表现为术区肿胀明显，表面张力增加，并逐渐加重。扩张器表面的皮肤青紫，甚至出现瘀斑，引流管堵塞，颊部可压迫颊黏膜使之突入上下齿间，颈部可压迫气管而影响呼吸甚至出现动脉窦受压症状。发现血肿应及时进手术室在无菌条件下清除血肿并彻底止血，如果处理及时，一般不会影响治疗效果。血肿不清除易引起感染，在吸收过程中可形成较厚的包膜，影响二期手术效果。

2. 扩张器外露

扩张器外露多见于切口处外露和扩张顶端表面皮肤破溃时，有扩张囊外露及注射壶外露两种情况。

（1）扩张器外露的原因：①切口选择不当，如位于不稳定瘢痕表面，扩张器离切口太近或扩张器移位到切口下，可造成切口愈合不良；②剥离层次过浅或损伤表面主要血管引起皮肤坏死；③扩张器未展平，折叠成角；③注水过程中一次注水量过多，阻断皮肤表面血循环，这是导致扩张器从表面外露的最常见原因；③注射壶太厚或早期包扎过紧，压迫表面皮肤使之坏死；⑥感染和血肿影响切口愈合或继发表面皮肤坏死。

（2）预防及处理方法。

预防措施：①切口应距扩张器边缘最少 1 cm，切开时务必垂直切入，到达拟埋植的层次后再剥离，剥离过程中避免用锐利的器械对切口缘组织进行反复牵拉；②关闭切口时应分层缝合，并且在距切口 1 cm 左右处将皮瓣与深部组织缝合固定几针，以防止扩张器移位到切口下；③剥离层次要清楚，结扎或电凝止血时表面皮肤要有一定距离；④分离的腔隙周边要比扩张器大 1 cm，扩张器要展平，如果注液过程中发现扩张囊有折叠成角现象，应加快注液的速度并轻轻按摩使其尽快展平；⑤一次注液量不可过多，如发现表面皮肤颜色苍白，充血反应消失，等待 5 min 后不能恢复正常，应立即回抽部分液体直到血循环恢复，也可在注射过程中使用经皮氧分压仪或激光多普勒等仪器监测微循环。

处理方法：发现扩张器外露，应尽快处理，或进一步剥离后将扩张器向深部埋植，或回抽部分液体，在最小张力下重新缝合切口。如果注射壶外露，可采用体外注射法。若由于扩张部位皮肤破溃,扩张囊外露,应尽快行二期手术。

3.感染

(1)造成感染的原因:①切口附近有感染灶;②术中无菌操作不严格;③扩张器外露;④血肿;⑤扩张器表面或周围感染灶如疖肿等向扩张囊周围扩散;⑥向扩张囊内注液和更换负压引流瓶时无菌操作不严格;⑦全身抵抗力低所致的血源性感染。

(2)预防措施及处理方法。

预防措施:①严格无菌操作;②术区及附近有感染灶时应暂缓埋植扩张器手术;③积极处理全身的感染灶;④向扩张器内注射的液体中加防止感染的药物;⑤积极处理血肿、扩张器外露等并发症。

处理方法:如果扩张器周围发生感染,除红、肿、热、痛等局部表现外,引流液可变得浑浊,严重者发热,淋巴结肿大,白细胞数升高,诊断一般比较容易。抗感染的措施有:①全身大剂量应用敏感有效的抗生素;②将扩张器内液体更换成含抗生素的液体;③早期可直接从引流管中向扩张囊周围冲洗及滴注抗生素,边滴注边引流,后期可切开放置引流管滴注;④加快扩张速度使扩张器展平,减少无效腔。若感染经上述处理无效时,宜取出扩张器,取出扩张器后感染一般都能得到控制。

4.扩张器不扩张

(1)扩张器不扩张的原因:①扩张器有破损,植入时未能发现;②术中误伤扩张器,特别是缝合关闭切口时误伤扩张器而未发现;③注液过程中压力增加或扩张器连接部质量不佳而裂开;④导管折叠成锐角;⑤注射壶移位到扩张囊下或翻转;⑥穿刺注液时因注射壶离扩张囊太近而误伤扩张囊;⑦两个扩张器一起埋植时,注液过程中一个扩张器压迫另一个的导管。

(2)预防措施及处理方法。

预防措施:预防扩张器不扩张的关键是术前选购优质扩张器并于消毒前、埋植前仔细检查,特别是埋植前要向扩张器内注入 10~20 mL 0.9%氯化钠注射液后检查有无渗漏及破裂。操作过程中避免锐器与扩张器接触。埋植注射壶时,其应距扩张囊有一定距离。

处理方法:如果是扩张器导管折叠、注射壶移位或翻转等原因,造成不能向扩张器内注液,可行局部切开并针对有关问题进行矫正。

5.皮瓣坏死

(1)造成皮瓣坏死的原因:主要是由皮瓣血液循环障碍引起,包括皮瓣长宽比例过大、损伤了主要供血血管、蒂部受压,以及皮瓣转移时过于松弛造成皮瓣内血管迂曲,引起血液回流不畅造成瘀血和皮瓣下血肿等。

(2)预防及处理方法:应严格遵守整形外科皮瓣设计的原则;皮瓣近端和远端尽可能不要超过扩张区;剥离纤维囊壁时要十分仔细,扩张囊要充分展开并保持一定的张力。如果皮瓣远端出现青紫等回流不畅的表现,可在皮瓣远端轻微加压包扎以利回流。

6.其他并发症

(1)疼痛:多见于头皮、额部和四肢,以成人多见。可少量多次注射、缓慢持续注射和在扩张液内加入利多卡因,以及局部神经封闭等方法来缓解。

(2)神经麻痹:多见于肢体,面颈部偶有发生,二期手术后一般能自行缓解。

(3)骨质吸收：头部不多见，主要是扩张器压迫所致，二期手术 2~3 个月后能自行恢复。

(4)肢体水肿：扩张器压迫影响淋巴回流所致，二期手术后能自行恢复。

(5)头发脱落：少见，扩张速度过快引起毛囊缺血所致，减慢扩张速度后能自行恢复。

(6)颈部压迫表现：颈动脉窦受压引起的恶心、呕吐、面色苍白、血压下降等症状和体征，回抽部分液体后可缓解。

✦ 瘢痕的手术治疗需要遵循的原则

伴有功能障碍的各种瘢痕挛缩，都需要进行治疗。这种治疗仅限于应用外科手术切除瘢痕，以及应用各种整复外科方法(包括植皮等)来修复创面和纠正畸形。

(1)有些瘢痕虽然没有产生挛缩症状，但由于它引起持续的痒、痛症状，或经常破溃，也应考虑手术切除修复。深部的瘢痕组织有时可因收缩而牵拉周围脏器，产生神经性症状。这种症状常不易诊断，但如果一旦确诊，手术治疗的效果还是比较满意的。

(2)对于影响功能活动或形成畸形的较小面积的增生性瘢痕，特别是面部及双手，应考虑外科手术切除，予以植皮。但这种切除手术不宜在瘢痕早期充血阶段时进行，否则可能引起更多的瘢痕组织增生(特别是在植皮区的边缘部分)。一般应等待进入退化阶段后再进行切除及植皮。

(3)萎缩性瘢痕的治疗，原则上应尽早进行切除，以解除挛缩状态，使正常组织复位，然后在创面上进行中厚皮片移植。如面积很大，不适宜于全部切除者，可在挛缩最严重的部位进行部分切除及植皮，以促使剩余部分继续收缩而逐渐进入稳定状态。在经常有溃疡存在的部位，一般无须等待创面愈合，而应及早进行切除手术。

(4)除使用游离植皮外，在遇到紧贴于骨骼表面的萎缩性瘢痕，或基底血供情况极差的情况下，应考虑应用带蒂皮瓣移植，以防止再度破溃。带蒂皮瓣移植包括局部皮瓣转移、远位皮管移植、对侧肢体交叉皮瓣移植等。

✦ 瘢痕手术治疗前需注意哪些问题?

瘢痕的治疗，特别是对严重烧伤后遗留的广泛性瘢痕，在考虑采取手术治疗之前，必须注意以下几点。

(1)一般增生性瘢痕不宜过早地进行手术治疗，如上所述。但在全面部有挛缩瘢痕时，往往存在严重的脸外翻或小口畸形。在这种情况下，为防止角膜长久暴露而造成严重后果，或利于进食，应及早进行局部的脸外翻纠正术或小口开大术。面部其余部位的瘢痕，则等待增生期消退后再进行手术治疗。此外，对于手部的瘢痕挛缩，主张较早进行手术治疗。手术可以选择在创口愈合后的第 2~3 个月，局部已无残余感染存在，而患者全身情况又许可时进行。这样就防止了手部产生关节、肌腱的严重继发性畸形。

(2)在创伤愈合瘢痕形成早期，往往就开始发生挛缩。这时可以考虑在挛缩最明显的部位切开；或仅切除部分瘢痕，并予以植皮，以减轻挛缩。以后再根据情况治疗其余部位。有时经上述处理后，瘢痕的剩余部分可能逐渐变成一种稳定状态，以后亦可不治疗。

(3)手术前，可先给予适当的物理治疗和体育治疗，如超声波、蜡疗等，以使瘢痕软化。应用理疗和体疗后,往往可以缩小瘢痕切除的范围。其他如加压包扎、中药治疗等亦可选用。

(4)切除瘢痕的范围应限于严重影响功能的部位,对广泛性瘢痕挛缩及皮源不足的患者尤应注意此点。若切除过多的瘢痕区,或试图切除所有的瘢痕区域,则常会发现供皮区不够等问题。

第五节 常见瘢痕类型的综合治疗

各种瘢痕早期治疗手段中外用抗瘢痕药物、减张器(线性瘢痕适用)、光电干预通过不同的作用机制促进瘢痕成熟,改善其外观和症状,可考虑应用于所有瘢痕的早期治疗。

对于有瘢痕疙瘩病史、瘢痕增生高风险的患者,常需要联合多重抗增生手段(放射治疗、注射、压力、光电等)以获得抑制瘢痕增生的最佳效力。后期再根据瘢痕的情况,必要时采取手术治疗。

✦ 浅表性瘢痕该如何治疗?

大部分浅表性瘢痕不需要治疗,但发生于面部影响外观时,可以慎重考虑手术治疗。如面积较小,可以考虑直接切除缝合;面积较大者,可采用分期切除后直接缝合,但都应将切口和缝合线设计在顺皮纹方向。如遇到与皮纹方向垂直时,应设计"Z"形切口进行修复。大面积浅表性瘢痕行瘢痕切除自体皮移植术或瘢痕表皮削除自体皮移植术,术后移植皮片在色泽上难以令人满意,有时还可因移植皮片挛缩导致不良后果。目前浅表性瘢痕也可考虑行点阵激光治疗。

✦ 治疗增生性瘢痕的方法

在进行非手术治疗控制瘢痕的前提下,待瘢痕组织稳定后,如存在明显的外观、功能障碍的情况,就需要采取手术治疗。手术切除、皮肤移植或皮瓣转移修复等方式应用较为广泛,但此类方法不适用于瘢痕增生期,手术后复发率较高,且效果也不理想。

✦ 瘢痕疙瘩如何治疗?

瘢痕疙瘩属于良性皮肤纤维化疾病,在实施临床治疗前,需要与增生性瘢痕等疾病进行鉴别诊断,包括临床表现与病理检查,以防误诊。如隆突性皮肤纤维肉瘤、错构瘤、平滑肌肉瘤、梭形细胞肿瘤、皮肤癌、炎性肉芽肿和人工性皮炎等。

在完成鉴别诊断的基础上,需要根据患者年龄,瘢痕疙瘩性质、大小、解剖部位、分布情况及是否存在感染灶和功能障碍等作为决定瘢痕疙瘩治疗方案选择的综合考虑因素。

对于充血明显、快速向周边浸润等"炎症"倾向特征显著的瘢痕疙瘩称为"炎症型"瘢痕疙瘩;对于充血不明显或色暗、突出表面和快速生长的,且伴有 $p53$、Fas 基因突变或癌基因激活等明显肿瘤特征的称为"肿瘤型"瘢痕疙瘩。

对于"肿瘤型"瘢痕疙瘩提出了根据瘢痕大小来决定治疗方案的策略。原则上,小型瘢痕疙瘩建议采用保守治疗，采用抗炎药物（如糖皮质激素）注射疗法，同时辅以抗血管激光和硅胶制剂的治疗。但耳部小型瘢痕疙瘩和含有感染灶的小型瘢痕疙瘩仍然建议采用手术切除为主的治疗方法。中、大型瘢痕疙瘩在采取了预防瘢痕疙瘩术后复发措施的条件下，应尽早采用以手术治疗为主的综合治疗方案。对于超大型瘢痕疙瘩，在患者全身情况允许和采取了预防术后复发措施的条件下应该采用以手术切除辅以皮片和皮瓣修复的综合治疗方案。全身广泛性/弥散性的瘢痕疙瘩建议以非手术治疗为主，但若局部出现感染灶，可考虑手术切除局部感染灶，其余部位的瘢痕疙瘩仍以非手术治疗为主。

对于"炎症型"瘢痕疙瘩，小型瘢痕疙瘩仍然采用非手术治疗，对于中、大型或超大型瘢痕疙瘩，条件许可时，原则上仍然建议采用手术治疗。若中、大型"炎症型"瘢痕疙瘩无明显的瘢痕增生，而以充血明显和平软组织为主要特点时，也可考虑非手术治疗，包括药物注射、去红激光、硅胶制剂和外用药等治疗，无效时可再考虑手术治疗。

预防瘢痕疙瘩术后复发的措施

（1）术中和术后的综合治疗：术中切口内药物冲洗是重要的一环。建议在闭合瘢痕疙瘩切除创面前，有必要采用5-FU联合糖皮质激素进行伤口冲洗。

（2）抗张治疗：若中、大型瘢痕疙瘩位于胸、背、肩、腹和四肢等高张力部位，术后应采用严格的抗张措施，减少皮肤张力所诱导的瘢痕复发。对于耳垂等无张力的部位，可采用普通创面闭合方法，无须特殊的抗张处理。

（3）放射治疗：中、大型瘢痕疙瘩术后24 h内应接受放射治疗作为预防瘢痕疙瘩复发的重要措施。对于放射治疗禁忌部位或以往已经接受过放射治疗的部位应该采用注射5-FU来预防瘢痕疙瘩复发。

（4）对于中、大型瘢痕疙瘩术后及放射治疗后的处理，包括连续使用伤口减张装置或减张胶布6个月，辅以硅胶制剂和压迫治疗。去减张装置后，建议继续使用硅胶制剂或联合使用其他瘢痕外用药物6个月。若仍出现瘢痕复发者，可考虑采用5-FU联合糖皮质激素注射治疗和预防后续的复发。若瘢痕充血明显，也可以考虑联合祛红激光治疗。

儿童与成人瘢痕疙瘩的治疗有什么不同？

随着近年来对瘢痕疙瘩认识的加深和治疗技术的进步，抗肿瘤治疗措施（如放化疗等方法）已被广泛用于瘢痕疙瘩的治疗。鉴于瘢痕疙瘩为良性皮肤疾病及不危及患者生命的特点，权衡治疗效果和不良反应的利弊是决定选择相关治疗手段的首要考虑因素。儿童与成人在对药物耐受性、不良反应等诸多方面存在巨大差异。例如，婴儿或儿童患者，其造血系统及身体其他系统处于生长发育的重要阶段，抗肿瘤化疗药物或放射治疗均有可能导致不可逆的影响和不良反应，如发生再生障碍性贫血或被照射部位的骨骼停止发育等。为此，需要建立患儿独特的瘢痕疙瘩治疗方案并与成人的治疗方案严格加以区分。考虑到儿童在16岁左右已经基本完成身体发育过程，故将16岁作为区分儿童和成人的分界年龄。原则上，对于小于16岁的患者按照儿童瘢痕疙瘩治疗原则进行治疗，一般不建议采用抗肿瘤化学药物和放射治疗。但在具体的实施过程中，也可以根据患儿年龄、化疗药物剂量或放射部位与剂量，以及病变严重程度的具体情况、对其他治疗措施是否抵抗等因素进行综合判断，权衡治疗与不良反应的利弊，并与儿科医生密切配合开展相关的治疗，尽可能避免相关不良反应和并发症的出现。

✦ 瘢痕疙瘩放射治疗时间该如何选择?

瘢痕疙瘩术后最佳的开始照射时间尚无定论，但根据国内外的文献报道和专家组的临床实践经验，就不同的应用方面作如下推荐。

(1)单纯瘢痕疙瘩切除术后复发的预防。建议在术后 24 h 内给予放射治疗，最迟不能超过 48 h。

(2)中、大型瘢痕疙瘩切除后采用邻近带蒂皮瓣修复。建议在术后 24 h 内给予放射治疗，最迟不能超过 48 h。

(3)超大型瘢痕疙瘩切除后需要植皮修复。国内学者报道可在术前 1 d 行放射治疗，皮片存活后(术后第 7 d)行第 2 次放射治疗。

(4)超大型瘢痕疙瘩切除及游离皮瓣修复。建议待皮瓣稳定和可避免皮瓣危象的基础上再实施放射治疗。

(5)皮瓣供区：直接缝合的皮瓣供区可在术后 24 h 内给予放射治疗，最迟不超过 48 h。

(6)皮片供区：待创面愈合后给予放射治疗，剂量应适当减小。

✦ 放射治疗的注意事项

(1)照射过程中需要对非照射部位给予有效的屏蔽，只在手术切口的上、下、左、右各放开 1.0 cm。在实施电子线放射治疗时，可通过置放皮肤等效物来严格控制放射的皮肤及皮下组织射线深度。

(2)避免对大面积瘢痕或术后伤口部位皮肤进行照射，以免导致过大的辐射体积效应。同理一般不提倡多处瘢痕同时照射。

(3)原则上避免在同一部位实施重复放射治疗已放射治疗和拟放射治疗的剂量以及两次放射治疗的间隔期都是行再次放射治疗的重要考量因素，需经放射治疗科医师会诊共同确定治疗方案。

(4)贴近骨面或皮下神经部位的伤口 需要限制放射剂量并严格精准控制射线照射深度(如采用电子线放射治疗)以防深部功能性组织受到放射性损伤。

(5)甲状腺、性腺和胸腺部位应禁用放射治疗。乳腺、腮腺和关节部位原则上也不应实施放射治疗，若有必要，需要严格控制放射治疗的深度，使射线深度精准控制在皮肤和皮下范围内。下腹部和耻骨部瘢痕疙瘩慎用低能量 X 线浅层放射治疗。

(6)原则上避免对 16 岁以下患儿实施放射治疗。若有必要，须与放射治疗科医生配合确保治疗过程的生物安全性。

(7)所有治疗均需与放射科医生合作，根据患者的具体情况制定出个性化的放射治疗计划，严防放射治疗不良反应和并发症的出现。

✦ 线性瘢痕和片状瘢痕分级诊疗的建议

表 7-1　线性瘢痕和片状瘢痕分级诊疗

瘢痕类型		日常护理	Ⅰ~Ⅱ级证据等级治疗	Ⅲ~Ⅳ级证据等级治疗
线性瘢痕	低增生风险	忌辛辣食物和饮酒，注意瘢痕部位的防晒	(1)药物外用(可选择硅酮制剂、洋葱提取物或积雪苷) (2)减张器使用 (3)光电治疗：血管激光[脉冲染料激光(PDL)、波长 532 nm 倍频掺钕钇铝石榴子石晶体激光]、剥脱性点阵激光(点阵二氧化碳激光)、非剥脱性点阵激光(1540/1550 nm 铒玻璃激光)、联合法(PDL+点阵二氧化碳激光)	光电治疗：血管激光(强脉冲光)，联合法(PDL+2940 nm Er：钇铝石榴子石晶体点阵激光)
	高增生风险		(1)药物外用(可选择硅酮制剂、洋葱提取物或积雪苷) (2)减张器使用 (3)术后放射治疗(用于有瘢痕疙瘩病史的成人) (4)注射治疗，激素+5-氟尿嘧啶(仅用于成人) (5)光电治疗，处理同低增生风险线性瘢痕	
片状瘢痕	低增生风险	忌辛辣食物和饮酒，注意瘢痕部位的防晒	(1)药物外用(可选择硅酮制剂、洋葱提取物或积雪苷) (2)血管激光如 PDL、剥脱性点阵激光(点阵二氧化碳激光)、联合法(PDL+点阵二氧化碳激光)	光电治疗：血管激光(强脉冲光)
	高增生风险		(1)药物外用(可选择硅酮制剂、洋葱提取物或积雪苷) (2)压力治疗 (3)局部突起注射治疗，激素+5-FU(仅用于成人) (4)光电治疗，处理同低增生风险片状瘢痕	

烧伤瘢痕患者手术前后该如何护理？

1. 手术前的护理

患者烧伤后留下的瘢痕，不仅会对患者外观造成影响，还会给患者的生活质量、功能康复、心理等各个方面带来影响。医护人员可通过向患者讲解相关的烧伤瘢痕疾病知识、治疗过程及治愈病例等来增强患者的自信心。术前将患者手术部位的毛发剔除干净，预防皮肤感染。在剃毛过程中禁止使用脱毛剂，且不能剃破皮肤，防止过敏与感染。

2. 手术后的护理

密切观察患者的呼吸、血压、体温等基本生命体征。为避免交叉感染，尽量将烧伤瘢痕患者与有感染症状的患者分开收治，同时保持病房内安静，温度及湿度适当，禁止吸烟与探视。对于施行皮片移植或皮瓣转移修复手术的患者，应在术后的第24~72 h观察是否有血管危象或出血表现。若发现植皮部位出现肿胀、水泡、肤色呈现明显暗紫色或伤口渗血明显且疼痛加剧等表现，应立即采取治疗措施，避免耽误治疗。指导患者进行轻度活动，以能耐受的疼痛限度为准。对于需要卧床的患者，需采用适当的方式进行下肢的功能锻炼，并观察肢体的肿胀情况，定期监测D-二聚体的变化，警惕下肢静脉血栓的形成。每次锻炼应当适度，不可运动量过大，引起身体不适，同时应当注意每次停止锻炼的间隔不超过2 d。

第六节 痤疮瘢痕的治疗

青春的脸庞岂容痤疮

痤疮是一种好发于青少年面颈部的毛囊皮脂腺的慢性炎症，主要与激素水平、皮脂腺分泌异常、感染等因素相关，是常见的毁容性疾病之一。最新一项评价中国大陆地区痤疮发病率的全面统计分析认为，痤疮总体患病率较高，且中小学生患病率高于本科生，男性痤疮患病率高于女性，南方地区痤疮患病率高于北方地区。

痤疮愈合后的最常见并发症即产生瘢痕，有研究显示将近30%的面部痤疮患者会留下痤疮瘢痕，这在不同程度上导致患者出现身体、心理及社交上的挫败感。

根据瘢痕形态将痤疮瘢痕主要分为凹陷性瘢痕、增生性瘢痕及瘢痕疙瘩，其中凹陷性瘢痕的发生比例最高。

痤疮凹陷性瘢痕的分型

凹陷性的痤疮瘢痕主要表现为冰锥型瘢痕、滚动型瘢痕、厢车型瘢痕及混合性瘢痕。冰锥型瘢痕直径<2 mm，且边缘陡峭；滚动型瘢痕直径>4 mm，且边缘缓和，呈波浪状；厢车型瘢痕直径1.5~4 mm，且边缘陡峭锐利。

如何评价痤疮瘢痕的严重程度？

根据痤疮瘢痕的类型和数量评分。

a 值，按照痤疮瘢痕形状和大小分类：V 型即冰锥型，点状凹陷性瘢痕，直径小于 2 mm，权重分为 15 分；U 型即货车箱型，直径 2~4 mm，边缘锐利，权重分为 20 分；M 型即碾压型，直径大于 4 mm，边缘多不规则，权重分为 25 分。

b 值，按照痤疮瘢痕数量分类：无瘢痕为 0 分；瘢痕数目小于 5 处为 1 分；瘢痕数目为 5~20 处为 2 分；瘢痕数目大于 20 处为 3 分。

痤疮后遗留的瘢痕该怎么治疗？

国内外学者多采取外科手术（皮下分离、穿孔移植、切除）、化学剥脱、注射填塞术、磨皮术、外用药物（干扰素、咪喹莫特）、激素封闭等方法治疗痤疮瘢痕，但疗效不理想，尽管传统剥脱性激光能够有效治疗痤疮瘢痕，但术后容易遗留色素性改变和持续性红斑而导致恢复时间长，尤其是在多属于Ⅳ型皮肤的亚洲人中，故其广泛应用受到限制。目前可选用波长为 2940 nm Er：YAG 激光、CO_2 点阵激光、超脉冲 CO_2 点阵激光（LineXel 型 CO_2 激光仪），或者采用超脉冲 CO_2 点阵激光联合微针疗法或微等离子体射频技术等治疗凹陷性瘢痕。点阵激光治疗后，联合使用硅酮类抗瘢痕药物或者果酸等进行治疗效果将更佳。

超脉冲 CO_2 点阵激光治疗痤疮瘢痕的原理

超脉冲 CO_2 点阵激光是利用激光的热凝固和热剥脱作用在皮肤上打出均匀分布的微创小孔，从而引发皮肤一系列的生化反应，如创伤后的小孔与小孔间正常组织产生热桥接，启动皮肤创伤修复机制（炎症阶段、增殖阶段、重塑阶段）新生大量胶原蛋白，达到真皮框架结构重建，抚平痤疮瘢痕，换肤的效果。该技术能够保留部分的正常皮肤，因此，患者恢复较快。

哪些痤疮凹陷性瘢痕患者不适合行点阵激光治疗？

①妊娠期妇女、哺乳期妇女；②瘢痕体质者；③凝血障碍性疾病者；④明显活动性痤疮皮损 3 个月以上者；⑤单纯疱疹患者；⑥有日光暴晒史者；⑦近期有光敏药物服用史者；⑧治疗前 6 个月内面部做过化学、激光剥脱，填充剂治疗，口服维 A 酸类药物者；⑨皮肤肿瘤患者；⑩精神异常者。

痤疮凹陷性瘢痕行点阵激光治疗前要做什么准备？

每次激光治疗前由专人在同一光源、同一角度背景下，对患者的治疗区用同一相机进行治疗前的拍照并存档。为缓解治疗的不适，所有患者在治疗前 1 h 于治疗部位涂擦 5% 利多卡因乳膏，用清水洗净。治疗前用 0.1% 新洁尔灭或 75% 乙醇溶液消毒。

痤疮凹陷性瘢痕点阵激光治疗后该如何护理？

治疗后立即用冷冻面膜或冰袋冷敷治疗区 30 min 以缓解疼痛及不适感。局部使用表皮生长因子、抗生素乳膏，每天 2 次。禁止撕脱渗出物或药物形成的痂皮，尽量让其自行结痂脱落。注意防晒、补水，饮食宜清淡，禁辛辣食物、抽烟、喝酒。根据患者恢复情况，治疗间隔约 1 个月。

痤疮凹陷性瘢痕点阵激光治疗后有何不良反应及其转归？

点阵激光治疗过程中会有轻至中度疼痛、不适感，均在可耐受范围内；治疗后会出现轻度潮红和肿胀，冰敷后不适感减轻。短暂的不良反应有一过性红斑、结痂、脱痂，部分患者会出现色素沉着、单纯疱疹、利多卡因麻药过敏等。

部分患者色素沉着会在 0.5~1 年消退，很小部分会持续 1 年以上。发生单纯疱疹后可口服阿昔洛韦治疗，一般 1 周后好转，无遗留明显色素沉着或瘢痕。对曾有单纯疱疹病史或全脸接受点阵激光治疗的患者，应在治疗前 1 d 口服抗病毒药物并持续 5~7 d，这样能有效降低单纯疱疹病毒感染。利多卡因过敏在口服抗组胺药物后，红斑和瘙痒感会消退。

第七节　瘢痕早期管理的常见误区

误区 1：瘢痕早期不需要干预

这是常见的误区之一。整复外科教科书中认为：对于影响功能或造成较小畸形的增生性瘢痕，可切除并植皮，但手术不宜在瘢痕早期充血阶段进行，否则可能引起更多瘢痕组织增生（特别是植皮边缘）。这可能是误区的源头，但值得注意的是该表述中对瘢痕的类型做了严格的限定，且建议延缓的仅是手术治疗。近年来瘢痕早期管理相关临床和基础研究的进展均提示，在瘢痕未进入成熟期前外用抗瘢痕药物、减张器及用压力疗法、光电治疗等均能有效缩短瘢痕未成熟期，改善瘢痕转归。由此可见，应足够重视瘢痕早期管理，如单纯等 6~12 个月可能会错过瘢痕干预的黄金窗口。

误区 2：瘢痕治疗可以不规律或无须长期坚持

减张器、外用抗瘢痕药物和注射药物、光电治疗等均需要在瘢痕未成熟期内规律使用，长期坚持方能取得较为理想的效果。特别是对于增生性瘢痕或者瘢痕疙瘩，单次注射治疗能够取得暂时性改善，但是如果病灶没有完全萎缩就停止治疗，3~4 周后可能再次出现增生，从而使得患者产生挫败感，甚至使医患双方都产生注射治疗没用或者增生性瘢痕/瘢痕疙瘩无法防治的误解。所以，在应用瘢痕早期管理措施时做到规律和全程是充分发挥干预效果的必要条件。

根据未成熟瘢痕的转归特点以及各种早期干预手段的作用机制，本共识建议对于有应用减张器条件的线性瘢痕，可从缝合后或拆线后开始使用减张器至少 3 个月；外用抗瘢痕药物在瘢痕仍充血时可以持续使用；根据瘢痕具体情况常需进行 3 次或 4 次甚至更多次光电治疗；瘢痕注射治疗需坚持每月 1 次直至瘢痕平软。各项干预手段的详细使用方法和注意事项请参考前述相关内容。

误区3：瘢痕早期光电干预可以使用高能量

应用于瘢痕早期干预的光电设备多是为皮肤年轻化及皮肤色素性、血管性疾病设计的，因为这些设备同样能够干预瘢痕内的相应靶机并产生相应的治疗效果，现在其越来越多地被应用于瘢痕治疗中。

然而，瘢痕上皮（特别是上皮化刚刚完成）相对于正常皮肤的上皮更薄，在其他适应证中安全的参数对瘢痕治疗而言可能导致上皮过度损伤，造成结痂甚至创面，反而进一步延长瘢痕的未成熟期。所以在瘢痕早期光电干预的能量选择中，应该充分考虑瘢痕表皮和正常皮肤表皮的区别，避免过度热刺激导致二次损伤。

误区4：对患者宣传教育非必要

患者教育是瘢痕术后管理过程中的重要环节。患者通常对术后瘢痕转归及其应对方法非常感兴趣，也常存在很多误解。患者不了解瘢痕早期管理的必要性和方法，高危患者不了解瘢痕增生的临床表现，会错过最佳干预期。所以对患者进行充分宣传教育，建立正确概念，教授正确护理方法格外有必要。

宣传教育内容可以包括瘢痕未成熟期的存在、大概时长、瘢痕的表现，瘢痕最后的转归，瘢痕未成熟期的护理方法，瘢痕出现增生时早期的临床表现以及应采取的措施。对高增生风险或者有瘢痕疙瘩病史和家族史的患者进行"瘢痕出现增生时早期的临床表现以及应采取的措施"的告知尤为重要，甚至可以设立固定随访期加强瘢痕管理。

第八章 激光技术在皮肤美容中的应用

了解皮肤的光学特性是理解激光与皮肤相互作用的基础。光线在皮肤的每一层组织中都可以被反射、透射、散射或吸收。只有被吸收的光可以对组织产生作用。角质层能反射4%~7%照射到皮肤上的可见光；真皮层因含有胶原成分，主要散射光线。皮肤中有被称为发色团的特殊结构能够吸收光线，内源性的发色团有血红蛋白、氧合血红蛋白和黑色素；外源性的发色团，包括文身墨水。吸收光将会使皮肤产生热，导致皮肤发生机械性和化学性变化。热效应的范围包括从蛋白变性到发生汽化和炭化。当吸收光线产生具有化学活性的激发态分子时，就可发生化学反应，如光动力学疗法。

第一节 激光的安全性

使用激光的医生及助手必须知道激光的危险性。安全规范的操作，可以减少事故和受伤的概率。激光使用的标准由美国国家标准研究所制定，并以此操作为标准制定了激光安全性议定书。下面将讨论激光的各种危害性。

1. 光危害

(1)视力损害：激光能造成明显的视力损害，直接的或反射的光线都能引起眼睛永久性的损伤。激光造成的眼睛损伤类型由激光的波长决定。可见的激光和近红外激光能聚焦在视网膜上的一个小点，强度可增加到10万倍。紫外线和远红外光(即二氧化碳激光)能损伤眼球前部的结构，包括晶体和角膜。有几种方法可避免眼睛损伤：在激光手术室里的所有人都必须佩戴保护性眼镜，如墨镜、安全眼镜或眼睛护屏；清除手术区所有能反光的物体，使用特殊工艺电镀的手术器材，尽量减少反射；最重要的是，绝对不能将激光指向眼睛。

(2)皮肤及周围组织的损害：如果激光光束照射到非治疗区皮肤，有可能造成烧伤。预防措施：使用瞄准光线有助于激光指向目标；当使用二氧化碳激光器时，术区应用湿纱布与周围隔离保护，可避免烧伤周围皮肤。

2. 环境的危险因素

(1)火灾：曾有几例在使用激光治疗中出现火灾的报道。因此，对全麻患者使用氧气要更加注意，操作过程中应极为小心。适当的安全措施能消灭火灾隐患，如确实需要补充氧气，应考虑关闭气管导管及喉部氧气罩等设备；易燃的物品，如干纱布、乙醇、患者的私人物品(香水、指甲油、发胶)都应远离手术区;附近应放置灭火器等。

(2)烟雾与飞溅的组织:使用二氧化碳激光产生的气化烟雾对医生和患者都有潜在危害。病原微生物,包括人乳头瘤病毒(HPV)、人类免疫缺陷病毒(HIV)和乙型肝炎 DNA,都曾经在激光治疗中散发的烟雾里被分离出来,同时还分离出活的细菌。另外,烟雾中的颗粒会引起实验动物出现肺炎、支气管炎、肺气肿,对人类也可能具有相同的危害。采取一些安全措施能够减少激光烟雾的危害。在激光使用的同时,应使用高流量的烟雾吸引器,并应经常更换吸引器的过滤器及吸管,以达到最佳的吸引和过滤效果。吸引器应保持在产生烟雾位置的 2.5~5 cm 的范围,另外,所有人员应戴能过滤 0.3 μm 颗粒的口罩。在使用激光时,可产生组织飞溅,其中含有完整的、有活力的、有感染力的细胞。现在许多激光装置都安装了可回收飞溅物的袋子。在使用二氧化碳激光时,同样要佩戴口罩和使用烟雾吸引器。

3. 机器的危害性

激光需要高压电源,因此存在电击的风险。目前,许多医用激光器都配备了安全控制装置,以防医务人员和患者被电击。如果机器出现故障,只能允许由经验丰富的激光器工程人员维修。许多激光器含有带毒的染料,应进行合适的操作以降低危险。

4. 一般安全问题

应严格依照操作规则使用激光,最重要的是所有使用激光的医务人员都应进行安全培训。在使用激光过程中,门上应有灯或标记提示屋外的人禁止进入。使用激光时,操作者应佩戴眼罩、手套、面罩,并使用烟雾吸引器。激光手术室内应配有灭火器,特别是有氧气时,不要将激光指向非目标物体。不用激光时,激光器应保持在安全状态,开关应断开。

第二节 色素障碍性皮肤病的激光及综合治疗

皮肤瑕疵主要有色素障碍性皮肤病和血管性皮肤病。色素障碍性皮肤病,如太田痣(又称黑脸)、黑毛痣、咖啡斑、褐色斑痣、雀斑等,发病率为 0.2%~1%;其他色素疾病,如老人斑、老人疣、黄褐斑等色素性皮肤病的发病率更高。血管瘤、鲜红斑痣、毛细血管扩张症等皮肤血管性疾病的发病率为 1%左右。主要治疗方法有:激光治疗、光子嫩肤、冷冻、化学剥脱术、皮肤磨削术、药物治疗、手术等。

✦ 黄褐斑

黄褐斑是一种慢性、获得性面部色素增加的皮肤病,临床表现为对称分布于面颊、前额及下颌深浅不一、边界不清的淡褐色或深褐色斑片,又名肝斑、妊娠斑,局部无炎症及鳞屑,也无自觉症状。亚洲育龄期女性发病率高达 30%。黄褐斑易复发,难治愈。

引起黄褐斑的因素很多,目前认为遗传易感性、日光照射、性激素水平变化是黄褐斑的三大主要发病因素。黑色素合成增加、皮损处血管增生、炎症反应及皮肤屏障受损均参与黄褐斑的发生。此外,睡眠障碍,使用汞、铅含量超标的劣质化妆品,烹饪等热辐射接触,甲状腺疾病,女性生殖系统疾病和长期的精神紧张,慢性肝功能不全,结核病,癌瘤,慢性乙醇中毒等均可诱发或加重黄褐斑。

黄褐斑的自诊要点是什么？

颜面出现面积大小不等的斑片，小的如钱币大小，或呈蝴蝶状；大的满布颜面，如地图。颜色呈黄褐色或淡黑色，平摊于皮肤上，摸之不碍手。黄褐斑多对称分布于颧、颊、额、鼻、口周、眼眶周围，其界限明显、压之不褪色、表面光滑、无痒痛感。

黄褐斑的分期

黄褐斑的临床分期分为活动期和稳定期。

活动期：近期有皮损面积扩大，颜色加深，皮损泛红，搔抓后皮损发红，玻片压诊大部分褪色；反射式共聚焦显微镜（reflectance confocal microscopy，RCM）下见表皮基底层较多高折光的、树突多且长的树枝状及星爆状黑素细胞，真皮浅层可见数量不等的中等折光的单一核细胞浸润，部分可见高折光的噬黑素细胞。

稳定期：近期皮损面积无扩大，颜色无加深，皮损无泛红，搔抓后皮损不发红，玻片压诊大部分不褪色；RCM 下见表皮基底层较少的树枝状黑素细胞，树突较活动期黑素细胞缩短，星爆状黑素细胞较罕见，真皮浅层浸润的单一核细胞数减少。

黄褐斑的分型

（1）根据血管参与情况分 2 型：① 单纯色素型（melanized type，M 型），玻片压诊皮损不褪色，Wood 灯下见皮损区与非皮损区颜色对比度增加；②色素合并血管型（melanized with vascularized type，M+V 型），玻片压诊皮损部分褪色，Wood 灯下见皮损区与非皮损区颜色对比度增加不明显。该分型对治疗药物及方法的选择有指导意义。

（2）根据色素所在位置分 2 型：表皮型（表皮色素增多）和混合型（表皮色素增多+真皮浅层噬黑素细胞）。该分型对治疗效果判定有指导意义。

（3）根据皮损发生部位分 3 型：①面部中央型（最常见），皮损分布于前额、颊、上唇、鼻和下颌部；②面颊型，皮损主要位于双侧颊部和鼻部；③下颌型，皮损主要位于下颌，偶累及颈部 V 形区。该分型对中医治疗有指导意义。

（4）中医根据其基本理论，也将其归纳为 3 种分型：①肝郁型；②痰湿型；③肾虚型。这样的分型为中医的治疗提供依据。

黄褐斑的诊断

根据患者的病史、典型的临床表现即可诊断。联合玻片压诊、Wood 灯等无创检测技术可进一步分期、分型。

黄褐斑的鉴别诊断

1. 炎症后色素沉着

继发于急性或慢性炎症性皮肤病的淡褐色、紫褐色或深褐色的色素沉着斑，局限于皮肤炎症部位，界限清楚。根据既往有炎症性皮肤病史及随后出现的色素沉着可鉴别。

2. 褐青色痣

好发于20~30岁青年女性，临床多表现为对称分布于双侧颧部及颞部的圆形、散在不融合的灰青色斑点。RCM检查显示表皮基底层色素含量大致正常，真皮浅中层胶原纤维束间可见散在、细长的、高折光的树突状黑素细胞。

3. 太田痣

常于出生时或出生不久发生，临床多表现为单侧分布于颧部、颞部、眼结膜的深青色融合性斑片。RCM检查显示表皮基底层色素含量大致正常，真皮中部可见中等数量的高折光树枝状黑素细胞或形态不一高折光黑素细胞团块。

4. 黑变病

可有长期焦油、劣质化妆品等接触史或炎症性皮肤病史，早期临床表现为红斑、脱屑等皮炎样改变，长久不愈可出现网状或弥漫性色素沉着，常呈灰色，伴毛细血管扩张，皮疹常累及面颈部，也可泛发。RCM检查显示表皮与真皮交界处模糊，部分基底色素环消失，真皮浅层见数量不等的高折光噬黑素细胞及中等折光的单一核细胞。

黄褐斑治疗的疗效判定

1. 主观评价

(1)黄褐斑面积和严重指数(melasma area and severity index,MASI)评分：按黄褐斑的面积、颜色深度和颜色均匀性进行定量。色素沉着面积评估：分前额(F)、右面颊(MR)、左面颊(ML)和下颌(C)4个区域，分别赋予30%、30%、30%和10%的权重。依色素斑累及这4个区域面积的百分比，分别计分(A)：1分为<10%，2分为10%~29%，3分为30%~49%，4分50%~69%，5分为70%~89%，6分为90%~100%。颜色深度(D)和均匀性(H)评分，计为0~4分：0为无，1分为轻微，2分为中度，3分为明显，4分为最大限度。MASI=前额[0.3A(D+H)]+右面颊[0.3A(D+H)]+左面颊[0.3A(D+H)]+下颌[0.1A(D+H)]。最大为48分，最小为0分。

(2)医生整体评价(physician's global assessment,PGA)：根据色斑治疗后残留情况，计为0~6分：0分为完全清除(100%)或仅残留极少的色素沉着，1分为基本被清除(≥90%)，2分为明显改善(75%~89%)，3分为中度改善(50%~74%)，4分为轻度改善(25%~49%)，5分为无改善(<25%)，6分为较治疗前加重。

(3)患者满意度评价：通过问卷形式，调查患者对疗效的满意度，分为非常满意(改善>75%)、满意(改善50%~75%)、一般(改善25%~49%)、不满意(改善<25%)，统计满意率。

2. 评价方法

(1)扫描反射比分光光度仪检测技术：治疗前后，测定L*a*b*值的变化[L*：皮肤的黑白亮度(黑色素)；a*：皮肤的红绿平衡(血红蛋白)；b*：皮肤的黄蓝平衡(脂褐素)]。

(2)VISIA图像分析：采用不同光源拍摄面部超高像素影像，量化不同层次的色素及血管。使用标准白光观察表面色斑，紫外光观察紫外线色斑，正交偏振光观察肉眼不可见的真皮层棕色斑、深层血管。通过治疗前后对比，评价色素及血管改善情况。

(3)无创性皮肤生理功能测试：定量测定治疗前后的皮肤黑素指数(melanin index,MI)和红斑指数(erythema index,EI)变化。

（4）RCM：通过观察皮损处增殖的树突状黑素细胞数量及真皮炎性细胞数量的变化，评价色素及炎症改善程度。

（5）皮肤镜：评价黄褐斑治疗前后皮损处血管数量及形态的改善情况。

黄褐斑的治疗

1. 治疗原则

以减少黑色素生成、抗炎、抑制血管增生、修复皮肤屏障、抗光老化为指导原则。避免诱发因素，注重防晒，配合使用修复皮肤屏障的功效性护肤品、美白类护肤品，结合临床分期与分型，联合系统及外用药物、化学剥脱术、激光和中医药治疗。

2. 治疗目标

使色斑变淡或恢复正常，面积缩小或消失，减少复发。

3. 基础治疗

（1）避免诱发因素，调整生活方式：避免日照，减少烹饪热及职业热接触，避免使用汞、铅含量超标等劣质化妆品；避免服用引起性激素水平变化的药物及光敏药物；保证睡眠充足，劳逸结合；保持良好的心态。

（2）修复皮肤屏障：黄褐斑患者存在皮肤屏障受损。研究表明，透明质酸是维持皮肤水合作用的重要成分，并具有修复皮肤屏障的作用；神经酰胺、胆固醇、游离脂肪酸等细胞间脂质成分，对维持皮肤屏障的结构和功能起到重要作用，青刺果油所含脂质与角质层细胞间脂质成分相似，可促进角质形成细胞分泌神经酰胺、胆固醇及游离脂肪酸，达到修复皮肤屏障的作用。使用具有科学依据的功效性护肤品对黄褐斑的防治有益。

（3）防晒：应贯穿黄褐斑的整个治疗过程。建议长期使用日光防护指数（sun protection factor，SPF）≥30、UVA 防晒指数（protection grade of UVA，PA）+++的广谱（UVA +UVB+蓝光）防晒霜，对控制黄褐斑的发生发展更有效。防晒霜可每 2 h 涂抹 1 次，每次 2 mg/cm^2，以减少由日光照射引起的色素增加；在外用防晒霜的基础上加强遮挡性（规避性）防晒，有利于黄褐斑的防治，减少复发。

（4）美白类护肤品：研究显示，含甘草提取物、左旋维生素 C、4-N-丁基间苯二酚、白藜芦醇、谷胱甘肽、鞣花酸、桑叶提取物、芦荟素等成分的美白类功效性护肤品可用于黄褐斑的治疗。国内学者研究表明，一种含有滇山茶、马齿苋、青刺果、三七的新型复合美白制剂能有效地改善黄褐斑症状。建议在医生指导下选择有功效性及安全性，经过临床验证的美白类护肤品。

（5）治疗相关疾病：积极治疗可能诱发或加重黄褐斑的相关慢性疾病。主要根据引起黄褐斑的原因，进行针对性用药。①积极治疗引起黄褐斑的慢性疾病，如慢性肝病、结核病、内分泌失调、月经失调等。②避免使用能引起或加重黄褐斑的药物，如氯丙嗪、苯妥英钠、磺胺类药物、口服避孕药等。如需要避孕，可采取物理避孕或选择在晚上服用避孕药，以使药物浓度在白天日照高峰时为最低水平。

4. 分期分型治疗

（1）活动期。

避免光电治疗及化学剥脱术，应选择基础治疗配合系统药物治疗。

系统药物包括：①氨甲环酸。可竞争性抑制酪氨酸酶，减少黑素合成，同时抑制血管增生，减轻红斑；可口服用药，250~500 mg/次，每日 1~2 次，用药 1~2 个月起效，建议连用 3~6 个月；常见不良反应为胃肠道反应、月经量减少等，既往有血栓、心绞痛、卒中病史者禁用。②甘草酸苷。可抑制肥大细胞脱颗粒，减少白三烯等炎症因子产生，以达到抗炎作用；可静脉滴注，40~80 mg/次，2 次/周；不良反应包括低钾血症、高血压和极少见的横纹肌溶解。③维生素 C 和维生素 E。维生素 C 能阻止多巴氧化，抑制黑素合成；维生素 E 具有较强的抗氧化作用，两者联合应用可增强疗效。推荐维生素 C 0.2 g/次，3 次/d；维生素 E 0.1 g/次，1 次/d。④谷胱甘肽。谷胱甘肽分子中巯基可通过与酪氨酸酶中铜离子结合抑制其活性，减少黑素生成；可口服或静脉滴注，常与维生素 C 联用。

外用药物包括氢醌及其衍生物、维 A 酸类、壬二酸、氨甲环酸。

氢醌及其衍生物：为黄褐斑的一线外用治疗药物，常用浓度为 2%~5%，浓度越高效果越强，但皮肤刺激性也越大。通常每晚使用 1 次，治疗 4~6 周可有明显效果，6~10 周效果最佳，好转率为 38%~72%。主要不良反应：刺激性接触性皮炎、永久性色素脱失等。氢醌、维 A 酸及糖皮质激素局部联合使用可提高疗效（又被称为 Kligman 三联配方），每晚 1 次，连续 5~7 周。熊果苷和脱氧熊果苷是氢醌的葡萄糖苷衍生物，局部使用刺激性比氢醌小，主要适用于单纯色素型。

维 A 酸类：临床上常用 0.05%~0.1%维 A 酸类软膏或凝胶，每晚 1 次，疗程约 6 个月；可出现皮肤干燥、红斑及瘙痒、烧灼等不良反应；主要适用于单纯色素型。

壬二酸：临床上常用 15%~20%乳膏，每日 2 次，疗程约 6 个月。1%~5%的患者可出现瘙痒、烧灼、针刺和麻木感，<1%的患者可出现红斑、干燥、脱屑，甚至接触性皮炎。主要适用于单纯色素型。

氨甲环酸：临床上常用 2%~5%乳膏，每日 2 次，疗程约 4 周。局部使用刺激性比氢醌小，不良反应包括红斑、干燥、脱屑等。适用于单纯色素型和色素合并血管型。

大部分外用药物对皮肤有不同程度的刺激性，需配合使用具有修复皮肤屏障功能的功效性护肤品。

（2）稳定期。

在系统及外用药物治疗基础上可联合果酸化学剥脱术、光电治疗等进行综合治疗。

化学剥脱术：常见的化学剥脱剂包括果酸、水杨酸、复合酸等，其中果酸焕肤是治疗单纯色素型黄褐斑的有效辅助方法，通过促进角质形成细胞更替，加速黑素颗粒从基底层到角质层的转运及排出，减轻色素沉着。一般以 20%为起始浓度，可增至 35%，每 2 周 1 次，4~6 次为 1 个疗程，第 4~6 周效果较为明显。主要不良反应：暂时性红斑、轻度肿胀、刺痛、灼热等不适感，治疗 3~7 d 可能出现结痂或脱屑。禁忌证：拟治疗区有过敏性或感染性疾病；局部为创面或近期拟做其他手术；近 3 个月接受过放疗、冷冻及皮肤磨削术者；术后不能严格防晒者；免疫缺陷患者；妊娠和哺乳期妇女；果酸过敏者。该疗法对皮肤有一定刺激性，可导致炎症后色素沉着，尤其深肤色患者应慎重。

光电治疗：主要包括 Q 开关激光、皮秒激光、非剥脱点阵激光、射频及强脉冲光等。

对于单纯色素型（M 型）黄褐斑的治疗有三种。①Q 开关激光：常见波长有 694 nm、755 nm 和 1064 nm，2~4 周 1 次，6~10 次为 1 个疗程；临床实践表明，大光斑（6~

10 mm)、低能量(<3 J/cm^2)的 1064 nm Q 开关 Nd：YAG 激光可以通过亚细胞选择性光热作用治疗黄褐斑，可使成熟的 I 期黑素小体选择性光热解，减少黑素小体数量，在破坏黑素小体和黑素颗粒的同时，保持细胞核和细胞膜的完整性，从而避免黑素细胞损伤。②皮秒激光：脉宽更短，对色素的机械性破坏能力更强；755 nm 皮秒翠绿宝石激光可在表皮形成激光诱导的光破坏效应并刺激胶原蛋白合成，在祛除色斑的同时改善光老化，多角度治疗黄褐斑。③非剥脱点阵激光：常见波长有 1450 nm、1540 nm、1550 nm 和 1927 nm，非剥脱点阵激光靶色基为水，治疗时可不破坏角质层，直接穿透表皮作用于真皮，同时有助于药物透皮吸收。

对于色素合并血管型(M+V 型)黄褐斑的光电治疗可使用：倍频 Nd：YAG/高能磷酸钛氧钾晶体(potassium titanyl phosphate，KTP)激光(波长 532 nm)、脉冲染料激光(波长 585 nm 或 595 nm)、强脉冲光(波长 500~1200 nm)。它们在针对色素的同时可改善毛细血管增生；每月 1 次，3~5 次为 1 个疗程。

单一反复光电治疗易导致色素沉着、色素减退或脱失以及复发等，因此不推荐光电治疗作为临床长期维持手段，连续光电治疗次数不超过 15 次，间隔 1 年后可考虑重复治疗。光电治疗的参数设定均要求强度温和，起始能量不宜过高，治疗间隔不宜过短，治疗终点为轻微红斑反应。

(3)黄褐斑伴雀斑、褐青色痣等并发症：应改善黄褐斑后再考虑治疗其他合并皮肤病。

5. 中医中药治疗

中医对本病病因病机的认识目前比较一致，即肝郁气滞、气滞血瘀、脾胃虚弱、肝肾不足。治疗常以疏肝健脾补肾，理气活血化痰为主，治疗疗程较长，一般需要 3~6 个月。

(1)内治法：应根据病程长短、皮损色泽、面积、部位、伴随症状、舌苔表现等综合分析，辨证论治，随症加减。

肝郁气滞证：面部皮肤多呈青褐色，皮损呈蝶形分布于两颊，烦躁易怒或抑郁，月经不调，舌质红，脉弦。治宜疏肝解郁，调理气血。汤剂以逍遥散加减，常用中成药有逍遥丸、加味逍遥丸、舒肝散、柴胡疏肝散等。

气滞血瘀证：面部皮肤多呈黄褐色，急躁易怒，胸胁胀痛，舌质暗，苔薄白，脉沉细。治宜疏肝理气，化瘀通络。汤剂以桃红四物汤加减，常用中成药有血府逐瘀口服液等。

脾虚湿阻证：面部皮肤多呈淡褐色或灰褐色斑，皮损多分布于口周，面色萎黄，神疲乏力，少气懒言，大便溏薄，脘腹胀满，舌淡，苔薄微腻，脉濡细缓。治宜健脾理气，祛湿通络。汤剂以参苓白术散加减，常用中成药有参苓白术散。

肝肾阴虚证：面部皮肤多呈黑褐色，腰膝酸软，头晕目眩，耳鸣眼涩，月经不调，五心烦热，舌淡红少苔，脉沉细。治宜补益肝肾。方用六味地黄丸加减，常用中成药有六味地黄丸。

(2)外治法：方法较多。临床常用中药磨粉制成膏霜剂、面膜，或配成倒膜粉，或以内服方之药渣先熏后湿敷皮肤等。面膜有改善面部皮肤血液循环，促进药物吸收，加速色素斑消退的作用，因此已成为治疗黄褐斑必不可少的方法之一。常用疗效较好的面膜：贵夫人 2 号洁面面膜，其内含有北美金缕梅、尿素、白瓷土等，具有洁肤、调整皮肤色质的功效，同时还有促进血液循环，消色斑之效果，对各类型皮肤均有漂白作用；同仁堂祛斑增白面膜含天然中草药成分，如茯苓、丹参、白芷、益母草、柿叶等，具有活血化瘀、去斑润肤之功效，对面部黄褐斑、雀斑均有较好的去色素作用；植丽素黑斑皮肤面膜含有青瓜、艾草、金线梅、蜂蜡等成分，配合超声波导入，再敷白色冷软膜等，通过洁面、磨砂去死皮（每处 30 秒），涂抹用去斑精华素，有较理想的功效。外用的中药以白及、白附子、白僵蚕、珍珠、当归、川芎、益母草、白蔹、天花粉、白茯苓、薏苡仁、荆芥、冬瓜仁、杏仁、积雪草等多见。中医外治的周期一般为 2~6 个月。

黄褐斑有哪些新的治疗方式？

黄褐斑属于一种难治性的皮肤疾病，目前治疗方法多样，一般采用联合疗法。如采用光子嫩肤联合 2% 氢醌乳膏治疗黄褐斑。强脉冲光（IPL）参数设置为波长 590 nm 或 640 nm，脉冲延迟 30~35 ms，脉冲方式为双脉冲，脉宽 4.0 ms，能量密度为 15~17 J/cm²，治疗头轻压皮肤，使皮肤和治疗头之间无缝衔接，光斑不重叠，治疗过程中以患者皮肤微红微热为治疗终点。每晚使用 2% 氢醌乳膏 1 次，每个月治疗 1 次，连续治疗 5 次。氢醌属于酪氨酸酶抑制剂，它阻断了酪氨酸酶催化酪氨酸转变成二羟基苯丙酸的过程，抑制黑素细胞合成，能有效使皮肤褪色，祛除色素，起到淡化黄褐斑的作用。

还可采用光子嫩肤联合谷胱甘肽治疗黄褐斑。IPL 每 4~6 周 1 次，5 次为一疗程；光子嫩肤后，予谷胱甘肽 0.6 g 加入 250 mL 0.9% 氯化钠注射液静滴，隔日 1 次，28 d 为一疗程。还原型谷胱甘肽是含有活性巯基的三肽，具有抗氧化、消除自由基的作用，并可以抑制酪氨酸酶的活性，从而抑制黑色素的形成和沉着。

综上所述，近年来随着对黄褐斑发病机制及临床诊疗技术研究的不断深入，黄褐斑的治疗效果取得明显提高。由于单一治疗疗效欠佳，故应避免黄褐斑的诱发因素，将防晒贯穿于整个治疗过程中，根据患者的临床分期及分型，综合考虑色素、炎症、血管、皮肤屏障及光老化等因素，制定个体化综合治疗方案。

良性表皮病变

良性表皮病变包括小痣、日光性着色斑、雀斑和唇黑色素细胞痣，这些都是以黑色素过度沉着为特征的良性病变，主要局限于表皮和基底层。小痣在儿童时就已出现，与阳光照射无关。小痣可能与 Peutz-Jeghers 综合征、Moynahan 综合征和 Leopard 综合征伴随发生。日光性着色斑是后天性疾病，发生于阳光照射后。雀斑产生于少儿时代，与阳光有关。唇黑色素细胞痣大多发生于下唇。目前对于这些病变有许多种治疗方法，包括冷冻、化学剥脱术、维 A 酸软膏和手术切除，但这些方法没有一种是特异性针对黑色素细胞的。激光治疗，如调 Q 红宝石激光（694 nm）、倍频调 Q 掺钕钇铝石榴子石晶体激光（532 nm）和绿色脉冲染料激光（510 nm）能一次性、有效地去除这些病变，且通常不会留下瘢痕和色素改变。不产生焦痂的二氧化碳激光能有效地去除表皮良性肿瘤的表浅部分，包括鼻纤维性丘疹、汗管瘤、皮脂腺腺瘤和其他良性增生物，使皮肤的质地变光滑。使用连续波二氧化碳激光或新出现的不产生焦痂的激光对肥大性酒渣鼻有极好的疗效。

表皮层与真皮层病变

（1）咖啡牛奶斑：是棕褐色的、良性的色素性病变，常单发或作为神经纤维瘤综合征

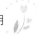

的一部分症状出现。由于病变面积比较，患者通常因为美容方面的考虑而要求去除它。去除咖啡牛奶斑的方法包括皮肤磨削术、盐皮肤磨削术和手术切除，但有报道这些方法会留下瘢痕和永久性色素改变。有些激光治疗，如倍频调 Q 掺钕钇铝石榴子石晶体激光、绿色脉冲染料激光和调 Q 红宝石激光有可能清除咖啡牛奶斑而不留瘢痕。此外需注意，病变有复发的可能，另外有一部分病变治疗后早期会发黑。

（2）斑痣：是一种色素性病变，本质上可能是咖啡牛奶斑或是交界痣。其对调 Q 脉冲激光治疗的反应不尽相同。

（3）Becker 痣：是后天性色素性斑点，在青春期可长出毛发。组织学方面，病变主要表现为基底层黑色素和黑色素细胞的增加。真皮层还可见毛囊和皮脂腺增大。用调 Q 红宝石激光和绿色脉冲染料激光治疗 Becker 痣的效果，各报道中不尽相同。

（4）黑斑病：是一种后天性、受激素影响的、色素沉着疾病。组织学上，色素可能沉着于真皮层或表皮层，或两者兼有。尽管使用各种激光清除黑斑病能取得很好的效果，但常常发生新的色素沉着。此外，有报道说激光治疗后发生色素过度沉着。

（5）炎症后色素沉着：是治疗后含铁血黄素的沉积，对脉冲激光治疗后的反应并不相同。

（6）良性痣：根据黑色素细胞巢的位置而分成交界、真皮层或混合痣。受术者常常因为美容方面的原因要求除痣，术后瘢痕是常见并发症。目前对激光除痣存在争论，因病变未经病理学诊断就进行了处理。另外，尽管在某些病例中激光能完全去除痣细胞，但仍有可能遗留黑色素细胞。最近的一项研究检测了调 Q 红宝石激光治疗良性痣的效果，观察了激光照射后 1 周、4 周、10 周患者的临床效果，并进行了活组织检查。结果显示 67% 的病变完全消失，33% 病变无效或部分有效，部分有效的病变在真皮网状层浅面存在黑色素细胞。

对于非典型性增生的痣，绝对不能用激光治疗，因为这些痣可能是黑色素瘤的前兆。激光治疗先天性痣现仍有争议，由于这些病变有相对较高恶变的可能性，一般均采取手术切除。然而对一些较大的病变，受术者多不愿意采用手术切除，常常寻求那些更有利于美观的治疗方法。有些情况下可以行皮肤磨削术去除先天性痣的表浅部分。尽管目前的激光治疗还不能肯定可以去除所有的痣细胞，但许多医生试图用激光去除表浅黑色素细胞，以达到美容的目的。如果医生准备用激光进行治疗，必须告诫患者，由于深部的黑色素细胞仍然存在，还是会有恶变的可能性。此外，激光对残存的黑色素细胞的作用还不清楚。

真皮黑色素细胞的病变

1. 太田痣和伊藤痣

太田痣是一种良性真皮黑色素细胞的病变，大多发生在三叉神经第 1 支与第 2 支的支配区。临床上，病损包括蓝-灰色斑。组织学为长的树状黑色素细胞，位于真皮层上半部。这种病变在亚洲比较常见，在日本发病率为 1%～2%。在临床与组织学上，伊藤痣与太田痣极为相似，但其常位于肩部或上臂，沿着锁骨上神经和肱外侧皮神经分布。过去太田痣有许多种治疗方法，包括直接手术切除、皮肤磨削术、冷冻和化学剥脱术等，但是这些疗法均遗留瘢痕。调 Q 红宝石激光（694 nm）、调 Q 掺钕钇铝石榴子石晶体激光（1064 nm）和调 Q 翠绿宝石激光(755 nm)都能成功地去除太田痣,而且不留瘢痕,但需要进行多次治疗,每次间隔时间约 1 个月。

2. 蓝痣

蓝痣是常见的真皮病变,有极少数关于蓝痣恶变的报道。临床上,这种病损为蓝灰色的圆形丘疹。组织学上是由伸长的黑色素细胞构成,某些病例真皮层还可见到棘形的黑色素细胞。目前蓝痣的治疗还是手术切除。由于其病变由真皮层黑色素细胞构成,因此使用调 Q 红宝石激光、调 Q 翠绿宝石激光、调 Q 掺钕钇铝石榴子石晶体激光可以有效地去除蓝痣。由于尚无报道检测过治疗后的剩余的黑色素细胞,所以在术前应该仔细挑选治疗对象,并对他们说明情况。

3. 文身

据报道,有 1000 多万美国人曾因为美容的目的或装饰的目的进行文身。外伤性文身主要是由交通事故造成的国;医源性文身,常见的有为了掩饰放射后部位或胎记而进行的文身。不管何种原因,每年总有很多人要求去除这些文身。破坏性及手术的治疗方法包括外用酸制剂、皮肤磨削术、冷冻、手术切除、红外线凝固等,均能去除文身颜色,但会留下瘢痕。各种激光都能去除特定的颜色,然而没有一种激光能去除所有的颜色。

治疗方法:文身治疗的效果受多种因素的影响,包括患者皮肤类型、文身的颜色及时间长短、是专业文身还是业余文身。业余文身时间长的、黑色的容易去除,因为通常色素较少。然而,某些颜色的文身可能对激光治疗完全没有反应。此外,肤色较深的患者文身治疗后颜色有加重的可能。治疗前应向求治者交代治疗的利弊。激光治疗文身一般无须麻醉,但有些求治者可能选择在局部麻醉下进行。

治疗可每 4~8 周进行 1 次,直到颜色完全去除。激光治疗后,皮损区会立即出现颜色发白的现象,经常有血液和组织迸溅,因此,大多数激光器出售时都带有保护性塑料罩,以限制组织迸溅。治疗后会出现痂皮,偶尔会起泡。创面需每天外用抗生素,直到创面完全愈合。

第三节　血管性皮肤病的激光和强脉冲光治疗

皮肤血管性疾病是临床上常见的一种皮肤病,严重影响患者的生活。目前对于常见血管性皮肤病的激光治疗有了重大进展,我们将从治疗方法、术后护理、不同血管性皮肤病的诊断等不同层次进行介绍。

✤ 血管性皮肤病的激光治疗选择

近年的应用设备包括非均匀脉冲序列或双波长模式(595 nm 和 1064 nm 双波长联合,即脉冲染料激光和 Nd：YAG 激光)和微秒 Nd：YAG 激光。局灶性光热作用原理开始仅应用于特定的血管性皮损。激光和强脉冲光源(intense pulse light sources, IPLS)的疗效以选择性光热理论原则为基础,其中最大区别是后者可同时释放不同强度的多波长强光(500~1200 nm)。激光的最大优势是具有高强度和单色性,具有非激光光源不可复制的高精确性和高功率。激光对血管靶组织的选择性损伤包括血栓形成、血管壁坏死和血管周围胶原的损伤，此外激光也对表皮及邻近真皮产生微弱的热损伤。

我们将根据不同类型的血管所选用的激光波长进行分类阐述。血管中红细胞所包含的氧合血红蛋白最大吸收峰值为 542 nm（a 峰）和 577 nm（b 峰），因此该激光波长主要适用于面部和颈部细小表浅的血管。而下肢血管常位于较深部位，脱氧血红蛋白含量多，这种情况下吸收曲线峰值为 800~1200 nm。理论上讲，具有 Hb/ibO₂ 高吸收系数的波长可产生更好的静脉血光凝作用。欧洲专家认为，对于毛细血管后微静脉畸形如鲜红斑痣（葡萄酒色斑），选用 630~780 nm 的光源进行治疗，可以获得更好的选择性吸收。而国内依据大量的临床经验，认为 595 nm 和 585 nm 应是治疗鲜红斑痣的首选激光波长。另外，在激光的穿透性方面，虽然 Nd：YAG 激光（1064 nm）的穿透深度更深，但并不适用于鲜红斑痣的治疗。由于黑色素对 532 nm 波长的激光具有较高吸收率，因此可能影响其穿透深度。

激光脉冲持续时间应小于或等于目标靶组织的热弛豫时间，以减小对周围组织的热损伤。在应用不同波长的激光时，必须考虑到血流量和血管直径差异。通常应避免重复脉冲或高脉冲频率以减少对周围组织的热损伤。而对于长脉冲染料激光，之前的研究认为低能量的重复脉冲与高能量的单脉冲对于靶基具有相似效果。另外，用重复脉冲治疗面部表浅毛细血管扩张可以提高临床疗效，且不会显著增加不良反应。

对于有经验的医生而言，在可控的情况下，可以选择尝试低能量重复脉冲进行治疗。临床医生应懂得，激光治疗的靶目标是动态色基。当含有非靶目标的血液流经血管时，会带走靶目标吸收光后所产生的热量，保护血管免受热损伤，因此建议采用大光斑尺寸以增加血液加热容积。另外，大光斑照射常在相同能量密度下获得更深的真皮穿透而不会增加表皮损伤。

在高能量脉冲对皮损血管进行热凝固的同时，需要通过表皮冷却以使黑素细胞及角质细胞的损害最小化。选择性冷却可依靠冷却剂喷雾、蓝宝石冷却，或者将超低温预冷空气吹过皮肤表面等实现主动冷却。这些手段可以迅速促进表皮冷却，且不对治疗靶基产生影响。需注意，在应用接触冷却和风冷却时，压力和低温会使治疗区的血管收缩而减少局部血容量，从而使血红蛋白对激光能量的吸收减少，引起治疗效果的降低。此外，对于较深肤色患者，可能会出现冷风或冷冻剂喷雾引起的炎症后色素沉着或色素减退。

✦ 血管性皮肤病的激光治疗适应证

应通过详细询问病史和体格检查来确定血管性皮损的种类和性质，然后选择相应的激光治疗设备。2014 年 4 月，国际血管瘤和脉管畸形研究学会提出了最新的脉管性疾病分类。该生物学分类是基于临床和血管特征、自然行为、血流动力学特征和生物学差异而制定。我们根据新分类对可接受经皮激光治疗的皮肤血管类疾病进行总结，主要分为良性血管瘤和血管畸形两大类。前者又包括婴幼儿血管瘤、先天性血管瘤、化脓性肉芽肿、血管角化瘤 4 种；后者涉及毛细血管畸形、静脉畸形和混合畸形。很多先天和后天血管性皮肤病均可作为激光和（或）IPLS 治疗的适应证，但动脉畸形不适用。

✦ 血管性皮肤病治疗前该如何评估？

在治疗前结合临床及影像学对患者进行评估和建档，并在治疗结束后详细填写相关治疗资料。新版指南特别提出，对于正在口服或近期口服异维 A 酸的患者，可以进行激光治疗。

在病史采集和查体方面，强调要采集完整的病史并记录，尤其需注意治疗前数周的日光暴露史、药物治疗和光电治疗情况、皮肤患病情况等。细致了解并记录患者寻求治疗的原因和治疗预期。对于婴幼儿血管瘤以及复杂血管畸形的患者常需要多科室合作治疗，激光或 IPL 治疗只是治疗方案中的一部分。与治疗方案密切相关的因素包括：①患者的皮损是否符合激光或 IPL 治疗的适应证；②患者是否接受过可能降低本次治疗效果的其他治疗；③患者是否已因病变本身或相关治疗出现并发症或不良反应；④患者的皮肤类型是否存在术后色素沉着或减退的风险；⑤在进行血管性皮损治疗前，对血管治疗有影响的色素问题是否得到解决，并与患者沟通有关疗程、次数、血管清除率及复发情况。

应用临床和影像学测量来评估激光和（或）IPLS 的疗效。由于大多数皮肤血管病变需要多激光治疗，治疗间隔需要 2~6 周甚至更长时间才能达到组织的最佳愈合。因此，应使患者完全了解初始治疗时间和完整治疗所需的总时间以及大致的总费用。在治疗前，应询问患者有关炎症后色素沉着和瘢痕形成的病史，应建议患者避免在激光治疗之前、治疗期间和治疗后过度暴晒，并告知日晒可能导致炎症后色素改变或影响疗效。新版指南建议，在血管类皮损进行激光治疗前 4 周和治疗后，患者需进行严格防晒。防晒的类型和目录时间由治疗医生确定。

✦ 血管性皮肤病激光治疗的原则

对较细的血管应采用较短的脉冲；对较粗的血管应选择较长的脉冲；而对于较深的血管应选择更大的光斑、更长的波长和更长的脉冲。例如，为了使下肢静脉热凝固，激光设备应该能够传递足够的高能脉冲，并通过大光斑以增强进入真皮的散射，同时应用冷却保护表皮。对于深色皮肤，因激光穿透性降低，应选择更长的波长、更长的脉冲和更长的脉冲间隔，以达到与浅色皮肤类似的临床效果。冷却装置非常重要，可以防止表皮和真皮色素吸收过多能量而出现不良反应。

容易出现瘢痕的区域（前胸或颈部）、皮肤脆弱的区域（眶周区域）需要减少 10%~20% 的照射剂量。下肢的表皮往往对损伤更敏感，为防止下方骨骼反射激光，也建议减少照射剂量，同时应注意防止脉冲重叠超过 10%，以尽量减少瘢痕产生和皮肤纹理变化的风险。治疗应从一个面积小但具有代表性的测试区域开始，并逐步调整至适当的脉冲持续时间、光斑大小和照射剂量。笔者还建议，有必要依据患者前次治疗后的反应来调整治疗激光参数。治疗时会出现可耐受的疼痛，如果患者表示无法耐受，则不良反应发生的风险可能会增加。由于不良反应的出现和适当的治疗终点非常接近，故应仔细判别。皮肤镜和皮肤 CT 检查会明显提高治疗激光能量设置的精准度。激光治疗的时间间隔可能为 2~6 周，对于肤色较深的皮肤类型，建议适当延长间隔时间。

虽然皮肤血管性疾病的激光或 IPLS 治疗对妊娠没有直接影响，但治疗产生的剧烈疼痛有引发流产的风险，应引起高度重视。

面部毛细血管扩张和弥漫性面部红斑该如何治疗？

面部毛细血管扩张是引起美容关注的常见原因，建议使用激光和 IPLS 技术治疗面部毛细血管扩张和面部弥漫性红斑。面部毛细血管扩张可分为单一或线性、树枝状或蜘蛛状或星状、点状、丘疹性等 4 类。

红色线状和树枝状毛细血管扩张好发于鼻部、面颊中部和下颌，呈现为扩张的毛细血管、小静脉或小动脉。

建议首选长脉冲染料激光（LPDL）（595 nm）、磷酸钾钛 KTP（532 nm）激光器和 IPL 治疗，其次选用毫秒或微秒级 Nd：YAG（1064 nm）或半导体（940 nm 或 980 nm）激光器治疗，也可以谨慎使用长脉冲翠绿宝石（755 nm）激光。

毛细血管扩张的管径粗细和构型决定治疗激光的选择。大量研究和病例证实了 LPDL（595 nm）和 KTP（532 nm）激光以及 IPL 的安全性和有效性。其中，LPDL 和 KTP 激光在治疗较小直径的毛细血管扩张和弥漫性红斑方面更有效，而较长波长的设备可能对管径更粗、外观更蓝、层次更深的毛细血管扩张更有效，但后者往往具有更高的不良反应发生风险。表皮冷却对于波长较短的（KTP 和 LPDL）激光器尤其重要，可采用水凝胶接触性冷却，以提供足够的表皮保护，同时不会造成能量损失。应用 LPDL 治疗时，可以通过大量皮下紫癜反应或者提供多脉冲组成的微脉冲（20 ms）的新装置来去除无紫癜性面部毛细血管扩张。

玫瑰痤疮的治疗

应用 LPDL（595 nm）、KTP（532 nm）激光和 IPLS 可以安全有效地改善玫瑰痤疮的弥漫性红斑和毛细血管扩张。对于深肤色的亚洲人，可局部用烟酸预处理，以提高 PDL（585 nm）治疗玫瑰痤疮相关红斑的疗效。PDL（595 nm 或 585 nm）和 IPL（560 nm）是治疗红斑血管扩张性玫瑰痤疮的首选。

蓝色橡皮疱样痣综合征的治疗

蓝色橡皮疱样痣综合征是一种罕见的疾病，其特征是皮肤和胃肠道存在多个静脉畸形。为防止病变增大后治疗难度增加，应在病变较小时进行治疗。

目前常用的治疗方法包括电切、手术切除、冷冻治疗、硬化剂治疗和激光。针对皮肤病变，可采用毫秒级 Nd：YAG（1064 nm）、半导体或二氧化碳激光治疗；而对于胃肠道病变，可以选择氩等离子体凝固器或 Nd：YAG 激光内镜去除。有专家认为应用半导体激光（810 nm、980 nm）和毫秒级 Nd：YAG（1064 nm）的毫秒级脉宽是治疗蓝色橡皮疱样痣综合征的首选方案。

遗传性出血性毛细血管扩张症的治疗

遗传性出血性毛细血管扩张症是一种罕见的遗传异质性疾病，属于常染色体显性遗传，其特征是皮肤黏膜组织、内脏器官和中枢神经系统发生血管畸形。皮肤和黏膜病变均可通过 KTP（532 nm）、毫秒级 Nd：YAG（1064 nm）、半导体（810 nm）、LPDL、氩气和二氧化碳激光进行治疗。可采用鼻内注射贝伐珠单抗与半导体激光治疗相结合的方法治疗该病。

蜘蛛痣的治疗

该病以中央出现一条供给小动脉、周边呈放射状分布的红色毛细血管扩张为特征,宜采用毫秒级 ND：YAG(1064 nm)、LPDL 激光器和 IPLS 治疗。

由于其具有较高的血流动力,有时需要多次治疗。

西瓦特皮肤异色病的治疗

常规疗法对日晒引起的皮肤异色症无效。建议通过 IPLS、KTP(532 nm)和 LPDL(595 nm)激光进行治疗,常需多次治疗才能获得较满意效果。对于瘢痕易发区域(如颈部和上胸部)应将治疗剂量降低 20%~30%,同时采用较大的光斑,并避免脉冲重叠。应用剥脱性点阵激光可有效改善色素异常、色素沉着和结构变化。

化脓性肉芽肿的治疗

化脓性肉芽肿是一种良性血管肿瘤,多见于儿童,常由外伤导致溃烂出血。当诊断不确定时,需警惕与包括黑素瘤在内的其他皮肤肿瘤相混淆。常规疗法包括手术切除、冷冻疗法、电凝术、硬化剂或糖皮质激素局部注射、外用药物和激光疗法。建议采用二氧化碳激光治疗较小或表浅性的皮损。新版指南建议使用双极电凝术进行治疗,该方法通常只需要一次治疗且不易出血。与激光相比,该方法治疗效果更快且痛苦小,但形成瘢痕的风险更高。

静脉湖的治疗

静脉湖是由位于真皮上部的扩张小血管形成的皮肤血管扩张症,目前还没有相关的疗效比较研究。

已报道的治疗方法:手术切除、冷冻治疗、红外凝固、氩激光、IPL、PDL、Nd：YAG 激光、PDL-Nd：YAG 双波长激光、半导体激光、二氧化碳激光、硬化剂治疗。新版指南建议应用毫秒级 Nd：YAG 激光(1064 nm)、PDL-Nd：YAG 双波长激光、翠绿宝石激光(755 nm)和半导体(800、808、810 和 980 nm)激光作为一线治疗方法。

樱桃状血管瘤的治疗

樱桃状血管瘤是最常见的老年皮肤良性血管瘤。

建议应用毫秒级 Nd：YAG(1064 nm)、LPDL(595 nm)激光和 IPLS 治疗。从疗效方面看,毫秒级 Nd：YAG 激光通常只需要一次治疗即可获得满意效果,但患者往往愿意选择痛苦较小、较安全的 KTP 激光。对于深色皮肤,建议应用 Nd：YAG 激光治疗。

婴幼儿血管瘤的治疗

对于婴幼儿来说,血管瘤是最常见的血管肿瘤。大多数血管瘤发生在婴儿出生后的

1个月内，会经历1年的快速增长期。大约50%的血管瘤在患儿5岁时能够自然消退，7岁时有70%的血管瘤会消退。血管瘤可分为毛细血管瘤和海绵状血管瘤，或者为混合型。临床上毛细血管瘤是红色隆起的斑块；海绵状血管瘤是紫红色、可压缩的结节；混合型则同时表现两种血管瘤的特点。血管瘤有许多治疗方法，包括手术（部分和全部）切除、冷冻手术、放射和激光治疗。尽管大多数血管瘤呈良性，但是有些快速增生的病变会压迫重要的结构，这就需要立即进行治疗，且常常需要多学科的协作。

各种各样激光已在血管瘤的治疗中应用，但对于婴幼儿血管瘤的激光治疗，目前仍然存在争议，且应由对血管异常治疗有丰富临床经验的激光医生操作。对于血管畸形和婴幼儿血管瘤的鉴别很重要，因为这两种血管性皮损的发生机制和治疗方法是截然不同的。

对于可引起功能和结构异常的婴幼儿血管瘤需进行干预治疗，包括气道阻塞、眼功能障碍、溃疡、出血、继发感染、毁容及瘢痕形成。由于面积较大的颜面和颈部血管瘤可能与其他畸形相关，所以不提倡对这类血管瘤进行激光治疗。仅存在系统性应用普萘洛尔禁忌证时，才建议采用单独激光或联合其他方法对婴幼儿血管瘤进行治疗。对于位置表浅的血管瘤可采用激光联合局部应用普萘洛尔的治疗方法。

溃疡和出血是婴幼儿血管瘤最常见的并发症，此时采取PDL治疗1~2次，可使溃疡快速愈合。新版指南提出应用10 mm光斑比7 mm光斑更加安全有效。需要注意的是PDL（595 nm）穿透深度为1.2 mm，仅对表层皮损疗效好。增厚的血管瘤对PDL、IPL和KTP治疗可产生抵抗，且过度治疗经常可导致色素异常。此时，可选择Nd：YAG激光（1064 nm）治疗抵抗难治型皮损。目前已有序贯发射595 nm和1064 nm的毫秒级激光设备，它对血管瘤的各个期治疗均有效。

确需进行早期激光治疗干预的婴幼儿血管瘤，首选LPDL（595 nm）或者毫秒级有冷却装置的Nd：YAG（1064 nm）激光。新版指南重点提及对于大多数皮肤表浅血管瘤而言，激光治疗与等待观察的最终效果并无差异。此外，剥脱性和非剥脱性点阵激光可用于改善瘢痕形成。

国内的经验是将婴幼儿血管瘤临床分为9个亚型。红斑型一般可自行消退不需要处理，其他8个类型应当尽早使用激光光电干预。浅表的草莓型血管瘤可用LPDL（595 nm或585 nm）治疗，其他的类型均首选带有动态冷却的毫秒级Nd：YAG（1064 nm）激光治疗。生长迅速者应激光联合糖皮质激素或普萘洛尔治疗。施治者必须经过严格的专科医生培训方能操作。

✦✦ 鲜红斑痣（葡萄酒色斑）的治疗

鲜红斑痣是一种先天性毛细血管畸形，在存活的新生儿中的发病率为0.3%。最初鲜红斑痣呈淡粉红色，成熟后，病变变黑，出现结节状。鲜红斑痣可发生在身体的任何部位，常对患者产生明显的心理影响。在激光治疗出现之前，一般采用手术切除、植皮、冷冻和放射治疗，或通过文身进行掩饰。所有的这些治疗都会形成瘢痕。

鲜红斑痣的主要治疗手段是LPDL，但很少能完全消退，约有20%的皮损在7~10次非精准的激光能量治疗后会发生治疗抵抗。目前公认鲜红斑痣的治疗窗越早越好，年龄越小的患儿其畸形血管相对细且表浅，更易于激光的清除。

成人对治疗的耐受性强，许多都无须麻醉。对儿童和成人都能使用 EmLA 外用药膏(利多卡因和丙胺卡因混合软膏)或在病灶内注射利多卡因，面积大的鲜红斑痣患儿则可能需要做全身麻醉。脉冲染料激光治疗后，皮肤会出现紫斑，组织学上这是血管及周围少量的胶原受损所致。紫斑将在 14~21 d 逐渐消退，此时鲜红斑痣也减轻。

新版指南建议早期应用 LPDL(595 nm)或 FPDL (585 nm)治疗鲜红斑痣，可缩短治疗间隔至 2~3 周，而国内通常建议间隔 4~6 周，以优化疗效，也可以联合其他方法。激光治疗有效性的相关因素有三点。①皮损颜色：深紫色和结节型鲜红斑痣需要更长的脉冲波长和脉宽。②深度和血管皮损面积：LPDL 激光治疗不能穿透脉管畸形的深层血管，此时需应用 Nd：YAG 激光或 IPLS，且面积越小的鲜红斑痣越容易清除。③皮损位置：面部中央以及在 V2 神经区分布的皮损比面部其他部位的皮损更难清除，四肢远端比近端的皮损更难清除，躯干部位的皮损比头颈部的更难清除。

对于平坦的皮损也可选择大光斑 KTP(532 nm)激光和 IPLS 激光。对于抵抗型或增生型鲜红斑痣，可选择应用毫秒级 Nd：YAG (1064 nm)、双波长系统(595 nm 和 1064 nm)、翠绿宝石激光(755 nm)和半导体激光 IPLS。尚无研究明确 595 nm 比 585 nm PDL 更有效，但 595 nm 更安全。在初期获得清除最大化后，应停止治疗直至残余血管再扩张。仅有 25%~50% 的皮损在多次治疗后可以完全清除。对于<6 个月龄的患儿不能应用局部麻醉剂，可以选择浸润和神经阻滞麻醉；多数>1.5 岁或皮损面积大的患儿则需要全身麻醉。近几年，光动力疗法已在鲜红斑痣的治疗中获得更加满意的疗效，此外已有血管畸形血流动力学变化和位点特异性药物激光治疗的研究相继报道。

国内的经验是可将鲜红斑痣分为单纯型(仅皮肤或黏膜发生)、综合征型(累及多个器官或系统)、动静脉畸形和静脉畸形 4 种类型。其中，单纯型治疗效果相对更佳。同时，激光治疗鲜红斑痣单次治疗面积不应超过 1/3~1/2 单侧肢体，以防止弥散性血管内凝血等严重不良反应的发生。

✦ 下肢静脉疾病与毛细血管扩张症的治疗

由于下肢血管的直径、血流、深度和类型的变化较大，使激光治疗更难控制，激光和强脉冲光对于下肢血管性病变的治疗效果欠佳。下肢静脉病变应首选硬化剂疗法，需要应用激光治疗时，应根据靶血管直径大小来选择合适的光源。对于怀疑有慢性静脉疾病患者，建议在激光治疗前进行下肢静脉系统评价(临床和超声)以排除静脉功能不全。

当存在下列情况时，考虑给予激光治疗：①患者恐惧针器注射；②不接受或硬化剂疗法无效者或无法应用硬化剂治疗后穿戴弹力袜者；③对硬化剂治疗出现不良反应者；④毛细血管扩张占优势或皮肤白皙且管径<2 mm 者。新版指南建议对于直径<1 mm 的下肢毛细血管扩张症，应用 KTP(532 nm)或 LPDL(595 nm)激光进行治疗；对于较粗的血管首选毫秒级 Nd：YAG(1064 nm)激光。同时，翠绿宝石激光(755 nm)和各种半导体激光(800 nm、810 nm、940 nm 和 983 nm)可作为二线治疗方法。

当 Nd：YAG 激光用于去除下肢血管时，可选择 3~8 mm 的光斑尺寸，血管越大，光斑越大。脉宽一般为 30~60 ms。能量密度变化(250~600 J/cm²)与光斑大小和脉宽有关。当使用较大的光斑时，不建议治疗区域的重叠，而用 3 mm 光斑大小进行治疗时可轻度重

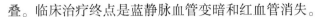

叠。临床治疗终点是蓝静脉血管变暗和红血管消失。

国内的经验是，对下肢Ⅰ、Ⅱ级静脉扩张首选毫秒级 Nd：YAG（1064 nm）激光治疗，必须配合动态冷却以减少不良反应。为防止弥散性血管内凝血的发生，激光治疗大型静脉畸形一次不应超过患者一拳的面积。

血管性皮肤病激光治疗终点和不良反应预判

激光治疗血管的理想即刻反应是皮肤内血管凝固或血管破裂，此时肉眼可观察到皮肤表面呈现蓝色或灰色变色，在下肢静脉也可能出现血管泛白。必要时应配合皮肤镜或皮肤CT 检测，以确定即刻治疗终点反应。

激光脉冲的烧灼感可以产生低至中等的疼痛，而疼痛是可能发生潜在不良反应的重要标志，因此建议尽可能避免麻醉。在激光治疗后即刻，部分患者治疗区会出现呈灰色或蓝黑色的紫癜淤青，一般在 7~10 d 后消退。治疗后数分钟内，治疗区域可出现红斑和水肿，肿胀常见于眼部和颈部，通过合理冰敷，可在 3~5 d 消退。过度治疗常会引起结痂；表皮呈现灰白色或浅白色是早期皮肤损伤的标志，只持续几秒钟，提示能量过高。如出现这种情况，应考虑给予足够的皮肤冷却、降低能量和延长脉冲宽度，常需要 1~2 周消退。为避免延迟反应，应先仔细观察治疗测试点至少 5 min，然后再进行全部区域的治疗。

如出现持续的红肿、大面积结痂并伴有疼痛和发热，需警惕感染的可能，可局部应用或口服抗生素。若患者单纯疱疹频繁复发（每年>6 次），建议在激光治疗前 1 d 开始进行预防性口服抗病毒药物（如阿昔洛韦，伐昔洛韦等），以避免单纯疱疹的再次激活。

色素沉着常发生于深肤色患者，常在术后 2~6 个月内消退。患者应严格防晒，可应用氢醌加快色素代谢过程。过度治疗可导致色素减退和瘢痕形成，色素减退区可在 3~6 个月变黑或重新复色，但也可能产生永久性色素减退，最常见于颈部、腿部和胸部。PDL 和 KTP 激光治疗后的瘢痕形成罕见，翠绿宝石激光的瘢痕发生率稍高，Nd：YAG 激光由于激光穿透最深，故风险最高。

激光治疗后护理

为预防或减少肿胀，建议在面颊或颈部等较大区域激光治疗后，使用冰袋（或冷气）进行冷却直至疼痛或红斑消退。冰块或冰冻冷敷袋应用软布包裹，每小时敷 10~15 min，持续 4 h。眼周治疗后，为避免肿胀的风险，应指导患者增加枕头高度，利用重力帮助渗出的水肿液消退。为预防炎症后色素过度沉着，术后应避免日晒，可选择 SPF50 的防晒产品。术后不要抓挠治疗区域，可使用无刺激的洁面产品，并辅以温和的保湿霜，避免游泳和长时间沐浴、桑拿；如无发生，必要时可使用化妆品。

血管性皮肤病是常见的损容性皮肤病之一，激光光电治疗的设备选择和参数设置常随着治疗经验的积累而调整，专科医生可借鉴本篇内容，根据患者的个体情况及可行性确定具体的治疗方案。

第四节　点阵激光

　　点阵激光的概念最早提出于 2003 年，Manstein 等于 2004 年首次对点阵激光的临床应用进行了系统地阐述。这种技术是基于局灶性光热作用(fractional photothermolysis)，利用一些特殊的技术手段(扫描手具或透镜等)，使激光发射出很多直径细小且一致的光束，作用于皮肤后形成很多大小一致、排列均匀的三维柱状热损伤带，称为微热损伤区(microscopic thermal zone，MTZ)。MTZ 的直径一般在 400 μm 以内(也可达到 1.2 mm)，最深可穿透至 1300 μm。MTZ 的直径取决于激光聚焦的距离，即每个点阵光束的焦距。穿透深度取决于激光的波长、每个点阵光束(光点)的能量，对于同一种激光而言，一般每个点阵光束的能量越高，穿透越深。点阵光束排列而成的图形称为光斑，光斑的大小和形状根据治疗要求也可进行调节。在点阵激光作用的区域内，仅有 MTZ 是热损伤区域，而其周围的皮肤组织则一般保持完好，在创伤修复的过程中充当活性细胞的储库，迅速迁移至 MTZ 完成表皮再生的过程。MTZ 在整个光斑中所占比例一般不超过 40%，这就保证表皮再生可在 24~48 h 内完成。与经典的激光全层磨削相比，点阵激光损伤范围大为减小，创面愈合更快，不良反应显著减轻。对Ⅲ、Ⅳ型皮肤而言，如果 MTZ 直径≤500 μm，则创面一般可以完全愈合而不留瘢痕，即无创愈合。

　　点阵激光可以有不同的波长，但都以水为作用靶点，因此可被皮肤组织中各种含水的结构(表皮、胶原纤维、血管等)所吸收，产生热效应。它可使表皮气化剥脱或非剥脱，促使表皮再生、新的胶原纤维合成和胶原重塑，从而减轻皱纹、紧致皮肤、缩小毛孔、改善肤质，以达到皮肤年轻化的目的。这是一个复杂的热损伤与损伤后修复的过程，多种细胞因子(如热激蛋白 47、炎症因子、生长因子)均参与其中，值得进一步探讨。由于不同波长对水的吸收不同，产生的热效应强度也不等，因此可将点阵激光分为两大类：非气化型(即非剥脱型，nonablative)点阵激光和气化型(即剥脱型，ablative)点阵激光。这两类点阵激光的临床适应证大致相同，但疗效和不良反应各有特点。有些点阵激光以成熟黑素为作用靶点，基于亚细胞水平的选择性光热作用，可用于黄褐斑的治疗。

✦ 非气化型点阵激光

　　非气化型点阵激光主要包括以下几类：铒玻璃激光(Er：glass 1550 nm、1540 nm)、掺钕钇铝石榴子石晶体激光(Nd：YAG，1064 nm、1440 nm、1320 nm)、Er：Fiber 激光(1410 nm)，此外还包括红宝石激光(694 nm)、铥纤维激光(thulium fiber，1927 nm)。2004 年用于临床的就是波长为 1550 nm 的非气化型点阵激光。为增强疗效，有时将两个波长联合应用，如可以将波长 1320 nm 和 1440 nm 的激光光束顺序发射，中间仅间隔 300 μs。总体而言，水对这些波长的吸收相对较少(与气化型点阵激光的波长相比)，所以产生的 MTZ 为一柱状热变性区，直径一般为 150~250 μm，角质层基本保留，真皮胶原纤维虽发生变性仍存在，但并未形成真正的孔道(tunnel)。在这种情况下，皮肤组织受损较轻，表皮再生一般在 24 h 内即可完成。因此，非气化型点阵激光不良反应小，皮肤屏障的完整性未受明显破坏，仅有持续 3~4 d 的红斑水肿，治疗效果也相对温和。总体而言，上述这些波长的非气化型点阵激光疗效大致相同。

非气化型点阵激光的临床应用

非气化型点阵激光在临床上的适应证主要包括光老化及皱纹、瘢痕、浅表色素增生等，详述如下。

1. 光老化及皱纹

光老化的主要表现是皱纹、色素异常、毛孔粗大、毛细血管扩张等。非气化型点阵激光治疗皮肤光老化是安全有效的。研究表明，非气化型点阵激光治疗后可改善轻到中度皱纹，对粗大的皱纹效果不明显，但对眼睑皮肤松弛改善较显著。Manstein 等对点阵激光最早的临床研究即是用 1550 nm 的点阵激光治疗 30 例眶周皱纹。治疗间隔一般 3~4 周，进行 4~5 次治疗，一般以中等程度红斑作终点反应。非气化型点阵激光可与肉毒毒素注射联合治疗皱纹，可以起到协同作用，提高除皱的疗效。

2. 瘢痕

①凹陷性瘢痕：凹陷性瘢痕主要来自痤疮，也可来自水痘和外伤等。非气化型点阵激光可以促进新的胶原形成，改善瘢痕。多项研究证实非气化型点阵激光治疗痤疮瘢痕的效果虽然不如气化型激光，但安全有效。一般进行 5~8 次治疗，间隔 3~4 周，通常采用多回合治疗，仍以红斑作为终点反应。观察发现治疗 3 个月后的疗效较治疗 1 个月后的疗效更显著。②增生性瘢痕：目前认为非气化型点阵激光可用于治疗增生性瘢痕，但其疗效尚有争议。有报道使用 1550 nm 非气化型点阵铒玻璃激光治疗 8 例增生性瘢痕患者，结果平均改善级别为 2.4，所有患者的瘢痕皮损及色素情况均得到改善，但试验例数较少，且无对照组；有研究以随机双盲的方法评估 1540 nm 非气化型点阵激光治疗增生性瘢痕，结果显示专业医生对其疗效不肯定，而患者认为治疗后局部外观有所改善。

3. 其他

(1) 黄褐斑：一直是皮肤科治疗的难点，可用于黄褐斑治疗的主要有点阵调 Q 1064 nm Nd：YAG 激光、点阵红宝石激光、点阵 1550 nm 激光、点阵 1565 nm 激光等。近期研究表明，点阵 1550 nm 激光、点阵 1565 nm 激光等非气化型点阵激光的临床应用价值有待进一步观察。有报道称非气化型点阵激光组的改善程度与防晒霜组并无统计学差异，长期随访后也均观察到复发。与三联疗法相比，其疗效也无统计学意义。因此，当外用药物治疗无效或不耐受时，可以选择此类非气化型点阵激光，但其一般不作为治疗的首选。适宜的参数设置及术后的长期维持治疗也需要进一步的探索。目前常用的治疗方案为 4~5 次治疗，间隔 3~4 周，能量及密度均较低，以轻度短暂的红斑为终点反应。除了 1550 nm 波长外，近年来开始用点阵红宝石激光(694 nm)和点阵调 Q 1064 nm Nd：YAG 激光治疗黄褐斑，初步取得了较好效果。常用治疗参数为 6~8 次治疗，间隔 2~4 周，能量温和，同样以轻度短暂的红斑为终点反应。尽管点阵调 Q 1064 nm Nd：YAG 激光、点阵红宝石激光对黄褐斑效果较好，但目前还不适合作为维持治疗的手段。

(2) 脱发：以 1550 nm 非气化型点阵铒玻璃激光治疗雄激素性秃发及女性型秃发患者共 116 人，其结果显示均有改善，表现为毛发密度增加，而毛发直径改变不显著。根据动物实验和临床观察,激光能量需达到一定水平,方可诱发毛发生长,而能量越高,所需的光点密度则可相应降低。目前多采取4~5次治疗,每次治疗2~3个回合,间隔2周左右,能量可较其他治疗部位高一些,以中等程度红斑为终点反应。

非气化型点阵激光的禁忌证

非气化型点阵激光的禁忌证主要包括活动性感染(主要是疱疹病毒感染)、近期晒黑者(尤其4周内)、皮肤炎症反应活跃期、有皮肤屏障受损的表现(如表现皮肤敏感性增高)、治疗区有可疑恶变病灶者、重要脏器有器质性病变者、妊娠及哺乳期女性。对于治疗前近期(尤其4周内)服用过维A酸类药物者,是否应纳入禁忌证,目前尚有不同意见,对于这些患者的治疗应采取慎重态度。

气化型点阵激光

气化型点阵激光主要包括以下几类:铒激光(Er:YAG,2940 nm)、钇钪镓石榴石激光(YSGG,2790 nm)和CO_2激光(10600 nm)。与非气化型点阵激光的波长相比,水对这些波长的吸收要强得多,激光光束所经之处皮肤组织(包括角质层)被气化,所产生的MTZ为一真正的柱状孔道。由于组织中的水对2940 nm和2790 nm这两个波长的吸收更强,故铒点阵激光和YSGG点阵激光的能量大部分在皮肤浅层被吸收,故其穿透就比较浅;相比之下,CO_2点阵激光能量被皮肤表层吸收较少,故其穿透更深些。

此外,气化型点阵激光所产生的孔道外周还有一层热凝固带,CO_2点阵激光的热凝固带最宽。综合上述两点,CO_2点阵激光热效应也最强。与非气化型点阵激光相比,皮肤组织受损较重,但表皮再生一般在48 h内可完成。

因此,气化型点阵激光热效应明显强于非气化型点阵激光,其治疗效果更好,不良反应也更显著,不过与经典的激光全层磨削重建术相比不良反应要轻许多。

气化型点阵激光的临床应用

气化型点阵激光的临床适应证与非气化型激光基本相同。

1. 凹陷性瘢痕

凹陷性瘢痕是气化型点阵激光的一个重要适应证,在其治疗方面,气化型点阵激光显示了较好的效果。综合多项研究报道,CO_2点阵激光治疗痤疮凹陷性瘢痕,3次以上治疗后,55%以上的患者可得到至少50%的改善,且激光术后相当长一段时间内痤疮瘢痕呈进行性改善。免疫组化研究发现,CO_2点阵激光治疗后1年仍有新的胶原合成。冰锥样的瘢痕疗效相对较差,能量较高的治疗往往疗效更佳。铒点阵激光的效果一般略差。对于萎缩纹(主要是妊娠纹),气化型点阵激光也有较好效果,CO_2点阵激光小光点、穿透深的模式对妊娠纹治疗效果优于大光点、微剥脱模式,疗效随治疗次数增加而提高,色素沉着是较常见的不良反应,且持续时间较久。目前一致认为气化型点阵激光治疗创伤小,风险相对较低,能有效治疗各种原因(如痤疮、感染、外伤等)引起的凹陷性瘢痕。目前多采取4~5次治疗,治疗间隔3个月左右。

2. 增生性瘢痕（瘢痕疙瘩）

近年来，气化型点阵激光在治疗增生性瘢痕和瘢痕疙瘩方面取得了很大的进展，越来越多地用于这些瘢痕的治疗。气化型点阵激光较非气化型作用更强，目前的气化型激光设备与非气化型点阵激光相比可造成更深的热损伤，因此气化型点阵激光对肥厚的瘢痕更有效。CO_2 点阵激光和 2940 nm 铒点阵激光均能改善增生性瘢痕，且 CO_2 点阵激光疗效更佳。点阵激光治疗瘢痕疙瘩也有一定疗效，较薄者效果更佳，推荐使用较低点阵密度，避免同一位点同时多回合治疗；激光治疗深度可与瘢痕疙瘩的深度成正比。若治疗能量提高，则应同时减少点阵密度以降低新生瘢痕疙瘩的风险。瘢痕疙瘩与增生性瘢痕一般需要通过重复治疗才能达到理想的治疗效果，患者间治疗次数个体化差异比较大，但多数需要 3~6 次治疗甚至更多，每次间隔 1~3 个月。对于严重的瘢痕疙瘩仍建议采用联合治疗手段，如点阵激光联合局部应用糖皮质激素、染料激光、浅层 X 线放射治疗、手术切除等，以增加疗效，并降低复发率。在治疗时机方面，建议早期以气化型点阵激光干预（可在创伤 1 月内），能有效预防瘢痕挛缩，显著促进增生性瘢痕修复。

2. 光老化

临床实践表明，气化型点阵激光可有效改善皮肤松弛。据报道，CO_2 点阵激光治疗面部光老化，除毛细血管扩张外，所有光老化评分（整体评分、细小皱纹、粗大皱纹、不规则色素斑、面色枯黄、皮肤粗糙）均有显著改善。此外，它也可应用于非面部的光老化治疗。长期研究表明，气化型点阵激光治疗后，其疗效能长期维持，甚至在术后 5 年亦能观察到其效果。组织病理学研究表明，气化型点阵激光治疗后，新生胶原纤维的合成显著增加。

4. 其他

（1）白癜风：目前气化型点阵激光也开始被应用于白癜风稳定期的治疗，尤其是治疗抵抗者。点阵激光可以单独应用，但需要多次治疗；也可以联合普通日光照射、窄波中波红外线（UVB）及外用药物如倍他米松，疗效均优于单独疗法。

（2）脱发：与非气化型点阵激光一样，气化型点阵激光也逐渐成为脱发治疗的研究热点。但由于其治疗耐受性不佳，患者依从性较差，临床应用较非气化型点阵激光少。

（3）浅表色素增生性疾病：在大光点、浅穿透的微剥脱模式下，气化型点阵激光可以有效而精确地剥脱表皮，从而可用于治疗雀斑、脂溢性角化病、咖啡斑等表皮色素增生性皮肤病，当然对于能量的控制要精准，否则可能会有瘢痕产生。对于黄褐斑，CO_2 点阵激光和铒点阵激光均有成功治疗的报道，不过考虑到气化型点阵激光对于皮肤的损伤作用要大于非气化型点阵激光，因此后者更适合治疗黄褐斑。11 例 Becker 痣用 CO_2 点阵激光治疗后，虽可能有轻到中度的改善，但该治疗一般不宜作 Becker 痣治疗的首选。

（4）毛周角化症：由于点阵激光的"诱导表皮再生"作用，对毛周角化症也有一定程度的改善。角化性丘疹和色素沉着的疗效优于红斑性损害。

（5）光化性唇炎：在低能量、非聚焦模式下，二氧化碳激光器可用于治疗光化性唇炎，其疗效极好，瘢痕发生率低。

气化型点阵激光经皮给药

由于气化型点阵激光部分剥脱表皮层，并产生直达真皮的孔道，因此采用点阵激光照射皮肤后即刻外用药物,可增强局部药物的吸收。其药物导入与点阵激光的光点密度和传递药物的相对分子量有关。一般认为,点阵激光的光点密度越大,经皮渗透越大;1 但若光点密度过大,则经皮渗透反而可能下降。

研究表明,气化型点阵激光产生的孔道于 24 h 内关闭,所以一般在治疗后应即刻给药。目前气化型点阵激光经皮给药较多用于光动力治疗,在治疗前对皮损用气化型点阵激光预处理可增加外用光敏剂在皮损中的积聚,从而提高治疗效果。这一方法也可用于一些顽固性皮肤病(如皮肤淀粉样变、神经性皮炎)的治疗。

此外,国内有学者采用 CO_2 点阵激光经皮局部外用噻吗洛尔溶液治疗深部血管瘤取得良好疗效,亦有 CO_2点阵激光联合氟尿嘧啶(5-FU)外用治疗原位鳞状细胞癌、基底细胞癌的成功报道。

气化型点阵激光的禁忌证

与非气化型点阵激光基本相同。

不同类型激光疗效的比较

目前尚无系统研究比较不同类型气化型点阵激光的疗效。一般而言,CO_2 点阵激光产生的热效应最强,效果可能更好,当然不良反应相应也会更大。铒点阵激光与 YSGG 点阵激光疗效可能大致相当。

点阵激光常见的不良反应与术后护理

点阵激光常见的不良反应包括延迟性红斑、色素沉着和皮肤敏感程度增高。气化型点阵激光较非气化型更为显著,持续时间也更长。光点能量越高、密度越大,损伤就越强,不良反应也越显著。术后护理以促愈、防晒、保湿为原则,尤其要重视皮肤屏障功能的修复。

术后需长期使用温和的保湿类护肤品。防晒也很重要,一般推荐 SPF ≥30、PA+++以上的防晒霜。

第五节　光子嫩肤在皮肤美容中的应用

什么是光子嫩肤?

"光子"也被称为强脉冲光(IPL),是 Intense Pulsed Light 的缩写,即强脉冲光技术,国内被称为"光子嫩肤"。它是光谱为 400～1200 nm 的位于可见光与近红外线部分的光波,覆盖多种靶色基如黑色素、血红蛋白、水等的多个吸收峰。通过采用不同的滤光片,光子嫩肤可解决不同的皮肤问题。光子嫩肤治疗时,强脉冲光通过特定的光谱,直接照射于皮肤表面,并穿透至皮肤深层,选择性作用于皮下色素或血管,分解色素颗粒(美白),闭合异常的红血丝(褪红),同时还能刺激皮下胶原蛋白的增生(嫩肤),从而达到美白、扫黑、退红、嫩肤多种功效。其输出的较短波长可用于治疗血管性病变和色素性病变，而较长的波段可以实现皮肤的"返老还童"（光子嫩肤）。

"光子"技术最早主要应用于治疗皮肤毛细血管扩张和血管瘤。20世纪初，美国著名皮肤学专家比特教授（Dr. Bitter）首先发现，光子技术还可以有效治疗皮肤表面色素斑，改善皮肤的质量，如弹性、光泽和细腻程度等。从此，光子嫩肤应运而生。自1995年问世以来，光子嫩肤以其强大的功能、全面的功效，迅速风靡全球，至今也是很多求美者首选的光电项目。2019年，它在医疗美容项目里面排第四，光电项目排第一。

光子嫩肤主要治疗随年龄增长和太阳紫外线照射所引起的皮肤瑕疵和皮肤老化。皮肤老化主要集中在人们面部、颈部、手部和胸部等经常暴露于日光照射的部位，多表现为皮肤松弛、缺乏弹性、粗糙、皱纹、色泽暗淡、各种色素斑以及血管扩张造成的面部潮红和酒渣鼻等。据统计，人体的皮肤老化大多从25~30岁开始，光子嫩肤技术不仅可以有效地治疗皮肤表面的瑕疵，还可以安全、有效地改善皮肤的弹性、色泽和细腻程度，最大限度地满足消费者对高品质形象的追求。因此光子嫩肤被称为是25岁以上消费者的皮肤美容技术。

光子嫩肤与传统的二氧化碳镭射治疗的区别

相较于传统的二氧化碳镭射治疗，光子嫩肤是一种无损性、非消融性的皮肤医疗美容技术。它不破坏表皮层，也不会使人的脸部因深层遭热损伤而出现皮肤色素严重加深，所以受术者无须停工1~2周休养。不过，因为所放射的热能较柔和，所以光子嫩肤治疗法的疗效可能不如使用二氧化碳镭射疗法那样显著。因此手术前的讲解工作非常重要，医生必须确保对受术者不会有不切实际的期望。毕竟，光子嫩肤疗法只能改善斑印，而没有办法完全消除它。选择二氧化碳镭射疗法的人需半年以上的时间，皮肤才会恢复正常的色素，但是他们的斑印消退程度可达5成，相比之下，光子嫩肤治疗法只能使斑印消退20%~30%。

光子嫩肤的原理

光子嫩肤的主要原理是生物刺激作用和光热解原理。①生物刺激作用：强脉冲光作用于皮肤后产生光化学作用，使真皮层的胶原纤维和弹力纤维内部产生分子结构的化学变化，恢复原有弹性。另外，其所产生的光热作用，可增强血管功能，使循环改善，从而达到消除皱纹，缩小毛孔的治疗效果。②光热解原理：生物组织吸收光子，将光能转化为热能，导致生物组织明显升温，由于病变组织内的色素团含量远远多于正常皮肤组织，其在吸收光之后产生的温度也高于皮肤。治疗时可利用它们的温差使病变血管封闭，色素破裂分解，而不损伤正常组织。

光子嫩肤与传统美容方法的区别

在过去的10年里，嫩肤技术经历了巨大的变化。最初是采用磨削法和化学深层脱皮，进而是激光深层除皱术。尽管这些方法在治疗皮肤老化的某些方面有一定疗效，但受术者通常需要停止工作一段时间，同时会有难以忍受的疼痛、潜在的不良反应和停工造成的收入损失。

目前，有些激光可以用于治疗棕色斑，有些激光可以用于治疗褐色斑，也有些激光可以用于面部除皱，但尚无其他技术可以获得光子嫩肤的效果。光子嫩肤可以治疗整个面部，从而带来超越普通美容术式的整体美容效果。通常在4个多月的时间内，经过5~6次治疗，光子嫩肤技术便可为受术者提供明显改善的效果。它极低的风险令顾客和美容师都从中获得较多的益处。

光子嫩肤适用于哪些皮肤?

光子嫩肤适用于所有由日光性损伤和光老化引起的面部瑕疵、毛孔粗大、肤色暗淡等。光子嫩肤技术可改善表面和深层皮肤，使皮肤嫩化并为深层肌肤带来有益的生物刺激效应。可用于解决多种良性皮肤病变，如毛细血管扩张、细小皱纹、皮肤红斑、表皮色素斑、毛孔粗大、老年斑、粉刺及去除多余毛发等。

光子嫩肤可用于改善哪些皮肤问题?

(1)祛斑：黑色素小体、黑色素团块可选择性吸收光子能量以后，产生爆破作用，导致斑被光子破坏并结痂。通常5~7 d后痂脱落，斑周围正常皮肤组织不受影响。光子嫩肤是治疗表皮斑(晒斑、雀斑)的首选，其价格便宜、效果好、不良反应也少。

(2)祛黑：光子中的特定光谱会被黑色素选择性吸收，使黑素细胞、黑素颗粒破坏并分解，达到美白祛斑祛黄的作用。

(3)祛红：红细胞中的血红蛋白可选择性地吸收一定波谱的强光，产生热凝固效应，并把热量传递给毛细血管的上皮细胞，使之发生节段性凝固性坏死，封闭血管，从而治疗痤疮红斑红印、面部红血丝、血管瘤等。

(4)改善毛孔粗大、细纹、松弛：光子中较长波长光(近红外线)的靶组织是水。皮肤中所含的水吸收光子的能量以后，产生光热作用和光化学作用，刺激皮肤的胶原纤维和弹力纤维重新排列和再生，因此可恢复皮肤弹性、提亮肤色、缩小毛孔、减少细纹，这是基础抗衰保养的重要手段。

(5)脱毛：毛发里的黑色素吸收光子的能量后，使深层毛囊升温，破坏毛囊和毛囊周围干细胞，从而达到脱毛的作用。

(6)祛痘：低波长光子照射痤疮丙酸杆菌产生的内源性卟啉以后，会产生游离单态氧，杀灭痤疮丙酸杆菌。长波段的光子能穿透达深层的皮脂腺，抑制皮脂腺的分泌，从而协同减少痘痘的发生。

(7)修复敏感肌：光子嫩肤能刺激纤维增加，促进皮肤新陈代谢，修复皮肤屏障；也能治疗血管扩张，减少炎症介质的释放。

虽然光子嫩肤是最受欢迎的医美光电项目，但也不是适合所有人。

光子嫩肤的禁忌证

(1)孕妇进行光子嫩肤时，应避免光照对胎儿的影响。

(2)2周内皮肤受过日光暴晒者，1个月后才可给予治疗。其他光敏性皮肤或正在使用对 560~1200 nm 光敏感的药物(如维 A 酸、四环素)者。正在口服维 A 酸的,建议停药 3 个月后再开始治疗;正在外用维 A 酸药膏的,建议停用一周后再治疗。

(3)有瘢痕病史或严重的瘢痕体质者。

(4)糖尿病患者:治疗后可能出现伤口不易愈合。

(5)癫痫病患者。

(6)局部或全身感染性疾病、免疫缺陷病、凝血功能障碍、红斑狼疮、长期服用阿司匹林或激素类药物的患者,以及严重的心脏病、高血压患者。

✦ 光子嫩肤术该如何进行临床护理?

(1)术前护理:选择适合该治疗的患者并给予心理护理,详细介绍治疗流程,解释术中可能会感到轻微疼痛,就像橡皮筋轻弹于皮肤的感觉,以及术后可能出现的一些反应,以解除患者的焦虑情绪,并适当降低患者不切实际的期望值,使患者以良好的心态接受治疗。

(2)术区准备:清洁治疗部位,并给予术前照相。让患者仰卧于光子治疗室的治疗床上,消毒头巾保护头发,并开启室内空调,室温控制在 22 ℃左右。检查仪器及治疗头,使之处于最佳状态。

(3)术中护理:注意眼睛的防护,由于强光可损伤视网膜,治疗过程中医生及患者均需佩戴专用防护镜,以避免因治疗而损伤眼睛。治疗开始前应在患者耳后试用 1~2 个光斑,5~10 min 后观察即刻皮肤反应,以调整脉宽和能量密度大小。

(4)术后护理:清除术区冷凝胶,观察皮肤反应,立即给予冷敷 20~30 min,直到热敏感减退。再次清洁皮肤,用 4~6 ℃冷蒸馏水柔和地清除面部皮肤残留凝胶,注意不能用力揉擦皮肤,以免引起表皮损伤。术区喷洒修复肽或表皮因子两次,修复面膜贴敷术区 30 min,待患者术区灼热感基本消退后,涂保湿霜完成整个治疗。

(5)治疗后注意事项:注意休息,每日修复肽或生长因子喷射术区两次,或者配合应用一些促进皮肤修复的药品及护肤品,效果会更加理想;注意保湿和防晒,避免紫外线照射;1 周内不使用化妆品;若有薄痂形成不可强行剥脱,让其自然脱落;进食富含维生素 C 的食物,禁食刺激性及高色素食物。禁食光敏药物和食物,食物包括:泥螺、灰菜、小白菜、苋菜、油菜、菠菜、莴苣、木耳、润肠的茶叶。西药包括:磺胺类、降糖类、四环素类、灰黄霉素、利尿药、镇静药、水杨酸类、口服避孕药等。中药包括:荆芥、防风、沙参、独活、前胡、小茴香、白鲜皮、白芷、补骨脂等。嘱患者定期复查或以其他方式随访,以便及时指导护理。

✦ 光子嫩肤会弄伤皮肤吗?

光子嫩肤技术是一种非剥脱的动力疗法,它提供非介入的方法以适应不同的皮肤状态。因此安全有效,不会对皮肤有任何损坏。

✦ 进行光子嫩肤治疗操作时医生需要注意什么? 治疗参数该如何选择?

采用 IPL 治疗时,要严格控制适应证。当患者有明显黄褐斑时,需要使用药物将黄褐斑进行治疗和控制，待黄褐斑稍微减淡后再使用强脉冲光进行治疗。若患者皮肤有相应炎症时，需控制炎症采取低能量脉冲治疗。另外，IPL光子嫩肤术治疗效果会受到脉冲的波长、延迟脉冲时间、能量和脉宽等因素影响。

在设置参数时，需根据治疗目的、患者肤色和斑点，选择适宜的波长、脉冲能量、脉宽和模式。在选择波长时，理想的情况是靶组织光吸收最大的辐射波长，而正常组织对该波长辐射的吸收最小。它们的比值越大，选择性光热解作用越强，造成的特异性热破坏越明显。光波长不仅与生物组织的吸收有关，而且还决定选择性光热解作用可以实现的组织深度。生物组织对光的散射和吸收都会影响光的穿透深度。一般而言，在可见光波长范围内，光的穿透深度随波长的增加而增加。因此，在治疗表皮下的血管性病变时，必须选择具有一定穿透深度，能被靶组织大量吸收而表皮层黑素细胞吸收很少的波长。患者肤色较深且色斑较多时，宜选择较长的波长及脉宽。脉宽越小，加热作用越强，治疗效果越好，但也提高了皮肤损伤程度；较长的延长脉冲时间则有较高的安全性，但无法增强两个子脉冲的治疗效果。治疗需根据患者皮损程度确定脉冲能量和脉宽，避免出现不良反应。同时要避免重复照射，并要防止遗漏现象。

光子嫩肤美容的疗程如何确定？

光子嫩肤治疗的次数取决于受术者的皮肤需要治疗的面积大小和病变的程度，一般全疗程需要5~6次，每次治疗后皮肤病变都会得到显著改善。

光子嫩肤为什么需要多次治疗？

把治疗分成数次的主要目的是在使皮肤得到逐步改善的同时，降低不良反应的风险。最重要的是，该治疗无须停工，每次治疗完成后患者即可恢复正常生活和工作，这正是现代人所向往的方式。

光子嫩肤后可以做美容护理吗？

光子嫩肤的热效应及其他相关生物学效应可能使皮肤皮脂膜、皮肤"砖墙结构"等受损害，从而影响皮肤的屏障功能，导致皮肤水分丢失，对外界抵抗力降低，皮肤变得干燥、脆弱和敏感等，增加患者的不适感。因此，光子嫩肤术后，皮肤需要补水保湿护理。如采取敷补水保湿面膜或者应用补水仪降低皮肤敏感性；也有专家建议在两次治疗的间隙，实施光子嫩肤套装的皮肤护理。这样有助于促进皮肤的新陈代谢，重新恢复青春光彩，使治疗达到最理想的效果。

面部敏感皮肤如何进行严重程度分级？

轻度：皮损面积局限于双颧部或颊部，以红斑或小丘疹为主，毛细血管轻度扩张，运动或受热后面部发红，2 h后可自行缓解，自觉症状轻微，可以忍受。中度：皮损面积累及面颊部、颧部和下颌部，毛细血管扩张，皮肤轻度肿胀，轻微运动或遇热后面部容易发红，2 h内不缓解，自觉皮肤灼热，可伴有轻度瘙痒。重度：皮损面积累及全面部，毛细血管扩张，皮肤肿胀，极易发红，皮肤灼热，瘙痒剧烈，难以入眠。

光子嫩肤能治疗面部敏感皮肤吗？

面部敏感皮肤可以采用光子嫩肤进行治疗，选用波长为 590 nm、615 nm、645 nm 的滤治疗头，采用三脉冲，脉宽为 3.5~6.0 ms，三个脉宽中，以中间脉宽最高，脉冲间隔时间为 30 ms。根据患者的皮肤敏感程度进行能量密度调节，从低能量开始，以患者感觉无症状或轻微发热为宜，一般为 15~25 J/cm^2，在以后的治疗中，根据患者对治疗的反应调节能量，每次增加能量密度不超过 2 J/cm^2。

光子嫩肤能用于痤疮治疗吗？其治疗机制是什么？

光子嫩肤能用于治疗面部痤疮红斑。寻常型痤疮是一种毛囊皮脂腺的慢性炎症病，该病的确切发病机制涉及多个环节，其中，细菌尤其是痤疮丙酸杆菌在痤疮的发病中起了重要的作用。IPL 较短波长的光可激活痤疮丙酸杆菌中产生的内源性卟啉（主要为原卟啉Ⅲ），它为高能量不稳定卟啉，可与三态氧结合形成不稳定的单态氧，单态氧与细胞膜上的化合物结合后损伤细胞膜，从而致细菌死亡。另外 IPL 可使红斑、充血、扩张的血管消退，改善色素不均匀及皮肤质地。在治疗痤疮红斑的同时，IPL 的热效应能够刺激成纤维细胞转化为纤维细胞，促进胶原细胞分泌胶原蛋白，并缩短 I 型胶原蛋白，从而使皮肤收缩、增厚，增加皮肤弹性，改善皮肤质地，祛除细小皱纹。面部痤疮皮肤经多次治疗后，毛囊口的白头、黑头及角质栓易清洁排出；皮肤弹性增强，毛孔变细，皮脂腺分泌减少，排出通畅；面部清洁无油腻感，痤疮引起的红斑逐渐减轻甚至消失，且复发率低。

激光脱毛是怎么回事？

多余的体毛或面部明显的汗毛常常困扰着众多的女性，越来越多的男性也因为过多的体毛而感到尴尬。多年来人们尝试了各种各样的方法，如剃须刀刮剃、蜡脱、化学脱毛膏，但都只能一时解决问题，电针去毛相对有效，但治疗时的疼痛使受术者难以接受。20 世纪 90 年代，随着激光技术的发展和临床应用的推广，激光脱毛以其方便快速、安全高效的特点成为去除多余毛发的主要手段。

激光是一种特殊的光，当激光照射到人体组织上时，能被组织吸收。人体毛囊基质细胞、毛囊上皮、毛乳头及毛发均含有黑色素，黑色素对光能吸收好。通过毛囊中的黑色素细胞对特定波段光的吸收，使毛囊产生热，可选择性地破坏毛囊。同时所发射的热量可以经毛干截面传导至毛囊深部，使毛囊温度快速升高，从而在避免对周围组织损伤的同时去除毛发。光子脱毛术，即选用对毛囊黑色素细胞特别敏感、而对正常表皮无损伤的光进行照射，这种光通过毛干和毛囊中的黑色素吸收并转化成为热能，从而升高毛囊温度。当温度上升到足够高时，毛囊结构发生不可逆转的破坏，已破坏的毛发和毛囊经过一段自然生理过程后被去除，从而达到永久性脱毛的目的，也可以达到嫩肤的效果。

目前，光子嫩肤虽已风靡全球，但是强脉冲光对皮肤深层色素斑、较粗的血管扩张、中度皱纹和鼻赘等的治疗效果远不及激光，因此它不能替代激光治疗。但鉴于强脉冲光操作简单，相对安全的特点，光子嫩肤术可成为激光美容技术的一种有效补充，在医疗美容领域具有美好的发展前景。

第六节　激光在瘢痕美容中的应用

萎缩纹

　　萎缩纹通常称为牵张纹，是真皮层的瘢痕。萎缩纹通常发生于乳房、大腿或腹部的快速增长，或者内源性或外源性类固醇激素增高时。早期萎缩纹呈红色，成熟后变白。许多患者因美容目的而就医，但其治疗极为困难。某些早期萎缩纹可能对外用维 A 酸有反应。近年来，使用脉冲染料激光治疗萎缩纹取得了一定疗效，治疗 3 个月后可见到改善效果，但需要多次治疗。使用光斑直径大的、光能量密度低的激光能取得最佳效果。

瘢痕

　　详见本书第七章第三节"瘢痕的非手术疗法"。最早用于治疗瘢痕疙瘩或增生性瘢痕的激光是连续波激光，包括二氧化碳激光、掺钕钇铝石榴子石晶体激光和氩气激光，但复发率较高。然而，激光师在一次偶然的治疗中发现，用脉冲染料激光治疗葡萄酒色斑后，增生性瘢痕萎缩变平坦了。用脉冲染料激光照射后，瘢痕的颜色、质地、高度和临床症状都明显改善，组织学改变也与临床改善相对应。脉冲染料激光可单独使用，也可与其他治疗方法如病灶内注射类固醇和硅胶膜敷贴等方法联合使用，共同治疗瘢痕疙瘩、增生性瘢痕和充血性瘢痕。为取得最佳效果常需要多次治疗，可以每月进行 1 次。此外，点阵激光也可用于瘢痕的控制与治疗。

激光治疗的展望

　　新兴的激光技术及现有激光革新性的应用，不断地提高了激光治疗的疗效，扩大了其使用范围。除了在治疗上的应用，激光还可用于诊断。例如，使用激光共聚焦显微镜观察体内条件下的皮肤细胞，或许可以实现非侵入性的皮肤活检等。

第九章　面部提升抗衰

第一节　面部衰老

✦ 什么是皮肤衰老?

人体的老化过程可分为与皮肤外观表现相关的"表面老化"和与时间相关的"慢性老化"。慢性老化是无法控制、无法预测的固有过程,是整个人体的综合性老化,与个人的遗传密切相关,人体所有的器官均参与其过程。表面老化是皮肤全层都参与的过程,从真皮到表皮每一层都有老化的表现,并通过皮肤质地的变化而显现,如出现皱纹,松弛度增加,延展性、光泽和生机减退,以及面色改变等。

✦ 影响皮肤衰老的因素

男性和女性的皮肤在外观上也有较大的区别,这与表皮的厚度、皮脂腺的活性、体内的激素水平、长期不同的生活习惯、因职业与兴趣暴露在阳光下的频率等都有重要关系。皮肤水分的丢失和紫外线照射均可加快皮肤表面老化的进程,有些人喜欢将皮肤晒成古铜色,以此作为健康美的标志,这种行为也会加速皮肤的老化。与表面老化有关的因素有吸烟、饮酒、服用兴奋剂、营养不均衡等。

✦ 皮肤衰老的表现

皮肤老化的常见表现为较深皱纹产生、皮下软组织容量的不足、皮肤弹性变差,以及皮下脂肪垫的萎缩。皮肤的自然老化不单纯是内源性的因素造成的。

经长期阳光暴晒的皮肤区域可以观察到,黑色素细胞和皮脂腺分布上有着明显的差异,再加上各种因素的综合作用,使皮肤内源性的老化速度大大加快,这一过程被称为"光老化"。

长期经阳光照射的白种人的皮肤最常见光老化,典型的皮损变化有干燥、粗糙、松弛、表皮萎缩变薄形成皱纹、黑色素细胞不规则地分布、毛细血管扩张和色斑形成等。组织学特征为细胞间质的自身降解增强,部分是由于胶原酶及弹性蛋白酶的破坏作用,出现明显的组织学改变，主要是弹性纤维的变性。

✦ 目前面部提升抗衰老治疗的常见方法

目前面部提升抗衰老治疗的常见方法有埋线抗衰、射频、注射药剂及外科手术。

第二节　埋线抗衰治疗

✦ 埋线抗衰常使用什么线？

常见的埋线材料为 PDO 线，PDO 线是以聚左旋乳酸（polyl-lactic acid，PLLA）为主要成分，PDO 线（polydioxanone）因其多重线相互缠绕形成螺旋状，因此又称为扭曲的双重线（twisted double line thread，TDLT）。这种线植入体内后会在 6~10 个月缓慢溶解吸收，从而可以持续地刺激手术部位的皮肤，使胶原蛋白再生能力变强。因此，在改善老化松弛的皮肤和皱纹方面效果显著。PDO 线（polydioxanone）可直接作用于多部位的软组织提升，可进行多方向任意角度的提拉，亦可带来长效紧致提拉的效果。此外，埋入的线是可以被人体自然吸收的。

✦ PDO 线的常见类型

现有的埋线提升术中，常使用的 PDO 线包括各种型号的平滑线、螺旋线、锯齿线、串珠线、喇叭线以及各种型号的 Misko 的伞状分叉锯齿线（单股线、双股线、三股线）。

✦ 埋线抗衰的适应证

目前 PDO 线已经在整形美容外科领域得到了广泛应用，主要操作部位有额部、颞部、眉间、眉部、眼周、鼻部、颧部、口周、脸颊、下颏、下颌缘、颈部、上臂、前胸、腹部、大腿内侧、臀部。PDO 线适用年龄范围为 30~65 岁，主要用于预防和治疗面部、颈部及腹部、臀部等部位皮肤的老化。埋线抗衰可有效抚平静态性皱纹，提升松弛的皮肤，改善皮肤色泽和增强皮肤弹性，延缓衰老，防止下垂。

✦ 埋线抗衰的禁忌证

（1）月经期，有血小板减少出血倾向者。
（2）局部有炎症或处于疾病传染期间。
（3）瘢痕疙瘩，炎性痤疮。
（4）有心脑血管疾病者。
（5）有糖尿病者。
（6）精神异常者。

埋线抗衰的常见手术方法

1. PDO 线真皮层提升术

PDO 线真皮层提升术是利用 PDO 平滑线植入皮肤真皮层的一种技术操作方法。由于这种线是平滑的，而且线较细（29G、27G、26G、25G），所以可针对性地植入到皮肤的真皮层下，刺激皮肤的真皮组织，产生更多的胶原蛋白及弹力纤维，从而达到抚平皱纹及改善肤色和紧致皮肤的效果。

2. PDO 线 SMAS 层提升术

PDO 线 SMAS 层提升术是将带锯齿状的 PDO 线植入表浅肌肉筋膜系统（SMAS）层的一种技术操作方法。由于这种线是锯齿状的，而且线较粗（19G、23G），所以要求植入的层次更加深一些。锯齿线的边缘比较倾斜，末端比较锋利，呈锯齿状分布，所以锯齿线上每1个小齿都恰好紧贴并能够牢固地抓持住皮肤组织，可以有效地使松弛的皮肤软组织得到支撑和提升，从而塑造一个新的轮廓。这些植入的锯齿线与组织缠绕会刺激机体产生更多的胶原蛋白及弹力纤维，从而达到收紧皮肤、提升下垂皮肤的效果。

POD 线 SMAS 层提升术的操作步骤

（1）部位设计：设计手术方案，标记埋线位置。消毒并局部浸润麻醉。

（2）沿设计线刺入导引针，达到 SMAS 层既定位置，植入 PDO 线后拔出导引针。

（3）轻拉 PDO 线末端，使松弛的皮肤达到满意的提升效果，紧贴皮肤表面将外露的 PDO 线端剪掉。

PDO 线抗衰的优点

（1）可有效提升松弛的皮肤。

（2）替代了传统开放式 SMAS 拉皮手术。

（3）可以针对手术部位精准提升。

（4）紧致皮肤，改善肤色及质地。

（5）线体可吸收，并发症少，恢复快

（6）多次埋线提升安全有效。

影响 PDO 线提升的因素

（1）可吸收线半永久性的影响。

（2）线的规格大小及植入数量的影响。

（3）植入线的层次影响（过深或过浅）。

（4）皮肤松弛度的影响。

（5）皮肤脂肪肌肉组织肥厚的影响。

（6）术后护理及保养的影响。

埋线抗衰能维持多长的时间？

（1）PDO 平滑线的效果会持续 6 个月至 1 年。

(2)PDO 锯齿线的效果会持续 1~2 年。

(3)PDO 线提升可以重复操作,安全有效。

(4)联合玻尿酸、A 型肉毒毒素及激光美容仪器等使用效果更佳。

埋线手术的术前注意事项及禁忌证

(1)术后 10 d 内避免口服阿司匹林、维生素 E 和活血化瘀类的药物。

(2)术后 3 d 内禁止饮酒。

(3)年龄较大者皮肤过于松弛和不能耐受手术者慎做手术。

(4)术区局部有炎症感染或感冒者慎做手术。

(5)有心、脑血管疾病及糖尿病者慎做手术。

(6)有瘢痕增生体质者慎做手术。

(7)有精神异常者慎做手术。

(8)避开月经期。

(9)哺乳期妇女及孕妇慎做手术。

埋线手术过程中的注意事项

首先,设计的原则是为了将皮肤的线条完美呈现,其过程是从颜面部下端往上植入 PDO 线。其次,掌握皮肤下垂的方向,再决定从哪个方向开始拉提。最后,必须考虑拉提的部位要如何维持。植入的 PDO 线数量会随着皮肤的下垂程度、年龄等不同而有所差异,对于严重皮肤松弛的人,则需要比年轻人植入更多根线。

埋线手术的操作步骤

(1)术前准备:埋线前先行术前检查,进行更衣、卸妆、清洁皮肤、拍照、皮肤表面涂敷麻药膏 40~60 min 等准备工作。

(2)术前器械准备:①支撑型注射器(推进器)、1 mL 一次性注射器;②设计笔、尺子;③碘伏消毒液、灭菌纱布、灭菌棉签、灭菌手术包;④麻药膏、2%利多卡因注射液;⑤灭菌装 PDO 线;⑥冰凉面膜或冰袋。

(3)术前设计:①全脸照相。首先检查评估面部皮肤在站立位和平卧位时的皮肤松弛情况;拍照时要与脸颊、鼻子对齐,姿势端正;拍照时眼睛直视前方。②手术环境的要求。准备无菌手术包,对手术室进行严格消毒,术区保持无菌操作。

(4)体位:采取仰卧位或坐立位。

(5)麻醉:外涂表面麻醉膏或局部麻醉配合静脉麻醉。

(6)植入方式及层次:与皮肤平行呈 15°进针,PDO 线植入真皮层下(呈手风琴效果),注意避开面部表浅血管,操作切忌粗暴。每个埋线注射点之间距离为 1.0~2.0 cm(根据皮肤老化状况有所不同)。分步进行支撑性注射式植入,无论是面部、颈部还是腹部,只要皮肤出现妊娠纹或松弛的部位都可以得到改善,因此,手术前设计的方向都不尽相同。

埋线手术后的注意事项

（1）术后 24 h 内伤口禁止沾水。

（2）术后可以口服或静脉注射抗生素 3~5 d。

（3）术后可能会产生淤青或肿胀，但可马上恢复正常生活。建议 48 h 内可以适当冰敷，48 h 后可以适当热敷，但要避免过度冰敷或热敷导致的冻伤或烫伤。

（4）术后 3~5 d 请勿做大力的颜面部咀嚼运动或大力按摩。

（5）术后 1 周内禁止刷牙，建议用威露士漱口水，防止刷牙摩擦导致疼痛而加剧肿胀。

（6）术后 1~2 周，请勿游泳或汗蒸、桑拿，同时避免剧烈运动。

（7）术后可以口服有助于皮肤胶原蛋白增长的维生素 C、维生素 E 或外用喷涂生长因子，可促进伤口愈合效果。

（8）连续 5 d 早晚冰敷医用(无菌)保湿补水修复面膜，可减轻水肿及淤青情况，还可使皮肤保持充足养分。

（9）术后 3 d 可口服活血化瘀类药物，如藏红花、云南白药三七粉等，以改善水肿及淤青的情况。

（10）必要时面部行加压包扎 1 周或佩戴弹力套 2 周。

埋线抗衰并发症的预防方法及诊治方式

（1）淤青：局部麻醉时加入 1∶20 万肾上腺素注射液可有效收缩血管减少出血及淤青的发生，还可延长局部麻醉作用时间；术后即刻冰敷及压迫出血点可有效减少淤青的发生。

（2）表情僵硬/紧绷感：属早期正常现象，一般 2~4 周紧绷感可逐渐改善适应；术中提升力度不要太强，3~4 分力度即可。

（3）水肿：注射肿胀液不可过多，以免影响埋线提升术中的判断。肿胀液以局部麻醉后基本无痛为准。

（4）血肿：操作切忌粗暴，使用钝针穿刺可有效避免损伤血管和神经，术后加压包扎处理。可在术前肌肉注射巴曲酶。

（5）疼痛：为缓解术后术区疼痛，可配合使用冰敷、口服芬必得或肛塞双氯芬酸钠栓。

（6）提升不对称：认真做好术前评估及画线设计，左右脸皮肤松弛情况不一者，埋线提升力度应适当，调整左右脸到相对对称状态(坐位)。

（7）线体脱落或外露：线体从口腔内外露或者脱落多是埋线层次过深导致的；线体从皮肤表面外露或者脱落多是埋线层次过浅、异物排斥反应和线体本身抓持吸附不牢固导致的。若单根线体完全脱落者，局部术区无炎症者可行补充埋线植入；若单根线体只是外露无感染者，局部皮肤消毒后用剪刀将外露线体剪除即可。皮肤针眼处可涂红霉素软膏预防感染，口内有创伤者建议 1 周内禁止刷牙，饮食清淡，保持口腔卫生，使用威露士漱口液或含漱 0.9%氯化钠稀释的碘伏消毒液预防感染。

（8）提升区域软组织凹陷：导引针穿刺组织层次不可过深，牵拉力度不可太强大；轻度凹陷时配合面部按摩 2~4 周可缓解，中重度凹陷时需将线体取出重新补充埋线植入。

（9）提升区域软组织凸起：导引针穿刺组织层次不可过浅，取出线体重新补充植入。

(10)色素沉着：穿刺点选择在发际线及皮肤隐蔽处，穿刺时避开肉眼可见的表浅血管。可予以涂抹疤克、复方肝素钠尿囊素凝胶、多磺酸黏多糖乳膏等药物及激光等治疗方式改善。

(11)异物感：2~4周可缓解，无须处理。

(12)伤口感染：取出线体，清创伤口，给予加压包扎和静脉注射抗生素治疗。

(13)外伤性腮腺瘘：腮腺导管损伤易发生在腺体段、咀嚼肌段、颊肌段。据面颊局部肿胀、疼痛(伴进食加重)、流涎、腮腺导管口肿大有涎液溢出、触摸局部有波动感、配合 B 超检查及导管内注入亚甲蓝可从瘘口溢出等症状即可确诊。出现外伤性腮腺瘘应转入口腔颌面外科治疗。

(14)面部神经感觉缺失或减退：一般2~4周逐渐恢复，可以配合面部按摩及口服营养神经类的药物治疗。

第三节 射频抗衰治疗

✦ 什么是射频治疗？

射频属于电磁波谱的一部分，是介于调频无线电波之间的电磁波，其能量可以通过用电或磁的方式进行传播。射频在各个领域使用广泛，如手机、收音机、微波炉等家用电子产品，而医用传统射频用于外科领域的组织切割、烧灼止血及消融等领域。

射频对组织的生物学作用主要是间接传导热效应，而组织的加热是通过对射频电流的阻抗来实现的，射频的导电性取决于电流的频率和温度。射频主要是对真皮层加热至55~56 ℃后刺激成纤维细胞再生出更多的胶原纤维组织而发挥作用。

✦ 射频治疗能解决哪些皮肤问题？

射频具有嫩肤、祛皱纹、妊娠纹，治疗痘坑、痘疤、痤疮及收缩毛孔，消融皮下脂肪和提升皮肤的作用。各种射频的特点：射频的电磁波比激光穿透皮肤的力度更有效，穿透层次深度与皮肤的肤色及厚度有关。

✦ 射频治疗有哪些种类？

(1)单极：使用一个射频源，含有一个电极；大部分的能量积聚在电极表面；需要具有较高的散热要求；需冷却电极以防止表皮的烫伤；若大量的热量积聚在软组织深层，则需要更大的功率。

(2)双极：使用一个射频源，含有两个电极；能量只在表面开始渗透；渗透途径是两个电极间最短的距离；为防止表皮烫伤仍需要在电极间进行冷却。

(3)3DEEPM 射频：使用微处理器控制的多个射频源；只限于电极之间的深穿透和高热量的加热，无须冷却。

(4)电波拉皮：又称热玛吉或塑美极，试图利用高能量的电波热能间接传导至皮肤层，让真皮层的组织受热，产生即刻收缩，刺激胶原蛋白增生，有提升紧致松弛皮肤的效果。电波拉皮与一般的美容激光仪器的作用不同。一般的美容激光仪器在治疗时候无法将热能传导至皮肤的真皮层下，而电波拉皮则可将高热能量传导至真皮层甚至穿透至 SMAS 层以及更深层次的皮下脂肪层。

射频的适应证及作用

年龄在 20~65 岁，皮肤轻、中度松弛及有皱纹的人群。电波拉皮主要有收紧松弛的皮肤、改善皱纹、消融皮下脂肪及对面部和身体进行塑形的作用。通过热玛吉治疗之后不仅可以紧致皮肤，还可以对皮下脂肪具有消融的作用，使面部轮廓变得更加清晰。

哪些人群不能做射频抗衰？

（1）装有心脏起搏器者。
（2）孕妇及哺乳期妇女。
（3）治疗区有皮肤疾病者。
（4）有皮下注射填充物（玻尿酸/脂肪）者不适合做该治疗或者先做射频之后再行注射填充治疗。

射频治疗术后有何表现？该如何护理？

治疗后皮肤可能会出现轻微的泛红、灼热感、刺痛等反应，这属于正常的暂时反应，一般 2~3 d 可恢复。术后可适当冰敷护理。治疗后可正常洗脸、化妆，且需加强保湿及防晒护理。无须口服抗生素，1 周内避免饮酒及饮食辛辣刺激食物。3 个月后可重复治疗。

热玛吉的操作流程及注意事项

（1）护理前，美疗师将整个面部消毒后，用方格纸在护理部位印上用于定位的小方格进行打格定位。
（2）完成这一切后，开启仪器热玛吉，安装好的新探头接触到皮肤时，表皮会有舒适的清凉感觉。
（3）皮肤随即慢慢有温热的感觉，这说明热能已直达皮肤深层。此时，电波热能已在有效刺激胶原蛋白，从而促使其立即收缩，并逐渐拉紧皮肤。
（4）再次冷却，又能感受到表皮有清凉的感觉。当电波热能传递减到最低点时，整个过程就完成了。

第四节　极限音波拉皮抗衰治疗

美国极限音波拉皮 Ulthera-超声刀的治疗原理

通过利用聚焦超音波能量，以非侵入性的方式间接作用于皮肤的肌肉筋膜组织层，并以 60℃~80℃ 的热能固定传导穿透组织，采用 3 种探头规格（1.5 mm、3.0 mm、4.5 mm），可使各层组织受热发生即刻收缩并且同时刺激胶原蛋白持续 2~6 个月不断再生，从而使松垮的皮肤软组织韧带变得更加紧致，以达到提升紧致的效果。

美国极限音波拉皮 Ulthera-超声刀的适应人群

适用于年龄在 20~65 岁，皮肤轻、中度松弛及有皱纹的人群。

极限音波拉皮的禁忌人群

（1）装有心脏起搏器者。

（2）孕妇及哺乳期妇女。

（3）治疗区有皮肤疾病者。

（4）有皮下注射填充物（玻尿酸/脂肪）者不适合做该治疗或者先做极限音波拉皮之后再行注射填充治疗。

极限音波拉皮的作用

（1）改善皮肤松弛现象。

（2）改善皱纹。

（3）改善肤色及肤质。

（4）轮廓塑形。

极限音波拉皮不仅可以增加皮肤的弹性和厚度，同时可以使细纹得到改善。但对于眼睛周围的细纹及下巴周围的细纹较多者，单独使用极限音波拉皮无法解决的，需要配合 BOTOX 治疗改善。对于皮肤过度松弛者若配合 PDO 线 SMAS 层提升手术治疗，可有效增加提升效果。

极限音波拉皮的操作流程

（1）术前设计画线。

（2）皮肤消毒之后根据皮肤松弛状况设定治疗参数值。

（3）面部画线区域结合仪器操作界面进行操作治疗参数对照，全面部治疗时间需要 60~90 min。

（4）操作顺序：颈部→下颌缘→脸颊→法令纹→颧部（苹果肌）→额部。同法操作另一侧。

（5）操作治疗探头顺序：据操作部位依次使用 4.5 mm→3.0 mm→1.5 mm 探头治疗，层次先深后浅，能量先大后小，具体操作参数因人而异。

极限音波拉皮操作的注意事项

（1）操作面颈部时须避开眶上神经、眶下神经、下颌神经、气管、甲状腺及眼眶内、口轮匝肌等部位。

（2）无须麻醉，对于疼痛较敏感者可给予适当静脉麻醉镇痛。

（3）操作时切忌粗暴，治疗探头一定要紧贴皮肤，且按照画线区域操作，谨防皮肤烫伤。烫伤后即刻冰敷，无须刺破，表面涂湿润烧伤膏，每日换药直至结痂自行脱落。

（4）操作部位涂耦合剂要全面均匀，厚度一致。

（5）治疗后皮肤可能会出现轻微的泛红、灼热感、刺痛等反应，这属于正常的暂时反应，一般2~3 d可恢复，术后可适当冰敷护理。

（6）治疗后可正常洗脸、化妆，且需加强保湿及防晒护理。

（7）无须口服抗生素，1周内避免饮酒及饮食辛辣刺激食物。

（8）对于治疗部位有开放性伤口或严重的痤疮及孕妇等人群不建议做此治疗。

（9）既往接受过任何填充注射剂、埋线、手术等治疗项目，请提前告知治疗医生。

（10）3个月后可重复治疗。

第五节　手术抗衰治疗

什么是抗衰手术治疗？

抗衰手术治疗，指常规针对面部皮肤组织松垂的手术治疗，即面部提升术。最初是一种通过切除面部皮瓣边缘的皮肤，在具有一定张力下缝合切口，将老化松垂的面部进行提升的手术方法。这种早期的手术方法在100多年前就已经开展了，即常说的"拉皮术"。现在的手术已经进展为包含综合措施的技术，包括提升、填充和重新排列面部组织，以达到面部年轻化的目的。尽管微创手术技术已有许多发展，但是没有哪一种技术像面部提升术一样，能够实现对老化面部的全面改善，将面部主要解剖结构恢复到更加年轻的状态。

面部老化的典型特征

（1）皮肤发生直观的变化，包括皱褶、皱纹、色斑、干燥和皮肤变薄。

（2）肌肉的长期慢性收缩使皮肤和皮下组织产生了皱褶：眉间的皱眉纹、额部的水平皱纹和眼周的鱼尾纹。

（3）发生在毗邻解剖组织间的深在皱褶：脸颊部皱褶（泪沟）、鼻唇沟、木偶纹和颏下皱纹。

（4）软组织下垂，特别是在面颊下部、下颌部和颈部。

（5）面部上2/3区域组织量的减少会导致颞部、侧面颊部和中面颊部的凹陷。这会使颞部、眼眶周围和颧部骨骼轮廓更加明显。

（6）颈部和下颌缘处组织量增加会导致下颌松垂（双下巴）和颈部脂肪堆积。

面部的老化从皮肤至骨骼的全层组织中，没有组织可以幸免。面部被视为包含五个层次的结构：皮肤、皮下脂肪层、表浅肌肉腱膜层、筋膜间隙和深层筋膜。除口腔外，面部所有组织的最深层均为骨骼。我们将这些组织层次作为本章讨论的基础。这些不同层次的组织按同心层排列的外科学意义在于各个层次之间的平面可以被小心地剥离。另外，各个层次发生的解剖变化可以独立地被阐述，并可根据其临床表现独立地加以解决。

✦ 面部除皱手术的适应证

除皱手术并非"有求必应",而是有着严格的适应证。其严格考虑:①面颈部老化的部位、性质、程度;②年龄;③全身健康状况;④求术者的动机、心理状况等因素。

(1)面颈部老化状况:老化改变包括前已述及的松垂和皱纹,这些改变有部位、性质、程度的不同。一般来讲,除皱手术对于明显的前额横纹、鱼尾纹、耳屏前纵纹以及颊、颌下松垂者,效果确切可靠;对于重力性皱纹的术后效果较持久;对于动力性皱纹如额纹、鱼尾纹的近期效果良好。目前的除皱技术对于鼻唇沟的治疗仍不理想,而对于上、下唇的纵纹则仅是略有改善。

传统的拉皮除皱术,仅是紧缩皮肤,效果也仅能保持2~5年。目前的除皱技术矫治了与老化改变有关的许多组织,如脂肪、肌肉及面颈部的其他深部组织,同时能紧缩皮肤。对于许多人,手术效果是持久的,脂肪的再松垂和肌肉的再松弛是有限度的,但皮肤会随着时间推移而复发松弛。现代除皱技术究竟能使除皱效果维持多长时间,国内外普遍认识是5~10年。

(2)年龄:除皱手术的适宜年龄为40~60岁,有面部老化改变而要求除皱者。手术不能阻止老化的发展,但能治疗和预防老化征象。随着主客观需求的变化,30~40岁者要求行除皱术的人逐渐增多,但应只将其列为小范围局部手术的相对适应证。

(3)全身状况:受术者应无重要脏器如心、脑、肝、肺、肾等病变;为非瘢痕体质;无皮肤病和血液系统疾病;高血压病、糖尿病等经内科治疗已得到有效控制。处于消瘦期时效果优于处于肥胖期,长脸型者优于宽脸型者。

(4)心理状况:随着社会的进步和医学模式的转变,了解并掌握要求美容手术者的心理状况和求医动机,已成为评价手术效果的标准之一,除皱手术也不例外。术前需仔细了解求术者的要求、动机,排除存在异常心理状态者:①期望值过高,要求脱离实际者;②作为解决爱情、婚姻或事业中存在的问题者;③顺应周围人的要求者,等等。另外,对于正处在人生重要转折点的求术者,应劝其度过这段时期后再来手术。接诊时应讲清除皱手术的主要方法步骤和预期效果,也应告知手术技术的局限性及手术并发症,这样可避免一部分具有适应证但选择错误者,也使求术者有了必要的思想和心理准备。

✦ 行面部除皱手术前需做哪些准备?

面部除皱手术术前准备包括常规询问病史、体格检查及除皱术前特殊准备等。

1. 询问病史

大部分除皱患者需住院治疗,所以需按常规询问病史。询问时应特别注意以下几点:①出血性疾病史;②用药史,如曾服用阿司匹林、双嘧达莫、维生素E和激素类药物,以及中药人参、丹参等,应停用5~10 d后才可手术;③月经史,手术时间最好安排在月经中期。

2. 体格检查

按住院者常规做物理检查和实验室检查。尤应注意下述化验指标达到正常才能施行除皱手术:①血红蛋白量;②出血时间、凝血时间和凝血酶原时间;③肝功能;④血糖、尿糖值等。

3. 特殊准备

(1)术前照相：包括面颈部正位、侧位及 45°斜位。根据情况可加摄颈阔肌位，显示颈阔肌索带，即保持头微仰、牙咬紧、口略张，此时颈阔肌处于收缩状态。如要观察对比动力性皱纹分布和程度情况，则可拍摄静态和笑态时的相片。

(2)术前用药：术前 2 d 开始每日肌肉注射维生素 K 或术前 1 d 肌肉注射巴曲亭。术前 30 min 肌注阿托品、地西泮和巴曲亭各 1 支(分别为 0.5 mg、10 mg 和 1~2 单位)。精神紧张者，手术前夜应酌情口服镇静安眠药。

(3)术前头发准备：术前 2~3 d 开始用 1∶5000 苯扎溴铵液洗头，每日 1~2 次。使用苯扎溴铵液洗头之前应先用肥皂水将头发清洗干净。术前 1 天剪去切口区头发，如行上面部除皱术并且采用发际内切口方式，则在额发际后 5~6 cm 处剪去宽 2~3 cm 的头发，两侧斜向耳轮上脚，其余长发扎成小辫。

4. 麻醉

面颈部除皱术可采用全麻插管、局部浸润麻醉加基础麻醉或局部浸润麻醉。麻醉药为利多卡因或布比卡因加用 1∶20 万肾上腺素溶液。皮肤切口采用 0.5%利多卡因加 1∶20 万肾上腺素液；皮下分离区采用 0.25%利多卡因加 1∶20 万肾上腺素溶液。另外亦可选用 0.25%利多卡因 100 mL 加入 0.375%布比卡因 5~10 mL 以增强麻醉效果。

肾上腺素的作用主要是止血、延缓局麻药的吸收等，因此可增加利多卡因用量至 10~15 mg/kg。近年报道的用于腹部去脂的肿胀技术是一种新的局麻肿胀技术，使用的利多卡因浓度为 0.1%~0.5%。局部低浓度麻醉药的超量注射(肿胀注射)，使得麻醉效果不但不减反而增加，且止血效果增强，分离更容易。但在面部除皱手术时，应控制局麻药中的肾上腺素用量，因为肾上腺素浓度过高可造成面部分离皮瓣坏死，以及使患者情绪紧张等。

✦ 面部除皱手术可选择哪些术式？

面部除皱手术术式的选择取决于皮肤松弛程度和皮肤皱纹的部位，一般可分为 4 种基本术式：①前额除皱术；②颞部除皱术；③面颈部除皱术；④中面部除皱术。临床上根据具体情况灵活选用或结合应用。切口的选择则是根据所选用的术式和患者发际线情况而定。

常见的面部提升术式有哪些？

(1)额部除皱术：采用冠状切口或额发际切口，治疗前额皱纹、眉间皱纹、鼻根横纹及眉和上睑的皮肤松弛(或称老年性三角眼)，即面部上 1/3 除皱术。

(2)额颞部除皱术：额颞部除皱术亦称上 1/2 面部除皱术，将上述切口下延至颞区，既治疗上述皱纹改变，又可矫治面中 1/3 部的皮肤松弛。

(3)颞部除皱术：采用颞发际或发际内切口，并适当下延至耳前，用以矫治面上、中 1/3 的皮肤松弛，其效果确切。如果手术处理得当，还可提高外眦和眉梢水平。

(4)面颈部除皱术：可将颞区切口延伸至耳前和耳后。该术式适用于面颈部广泛的皱纹改变，包括面上部及眼周皮肤松弛、颧颊部松垂、鼻唇沟明显、颌颈部松垂和皱纹(也称"羊腮"或"火鸡脖子")。

(5)全面颈部除皱术：将前述各式式结合应用一次完成即全面颈部除皱术，用以治疗面颈部整体皮肤及皮下软组织松垂。该术式的优点是避免局部除皱术后术区与非术区的不协调外观。但因切口长，分离区广泛且不在同一平面上，操作步骤较多，加之出血较多等而致手术时间延长，使受术者负担增加，故宜择情而定。

(6)中面部除皱术：中面部除皱术即眶下区除皱术，采用下睑缘切口，分离眶下区骨膜及软组织，能够补充颞面部除皱术对眶下区的提紧不足。

(7)复合除皱术：Hamra 在深部除皱术基础上提出了复合除皱术的概念和手术技术，后经积累经验和完善技术而写成专著出版。该手术技术要点是形成包括眼轮匝肌、颊脂肪、颈阔肌在内的复合肌皮瓣，提紧并重新固定。而复合的另一含义是将额部除皱术、上下睑成形术、颏部成形术等与面颈部除皱术结合应用，一次完成。

(8)骨膜下除皱术：骨膜下除皱术即通过冠状切口入路(也可辅以口内入路)，在前额、眉区、眶周、颧弓上下、上颌骨等骨膜下分离，然后将分离的软组织全部提紧固定，以矫治全层软组织松垂，恢复软组织与颅、面骨的正常解剖关系。骨膜下分离区以外的部位仍采用皮下或 SMAS 下分离并提紧。

✦ 面部提升手术的辅助手术

根据不同需要，可在除皱术中加用其他辅助技术，如吸脂、皮肤磨削、假体填充以及皮肤扩张术等。其目的是改善或增强除皱手术效果。

第十章　注射式美容

第一节　肉毒毒素注射

✦ 常见辅助抗衰注射针剂类的药品有哪些?

常见辅助抗衰注射针剂类的药品有肉毒毒素以及皮肤填充剂。

✦ 什么是肉毒毒素?

肉毒毒素(botulinum toxin)是厌氧肉毒梭菌(属于梭状芽孢杆菌属的一种)产生的一种细菌外毒素,是已知最毒的微生物毒素之一,它能引起死亡率极高的以神经肌肉麻痹为特征的肉毒中毒。肉毒素(英文名称为 creatoxin 或 kreotoxin,又称尸碱)是肉类食物中的微生物产生的一种碱性毒素,常引起肉毒素中毒,表现为严重的肠胃炎,常由沙门菌、梭状芽孢杆菌、葡萄球菌、链球菌或类似的微生物引起,与肉毒毒素截然不同,两者不能混淆。根据毒素抗原的不同,肉毒毒素分为 A、B、C、D、E、F 和 G 七个型,C 型中尚有 C1 和 C2 两个亚型。除 C2 型是细胞毒素以外,其余均为神经毒素,其中以 A 型毒力最强。目前用于临床治疗的主要是 A 型肉毒毒素(botulinum toxin type A)。

✦ 肉毒毒素的药理及毒理机制

1. 对神经肌肉接头的基本作用

肉毒毒素与运动神经有特异性亲和力,可作用于周围运动神经末梢、神经肌肉接头(突触)处,抑制突触前膜对神经递质乙酰胆碱的释放,引起肌肉的松弛性麻痹,即化学去神经作用。

神经毒素发挥其麻痹作用一般经历三个过程:①与神经细胞上的受体结合;②依赖能量的内化过程(生物大分子进入细胞过程或受体介导的胞吞);③抑制神经递质的释放。肉毒毒素的受体识别位点在重链的 C 末端(H1 片段),依赖能量的内化作用和通道形成则发生于重链的 N 末端(H2 片段)。轻链进入神经细胞后通过一系列蛋白分解活动抑制神经递质的释放。近年发现肉毒毒素的轻链是锌肽链内切酶,其作用底物是一种与乙酰胆碱囊泡停靠和胞吐有关的融合蛋白，它是由突触体联系蛋白（A、E 型毒素靶物）、囊泡联系膜蛋白（B、D、F 型毒素靶物）和突触融合蛋白（C 型毒素靶物）组成的一种复合物，也称 SNARE［可溶性的 NSF（N-乙基-马来酰亚胺-敏感分子）-附着蛋白体］复合物。各型肉毒毒素的轻链可裂解此复合物中的一种蛋白特异残基，阻止 SNARE 复合物的形成或抑制其功能，因此可抑制神经递质的胞吐，使乙酰胆碱释放受阻。

肉毒毒素对肌肉的麻痹作用通常在注射后 2~3 d 开始出现，这种变化在神经电生理测定过程中可以显现出来。使用 A 型肉毒毒素注射额肌和眼轮匝肌后，通过对上述肌肉神经电生理的测定和皱纹变化状况的观察，发现在药物注射后 48 h，局部的神经电生理开始出现变化，表现为通过面神经运动传导的复合肌肉动作电位波幅明显降低，使用表面电极测定左右额肌和左右眼轮匝肌的肌电图，可发现其密集相波幅也有显著的减弱。

2. 对传入神经的作用

A 型肉毒毒素能改变传入中枢的感觉反馈环。局部注射 A 型肉毒毒素能直接减少传入 Ia 纤维传输，间接影响中枢神经系统，因而对感觉反馈发挥调节作用。

3. 对传递痛觉的感觉神经元的作用

A 型肉毒毒素能影响传递痛觉的神经元。皮下注射 A 型肉毒毒素能靶向作用于皮肤的感觉神经，降低痛觉的信息量，通过周围和中枢的抗伤害感受作用而发挥止痛效果。A 型肉毒毒素能抑制 P 物质的释放。P 物质是一种神经多肽，与痛觉、血管扩张和神经源性炎症有关。A 型肉毒毒素还能抑制周围三叉神经血管系统肽的释放，并对偏头痛发生器产生适当的反馈，使偏头痛过程的激活和启动受到抑制，从而对偏头痛起到良好的治疗作用。

4. 对副交感神经元的作用

乙酰胆碱是自主神经系统副交感部分节后纤维的神经递质，这些纤维可支配不同的腺体，于是 A 型肉毒毒素对乙酰胆碱的作用成为治疗自主性疾病的实验基础。许多研究证实，A 型肉毒毒素是治疗多汗症和多涎症的有效药物。

肉毒毒素对人体组织的作用

（1）松弛骨骼肌：肉毒毒素与运动神经有特异性亲和力，可以停留在神经肌肉的连接处并与其表面的受体结合，再进入神经末梢内与酶复合物结合，分裂 SNAP-25 蛋白，抑制神经递质乙酰胆碱的释放，从而阻断神经冲动信号的传递，使骨骼肌出现暂时的失神经性松弛或麻痹。

肉毒毒素的作用并非永久的原因：①肉毒毒素是一种蛋白质，会逐渐代谢和失活；②机体可产生新生的神经末梢突触，恢复神经和肌肉的连接。

（2）抑制腺体分泌：许多腺体的支配神经是副交感神经，其神经递质也是乙酰胆碱，肉毒毒素可阻断副交感神经递质的释放，从而抑制腺体（如汗腺、涎腺）的分泌。

（3）减轻疼痛：肉毒毒素对疼痛的抑制机制可能与抑制痛觉的感觉传入神经有关，也有人认为肉毒毒素可以抑制神经多肽 P 物质的释放。因此，肉毒毒素注射已经成为治疗偏头痛的首选方法。

（4）抑制血管扩张：有报道肉毒毒素可以抑制血管扩张，治疗血管扩张性疾病。

（5）抑制瘢痕：有研究显示肉毒毒素对瘢痕有抑制作用，无论在临床病例还是在细胞学实验中都显示了其对瘢痕和成纤维细胞的抑制作用。此外，将肉毒毒素注射于瘢痕内或手术切口周围的肌肉，可以减轻对瘢痕的牵拉作用，有助于减轻瘢痕。

肉毒毒素对面部美学的作用

虽然美丽的容貌难以用数字或语言来制定统一的标准，但有某些共同的特征。面部美丽主要体现在轮廓、五官和皮肤3个方面，肉毒毒素在这3个方面都可起到美化或年轻化的作用。

（1）轮廓：人体的面部轮廓构成了各种不同的脸型，美丽的脸型需要有比例恰当的骨性轮廓和适度丰满的软组织。面部轮廓美表现在面部线条清晰、圆润丰满、凹凸有致、外形椭圆、长宽比例接近黄金比例等方面。注射肉毒毒素可以改变面部轮廓，主要体现在以下几个方面：①咬肌被注射后可以缩小，以缩窄面下1/3的宽度；②颏肌被注射后可以增加颏部的长度，从而改善颏部轮廓；③降鼻中隔肌被注射后可以抬高鼻尖；④颈阔肌被注射后可以增加下颌轮廓的清晰度。

（2）五官：五官（包括眼睛、眉毛、鼻子、口唇、耳朵）构成了人类的面部特征，美丽的五官包括单个器官的美和五官之间的协调美两个方面。单个器官的外形需要符合其各自的美学标准，比如大眼睛、高鼻梁等；五官之间的位置和比例也需要符合面部的审美标准，如"三庭五眼"和左右对称等。将肉毒毒素精准地注射在一些特定的部位，可以调整面部五官的形状和位置，比如改变眉毛的位置、增大眼裂、改善露龈笑、提升口角、抬高鼻尖、调整面部肌肉痉挛导致的不对称等，起到美化五官的作用。

（3）皮肤：皮肤是面部的最外层组织。有了完美的轮廓和五官之后，还需要有健康亮丽的皮肤覆盖，才能形成一张美丽的脸庞，故中国人在审美方面素有"一白遮百丑"之说。皮肤美主要表现在色泽和质地两个方面，部分区域还与毛发的生长和分布有关。皮肤的色泽以一致为美，不应出现各种颜色上的差异，比如色斑、红血丝、白斑等；皮肤的质地以饱满而有弹性为美，这需要有足够的水分和胶原等成分的支撑，而老年性的皮肤表面会出现光老化和各种皱纹。肉毒毒素对皮肤美的最大贡献在于除皱，对于面部的各种动态皱纹，只要将肉毒毒素注射到相应的肌肉内，就可能起到立竿见影的消除效果。此外，注射肉毒毒素后，皮肤的质地会显著改善，其光亮度也会明显增加，这种现象在皮肤较厚的东方人中更为突出，因此许多求美就医者要求注射肉毒毒素。

肉毒毒素的美容和治疗作用

（1）消除或减轻皱纹：消除或减轻皱纹是肉毒毒素美容中最主要的应用，主要用于随面部表情出现的动态皱纹。通过注射肉毒毒素，可以松弛引起皱纹的相关肌肉，从而消除或减轻这些皱纹，如面上部的额纹（额肌）、眉间纹（眉间复合体）、鱼尾纹（眼轮匝肌）等，面中下部的鼻背纹（鼻背肌）、口周纹（口轮匝肌）、鼻翼旁横纹（提上唇鼻翼肌）、颏部鹅卵石样畸形（颏肌）等，颈部的颈横纹（颈阔肌）、颈部垂直条索等。

（2）改善体表轮廓：利用肉毒毒素对目标肌肉的暂时性失神经支配，使肌肉出现失用性萎缩，从而达到缩小肌肉体积和收敛外部轮廓的效果，使容貌或体态更加漂亮和匀称。

常用的注射部位是咬肌(瘦脸)和腓肠肌(瘦腿)。

(3)改善面部表情：面部表情来自多块表情肌的协同收缩，通过对面部的一些特定肌肉进行精准注射，可使表情肌的力量重新分配，改变肌肉的动态平衡，使面部容貌发生微妙的变化，从而改善面部的表情及容貌。比如调整口角和眉毛等组织器官的形态和位置，可以达到美化面容的目的。

(4)面部提升：面部老化之后会出现不同程度的下垂。许多部位的下垂除了与地球引力的作用有关之外，还与将组织或器官向下牵拉的肌肉(降肌)有关，比如眉下垂(眼轮匝肌)、鼻尖下垂(降鼻中隔肌)、口角下垂(降口角肌)、下颌皮肤下垂(颈阔肌)等。通过注射肉毒毒素，可以减弱降肌的力量，改善下垂的程度，从而使面部年轻化。

(5)改善肤质：由于某种未知的原因，注射肉毒毒素后的皮肤会变得光滑细腻，进一步提高了美容效果，这一效果在东方人种中尤为明显。与高加索人种相比，东方人的面部皮肤比较厚，皮肤表面的毛孔比较粗大，皮脂分泌较多，所以在注射肉毒毒素后，皮肤质地的改善效果更加明显，甚至有些求美就医者前来注射肉毒毒素的目的就是为了改善肤质。

(6)治疗手足多汗症和腋臭症：虽然手足多汗症和腋臭症并不属于整形美容的范畴，但因其严重干扰日常生活和社会交往，仍然与个人形象有着密切的联系。由于整形手术的微创性，越来越多的腋臭症患者在整形外科接受治疗。使用肉毒毒素注射液能减轻其症状。汗腺受胆碱能神经支配，肉毒毒素注射到汗腺部位，可以选择性地作用于胆碱能神经末梢，阻断乙酰胆碱的释放，从而使汗腺分泌停止或减少，起到显著的止汗效果。这种作用的维持时间比美容除皱更长，一般能维持4~7个月，个别患者可维护9~12个月。

(7)缓解肌肉痉挛：面部肌肉痉挛可以引起容貌异常，患者常有不自主的面部肌肉抽搐，多见于眼轮匝肌，表现为无法控制的频繁而用力地眨眼和闭眼，多见于老年患者，常合并干眼症。累及面颊部肌肉时，还可表现为频繁的口角上提等异常动作，严重影响患者的日常生活和人际交往。严重者可影响视物，患者有时只能使用胶布或外力强行将上睑皮肤上提才能睁开眼睛。这类肌肉痉挛通过注射肉毒毒素可以缓解甚至治愈。

(8)治疗瘢痕：细胞学实验和体内实验显示，肉毒毒素可以抑制成纤维细胞增殖和瘢痕增生，其机制可能为A型肉毒毒素能干扰血管周围交感神经递质的释放，抑制血管神经源性收缩，从而提高血管周围组织的氧合和灌注，起到软化组织和抑制瘢痕生长的作用。注射肉毒毒素还能松弛瘢痕周围的肌肉，减轻肌肉对瘢痕的牵拉作用。

(9)治疗痤疮：国内已有一些注射肉毒毒素治疗痤疮的报道。据推测，A型肉毒毒素可使局部皮脂腺萎缩，减少皮脂腺的分泌，进而缩小毛孔，使痤疮消失或减少，从而达到治疗痤疮的目的。

(10)促进手术切口的愈合：在整形外科手术切口附近注射肉毒毒素可以减弱肌肉的张力，有利于术后切口的愈合，减少瘢痕形成的可能性。在毛发移植手术中也可应用，如FUT植发时在供区毛发切取之后，于切口上下缘注射肉毒毒素，可以明显减弱切口周围的肌张力，起到促进伤口愈合和抑制瘢痕增生的作用。

肉毒毒素的临床应用及注意事项

1. 保存

肉毒毒素是一种蛋白质,其制剂是混以赋形剂的冻干粉,需冷藏或冷冻保存,2 ℃ ~ 8 ℃可保存2年,-20 ℃~-5 ℃可保存3年。肉毒毒素用0.9%氯化钠注射液溶解后尽量一次用完,如有少量剩余可置于冷藏箱内,但应尽快使用。注射室的环境温度应在25 ℃以下。

2. 配制

用0.9%氯化钠注射液溶解肉毒毒素,在药瓶内注入0.9%氯化钠注射液后应轻轻摇晃,避免出现大量的气泡,因为肉毒毒素在空气和液体的交界面上有可能发生结构的改变,从而导致药效降低。药瓶内原有较大的负压,注入0.9%氯化钠注射液后可以分离一下注射器和针头,使空气进入药瓶内,此时药瓶内的气泡会迅速消失,负压消失后也便于抽取液体。一般不主张用利多卡因溶液稀释肉毒毒素,因为利多卡因溶液的pH和渗透压与0.9%氯化钠注射液不同,可能会导致肉毒毒素毒性的变化。

3. 浓度

注射用A型肉毒毒素(保妥适)和衡力肉毒毒素的推荐注射浓度为40~100 U/mL,即在100 U一瓶的肉毒毒素中注入1~2.5 mL 0.9%氯化钠注射液,或在50 U一瓶的肉毒毒素中注入0.5~1.25 mL 0.9%氯化钠注射液。值得注意的是,同样的注射剂量,如果使用不同浓度的肉毒毒素,注射容量是不同的;不同的注射容量,其体积差别是明显的。大容量制剂可能会造成较大范围的弥散,可用于需要较大扩散范围的部位;低容量制剂可适当缩小肉毒毒素的作用范围,但需要更精准和细心的注射技术及控制力。

究竟使用何种浓度,与注射医生的习惯以及注射部位有关。此外,肉毒毒素的配制浓度与使用的注射器有关,一般将浓度配制成与注射器格数成正比的数值。如果使用一支总刻度为50小格的注射器,可以将肉毒毒素的浓度配制成50 U/mL或100 U/mL;如果使用一支总刻度为40小格的注射器,可以将肉毒毒素的浓度配制成40 U/mL或80 U/mL,这样可以很容易地计算出注射器单位刻度中所含的肉毒毒素剂量。比如,使用40 U/mL的浓度,配以总刻度为40格的1 mL注射器,每小格的容量是0.025 mL,内含1 U肉毒毒素;使用50 U/mL的浓度,配以总刻度为50格的1 mL注射器,每小格的容量是0.02 mL,内含1 U肉毒毒素;使用100 U/mL的浓度,配以总刻度为50格的1 mL注射器,每小格的容量是0.02 mL,内含2 U肉毒毒素。

注射肉毒毒素的注意事项

(1)我国批准使用的两款肉毒毒素制剂在整形美容方面的适应证均为治疗眉间纹,其他部位的注射属于标签外(off-label)用药,注射前要充分告知患者并让其在《知情同意书》上签字。

(2)2008年后,我国规定肉毒毒素属于毒麻药品,在开出电子处方的同时必须出具纸质处方,患者须实名制并标明身份证号码,才能从药房取药后到科室注射。

(3)注射场所内必须配备氧气和肾上腺素等急救设备及药品,如出现严重注射反应甚至过敏性休克时可及时进行抢救。

(4)以整形美容为目的的肉毒毒素注射,单人单次不超过200 U,以确保安全。两次注射(少量的调整性补充注射除外)至少间隔3个月,避免机体产生抗体,以保证长期使用的有效性。

(5)在一些容易引起面部表情或容貌异常的区域禁止注射肉毒毒素,其危险区域包括面中部(可引起面部表情异常)、上睑区(可引起上睑下垂)、眉上区(可引起眉下垂或异常)、颈前部(可引起发音及吞咽困难)、口唇(可引起语言不清晰)、口角轴(可引起口角闭合困难)、人中部(可引起外形异常)等。

(6)因对肉毒毒素目前还没有特效的局部拮抗药物,一旦注入组织内,与神经末梢结合并产生作用后就难以消除,注射后引起的肌肉麻痹或腺体分泌减少一般只能在3~6个月后待其自行恢复,所以出于安全考虑,注射时应遵循"宁少勿多"和"宁浅勿深"的原则。

(7)在肉毒毒素治疗前或治疗过程中禁用氨基苷类抗生素,如庆大霉素等,因为后者可以产生协同作用而使肉毒毒素毒力增强;禁用干扰神经肌肉传导的药物,如箭毒样肌肉松弛剂等。

(8)某些特殊人员需慎用:①依靠面部表情工作的人如演艺人员等,在面部表情肌注射时需慎重;②以声音为职业的人如播音员、歌唱家等,在口周或咽喉部注射时需慎重;③对于上睑下垂患者,一般不可进行额部和眉区注射;④对于干眼症患者,在眉外区注射时需注意,以避免进一步影响泪腺的分泌;⑤对于12岁以下的儿童及65岁以上的老人,在注射时需慎重或减少注射剂量。

注射肉毒毒素的禁忌证

(1)精神心理疾病患者或对注射效果要求过高者。

(2)对肉毒毒素过度依赖者,又称为肉毒毒素癖患者。

(3)严重的全身性疾病患者,尤其是有神经肌肉传导障碍疾病如重症肌无力及上睑下垂者。

(4)妊娠期及哺乳期女性,包括准备在3~6个月内怀孕的女性(年轻女性需特别询问)。

(5)对肉毒毒素及其赋形剂成分(如白蛋白、明胶、右旋糖酐等)有过敏史者。

(6)注射区域皮肤有感染者。

面部肌肉的生理解剖特征

人体在完成某一特定表情或面部动作时,往往不是某一块肌肉的单独收缩,而是多块肌肉的共同收缩,这些肌肉或协同或拮抗,最终达到动态的平衡。肉毒毒素注射治疗就是对这些肌肉的相互作用加以利用或改变,重新建立新的动态平衡,从而达到调整面部五官位置或表情效果。与肉毒毒素注射有关的一些协同肌和拮抗肌如下。

(1)额肌与眼轮匝肌:为眉尾位置高低的拮抗肌。额肌收缩可以抬升额部皮肤和眉毛,眼轮匝肌收缩的结果是闭合眼睑并降低眉毛的位置,因此在调整眉毛(尤其是外侧)位置的高低时,这是一对拮抗肌。可以通过对眉外侧上方的额肌或眉外侧深部的眼轮匝肌注射肉毒毒素来调节眉尾的高度。

(2)提口角肌与降口角肌:为口角位置高低的拮抗肌。口角位置的高低主要是由提口角肌和降口角肌的收缩力量来决定的,减弱降口角肌的力量,可以使提口角肌的力量占据优势从而产生口角上翘的效果。

(3)口轮匝肌与口周提肌群、降肌群:为口唇开合动作的拮抗肌。口唇开大的动作是由上唇的提肌群和下唇的降肌群共同收缩来实现的,而口唇闭合的动作基本是依靠口轮匝肌的收缩来完成的,所以对于口唇开合动作而言,上述两组肌肉互为拮抗肌。

(4)上唇提肌群与下唇降肌群:为张口动作的协同肌。张口动作表现为上唇上提和下唇下降,所以对于张口动作而言,上唇提肌群和下唇降肌群互为协同肌。

(5)口周提肌群:为提上唇及口角的协同肌。使上唇向上运动的肌肉较多,有提上唇鼻翼肌、提上唇肌、提口角肌、颧大肌、颧小肌等,这些肌肉都可以提上唇及口角,相互之间有协同和代偿作用。

(6)口周降肌群:为降下唇及口角的协同肌。口周降肌群主要包括降下唇肌、降口角肌和颈阔肌的口角部,其中颈阔肌和降口角肌同时收缩可下拉口角。

(7)咬肌与颞肌:为咬合动作的协同肌。咬肌是行使口腔咀嚼功能的主要肌肉。此外,颞肌也参与了咀嚼运动。颞肌起于颞窝及颞深筋膜的深面,穿过颧弓深面,止于喙突及下颌支前缘,其前部收缩时可上提下颌骨,加强咬合的力量。对于咬合动作而言,咬肌与颞肌互为协同肌,这可以解释在咬肌注射肉毒毒素后,部分患者会出现颞肌代偿性增强所致的颞区膨隆。

肉毒毒素注射的操作者必须深刻理解上述所有相关肌肉的解剖和功能,了解各个肌肉收缩时可能产生的不良反应,还要熟记各个肌肉注射肉毒毒素后可能产生的效果,如有些肌肉注射肉毒毒素后可以产生完全阻断的效果,比如皱眉肌;有些肌肉注射肉毒毒素后只能产生部分阻断的效果,如额肌;有些肌肉是不可以注射肉毒毒素的,比如提上唇肌、降下唇肌等。

✦ 肉毒毒素注射的操作步骤

1. 评估

注射前评估是非常重要的步骤,评估时要有全局和立体观念,不可只关注局部的注射部位,因为整个面部的表情肌相互交错和重叠,形成一张立体的网络。从平面上讲,一块肌肉的麻痹会降低其收缩力方向的拉力,使其相反方向力量增大,当弥散过大时还会影响到其周围的肌肉;从立体上讲,当表层的注射量过大时,会影响到其深部的肌肉。注射前评估还要特别留意面部器官的位置有无异常,比如眉毛的高度、眼裂的宽度有无异常,眼睑有无下垂,口角有无歪斜,面部是否对称等,有些求美就医者原有轻度的不对称,在肉毒毒素注射后会产生放大作用。

2. 设计

设计依据的是求美就医者的临床表现、主观要求和相关肌肉的解剖特点。在面部平静和做表情两种状态下仔细观察需要注射的部位,尤其需要注意面部的整体外观,并使用记号笔对注射点进行精确标记。由于肉毒毒素的有效作用半径在 5 mm 左右,所以相邻两个注射点之间的间距一般在 10 mm 以上。注射点的设计取决于皱纹的范围和肌肉的类型,有些肌肉可以完全麻痹,比如眉间复合体,注射点的设计可以覆盖整块肌肉;有些肌肉不能完全麻痹，比如额肌，在减弱皱纹的同时还需要维持其功能，在注射点的设计时就需要合理安排，既要减弱或消除额纹，又要尽可能不影响到提眉动作。此外还需注意，面部或肢体两侧的定点要保持对称；若原有不对称的情况，比如两侧眉毛或眼睑的高低不对称，需要在设计上作出相应的调整。初学者应该按照经典方法设计，随着注射经验的丰富，可以根据受术者的具体情况进行个性化的设计。对于所设计的注射点和注射剂量，均应该做详细的记录

3. 注射前告知及签署《肉毒毒素注射知情同意书》

初诊时应将有关肉毒毒素的基本知识和注射前后的注意事项告知患者，待患者完全理解。同时，需仔细询问相关病史，排除禁忌注射的患者和有可能产生危险的患者。

4. 体位及麻醉

注射室内播放轻柔的背景音乐，以减轻患者的紧张情绪。注射时患者取仰卧位或半卧位（注射小腿时采用俯卧位），需配备1~2位助手协助注射医生操作和照顾患者。肉毒毒素制剂内不含有麻醉剂，所以注射时会有一定的疼痛。为了减轻疼痛，应使用尽可能细小的针头（如30 G）。由于细针头在注射过程中容易钝化，对多点注射的患者，可在注射中途更换新的针头，以利于减轻疼痛。此外，对于特别敏感的患者，可以使用以下辅助手段减轻疼痛：注射前半小时使用5%利多卡因软膏涂抹局部；注射前使用神经阻滞麻醉，如眶上神经及眶下神经阻滞麻醉；注射前后用冰块冷敷局部。

5. 注射器及针头

肉毒毒素注射一般选用1 mL注射器配合30 G或4.5号针头，也可选用带针头的胰岛素注射器。

6. 注射剂量

肉毒毒素的注射剂量与注射部位的肌肉体积、注射目的、患者的性别等均有关系。目标肌肉的体积越大，所需要的注射剂量就越大；使用的剂量越大，肌肉收缩力下降的程度就越大，肌肉完全麻痹所需要的时间也越短。由于男性的肌肉通常比女性强壮粗大，所以男性的注射剂量应该比女性增加50%，甚至100%。一般来说，除皱注射常用的单点剂量为1~4 U，大多为1~2 U；肌肉缩小注射常用的单点剂量为5~16 U，如咬肌注射的单点剂量为10~16 U，腓肠肌注射的单点剂量为5~10 U；用于多汗症注射时，其单点剂量为1~2 U；用于肤质改善时宜做皮内浅层低浓度注射，其单点剂量可低至0.1~0.5 U。单人单次的注射总量一般控制在100 U以内，但腓肠肌注射时可以用到200 U。注射剂量需要精确控制，除非原有左右不对称，通常情况下面部两侧相同注射点的注射剂量应相等，以免出现效果不对称的情况。在相同剂量的条件下，小容量多点注射比大容量单点注射分布更均匀，高浓度低容量注射比低浓度高容量注射的作用范围更精准。从安全角度考虑，注射剂量宁少勿多。

7. 注射深度

注射深度的控制非常重要，应根据目标肌肉的层次调整注射深度。面部表情肌的层次各有不同，同一块肌肉的起止点也有深浅之别，所以在注射时必须随时调整注射深度。对于动力性皱纹，从理论上讲应该注射在肌肉内，但是面部的许多肌肉菲薄，针头难以准确到达肌肉内，此时可以采用皮下注射，通过药液的扩散作用到达肌肉内，如眼轮匝肌、额

肌等。有学者比较过额肌的皮下注射和肌肉注射，发现两者可以起到相同的肌肉松弛作用，但皮下注射的疼痛更轻微。有时为了避免注射后作用过深过宽，也可采用皮内注射，以使肉毒毒素自然扩散后其作用范围不至于过大，如对皱眉肌的尾部、颈阔肌等的注射。对于以缩小肌肉体积为目的的注射相对比较简单，由于此类肌肉一般都比较粗大，直接注入肌肉团块的中央或深部即可。从安全角度考虑，在没有把握的情况下，注射层次宁浅勿深，以避免产生预期目标以外的肌肉麻痹。

8. 注射后处理

注射之后立即冷敷可以明显减轻注射后的疼痛，还可减缓肉毒毒素的扩散。注射后应在医院留观 15~30 min，一旦出现不良反应，可以及时处理。注射后 2 d 内不要揉搓或用力按摩注射部位，也不要做热敷或泡浴，以免使肉毒毒素扩散到目标肌肉以外的肌肉或腺体内，造成预期外的不良反应，如眶上注射后揉搓眼睛，可以导致药液扩散至上睑提肌，引起上睑下垂。对于同一部位需要同时注射填充剂和肉毒毒素的患者，一般应先注射填充剂，冷敷片刻后再注射肉毒毒素，以避免注射填充剂时的按摩挤压引起肉毒毒素扩散。此外，如果先注射肉毒毒素，可能造成局部肿胀，影响填充剂注射时的正确判断。

9. 起效时间及再次注射

肉毒毒素注射后 24~48 h 即可出现肌肉松弛或麻痹的效果，所以注射后 2 d 可出现动态皱纹减弱、肌肉收缩力下降、汗液分泌减少等效果，并可维持 4~6 个月甚至更长时间。肌肉缩小的效果一般要到注射后 1 个月左右才开始出现，其原因是肌肉收缩停止较长时间后才会出现失用性萎缩，这种效果可以维持 6~12 个月，更长效果的保持需要再次注射，同时还要注意减少该肌肉的运动及负荷。肉毒毒素的再次注射应在前次注射 3~6 个月之后实施，不可在短时间内重复大剂量注射，否则易引起机体产生免疫性抗体。对于注射效果有少许不满意的部位，可以在注射后 1~2 周做少量的调整性注射或补充注射。

肉毒毒素注射的常见适应证有哪些？有何注射要点及注意事项？

1. 额纹

额纹又称抬头纹，是额肌收缩造成的。额肌的功能是上提眉毛并协助眼睛上视，额肌收缩时可挤压额部皮肤，在额部形成横行的皱纹。早期的额纹只是在额肌收缩时出现，没有抬眉动作时额纹会随之消失；随着时间的推移，额纹会逐渐加重加深，在静止时也不会消失。肉毒毒素额肌注射可以减轻额纹，适用于做抬眉动作时才出现的动态额纹；对于不做抬眉动作时也可见到的较深额纹，需要合并注射皮肤填充剂。

注射方法：额肌的常规注射方法是在额肌的中段做皮下或肌肉注射，每侧注射 2 点，每点注射 2~4 U，女性及普通的额纹单点注射 2 U，男性及较重的额纹单点注射 3~4 U。设计注射点时嘱患者用力上抬眉毛，观察额纹的范围和深度。对于额纹较深者，可以适当增加单点注射剂量；对于额纹范围较大者，可根据额纹的分布，在常规注射点的横向及纵向适当增加注射点，点与点之间的间隔在 2 cm 左右。

注射要点：①注射点要位于眉上缘 2 cm 以上，以免注射影响靠近眉毛的额肌，使眉毛上提无力或下垂。②少数轻度上睑下垂患者由于额肌长年累月的代偿性收缩，出现了额纹的加深，如注射肉毒毒素可能会引起上睑下垂的症状加重，需要特别注意。③除了两侧的额纹明显不同外，注射点和注射量要左右对称，以免出现注射后左右眉毛的外形和动作不对称。④注射时若将注射点靠近额部中央而忽略两侧，可导致眉尾上挑。⑤可垂直进针，碰到阻力（颅骨）时停止，并开始注射；也可 45°~90° 进针，当针眼进入皮肤后开始推注，有实验显示注射在皮肤内和肌肉内的效果相似。⑥对于二次调整或额部没有明显皱纹的受术者，可以做低剂量、低浓度的皮内注射，以减弱肉毒毒素对肌肉的直接作用。

2. 鱼尾纹

鱼尾纹是指由眼睛外眦点向外侧呈放射状分布的皱纹，因形似鱼尾而得名，其英文名为 crow feet（乌鸦爪）。此皱纹在笑容时更加明显，是外眦部的眼轮匝肌收缩后牵扯其表面的皮肤而形成的，环形肌肉的收缩产生了和肌肉纤维垂直的放射状皱纹。眼轮匝肌覆盖整个眼周，远超上下睑的范围，其上外侧可达眉上缘，其下可达颧突以下，外眦部的眼轮匝肌可达颞部发际。标本测量外眦点至眼轮匝肌外缘的长度约为 3 cm，需要 6 个交叉分布的直径 1 cm 的蓝色纸片才能完全覆盖外眦部的眼轮匝肌。针对外侧眶部的眼轮匝肌实施肉毒毒素注射，可以使其收缩力下降，鱼尾纹得到减轻或消失。鱼尾纹的治疗一般首选肉毒毒素注射，慎用皮肤填充剂，因为此处皮肤薄，注射填充剂后容易出现皮下结节。

注射方法：注射点设计在出现鱼尾纹部位的眼轮匝肌内，每侧选择 3~8 个注射点，每点注射 1~2 U。注射点的多少取决于受术者鱼尾纹的范围，范围较大者就要相应增加注射点。注射前嘱受术者用力眯眼，观察鱼尾纹的范围，按此范围标记注射区域和注射点，并保证注射点能作用到整个鱼尾纹的范围。如果受术者的鱼尾纹较长、范围较大，可进行更大范围的注射，注射点间隔约 1 cm。注射剂量和鱼尾纹的深浅有关，较深的皱纹以及男性受术者可以适当增加注射量，每点注射 2 U；而较浅的皱纹以及女性受术者可每点注射 1 U。一般在注射后 3 d 左右鱼尾纹即有明显的改善，大多数受术者其效果可以维持 6 个月以上，有些多次注射的受术者效果可以维持更长时间

注射要点：①不要注射到下睑正下方（紧靠睑缘的注射除外）或颧骨以下的部位，以避免肉毒毒素的作用扩散到面中部，使口角或颊部下垂以及笑容僵硬。注射点不要过度下移或内移，注射量要尽量减少，以免影响到深层及下方的颧大肌和颧小肌。②如果内眦部的皱纹比较严重，可以在皱纹集中处注射 1~2 U。③干眼症患者尽量不要在外眦区域注射，尤其是外眦上方的泪腺部位，防止进一步抑制泪腺的分泌。④眼轮匝肌紧贴皮肤的深面，且外眦部皮肤菲薄，所以注射层次应尽量位于皮下浅层，可以 30° 左右斜行进针，针眼没入皮肤即进行注射。

3. 眉间纹

眉间纹是两侧眉头之间的复合皱纹，由眉间川字纹、鼻根部横行皱纹以及额部正中的横行皱纹组成，通常出现在沉思或气愤的表情中。眉间纹主要是皱眉肌、降眉肌、降眉间肌的共同收缩造成的，这三块肌肉位于前额中间的下部，又称为眉间复合体，其主要功能是下拉和内收眉头，同时还可形成眉间的纵行（川字纹）和鼻根部的横行皱纹。皱眉肌收缩时可以形成眉间的川字纹，而降眉肌和降眉间肌收缩时可形成眉间下部和鼻根部的横行皱纹。眉间复合体通常是共同收缩的，所以在注射时需要同时针对这三块肌肉，将其收缩功能大部阻断，使眉间舒展。眉间纹是肉毒毒素制剂的法定适应证，对于静态时也存在的较深眉间纹，可以联合填充剂共同注射。

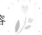

注射方法：眉间纹的5个常用注射点位于眉间的三块肌肉处，其中眉中部注射3点，每点4 U；眉上部注射2点，每点1~2 U。点1位于瞳孔线的眉上缘，可通过皱眉时眉毛上方出现的"酒窝"而定位。此处是皱眉肌的止点，可以做表浅的注射，避免注射层次过深和注射量过大而影响到上睑提肌。点2位于两侧眉头的起点处，是皱眉肌肌腹的稍上方，注射后可弥散作用于两侧的皱眉肌。在技术熟练之后，此点的位置可以适当下移，以更靠近皱眉肌肌腹，但是要注意避免注射点过低或注射量过大而扩散到上睑提肌，造成上睑下垂。点3位于鼻额角的正中线处，在降眉肌和降眉间肌起点的稍上方，注射后主要作用于上述两块肌肉。从标本的肌肉解剖上看，注射点1、点2、点3分别位于皱眉肌的止点、肌腹和起点附近，注射后可以最大限度地松弛皱眉肌。眉间纹注射后短期内可能会出现一定程度的畏光和不适感，这是由于注射后机体在强光刺眼时无法很快做出眉毛向中央聚集和下拉眉头的动作。

注射要点：在眉间部点2和点3注射时可垂直进针，当感觉针头碰到阻力（颅骨）时停止，开始注射；眉上方点1处须斜行进针做皮内注射，可提捏皮肤后注射；在点1和点2注射时，可用左手指腹按住其下缘，以阻止药液向下扩散；可根据不同的眉间纹形态设计不同的注射点。

4. 鼻背纹

鼻背纹是鼻背肌（又称鼻肌）收缩产生的纵行皱纹。鼻背肌位于鼻背，呈马鞍状骑跨在鼻骨上，其功能是收缩时下压鼻软骨，同时可在鼻背形成纵行的皱纹，在做耸鼻动作时比较明显。通过肉毒毒素注射可以减轻这种皱纹。

注射方法及注射要点：注射点位于鼻软硬骨交界线上方，两点相距约20 mm。嘱患者用力眯眼耸鼻，在皱纹较明显处设计注射点。在鼻背纵行皱纹的两侧做皮下的表浅注射，垂直进针到达鼻骨即可注药，每侧注射1~2 U，注射后鼻背纹可以得到明显改善。注射时应偏内侧和上方，避免药液扩散到外侧麻痹提上唇肌（LLS）和提上唇鼻翼肌（LLSAN），造成上唇上提无力。

5. 口周纹

口周纹常见于中老年人，表现为上下唇中呈放射状的细小皱纹，与环形的口轮匝肌垂直，国外称为吸烟者线。口周纹是口轮匝肌长期收缩造成的皮肤表面的顽固性皱纹，其形成和口唇组织的容积减少有直接关系，所以通常首选皮肤填充剂注射，以补充容积和水分，舒缓皱纹。对于肌肉收缩过强造成的口周皱纹，也可以在口轮匝肌肉注射少量肉毒毒素，以减轻口轮匝肌的收缩力，舒缓皱纹。

注射方法：注射点位于口周的红白唇交界线外侧5 mm处，可根据皱纹的程度设计2点、4点或6点，尽量做到左右对称，单点注射1~2 U。

注射要点：①从小剂量开始尝试，尽量做到左右两侧的注射位置、注射深度和注射量对称；②上唇正中的人中附近不要注射，以免造成唇峰平坦；③口角处不要注射，以免造成口角下垂及流口水；④下唇慎注射，否则容易影响口唇功能；⑤注射后短期内可能会影响发声，尤其是爆破音的发声，应该在注射前告知受术者，因此一般不要给声音工作者（如歌手、播音员和老师等）做口唇部的注射。

6. 颏部凹坑

许多中年人在用力抿嘴或外伸下唇时颏部会出现米粒大小的皱坑，国外称为鹅卵石样畸形（cobblestone chin），这主要是肥厚的颏肌长期收缩和颏部的组织量减少所致。颏部的解剖显示颏肌和颏部的皮肤及皮下脂肪有纵横交错的致密连接，在颏肌收缩时会对皮肤产生强烈的牵拉，容易造成局部皮肤的细小凹陷。这种颏部皱褶多坑的外观可以通过肉毒毒素注射进行调整，注射后可以减缓颏肌的收缩力，减轻或消除皮肤表面的凹坑。此外，颏肌收缩时将颏部皮肤向上向内牵拉，力量过强时会使颏部上提而变得圆钝。肉毒毒素注射后可使颏肌松弛，颏部的外形会出现微妙的延长和锐化。

注射方法：注射时可以采用正中单点法，即在颏部下缘正中单点注射 4 U；也可采用左右两点法，即在颏部下缘正中的两侧设计两点，间隔 10 mm，每点注射 2 U。由于颏肌起自颏部正中央的最深层，止于颏部皮肤，从理论上来说，深、中、浅各层次的注射都可以起到减弱颏肌收缩力的作用，但结合周围的解剖情况，深层次注射比较安全，不会影响到周围的肌肉。

注射要点：深层注射时针头直达下颌骨颏突，此处是颏肌的起点。如果选用浅层注射，则注射点不可过高或过度外移，因为颏肌的上方是口轮匝肌，如果受肉毒毒素累及会出现下唇松弛和功能障碍；颏肌的浅层和两侧是降下唇肌（下唇方肌），如果受肉毒毒素累及会出现下唇歪斜。

7. 颈纹

颈部的皱纹有两种，一是横行皱纹，是颈阔肌长期收缩和皮肤松弛所致，表现为环绕颈部的粗细不等的横行皱纹，多见于东方人；二是颈部的纵行条索，是部分颈阔肌痉挛性收缩及颈部老化的结果，表现为颈阔肌收缩或吞咽时出现纵行的条索，严重时在静止状态下也不消失。较深的颈部横行皱纹以注射皮肤填充剂为主，配合肉毒毒素注射可以增强效果；较浅的横行皱纹仅通过肉毒毒素注射即可改善。颈部的纵行条索需要通过注射肉毒毒素进行肌肉的松解。

注射方法及要点：颈部纵行条索使用肉毒毒素注射在条索内部，可以达到松解的效果。一般在条索深部的肌肉内做多点注射，间隔 1~2 cm，每点注射 1~2 U。颈部横行皱纹可以在皱纹的两侧、颈阔肌比较突出的部位做多点注射，间隔 1~2 cm，每点注射 0.5~1 U；也可采用低浓度微量注射法将肉毒毒素均匀地注射在颈部，同时不可注射过深。以上方法均要避开声带部位，以免引起发声异常。

8. 面部下垂

对于面部皮肤或器官的下垂，肉毒毒素注射可以起到提升的作用。其原理是将肉毒毒素注射在特定的部位，减弱具有下拉功能肌肉（通常是指降肌）的收缩力，使局部的皮肤软组织上移，从而达到面部提升的效果。面部提升可以矫正老年性的组织下垂，起到年轻化的作用。可以用于面部提升注射的相关肌肉有眼轮匝肌（眉外侧提升）、降鼻中隔肌（鼻尖提升）、降口角肌（口角提升）、颈阔肌（下颌线提升）等。

9. 咬肌肥大

目前对于脸型的审美趋势还是以鹅蛋脸为美，但东方人种的解剖结构往往呈现出长宽比例的不足，大多数亚洲人的面部轮廓显得宽度过大而长度不足。咬肌参与构成面下部的宽度，咬肌的厚度为15~20 mm，如果咬肌肥大，可造成面下部较宽，影响到整个面部的轮廓，尤其是正面观无法满足鹅蛋脸的要求。对于那些咬肌肥大导致面下部过宽的求美就医者，可以进行咬肌的肉毒毒素注射，以达到缩窄面下部的目的。

注射方法：注射前嘱患者咬紧牙齿，在双侧下颌角上方触及咬肌的最膨胀处为中心标记3个注射点，使三点呈间隔10~15 mm的等边三角形。注射时可分3点进针，或单点进针后多隧道进入肌肉深部注射。针头垂直皮肤进针直达下颌骨，如触及骨骼则略退后做深部注射，深度约15 mm。根据肌肉的体积大小每侧注射25~50 U，两侧合计不超过100 U。

注射要点：①注射点要在耳屏（耳垂更安全）和口角连线的下方，并且应注射在肌肉深部。如果注射部位过浅或过高，容易影响到表情肌或腮腺。②针头进入肌肉深部后，回抽确认不在血管内，再缓慢轻柔地推注药液，使药液均匀扩散，出针前须稍作停顿，确定药液停止外渗后再拔出针头。③注射后3 d左右出现咬合力下降，1个月后开始出现咬肌缩小，效果持续半年以上。④对于一些咬肌特别肥大的求美就医者，需要经过多次注射才能达到良好的效果。⑤咬肌肥大的求美就医者通常喜爱咀嚼较硬的食物（如核桃、甘蔗）或口香糖，注射后应减少咀嚼此类食物，以免肌肉经过锻炼后重新增大，抵消肉毒毒素注射的效果。⑥注射后咬合力会下降一半以上，在咀嚼坚硬食物时会感到力不从心。

不良反应：咬肌肥大注射肉毒毒素效果确切，通常经过1~2次注射即可出现明显的面下部宽度缩小，但咬肌注射后也可能会出现一些不良反应。①肌肉隆起：注射不均匀时可引起咬肌的部分肌肉没有被药物作用到，依然可以收缩，从而将失去收缩力的咬肌挤压并疝出，使局部出现花生米至小核桃大小的肌肉隆起。如果等待数日仍不消退，则需要在其两侧具有收缩力的肌肉处做补充注射。②口角歪斜：咬肌需要做深层注射，如果不慎将药液注入皮下肌肉层（如注射时边推注边退针），则会影响到局部的表情肌（如笑肌，起自咬肌筋膜，止于口角），导致口角歪斜。③颊部凹陷：注射部位过高可导致咬肌上部及腮腺区萎缩，出现双颊部下陷的外观，应注意尽量将注射点向下移动。④颞部隆起：部分患者在注射后咬肌力量减弱，咀嚼时的协同肌（颞肌）出现代偿性收缩而增厚，甚至表现为颞部的隆起和膨出。

肉毒毒素注射的不良反应

1.局部注射反应

局部注射反应包括疼痛、水肿、瘀斑等，一般无须处理，数天内即可消退。疼痛主要集中在针眼附近，一般仅持续数分钟。肉毒毒素注射额部和眼周之后，少数受术者会在注射后1周出现上睑水肿，可能和肌肉收缩力下降及淋巴回流受阻有关。注射时如果刺破了小血管加上压迫止血不确切，可能会在针眼附近出现瘀斑，一般需要3~7 d才能逐渐消退。

2.肌肉松弛反应

肉毒毒素注射后，注射部位的肌肉会出现松弛和收缩无力，如咬肌注射后出现咀嚼无力，额肌注射后出现抬眉减弱等。这种肌肉收缩力下降属于正常的药物起效反应。

3.作用外延

肉毒毒素注射后会向四周及深部扩散，如果注射点太靠近其他不需要治疗的肌肉，就可导致这些肌肉的松弛或收缩力下降，产生相应的异常反应。如影响到面部的表情肌，可导致表情不自然、表情不对称、眉毛位置异常、口角歪斜等；影响到上睑提肌，可导致上睑下垂；影响到眼内肌，可出现复视；影响到咽喉部的肌肉，可导致发音异常等。

4. 过敏反应

任何药物都有可能产生过敏反应，尤其是具有抗原性的制剂。肉毒毒素是一种蛋白质，其制剂中还含有各种赋形剂（如白蛋白、明胶、右旋糖酐等），这些物质都具有抗原性，故有可能引起过敏反应。轻度的过敏反应表现为局部的皮疹、红斑、水肿等，而重度的过敏反应可出现全身症状甚至引起休克、心跳呼吸停止等，所以在注射场所必须配备各种急救设备和药品。

5. 免疫反应

机体对所有具有抗原性的物质都会产生抗体，对肉毒毒素也不例外。如果抗原 抗体结合出现免疫反应，就会导致再次注射时效果不佳。据报道，抗体产生的发生率约为5%，抗体作用可持续3年以上，所以应避免短时间内重复大剂量注射。

6. 全身毒性反应

极少数情况下可发生严重的全身反应，出现危及生命的症状，可能是个体对肉毒毒素极度敏感或注射剂量过大所致。这种情况罕见，需要进行及时的抢救，采用抗毒血清甚至血液透析治疗。

7. 全身不适

肉毒毒素局部注射后，有些人可出现轻微的全身不适，如乏力、头痛、恶心等；少数人可出现流感样症状并持续数日，如38 ℃以下的轻度发热、头晕、乏力、肌肉酸胀等。其机制还不清楚，有推测认为可能是肉毒毒素进入血液循环或神经系统导致了全身反应。

8. 其他

其他还有注射部位的局部不适或不良反应，如麻木、畏光流泪、头痛、额部紧绷感、邻近部位皱纹加深、轻度下睑外翻、暴露性角膜炎等，大多为暂时性的，可自行消退。

✦ 肉毒毒素注射的不良反应及应对措施

1. 局部注射反应

可以在注射时使用细小的针头（30 G 或更细的针头），注射后局部压迫片刻及冷敷，以最大限度地减轻局部注射反应。

2. 作用外延

为了确保注射后作用精准，需要注意注射剂量、注射容量、注射层次三个因素。在保证效果的前提下，使用最小的注射剂量、低浓度、低容量并注射到浅层，可以将肉毒毒素的作用局限在最小的范围内；反之，如果将大剂量、高浓度、高容量的肉毒毒素注射到深层，就容易引起作用范围的扩大和不可控。

3. 上睑下垂

在注射额纹时，不要将肉毒毒素注射到上睑部和眉区，以免影响到上睑提肌。如果出现上睑下垂，需要等待数周甚至数月才会自行恢复。如果症状较明显，可在白天使用交感神经兴奋剂滴眼，如萘甲唑啉或去甲肾上腺素滴眼液，可以暂时地兴奋 Müller 肌而使眼裂增大，从而缓解症状。

4. 复视或斜视

在眼周注射时需要避开眼球，细心准确，避免注射过量，尤其注意不要注射过深，使药液进入眼眶影响眼球周围的眼外肌。出现复视或斜视时只能等待其自然恢复。

5. 表情异常

在面部各个注射点注射时，须注意不要注射过量，尤其是皮下疏松层内不应过量注射，以免药液扩散过快过宽。表情异常往往在注射后数天内出现，一般1~2个月后会逐渐恢复。

6. 发音异常

发音异常大多在口唇周围注射、下颌部注射、喉部过度注射后引起。轻者表现为下唇位置异常或活动受限，部分文字发音不准；重者可表现为声音嘶哑甚至吞咽障碍，需要等待数月后自行恢复。

7. 过敏反应

在注射场所必须配备肾上腺素和氧气等必要的抢救药品及设施，注射后嘱患者在医院留观15 min以上。对于高敏患者，可以在注射前做皮试，以确保安全。一旦出现严重的过敏反应，应立即实施吸氧、肾上腺素注射等抢救措施。

8. 免疫反应

抗体的产生目前还无法预测，尽量不要在短时间内重复给药，否则容易引起抗体产生。对于产生抗体的患者，再次注射时可以改用其他类型的肉毒毒素，如B型肉毒毒素。

9. 远隔效应及严重并发症

在可以起效的前提下尽量减少给药量，以防止出现不必要的不良反应。远隔效应的发生无法预防，如果出现危及生命的严重并发症，需要立即抢救，采用肉毒毒素的抗毒血清及血液透析等治疗。

第二节　皮肤填充剂注射

什么是皮肤填充剂？

皮肤填充剂(dermal filler)是一类可用于皮内或皮下注射的凝胶状物质，主要应用于修复面部或体表的凹陷畸形、老年性面部沟槽和静态皱纹，还可以应用于美化面部五官，调整面部和身体的轮廓。填充剂注射整形的基本原理是增加皮肤及软组织的容积。填充剂除了本身可以直接增加局部体积之外，还可通过刺激机体产生胶原增生而增加局部的容积。

我国批准的皮肤填充剂有哪些？

我国开展皮肤填充剂注射美容的时间较短，几种主流的胶原类制剂基本没有在国内使用过。美国FDA于2003年即批准了透明质酸类制剂的临床应用，目前已经有十几个品牌的数十个不同颗粒大小的透明质酸产品获准使用。而在我国，一直到 2009 年才有一个透明质酸剂型获得批准；截止到 2013 年末，我国 CFDA 批准使用的填充剂产品只有瑞蓝 2 号（交联透明质酸）、爱贝芙（牛胶原+聚甲基丙烯酸甲酯）、双美胶原蛋白（猪胶原）、EME 逸美（羟丙基甲基纤维素+透明质酸）、润百颜（交联透明质酸）、伊婉（交联透明质酸）、海薇（交联透明质酸）等为数不多的几种，所以可供临床医生和求美就医者的选择非常少，大大限制了皮肤填充剂的临床使用和研究。多种国外的常用制剂及国内研发的新制剂都在等待国家的批准，相信今后将有更多的皮肤填充剂可供临床医生和求美者选用。

皮肤填充剂按材料来源可分为哪些种类？

皮肤填充剂按材料的来源大致可以分为动物来源、人体组织来源及人工合成三大类。

1. 动物胶原类制剂

（1）牛胶原：问世于 20 世纪 80 年代，在 2004 年以前一直是临床上最常用的皮肤填充剂。代表产品为美国 McGhan 公司 1976 年生产的胶原类制剂，1981 年获得 FDA 批准。制剂内 95%~98% 为 Ⅰ 型胶原，其余为 Ⅲ 型胶原，疗效持续时间一般为 3~5 个月。产品主要有 3 种剂型：①ZydermⅠ，重量浓度为 3.5%，用于真皮及真皮浅层的注射；②ZydermⅡ，重量浓度为 6.5%，用于真皮深层的注射；③Zyplast，3.5% 的胶原配以戊二醛，抗原性更小，用于皮下填充注射，无须过度矫正。其优点是注射时疼痛感较轻，不易出血，可以用于浅皱纹的注射；缺点是支撑性较差，体内维持时间较短，注射前需要做皮试。

（2）猪胶原：和牛胶原相比，猪胶原的降解时间稍短。在我国的代表产品为台湾省 Sunmax 公司生产的双美胶原蛋白，2010 年获得中国 CFDA 的批准。其优缺点同牛胶原。

（3）爱贝芙：属于混合型的胶原类制剂，内含 80% 的牛胶原和 20% 的聚甲基丙烯酸甲酯（PMMA）微球，其中牛胶原在注射后可以降解，而 PMMA 微球将持续停留在体内，所以属于永久性填充剂。该制剂在欧洲的商品名为 Artecoll，在美国的商品名为 Artefill。2002 年 5 月第一次获得中国 CFDA 批准，2006 年 11 月获得美国 FDA 批准，2012 年 3 月再次获得 CFDA 批准。其优点是性价比较高，效果维持时间长；缺点是注射后万一出现问题则无法取出，注射前需要做皮试。

2. 人体成分及细胞类制剂

（1）自体胶原蛋白：由 Collagenesis 公司制造，提取于患者自身的皮肤组织。20 cm² 的皮肤组织可以制备 1 mL3.5% 的胶原注射液。适用于浅皱纹治疗，注射于真皮浅层。其优点是无须皮试，疗效长于牛胶原；缺点是需要牺牲供区皮肤，可能遗留手术瘢痕，制备成胶原注射液后需立即使用（供区的皮肤组织可以冷冻保存，待使用前制备或胶原注射液）。

（2）人类胶原：由 Inamed 公司制造，2003 年经美国 FDA 批准，是唯一被批准使用的人类胶原制剂，是来源于新生儿包皮的细胞株扩增培养后获取的胶原，疗效持续时间为 2~5 个月。其产品有：①CosmoDerm，含有 0.3% 利多卡因，要过度矫正；②CosmoPlast，人体胶原和戊二醛交联，有更长的吸收时间和更高的强度，可用于深层填充，无须过度矫正。人类胶原和牛胶原比较，其最大的优点是无须皮试，没有导致动物源性疾病的可能性。

（3）同种异体皮肤制剂：由 LifeCell 公司制造，其成分为不含活细胞的冻干尸体真皮片（alloderm）或粉（cymetra），后者掺水后用于注射，适用于深皱纹的治疗。其优点是无须皮试；缺点是比较黏稠，针头要粗，易过度矫正。

（4）自体脂肪：来自患者自身，由医生抽取和制备，为去除体液后的自体脂肪颗粒。其优点是来源于自体组织，无排异反应，费用低廉；缺点是吸收率高，需要再次注射，且颗粒较大，不适合在皮肤浅层注射。

（5）自体脂肪来源干细胞（adipose-derived stem cells）：来自患者自身，由医生提取和制备，经过胶原酶的作用后，从自体脂肪内提取的脂肪前体细胞，与脂肪混合或单独注入体内。其优点是来源可靠，干细胞含量高（是骨髓组织的1000倍），每毫升脂肪内约含有40万个脂肪前体细胞，且无须实验室内的细胞培养和传代操作；缺点是缺少足够长时间的临床观察及应用证实。

（6）富血小板血浆（platelet-rich plasma，PRP）：从自身血液中提取制备的高血小板浓度的血浆，其内含有各种高浓度的活性因子，注射至受区后可以起到促进组织生长等生物调节作用。PRP可用于直接填充皮肤皱纹，也可混合自体脂肪一起植入，有研究显示其能增加脂肪的成活率。

（7）富血小板纤维蛋白（platelet-rich fibrin，PRF）：和PRP一样，提取于自体血浆，但在提取过程中不加抗凝剂，从中分离出凝胶状的纤维蛋白，内含丰富的血小板和白细胞，其浓度是静脉血含量的3~5倍。PRF含有多种生长因子，可以直接填充或混合脂肪移植，被称为第二代血小板制剂。

（8）自体血浆蛋白：来自患者自体的血浆，通过离心、加热等步骤后得到的凝胶状纤维蛋白。其优点是来源于自体组织，没有排异反应，可吸收；缺点是疗效只有半年左右，需要重复注射。

（9）自体成纤维细胞：来自患者的小片皮肤，由医生提取，在实验室里培养扩增的成纤维细胞，Isolagen公司有代为操作的服务。将自体真皮内的成纤维细胞提取后在体外扩增至千万个，注射至皱纹部位。其优点是自体细胞，疗效长达22个月，从理论上讲细胞冷冻保存后可无限期使用；缺点是缺乏足够的临床应用证实。

3. 人工合成或提取类制剂

（1）硅胶：成分为人工合成的多聚体，内含硅石，根据聚合方法的不同，可以制作成液态、凝胶状或固态。其代表产品由美国DowCorning公司生产，美国FDA批准使用的剂型有Silikon-1000和Silikon-5000。高纯度的液态硅胶可用于永久除皱，临床多应用于艾滋病晚期患者的组织凹陷填充。其优点是材料价格便宜，形状稳定；缺点是容易滥用，并发症多。

（2）聚乳酸（polylactic acid，PLA）：合成类制剂，制造商为Biotech公司。代表产品是Scuptra和NewFiller，冰冻干燥，可溶于水，有生物降解性，无免疫原性，无须皮试。其适用于深浅两层的除皱，需要重复注射，临床多用于艾滋病患者的组织填充，目前其使用量排在第四位。

（3）羟基磷灰石：近年来其使用量有所增加，2010年之后已经超过胶原位居使用量的第二位，2012年其使用比例已达到14%，仅次于透明质酸。其代表产品为Franksville公司制造的Radiance，微细的颗粒悬浮在多糖凝胶内，美国FDA已经批准使用多年，主要用于牙齿、骨骼、膀胱、颈部、声带的植入。另一个产品RadianceFN为细小的羟基磷灰石颗粒

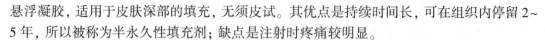

悬浮凝胶，适用于皮肤深部的填充，无须皮试。其优点是持续时间长，可在组织内停留2~5年，所以被称为半永久性填充剂；缺点是注射时疼痛较明显。

(4)纤维素类制剂：代表产品为我国爱美客公司生产的EME逸美制剂，由羟丙基甲基纤维素和透明质酸(未交联)混合而成，属于可降解类填充剂，于2009年获得CFDA的批准。

(5)透明质酸类：特指交联透明质酸类制剂，是目前最常用的皮肤填充剂，自2004年开始一直是使用量最大的皮肤填充剂，约占填充剂总使用量的70%。

皮肤填充剂按降解时间可分为哪些种类？

根据皮肤填充剂的降解时间，可以分为非永久性填充剂和永久性填充剂，活体组织及细胞属于一种特殊的永久性填充剂。

1. 非永久性填充剂

非永久性填充剂又称为可吸收性皮肤填充剂、可降解性皮肤填充剂，其特点是填充材料可随着时间的推移而逐渐降解及代谢，被机体吸收或排出体外。这类材料的优点是短期滞留在人体内，从而不会产生长期的并发症或不良反应，安全性较高，是目前临床上首选的制剂；缺点是有效的填充时间有限，需要定期进行补充注射。常用的非永久性填充剂有以下几种。

(1)胶原类制剂：包括牛胶原及人类胶原，降解时间为3~5个月。

(2)人体组织类制剂：包括真皮粉、筋膜粉、自体血浆蛋白等，降解时间为3~6个月。

(3)透明质酸类制剂：降解时间为6~12个月。

(4)聚乳酸：降解时间约6个月。

(5)羟基磷灰石：降解时间为2~5年。

2. 永久性填充剂

永久性填充剂又称为不可吸收性皮肤填充剂、不可降解性皮肤填充剂，其特点是注入体内后，其全部或部分成分永久地滞留在体内，不会降解或被人体吸收。这种填充剂的优点是无须多次重复注射，性价比较高；缺点是一旦出现不良反应或并发症，处理起来比较棘手，临床选用时须谨慎。具有代表性的永久性填充剂有以下几种。

(1)液态硅胶：硅胶油制剂，注入体内后完全不可降解。

(2)爱贝芙：其内含有20%的PMMA颗粒，这种材料不可降解，可永久滞留在体内。

(3)Dermalive、Dermadeep：由透明质酸和丙烯酸混合而成的水凝胶，其中透明质酸之外的一些成分不可降解。

3. 活体组织及细胞

特指来源于自体的组织及细胞，这是一类特殊的永久性填充剂。由于是来源于自身体内的组织及细胞(如自体脂肪、自体成纤维细胞、自体脂肪来源干细胞等)，它们一旦成活将永久停留在注射部位，且参与机体的新陈代谢。这类材料的优点是安全性高，完全没有排异性；缺点是不一定能有效地应用于各个不同的填充部位。对于传代的细胞而言，还没有找到一种方法可以彻底避免使用动物来源的血清或制剂，也无法保证经过体外传代的细胞其生物学特性还能和体内细胞完全保持一致。

皮肤填充剂的作用机制

皮肤填充剂通过对皮肤及其他软组织的容量增加来改善容貌或身体轮廓，所以也称为组织增容剂。其作用机制主要有两种：一是通过注入填充剂直接增加了组织的体积或容量；二是通过注射材料刺激周围正常组织，使之产生纤维增生或血管纤维网，达到进一步的组织增容效果。前者是注射后即时产生的效果，后者是通过刺激逐渐形成的，颗粒状的填充剂更容易引起这种组织增生的刺激作用。

皮肤填充剂的临床应用

（1）改善皱纹：主要是通过将填充剂注入皱纹部位的真皮及皮下层，抬高皱纹的基底部将皱纹填平，比如额纹、眉间纹、颈横纹的注射，适用于静态皱纹的治疗。

（2）改善沟槽或凹陷：将皮肤填充剂注入体表凹陷或沟槽的皮内及皮下深层，通过容积的增加改善外形，比如鼻唇沟、眶睑沟的注射。

（3）改善轮廓：将皮肤填充剂注射到需要增加轮廓的部位，使之符合面部美学的标准，比如颞部凹陷、颊部凹陷、颏部过小、眉弓低平、额部低平等，可以通过注射皮肤填充剂改变面部的轮廓。

（4）五官的修饰：面部五官各有其美学的标准，如果尺寸不足或比例失调，可以通过注射皮肤填充剂进行适当修饰，比如注射隆鼻、丰唇、增大耳垂等。

（5）瘢痕的修饰：对于一些凹陷性的瘢痕，可以通过注射颗粒细腻的皮肤填充剂加以修饰及改善。

各种皮肤填充剂有何优缺点？

皮肤填充剂的种类较多，各种填充剂都有其自身的特点。胶原类填充剂的优点是质地比较柔软，即使细小的针头也容易注射，因为胶原本身有一定的止血作用，注射时不易出血；缺点是其来源于动物，成分是蛋白质，注射前需要做皮试，过敏反应比例高于其他材料，且填充注射后维持时间较短，一般为 3~5 个月。羟基磷灰石类填充剂的降解时间为 2~5 年，是介于永久和暂时之间的半永久性材料，其优点是维持时间比较长；缺点是颗粒比较大，注射时疼痛感较重。来源于自身的组织或细胞皮肤填充剂也是一种很好的皮肤及软组织填充剂，其优点是完全没有免疫排斥，一旦成活即可永久滞留。颗粒脂肪移植的缺点是颗粒通常较大，不适合于精细部位的注射。细胞移植的缺点是操作比较复杂，如果使用体外培养传代增殖，对于移植之后的生物学行为就无法保证。

和其他种类的填充剂相比，交联透明质酸类制剂的优点还是比较突出的，具体包括：①非动物来源，避免了动物源性疾病的可能；②没有免疫原性，所以注射前无须皮试，极少出现过敏反应；③维持时间较长，一般可以在 6~12 个月；④无须冷藏，长时间常温放置不会变性及出现细菌生长；⑤注射时无须过度矫正，方便医生判断；⑥支撑力度较强，局部的塑形作用明显；⑦如果注射过多或因其他问题，使用透明质酸酶可以很快对其进行降解；⑧透明质酸的降解产物是水和二氧化碳，对人体完全无害。

透明质酸的来源及作用机制

1934 年，美国哥伦比亚大学的眼科教授 Karl Meyer 和 John Palmer 在实验过程中，从牛眼的玻璃体内首先发现了一种透明并有黏性的物质，将其命名为透明质酸(hyaluronic acid, HA)，它是一种直链的大分子多糖，由 D-葡糖醛酸和 N-乙酰基-D-氨基葡糖双糖单位重复连接构成，分子量为 1 万~1000 万。

透明质酸是人体内的固有成分，是重要的细胞外基质，主要分布在皮肤、结缔组织、关节滑液、眼玻璃体、脐带及其他组织中。透明质酸可以吸收大量的水分，为组织提供体积和容积支撑，还可维持组织的稳定性和弹性。成年人体内每天约合成 15 g 透明质酸，通过分泌到细胞外基质中，主要起保水作用。每天约有 1/3 的透明质酸需要在体内进行代谢更新，其主要代谢途径为淋巴代谢和肝代谢，最终降解为二氧化碳和水，因此透明质酸是一种完全可降解的生物材料。皮肤中的大分子透明质酸与硫酸软骨素、胶原纤维、弹性纤维等可以结合产生大量水分，形成具有黏性和弹性的细胞外凝胶基质，使皮肤保持水嫩光滑，富有弹性。随着年龄的增长，皮肤中的透明质酸含量逐渐降低，细胞和细胞间的水分逐渐减少，以透明质酸为主的胶状基质所填充的空间逐渐减小，导致细胞排列紧密、胶原蛋白失水纤维化，使皮肤粗糙，失去弹性，因此透明质酸的保水作用对于皮肤健康是至关重要的。皮肤受到阳光中的紫外线照射后可产生活性氧自由基，氧自由基可导致脂质过氧化，破坏细胞膜，杀伤细胞，并与皮肤的色素沉着有关；而透明质酸可与氧自由基发生反应，保护皮肤免受其害，其结果是氧自由基被清除，透明质酸被降解，因此透明质酸还具有防晒作用。

透明质酸在整形美容方面的应用情况

1. 消减面部皱纹

透明质酸类填充剂可用于面部静态皱纹的减轻和去除，如额纹、眉间纹、口周纹、眼周纹等。一般来讲，颗粒小的制剂可注射至真皮层，用于矫正浅表细纹；颗粒中等大小的制剂可注射至真皮中层和深层，矫正中重度皱纹。

2. 消除鼻唇沟

鼻唇沟属于面部静态性凹陷，有时可伴有皮肤的皱纹，是注射透明质酸类填充剂最常见的部位。目前针对鼻唇沟的透明质酸类填充剂种类很多，临床疗效显著；如果注射较大颗粒的制剂，效果可以维持 6~12 个月。

3. 隆鼻

对于一些轻度的鼻背或鼻根部低平者，可以使用透明质酸注射隆鼻，其对鼻尖和鼻小柱也可以起到轻度的修饰作用。隆鼻的效果维持时间较其他部位长，一般可在 1 年以上；常用于亚洲人群，高加索人群较少使用。

4. 矫正眶颧部凹陷

眶颧部俗称"苹果肌"区域，在亚洲人群中主要指老龄化后颧突内侧的低平区域。眶颧部凹陷者可以通过注射透明质酸增加该区域的组织容积，改善老年化的外观。

5. 矫正颞部凹陷

颞部填充主要应用于颞部凹陷的矫正，这种治疗还可以起到提眉、减少皱纹、紧致眼周区域、改善外侧眼睑肿垂的效果。在颞部填充的产品中，透明质酸类填充剂因生物相容性好、填充效果自然，应用较为广泛。有研究表明其能维持 18 个月。

6. 丰唇

随着注射填充技术的不断发展，丰唇已从过去的模式化"灌肠"进入个性化、精细化的丰唇时代。由于唇部结构精细，活动频繁，永久性填充剂不适合用来注射丰唇，使用后易出现类似肉芽肿样的不良反应。对于丰唇，目前普遍认为应首选透明质酸类填充剂，其丰唇效果可持续 3~9 个月。

7. 治疗颈部皱纹

颈部皮肤较面部薄，且弹性小，注射治疗比较困难，之前一直以手术为主，但效果不很理想；而透明质酸类填充剂可用于治疗水平颈纹，且效果较明显。Tae 等采用透明质酸类填充剂治疗水平颈纹，结果显示，超过 50% 的患者有 50% 的改善，80% 的患者至少 25% 的改善。通过分析，其对 II 级和 III 级颈纹有较好的改善，对 IV 级颈纹有轻微的改善。组织学分析结果显示，透明质酸类填充剂可进入网状真皮层并促进胶原纤维的产生。该治疗仅有轻微的疼痛和不适感，注射后局部肿胀约 3 d 后消退。

8. 矫正眼周凹陷

透明质酸类填充剂对于改善上睑褶皱和凹陷也有一定的疗效。Hye 等使用透明质酸类填充剂矫正亚洲人的上睑褶皱不对称及上睑凹陷，结果显示，所有患者均对美容疗效满意，且未见不良反应，疗效保持期长达 18 个月。因此，此疗法是亚洲人上睑凹陷或上睑褶皱不对称的可选疗法。

9. 丰耳垂

耳垂会随着年龄的增长有所萎缩，有时出于命理学的原因，求美就医者希望有一个比较丰满的耳垂，此时可以采用透明质酸类填充剂进行注射填充，使耳垂丰满起来。此外，还可通过少量注射改善耳洞的位置，为耳洞周围提供更好的支持。

10. 隆乳

注射透明质酸类填充剂隆乳主要在国外应用。

11. 矫正软组织凹陷

由各种原因引起的头面部及身体表面的软组织凹陷，可以使用透明质酸类填充剂进行注射填充，如瘢痕性凹陷、先天性组织凹陷等综上所述，透明质酸类填充剂用途广泛，可以用于矫正面部静态皱纹、颈纹和进行面部塑形等。

鼻唇沟注射的操作要点

（1）注射体位：仰卧位或半卧位。

（2）疼痛控制及麻醉：可以不做麻醉，或使用利多卡因软膏做表面麻醉。如使用钝针注射，可在进针点使用 0.1 mL 利多卡因做局部浸润麻醉。

（3）注射层次：包括真皮内、皮下多层次注射。鼻唇沟凹陷和皮肤皱纹的注射层次是不同的，鼻唇沟凹陷的注射层次在真皮深层和皮下层，而皮肤皱纹的注射层次在真皮内。

(4)注射技巧：操作者用左手将受术者颊部组织向鼻翼侧推挤，可将鼻唇沟及皮肤皱纹显露得 更清楚，便于从鼻唇沟尾部向鼻翼方向逐渐注射推进。如果受术者鼻唇沟的皮肤表面有皱纹，则先做皱纹的真皮层注射，再做鼻唇沟注射。如使用较短的锐针，需要做分段分层注射；也可先在进针点做局部麻醉和针刺穿孔，再使用钝针以鼻唇沟尾部为圆心向鼻翼侧做放射状注射。应将大部分填充物注射到鼻唇沟正中线周围，宁可偏向内侧也不要偏向外上侧，以免注射物上移。有的医生在上述注射的基础上，采用多条垂直于鼻唇沟的真皮内注射，呈树叶状或鱼骨状，以加强注射物的支撑效果。在注射鼻唇沟时，注意不要遗漏鼻翼外侧的局部凹陷。

(5)注射量：每侧的注射量为 0.5~1 mL，尽量一次使用足够的剂量以达到充分的矫正，使受术者看到良好的注射效果，但不必过度矫正。

(6)注射后固定：注射后可以在鼻唇沟的皮肤表面用胶布固定 48 h，有助于减少该部位的运动，避免注射材料移位。

✤ 眉间纹注射的操作要点

(1)注射体位：仰卧位或半卧位。

(2)疼痛控制及麻醉：可以不做麻醉，或使用利多卡因软膏做表面麻醉。

(3)注射层次：真皮内为主，皮下层少量注射。

(4)注射技巧：操作者用左手拇指和示指将受术者两侧眉头向中间轻轻挤压，以充分显示出眉间纹的部位和走向。使用锐针做线状注射，进针后边退边注射，利用填充剂的支撑力将皱纹的底部向上抬起。有些真皮内的褶皱难以一次性达到完全平整的效果，不要为了追求一次性填平而过度注射，以免造成局部隆起。注意进针不可过浅，如果透过皮肤可以隐约看见针头，则说明针头过浅；如果在注射过程中，填充剂从粗大的毛孔中向外溢出，也说明针头过浅。对于一些伴有眉间凹陷的患者，可以同时做眉间的皮下填充，以丰满眉间。

(5)注射量：常用的注射剂量为 0.1 mL/cm，整个眉间纹需要 0.1~0.5 mL。

(6)注射后固定：注射后用胶布固定眉间部皮肤 48 h，有助于减少眉间运动，避免注射材料移位。

✤ 额纹注射的操作要点

(1)注射体位：仰卧位或半卧位。

(2)疼痛控制及麻醉：可以不做麻醉，或使用利多卡因软膏做表面麻醉。

(3)注射层次：真皮内为主，皮下层可少量注射。

(4)注射技巧：操作者用左手拇指和示指将受术者额部皮肤从上下向中间挤压，以充分显示额纹的位置和走向。使用锐针做线状注射，进针后边退边注射，利用填充剂的支撑力将皱纹的底部向上抬起，注射后给予按摩和挤压，使注射物分布均匀。注射时需要控制注射的层次，最好注射在真皮深层和中层；如果没有把握，宁可注射得深一些，以免注射后出现皮肤表面的隆起或条索。由于额纹通常都比较长，所以在注射时需要保持注射层次的一致性，以免出现矫正后不对称。

（5）注射量：中等程度的额纹，每厘米需要 0.05~0.1 mL 填充剂，一条横贯额部的额纹需要 0.5~1 mL 填充剂。

（6）注射后固定：注射后用胶布固定额部皮肤 48 h，有助于减少额部皮肤的运动，避免注射材料移位。

✦ 颈纹注射的操作要点

（1）注射体位：仰卧位或半卧位。

（2）疼痛控制及麻醉：可以不做麻醉，或使用利多卡因软膏做表面麻醉。

（3）注射层次：真皮中层及深层。

（4）注射技巧：操作者用左手拇指和示指沿受术者颈纹的垂直方向向内轻轻挤压皱纹，使皱纹显露得更清楚。使用锐针做线状注射，从皱纹的一端逐针注射，直至皱纹的另一端。进针后边退边注射，利用填充剂填充皮肤组织内的凹陷。注射后使用棉棒滚动进行按摩和挤压，使注射物分布均匀。由于颈部皮肤比较薄，容易产生注射偏浅和偏多，所以在注射时宁深勿浅，宁少勿多。避免在皮肤内反复穿刺造成渗血和瘀斑。尽量保持注射层次的一致性，以免出现高低不平。

（5）填充材料：选择小颗粒的（400 μm 以下）透明质酸类填充剂，避免使用大颗粒制剂。

（6）注射量：颈纹大多比较浅，每厘米大约需要 0.05 mL 填充剂。

✦ 隆鼻注射的操作要点

（1）注射体位：半卧位或直立位。

（2）注射前设计：①标记注射中线，即眉间至鼻尖的纵轴线；②标记注射上线，即眉头连线与内眦连线之间的中线；③两线相交点即为鼻子的黄金点，也是透明质酸注射填充的顶点。

（3）疼痛控制及麻醉：可以不做麻醉，或使用利多卡因软膏做表面麻醉，或做鼻尖鼻背的少量浸润麻醉。

（4）注射层次：尽量注射在骨膜层或深筋膜层。

（5）鼻尖进针单点注射法：①使用长 5 号锐针头或 25 G 长钝针头；②用长 5 号锐针头从鼻尖部进针，在鼻尖及鼻背部使用 0.2 mL 利多卡因进行局部浸润麻醉；③针头到达鼻根部后保持不动，将麻药注射器更换成透明质酸注射器；④如使用钝针，可先用锐针头在鼻尖的进针点麻醉，再更换成钝针头从原针眼进入注射；⑤在软骨膜及骨膜层走行至鼻根部的顶点，开始推注；⑥一只手缓慢推注，另一只手进行塑形；⑦从鼻根向鼻尖部缓慢退出，边退边注射，直至效果满意。

（6）鼻根鼻背进针多点注射法：①使用 30 G 或 27 G 锐针头；②在鼻中线上，与皮肤呈 45°~90°夹角进针，直达鼻骨膜层或软骨膜层；③每点推注 0.1~0.2 mL；④一只手缓慢推注，另一只手进行塑形；⑤单点注射达到效果之后退出针头；⑥换一点进针，再次重复上述注射动作，直至达到满意的注射效果。

（7）注射量：常用注射量为 0.5~0.8 mL。

✦ 隆颏注射的操作要点

（1）注射体位：仰卧位或半卧位。

（2）注射设计：标记正中线和需要集中注射的区域。

（3）疼痛控制及麻醉：不做麻醉，或做表面麻醉，钝针可以在进针点局部麻醉后注射。

（4）注射层次：骨膜层或深筋膜层，可以做皮下层的少量修饰。

（5）注射技巧：以颏部正中注射为主，有时还需做两侧的补充注射。正中注射时需注意保持针头和注射材料的居中，注射针头的开口方向也会影响到材料的分布。可以使用锐针或钝针注射，使用锐针时采用点状注射，在两侧面动脉通过的区域应该特别注意避免注入血管；使用钝针时在颏部正中做点状注射，在颏部两侧做线状注射。一边推注一边塑形，直至外形满意。

（6）注射量：颏部的注射量一般是 0.5~0.8 mL，不建议单次注射 1 mL 以上。

（7）注射后固定：注射后用胶布固定颏部皮肤 48 h，有助于塑形和减少材料的移位。

✦ 皮肤填充剂注射有哪些不良反应？

皮肤填充剂在注射后都会产生注射部位的组织反应，如针眼渗血、轻度肿胀、皮肤发红或瘀斑等，通常无须处理，在数日内自然消退。而不良反应和并发症只在少数情况下发生，症状严重且持续时间较长，比如注射剂量过多或注射层次过浅可造成局部结节隆起、丁达尔现象、外形不佳等；注射剂量过少或注射层次过深可造成矫正不足和疗效不佳；注射位置不正确或注射物移位可以造成外形不佳；此外还有过敏、感染、肉芽肿、排异反应等，这类情况需要通过治疗才能改善。尽管绝大多数不良反应或并发症是一过性的或可逆的，但也要注意预防严重并发症的发生，比如过敏性休克、严重感染或脓肿、血管栓塞造成的皮肤坏死、失明或脑梗死等，这些并发症可导致面部容貌的毁损、生理功能的破坏甚至威胁生命，需要引起足够的重视和认知，在预防和处理环节必须实施正确的操作。

✦ 什么是皮肤填充剂的注射反应？应如何预防和处理？

1. 病理机制

注射操作是针头刺入组织并推注制剂的过程，机体对注射操作会产生组织反应，如局部血管扩张、血流加速、毛细血管通透性增加、血液渗出并凝结、粒细胞和单核细胞迁移、局部组织肿胀等。注射反应的轻重与针头对组织的损伤程度及制剂对组织的刺激程度有关。

2. 临床表现

注射反应表现为注射部位的针眼渗血，偶有瘀斑、皮肤发红、轻度肿胀、注射处疼痛等。这些都属于注射后的正常反应，几乎每个被注射者都会经历。大多数填充剂注射后反应很轻，注射后稍加冷敷即可减轻不适感，无须药物处理，数日内即可自然消退。偶见比较严重的肿胀，如注射隆鼻后的鼻部肿胀，一般无发红和疼痛，数日内也会消退；少数严重的瘀斑可能需要 1 周以上才能消退。

3. 预防及处理

可以采用注射前麻醉、注射后按压和冷敷等减轻症状；使用较细的针头或钝针头，可减轻注射反应的程度。对于有出血倾向或使用抗凝药物者，需要停药数日后注射；如果在注射时发现针眼易出血，或出现较明显或较大的瘀斑，需要在注射后延长压迫时间，以免瘀斑的扩大。

什么是丁达尔现象？

1. 病理机制

丁达尔现象又称丁达尔效应（Tyndall effect），是一种物理现象，即当一束光线透过胶体时，由于粒子的散射作用，可以呈现出光线的轨迹。在注射美容领域，丁达尔现象是专指那些注射部位出现淡蓝色改变的情况，其原因是在皮肤菲薄的部位注射了较多的皮肤填充剂，且层次偏浅，在光线的照射下出现了色泽变化。以下两个例子有助于理解丁达尔现象：一是原本无色的天空或海水在日光的作用下呈现出蓝色；二是真皮内的许多色素性疾病如太田痣、蒙古斑、黑色文身等，可在皮下呈现出青蓝色。

2. 临床表现

在填充剂注射部位出现了淡蓝色的印记或隆起，常见于皮肤菲薄的部位如眶下区，此处皮肤较薄，又容易过量注射，因此原本透明的注射材料在此处会呈现出淡蓝色，影响容貌。在皮肤较厚的部位，如果在皮内注射过浅及过量注射，也可能出现丁达尔现象。

3. 预防及处理

避免在浅层过多注射，尤其是皮肤菲薄的部位。对于已经出现的丁达尔现象，可以使用酶降解剂（针对透明质酸类制剂）或等待其自然消退（针对可降解类注射材料）。对于不可降解类材料，只能通过针刺排除或手术取出等方法进行处理。

皮肤填充剂注射后的结节和隆起是怎么回事？

1. 病理机制

结节和隆起由注射过多引起，这可能是注射的总量过多，但更多情况下则是局部尤其是浅层组织内注射过多，导致了皮肤表面出现隆起或组织内部出现结节。这种注射问题大多是经验不足所致，有时候是注射器不够润滑或针头过细使注射材料不易推出，在压力不断增加的情况下节段性排出，导致局部注入过多；有时是体位的影响，比如眶下区在平卧位时注射到刚好平整，可是站立位时出现了隆起；或是上下睑凹陷在平视时注射到正好，可是眼球向上或向下看时出现了鼓包。注射层次过浅很容易导致结节或条索状隆起，也可能是由注射部位（如口唇及鼻唇沟）的运动挤压造成。注射后唇部的肌肉运动可以将注射物堆积隆起，线状的注射物可以被挤压成串珠状。

2. 临床表现

深层（皮下组织层）注射过多，一般表现为圆润的隆起或结节，有时仅从外观便可发现材料隆起于皮肤深面，造成轮廓不平整；有时可能外观上不易发现，但可以触及组织内的注射团块。浅层（皮肤内）注射过多往往表现为条索状隆起，严重影响外貌。皮肤浅层的材料堆积往往难以消退，有时可能还伴有自体组织的增生。这种由于注射过多或过浅引起的结节和隆起需要和肉芽肿进行鉴别，前者是注射后立即出现的，大多为单发；而后者是注射数月后在所有的注射部位同时出现的。

3. 预防及处理

只要遵循"宁少勿多、宁深勿浅"的原则，就可以避免出现结节和隆起。透明质酸类制剂的黏度较大，如果成团地注射在组织内，并不容易被按压开，所以应该做平铺注射并随时按摩平整。对于不同颗粒的制剂，应使用粗细适当的针头，比如颗粒在 1000 μm 左右的透明质酸类制剂，使用 30 G 的针头很难推注，应该使用 27 G 的针头。对于浅层部位的注射，应该使用少量多点注射法。鱼尾纹部位的注射难度较大，因为该部位的皮肤极薄，极易出现条索状隆起或皮下结节，初学者应尽量避免注射该部位，在技术娴熟之后再尝试。对于活动部位的注射，注射后应使用胶布外固定数日，以避免在组织活动过程中材料被挤压成团。如果在注射当时即发现注射过多，应立即按摩，使填充剂均匀分布；按摩无效时可以尝试热敷、射频等物理疗法，在热作用下促使填充材料弥散和降解。终极手段是用外科(抽吸、摘除、磨削等)方法去除。如果是透明质酸引起的，可以注射透明质酸酶降解。透明质酸酶的使用浓度一般是 150 U/mL，在隆起或结节内注射，大约 30 min 即可见到结节或包块缩小。据报道，100 U 透明质酸酶可以降解 1 mL 透明质酸，透明质酸酶注射后需要对局部进行轻轻按摩，以促使酶在组织内的弥散。

✦ 皮肤填充剂出现填充物移位是怎么回事？

1. 病理机制

填充物的移位主要来自两个方面的力量：一是重力作用，二是人体组织活动的挤压作用。重力作用所致的填充物移动多见于一次性大量注射后，比如注射隆胸；而头面部的注射填充由于注射量较少，自身的重力作用一般不会造成填充物移动。头面部注射所致的填充物移位大多是人体组织的活动所造成，多见于鼻唇沟、口唇等活动部位，随着每日多次的往复运动，可以造成填充物的移位。当然，移位的发生与注射材料和注射层次有关，注射材料的颗粒越小越容易发生移位；注射在真皮内或者深筋膜层不容易发生移位，而注射在中间的疏松层则容易发生移位。

2. 临床表现

注射后随着时间的推移，注射区域的外形出现了高低变化，注射材料可以成团成块，在局部区域出现隆起或堆积。比如在鼻唇沟部位注射后，随着表情的不停运动，注射物向上迁移，使鼻唇沟上方出现隆起，导致鼻唇沟显得更深；1 小颗粒的填充物注射后，则更容易发生迁移。

3. 预防及处理

在注射时应该尽量分层注入，每个注射点少量注射，避免在疏松层大量注射，可以减少注射物的活动度。对注射材料的颗粒也应该合理选择，避免将小颗粒的填充物做深部注射，否则容易产生移动。同时应该嘱咐受术者在注射后数日内尽量减少注射区域的活动，如鼻唇沟、口唇及颊部注射后，提醒患者不要大笑和大口咀嚼。有些部位可以使用胶布粘贴固定 1~2 d，以减少注射部位的活动程度。一旦出现注射材料的迁移，解决的方法和注射过多相同，透明质酸类制剂可以使用降解酶，其他材料可以等待其自然消退；但永久性填充剂注射后的移位处理起来比较困难，有时只能通过外科手段部分取出。

皮肤填充剂注射后出现感染是怎么回事？

1.病理机制

注射后发生感染的直接原因是病原体侵入体内，如细菌、病毒（最常见的是疱疹病毒）或真菌（如念珠菌）的某一种或几种混合感染；其次，注射材料是一种外来物质，会增加各种病原体的致病性；最后，某些细菌可以产生一种保护自己的聚合物，包裹在外面，使得自己免受机体免疫系统和药物的攻击。

2.临床表现

细菌感染往往表现为局部皮肤的炎症反应，如红肿热痛，甚至脓肿，严重感染也可导致面容和功能的损害；病毒性感染常见的是疱疹病毒，如口腔疱疹等；真菌感染较少见，常见于生殖器部位，有其特殊的感染表现。局部感染可以在某一处注射部位出现，也可以在所有的注射部位都出现，前者往往是该注射部位的问题，后者可能是注射制剂或操作过程中的污染问题。出现细菌性感染的原因有两个：一是无菌操作不严格，细菌从伤口进入皮肤组织内；二是血管栓塞导致的皮肤血供障碍，使组织产生变性或失活，从而引起继发性感染。

3.预防及处理

感染的预防在于强调注射操作的三个"必须"：①必须在正规医疗场所实施；②必须由有资质的医生实施；③必须严格进行无菌操作。不可以在医疗机构以外的场所实施填充剂注射。如果出现了感染，需要对症处理：①细菌性感染时可使用抗生素软膏外用，严重情况下可以根据药敏试验静脉注射抗生素，如果出现脓肿需要手术切除。②真菌类感染应给予局部或全身的抗真菌药物治疗。③病毒感染时也要及时使用抗病毒药物治疗，因为有可能会继发细菌性感染。对于有疱疹病史的受术者，可以在注射前预防性应用抗病毒药物。口腔疱疹多见于丰唇注射以后，因为大约有1/3的人口腔内带有单纯疱疹病毒，这些人注射了填充物后，病毒可能会被填充物所激活。治疗口腔疱诊最好的方法是刺破，并使用抗病毒药物软膏涂抹。④对于血管栓塞部位的皮肤组织，需要预防性使用抗生素软膏，以防止继发性感染。另外，在有感的情况下不可以局部注射透明质酸酶，否则会导致感染的扩散。事实上，很多细菌都会产生透明质酸酶，以利其在组织中扩散。

皮肤填充剂注射后出现过敏反应是怎么回事？

1.病理机制

过敏是人体对进入体内异物的急性组织反应，由于注射填充剂都是经过严格筛选和制备的，材料与人体组织的相容性很好，所以皮肤填充剂引起的过敏反应非常少见，过敏性休克则更为罕见。由于注射某些含有或具有抗原性物质的材料，或注射对象对某种材料比较敏感，可能会出现局部过敏反应，甚至极端情况下会出现严重的过敏反应（如过敏性休克）危及生命，所以必须给予足够的重视。

2.临床表现

注射材料引起的过敏反应大多数是局部的或轻度的，表现为注射部位附近的皮肤肿胀或皮疹；严重时也可出现过敏性休克，表现为低血压、呼吸困难、喉头水肿、全身荨麻疹等，可危及生命。有文献报道1%~3%的患者对胶原过敏，0.1%的患者对透明质酸过敏。

3. 预防及处理

在使用含有抗原性物质的皮肤填充剂时，应该严格按说明书操作，对于需要进行过敏试验的材料必须做过敏试验。对过敏体质的人注射填充剂可产生较严重的过敏反应，注射前需要仔细询问病史。即使所有步骤都没有问题，偶尔还是会出现过敏反应，所以在注射场所必须配备抢救药品和氧气。局部过敏反应可以进行局部的对症治疗，情况严重时可以给予全身性的激素治疗。对于比较严重的过敏性水肿，如果全身用药没有效果，可以考虑激素局部注射。过敏性休克需要按照抢救步骤立即进行救治。

皮肤填充剂注射后并发炎性肉芽肿是怎么回事？

1. 病理机制

肉芽肿是一种由异物引起的迟发性（IV型）过敏反应，是由T细胞为主、巨噬细胞或肥大细胞参与的免疫反应，可出现细胞的浸润和增生，从而引起局限性结节。注射填充导致肉芽肿的发生率很低，文献报道0.01%~1%的肉芽肿的真正病因不明，可能和下列因素有关。①过敏体质：受术者为过敏体质。②注射量过大：较大量的注射物更容易刺激机体出现反应。③注射物不纯：含有杂质的注射物，或是内含物质的表面比较粗糙，都容易引起机体的反应。④全身感染：在全身感染的情况下，机体的免疫机能处于激发状态，可出现平时没有的过激反应。⑤全身过敏：在全身过敏的情况下，机体的状态类似于全身感染，也可能出现对注射物的过激反应。

2. 临床表现

炎性肉芽肿主要表现为注射部位的结节或肿块，往往出现在注射后数月甚至数年，通常在所有的注射部位同时出现，并可伴随皮肤的色素沉着和炎症反应。这种结节和肿块初发时并没有红肿热痛等典型的炎症反应，发病后期或严重时可能会出现炎性表现。血常规检查通常没有阳性发现，如果伴发感染可出现白细胞增多、C反应蛋白和免疫球蛋白增高。部分患者肉芽肿发生在过敏之后或全身荨麻疹之后。一些轻度的肉芽肿表现为黄豆大小的结节，可一直延续数年，有时结节会自动消失。病理检查可见肉芽肿组织内含有大量的单核巨噬细胞、类上皮细胞、多核细胞等。

炎性肉芽肿有哪些分类？

（1）囊腔型肉芽肿：多发生在凝胶类填充剂，如胶原蛋白、透明质酸等注射后，临床表现为无菌性脓肿、色红、质较硬、脓肿范围小且位置表浅。肉芽肿常在注射后1年内出现，并在1年内自动消失，其周围存在大量巨细胞。

（2）水肿型肉芽肿：由注射液体类填充物，如硅胶、聚丙烯酰胺等所致。常于注射后某一时间突然出现，肿胀范围广泛，其周围有单核细胞和炎症细胞浸润。

（3）硬化型肉芽肿：由微粒性填充物，如聚甲基丙烯酸甲酯、聚乳酸微粒等引起。硬化性肉芽肿一般出现在注射后6个月至3年，病灶部位局限且呈现淡蓝色。组织学检查显示植入体被巨噬细胞和巨细胞浸润，肉芽肿周围有较多成纤维细胞和胶原纤维，少有炎症细胞。

如何进行炎性肉芽肿的诊断和鉴别诊断?

肉芽肿的最终诊断依赖于病理检查报告,但许多情况下由于无法提取相应的组织,只能根据病史和临床表现进行推测。炎性肉芽肿需要和注射后结节进行鉴别诊断,前者在注射后 1~2 周即可出现,对激素治疗无效;而后者是注射几个月后在所有的注射部位同时出现,需要使用激素局部注射治疗。临床上要认真鉴别,因为它们的临床表现、病理机制、治疗方法都是不同的。

炎性肉芽肿的预防及治疗

从预防角度看,在注射前应仔细询问病史,对于高敏的受术者,应尽量避免或做少量试验性注射。在材料的选择上应尽量使用可吸收的材料,万一出现异常情况也不会持续过久。对于已经发生的肉芽肿,使用局部的激素注射治疗非常有效,全身性的激素治疗效果较差。皮肤表浅的肉芽肿可以使用激素软膏外用,较大的肉芽肿应进行结节内的激素注射,一般不使用外科手术切除,只有那些特别突起的、位于特殊部位的、药物治疗无效的病灶,才可以考虑手术切除。肉芽肿并不是一种急性过敏反应,而是注射材料对肥大细胞记忆的突然刺激造成的,所以肉芽肿患者治疗后可以再次接受同一种填充剂的注射。

肉芽肿具体治疗方法如下。

(1)糖皮质激素:激素治疗包括全身用药及局部注射,局部注射效果更确切,全身用药需要更大的剂量。有报道初发的肉芽肿可口服泼尼松每日 30 mg,复发时可用至每日 60 mg,疗效满意后每日加用布洛芬 1800 mg,连续服用 16 周。在肉芽肿形成的 3~6 个月内,局部注射 3~6 次糖皮质激素可达到一定的疗效。注射时药物应该注入肉芽肿组织内,在推注过程中应感到明显的阻力,当阻力变小时停止注射。局部激素治疗后有 20%~30% 的患者发生皮肤萎缩,应避免在皮内、皮下浅层、正常组织内注射激素。

(2)抗有丝分裂剂:常用的混合药物包括 5-氟尿嘧啶、倍他米松、利多卡因,每 3 周一次,注射在肉芽肿部位可减轻肉芽肿引起的疼痛和红肿,并可缩小肉芽肿。浓度为 5 mg/mL 的 5-氟尿嘧啶 1.6 mL 与浓度为 7 mg/mL 的倍他米松 0.4 mL 混合,不仅可抑制肉芽组织增殖、减少细胞损伤,还可激活胶原酶的活性。局部注射博来霉素(1.5 IU/mL)对瘢痕疙瘩、肥厚性瘢痕和异物肉芽肿也同样有效。

(3)其他药物:由硅胶填充剂引起的多发性肉芽肿可用米诺环素 100 mg 口服,每日 2 次。相关研究显示,24 周持续口服环孢素软胶囊每日 200~600 mg,可治疗前额的肉芽肿。此外,秋水仙碱、异维 A 酸和多西环素也具有同样疗效。激素和环孢素 A 可治疗牛胶原引起的急性过敏反应。他克莫司软膏可治疗环状肉芽肿,缓解过敏反应的局部症状。他克莫司与环孢素 A 都可在抑制 T 细胞激活的同时释放肥大细胞和嗜碱性粒细胞的成形介质。

(4)激素和抗有丝分裂剂联合应用:5-氟尿嘧啶和激素混合注射可以阻止异常细胞的聚集,并可预防激素注射引起的组织萎缩。常用的方法是使用 5-氟尿嘧啶(浓度 2.5 mg/0.1 mL)、得宝松(浓度 7 mg/1 mL)、利多卡因(浓度 25 mg/1 mL)进行肉芽肿内注射,共用3~4周，疗效比较明显。

（5）激光治疗：对于有血管扩张的病灶，可以使用激光治疗血管扩张，阻断肉芽肿表面和深部的新生血管，软化结节，缩小深层肉芽肿的体积。对于较小的非炎性肉芽肿，可使用波长为532 nm的激光进行治疗；对于较大的炎性肉芽肿，使用波长为1064 nm的激光疗效较好。

（6）外科手术：一般不建议手术治疗肉芽肿，甚至有学者认为手术是禁忌。手术无法减轻肉芽肿的症状，肉芽肿与正常组织之间的分界也不明显，贸然切除容易形成皮肤瘘管、瘢痕甚至导致畸形。

✤ 什么是血管栓塞？

血管栓塞是皮肤填充剂注射的严重并发症，常见的栓塞部位是面部的浅层血管，也可发生于眼动脉及其分支，甚至颅内动脉，病变严重时可造成组织坏死、失明，甚至引发生命危险。

✤ 血管栓塞是如何产生的？

（1）注射材料注入血管的必要条件：①血管破裂，原因是锐针刺破血管，或较细的钝针粗暴操作；②材料进入血管，原因是高压推注使材料注入组织内。

（2）注射材料引发血管栓塞的次要条件：①填充物注入血管丰富的组织，面部尤其是眶周有丰富的血液循环和吻合支，是注射材料容易进入血管的部位；②非液态的注射材料，目前使用的注射填充剂大多是固体或半固体凝胶状的材料，进入血管后不易流动而发生栓塞；③局部压力升高，压力可以来自两个方面，一个是注射时直接产生的推注压力，另一个是密闭组织腔隙内被注射材料填充后产生的压力。

✤ 引起血管栓塞的危险因素

（1）使用锐针头注射：锐针头碰到血管时会将血管刺破，尤其是反复穿刺时，刺破血管的可能性更大。

（2）注射量过大：如鼻部、额部、单侧鼻唇沟的注射量一般不建议超过1 mL，有专家认为单点注射不应超过0.1 mL。

（3）注射压力过大：注射压力过大能造成填充剂在血管内的推进甚至逆行。

（4）使用不可降解的注射材料：如果使用不可降解的材料，万一出现血管栓塞也无法及时降解。

（5）使用颗粒状的注射材料：和液态材料相比，颗粒状的填充材料更容易引起血管栓塞。

（6）注射后未及时处理：注射后没有留观或随访患者，不能及时发现和处理血管栓塞问题，可造成组织损伤或坏死的后果。

✤ 引起血管栓塞的辅助因素

（1）缺少侧支循环的部位，如眉间和额部皮肤、鼻翼、视网膜等，缺少侧支血管的补偿性供血，一旦栓塞，容易发生组织缺血。

（2）曾经接受过手术的部位，如开放鼻整形的切口可以减少鼻尖部的血供。

（3）曾经外伤的部位，如面部外伤可以造成组织缺血；瘢痕组织内的血管则相对不容易移动，容易被针头刺破。

（4）其他血供减少的原因，如老年人及末梢循环较差者常有血液循环不良。上述因素使得栓塞部位的组织无法得到侧支循环的救助性供血，造成不可逆的组织坏死或功能障碍。此外，由于不同组织对缺血的耐受性不同，发生栓塞的临床后果也不尽相同，比如，视网膜和脑组织对缺血缺氧非常敏感，动脉栓塞后在很短的时间内发生不可逆性损伤。

✦ 面部血管栓塞的临床表现

面部注射后，尤其是鼻唇沟、鼻尖、鼻背、颏部眉间和额头注射后易发生皮肤血管栓塞，其主要临床表现如下：

（1）色泽变化：皮肤血管栓塞最早表现为皮肤色泽变化，在注射时即可出现。动脉栓塞表现为局部皮肤发白，继而出现花斑；静脉栓塞表现为局部皮肤色泽加深或发紫。

（2）疼痛：部分患者会出现疼痛，尤其是较大的动脉被刺破或栓塞时有明显的突发性疼痛，而小血管或静脉栓塞疼痛不明显。在局部麻醉下注射时没有疼痛感。部分患者在栓塞后数日出现局部钝痛，可能和继发感染有关。

（3）毛细血管充盈时间的变化：毛细血管充盈时间延长是动脉血管栓塞的常见症状，在皮肤色泽改变不明显而无法判断的情况下，可以检查皮肤的毛细血管充盈时间。正常情况下，毛细血管充盈时间是1~2 s；而在动脉完全或部分栓塞的情况下，毛细血管充盈时间会明显延长。静脉栓塞时皮肤发紫，毛细血管充盈时间会加快。

（4）局部组织炎症及坏死：栓塞发生后，如果侧支循环无法提供及时的补充，则组织会产生继发性感染，轻度感染表现为皮肤表面出现白色脓点；严重时局部出现典型的红肿热痛等改变，甚至可发生全身的炎症反应。缺血数日后组织即发生不可逆的变性和坏死，可致面容毁损。

（5）继发性色素沉着：栓塞部位如果出现真皮的损伤或继发感染，则在愈合后往往会留下色素沉着或色素脱失，可持续数月之久。

✦ 眼动脉及其分支栓塞的哪些临床表现

眶周具有丰富的血管结构，且存在颈内动脉和颈外动脉的交通支，这是注射材料入血，栓子逆行，栓塞于眼动脉及其分支的解剖学基础。掌握眼部的血管走行是认识医源性眼动脉及其分支栓塞发病机制和临床表现的前提。

1.眼动脉系统(颈内动脉系统)

眼球和眼眶组织主要由眼动脉供血，眼动脉是颈内动脉的分支。眼动脉的主要分支：①眼球组，包括视网膜中央动脉、睫状动脉(分为睫状前动脉和睫状后动脉)；②眼眶组，包括滑车上动脉、眶上动脉、鼻背动脉、筛前动脉、泪腺动脉和肌动脉。

（1）视网膜中央动脉：是眼动脉的终末支，在视网膜上形成多级分支，是营养视网膜内层的唯一动脉系统，因此视网膜的内层对于极微小的循环障碍都非常敏感。发生阻塞时会产生典型的缺血性病变，表现为视力下降或视野缺损，阻塞位置越高，对视功能的影响越大，严重者可表现为无光感。

（2）睫状后动脉：从眼动脉发出后到达眼球后方，穿过视神经附近的巩膜，在葡萄膜内分支，与视网膜动脉无吻合。发生阻塞时表现为充血、眼前部的炎症和眼压改变，视力有不同程度的下降。

（3）睫状前动脉：为4条眼直肌动脉的延续，供应结膜、角膜缘和前部巩膜的营养。眼直肌动脉阻塞时表现为斜视、复视和眼球运动的异常。睫状前动脉阻塞时可以表现为结膜充血和角膜水肿，后者可引起视力下降。

（4）滑车上动脉和眶上动脉：在眶缘的内上方出眶，供应额部皮肤、肌肉和骨膜。两者之间有吻合，与对侧动脉也有吻合。

（5）鼻背动脉：在内眦韧带上方出眶，供应鼻背的皮肤，与内眦动脉、对侧动脉、面动脉侧鼻动脉有吻合。

2. 面动脉系统（颈外动脉系统）

面动脉起自颈外动脉，向前、向上通过面颊，走行过程中发出唇动脉供应上下唇，发出侧鼻动脉供应鼻翼和鼻背，与对侧的唇动脉和侧鼻动脉吻合，并与眼动脉的鼻背动脉吻合；之后面动脉沿鼻侧部继续上行，止于内眦，并改称为内眦动脉，与眼动脉的鼻背动脉吻合。面颊、鼻唇沟、唇部注射时可能发生面动脉系统的栓塞，栓子入血后亦可继续向上逆行。

3. 眼动脉及其分支栓塞的机制

正常生理情况下，颈内动脉和颈外动脉系统存在的吻合支处于关闭状态；当颈外动脉分支的压力升高后，这些吻合支会变为开放状态。在进行面部尤其是眉间、鼻部、鼻唇沟、额部和眶周注射填充时，注射针意外进入血管，当推注填充物的压力大于血管的舒张压时，进入血管的填充物即可发生逆行，通过颈内动脉和颈外动脉系统的吻合支进入眼动脉甚至颈内动脉，并在血流的作用下阻塞在与填充剂粒径相匹配的动脉处其阻塞部位可以是动脉主干，也可以是远端的小分支。在文献所报道的视力下降病例中，最常发生栓塞的注射部位主要为眉间、鼻部、额部。

4. 视网膜动脉栓塞的机制

视网膜内层的血供来自视网膜中央动脉及其分支。视网膜中央动脉是眼动脉的分支，后者来自颈内动脉。眼动脉的分支和面动脉的分支在眼眶周围存在交通支，在注射填充物时血管破裂、注射压力过大、注射材料过多，就会将材料逆行挤压到眼动脉内。这些材料顺着眼动脉的血流进入视网膜中央动脉，就会发生视网膜中央动脉或其分支阻塞。任何颗粒材料栓塞眼动脉或视网膜动脉后均可引起灾难性的后果——视力下降或者视野缺损，绝大多数病例视力损害非常严重，可表现为无光感。早期的报道主要来自脂肪或激素注射，近年来大多数病例都来自皮肤填充剂注射，这种情况虽然罕见但后果极其严重，必须引起足够的重视。视网膜动脉栓塞通常由针头刺破血管、高压大量注射所致，所以应该尽量使用钝针注射，避免刺破血管，尤其是对高危的眶周区域进行注射时。

5. 眼动脉及其分支栓塞的临床表现

栓子逆行进入眼动脉后，可以在动脉压力的作用下继续向眼动脉远端及其分支前行而阻塞小动脉。由于眼动脉有众多分支，加之入血的栓子数量较多，这种医源性阻塞不同于眼科临床上见到的血栓性视网膜动脉栓塞，注射美容所致眼动脉栓塞具有特殊性，即多发性的栓子不但可以同时阻塞多条小动脉，而且同一条血管内有多个栓子，其临床表现往往更加复杂而严重，最常见的症状如下。

（1）视力下降、视野缺损或失明：在注射当时或注射后数小时内可出现视力突然下降或视野缺损，甚至失明。

（2）疼痛：栓塞累及睫状前动脉或眼动脉主干时会出现眼部的剧烈疼痛，部分患者还伴有面颊疼痛、牙痛等症状；单纯的视网膜动脉栓塞则表现为无痛性的视力损害。

（3）瞳孔放大、光反射消失：栓塞侧的瞳孔直接光反射消失，间接光反射存在。

（4）眼周肌肉麻痹：肌动脉或者眼动脉主干栓塞可以影响眼周的肌肉组织，如上睑提肌、眼外肌等，可以损害肌肉的功能。

眼动脉及其分支的栓塞分为以下几种。

（1）视网膜动脉栓塞：栓塞对应区的视力和视野无痛性受损。视网膜分支栓塞时视功能的损害可局限在单一象限，栓塞位于鼻侧时可能无主观的视力下降，视力检查可能正常，但视野检查可以发现视野缺损。视网膜中央动脉栓塞时视力可急剧下降，甚至无光感，此时多伴有瞳孔散大，眼底检查可见视网膜浑浊、有樱桃红斑，视网膜动脉变细，视盘水肿和苍白，只有部分病例可见血管内的栓子，眼底荧光血管造影检查可以更准确地判断栓塞的位置和栓塞程度。

（2）睫状后动脉栓塞：视力和视野有不同程度的受损，无疼痛感，视功能的损害程度往往小于视网膜动脉栓塞。造影检查可见脉络膜缺血，视网膜往往无明显异常。

（3）肌支和睫状前动脉栓塞：可以出现眼外肌麻痹和眼前节异常症状，表现为上睑下垂、斜视、眼球运动障碍、结膜水肿和充血、角膜浑浊。由于眼球前部的睫状体具有感觉神经，此处的血管栓塞时患者可以有主观的疼痛感。眼科仪器检查还能够发现眼压下降、葡萄膜炎甚至前房积脓。由于角膜和前房损害的严重程度不同，视力可表现为轻度下降、明显下降，甚至只有手动、光感。

（4）营养视神经的小动脉栓塞：对视功能的影响差别很大，视力可表现为轻度下降、明显下降，甚至只有手动、光感。眼科检查可见视野缺损，但无眼内的炎症，眼底检查完全正常。

（5）眼动脉主干栓塞：可出现上述各动脉栓塞的所有表现。

6. 眼动脉及其分支栓塞的治疗及预后

眼动脉及其分支栓塞时，视网膜动脉尤其是视网膜中央动脉栓塞对视功能的影响最大。一旦发生动脉栓塞，视力的恢复程度取决于栓子能否向末梢移动、视网膜缺血的范围以及视网膜缺血的时间。栓塞后 90 min，视网膜的功能开始发生损害；栓塞后 240 min，几乎所有的视神经都会发生萎缩，造成不可逆的视力损伤，因此，视网膜中央动脉栓塞被列为眼科急症之一，治疗必须争分夺秒。早期治疗的原则是尽量降低眼压，提高视网膜动脉灌注压，促进栓子向末梢前行，同时扩张动脉，提高血氧含量。由于注射材料的性质不同于血栓，现有为数不多的病例的治疗结果显示，传统的尿激酶、链激酶溶栓治疗并不能很好地改善预后。

视网膜动脉栓塞的治疗目前主要包括以下几个方面。

(1)眼球按摩：可以降低眼压，改善灌注。

(2)降低眼压：早期可行前房穿刺术放出少量房水，以迅速降低眼压；局部使用降低眼压的眼药水；全身使用降低眼压的药物，如甘露醇、乙酰唑胺等。

(3)扩血管治疗：全身应用扩血管药物，如舌下含服硝酸甘油、静脉滴注葛根素等；球后注射扩血管药物，如阿托品或山莨菪碱。

(4)其他：包括高压氧、抗凝、营养神经等治疗。

发生眼动脉栓塞后尽早转诊眼科是非常有必要的，在发病早期和转诊过程中，整形外科医生应尽早开始力所能及的治疗，为患者争取更多恢复视功能的可能，其措施包括：①让患者处于仰卧位，使眼部有相对较好的血供，条件允许时进行吸氧；②眼球按摩，方法为闭眼后，用手指持续压迫眼球数秒钟，方向指向眼球的中心，然后立即松开手指数秒钟，重复数次，力量应适中，力量过小起不到作用；③甘露醇500 mL或乙酰唑胺500 mg静脉滴注，以降低眼压，乙酰唑胺无静脉药物时可以口服，首剂量为500 mg；④舌下含服硝酸异山梨酯、静脉滴注葛根素等扩张血管。

✛ 颅内动脉栓塞的临床表现及处理

颅内动脉栓塞的发病机制与眼动脉栓塞相同，差异在于栓子在注射器推注力的作用下继续在眼动脉主干内逆行，只有到达颈内动脉后才能在血流作用下继续向动脉远端前行，从而栓塞大脑前动脉、中动脉，表现出相应的临床症状和体征。有文献报道，注射物栓子栓塞于同侧的眼动脉分支以及大脑前动脉、中动脉和后动脉，可引起同侧的视网膜动脉栓塞以及大脑额叶、顶叶和枕叶梗死。由于枕叶是视觉中枢，虽然对侧眼动脉没有直接发生栓塞，但也可出现半侧视野缺损的表现。根据现有文献报道，在面部注射填充剂所致的眼动脉及其分支栓塞中，20%~30%的患者伴有不同程度的颅内动脉栓塞，临床表现轻重不一。因此，注射后发生视力损害时，要密切观察患者的全身情况，必要时进行神经系统查体和颅脑影像学检查，并及时请神经内科医生会诊。

✛ 血管栓塞的预防和治疗

1.血管栓塞的预防

对于血管栓塞这类缺少有效治疗的并发症而言，预防胜过治疗，需要注意以下几个方面。

(1)加强专业知识的学习，掌握相关的解剖知识，提高注射技术。

(2)尽量使用钝针头，尤其是眶周部、鼻根部、颞部等高危区域，以避免刺破血管。

(3)尽量避开血管走行的部位和层次，如鼻旁、鼻唇沟、眉间等。

(4)如果使用锐针头，则应减少在组织中反复穿刺，从而降低刺破血管的概率。

(5)注射操作应轻柔，减轻注射的压力，避免材料被挤入血管。

(6)注射量宁少勿多，如果量大可分次注射，以免材料进入血管。

(7)保持警惕，注射完毕留观30 min，注射后随访数日。

(8)对于高危(如老年、末梢循环差、外伤或手术史)患者，需加倍小心。

（9）用含有填充剂的细针头做回抽动作是无意义的，可以先用含有 0.9% 氯化钠注射液或局麻液的针头做回抽试验，确认安全后更换填充剂注射器进行原位注射。

（10）钝针也可发生血管栓塞，尤其是对于眶周的一些较粗血管来说，如果使用较细的钝针（如 27 G）加上粗暴的操作，则与锐针无异。

2. 发现血管栓塞及时处理

（1）发现血管栓塞表现或疑似异常，应立即停止注射。

（2）可抽取出部分注射物（适用于成团注入的材料）。

（3）以透明质酸酶溶解（仅适用于透明质酸类填充剂）。

（4）局部及全身使用扩血管药物，如硝酸甘油制剂。

（5）局部热敷及按摩。

（6）吸氧（眼动脉或视网膜动脉、颅内动脉栓塞时）。

（7）发生视力损害时，应尽早开始必要的治疗，并及时转诊眼科。

（8）发现神经系统异常时，要警惕颅内动脉栓塞的可能，及早转诊神经内科。

3. 血管栓塞的后续治疗

（1）继续使用血管扩张剂（必要时）。

（2）使用降低血液黏稠度或抗凝活血药物，如阿司匹林等。

（3）进行高压氧治疗（必要时）。

（4）局部继续热敷、理疗，促进组织内的血液循环。

（5）局部预防性使用抗生素软膏，预防皮肤感染。

（6）对于局部变性失活的皮肤组织，使用促进皮肤组织愈合的药物。

（7）进行相关专科的系统治疗。

注射后出现的不良反应及并发症

1. 填充不足

填充不足的常见原因是注入层次过深。应做真皮内注射的患者，如果把填充剂注入真皮深层甚至皮下脂肪层，就会造成皮肤表面的凹陷和皱纹填充不足，浪费了部分注入深层的填充剂。也有注射层次正确而注射量不够的情况，比如有时候患者出于经济情况的考虑要求减少注射量，或仅仅要求做一个尝试性的注射，对于这类情况可以在注射后 1 周进行补充注射。

2. 皮肤发白

如果注射层次太浅、注射太快、注射量太大，会阻碍真皮血管网的血流，造成注射部位皮肤发白。在注射痤疮瘢痕的时候需要此种效果，但这种皮肤发白会在 5～10 min 后消失，因为此时皮肤恢复血供。在填充剂注射时如果发现注射部位皮肤发白，应立即停止注射并按摩皮肤，待色泽恢复后再做缓慢注射。

3. 毛细血管扩张

注射部位的毛细血管扩张会导致局部色泽异常，这种现象通常出现在真皮内注射的时候，可以用 IPL 或激光治疗。

4. 痤疮

注射层次过浅(如注射到真皮乳头层甚至更浅层)可能会刺激皮脂腺分泌,引起痤疮样变化,这种现象常常发生在颏部,可能与颏部的真皮层较厚有关。

5. 迟发性炎症反应

长期或永久性填充剂在注射几年后可能出现注射区域的红、肿、感觉异常,特别是接受痤疮瘢痕和唇缘注射的患者,这可能是局部的刺激作用引起的,但不是所有的注射部位都会产生这种情况。发生这种情况,可以使用光子治疗或者在病变区域使用复方醋酸地塞米松乳膏。

6. 增生性瘢痕

瘢痕体质者比如非洲人和亚洲人,可能会对真皮内注射产生瘢痕反应。针对这种情况可以使用激素瘢痕内注射进行治疗,大约几周后就会平整。

7. 脂肪萎缩

脂肪萎缩的原因不明,有人曾经报道过 5 例注射后发生面部脂肪萎缩的患者,其症状很像艾滋病患者的面部表现。这些患者在鼻唇沟内注射了可吸收填充剂(如透明质酸、HewFiller、水凝胶等),9 个月后均出现了两侧颊部萎缩。

8. 排异反应

正规医疗机构所使用的各类注射填充剂都是经过优化的工艺生产制造的,其组织相容性都比较好,尤其是目前最常用的透明质酸类制剂,其成分和人体内的天然透明质酸完全相同,极少引起排异反应。机体的排异反应主要与注射材料的成分、表面电荷、表面光滑度、亲水性等有关,故必须严格筛选合格的注射材料,并到正规医疗机构注射。

9. 意外死亡

注射导致的意外死亡虽然极罕见,但也有发生,其可能的原因是过敏性休克、血管栓塞等。严重的过敏性休克,如果抢救不及时,可以发生生命危险;严重的心、脑血栓塞也可以危及生命,必须引起足够的警惕。

第三节　脂肪移植注射

✦✦ 什么是自体脂肪注射移植?

应用自体脂肪移植治疗组织缺损或发育不良已有较长的历史。Neuber 在 1893 年首先报道切取小块脂肪移植治疗面部组织缺损;1919 年 Bruning 将脂肪移植物装在注射器中,用注射的方式矫正鼻畸形;1950 年 Peer 发现移植的脂肪有 45% 以上会被机体吸收,而未成活的脂肪还有可能出现液化、坏死、感染、结节和囊肿等,但他同时指出术后 8 个月时脂肪移植物在显微结构上与正常的脂肪组织相似;1978 年 Bircoll 首次报道应用吸脂获得的自体脂肪进行凹陷的填充和轮廓改形,并在 1982 年报道使用一次性吸脂管抽取脂肪颗粒,用注射器和针管进行脂肪移植;Johnson 则在 1983 年报道使用注射自体脂肪的方法进行臀部和乳房的填充;此后许多外科医生都开始尝试利用抽吸的脂肪进行缺陷的填充和其他畸形的矫正，脂肪移植的方法和应用范围得到进一步扩展。在此背景下，美国整形重建外科医师学会(ASPRS)于1987年9月发表了一份关于自体脂肪移植的报告，其结论为：①自体脂肪注射是具有科学基础的操作；②自体脂肪移植仍处于实验性研究阶段；③自体脂肪注射的效果具有不确定性，其有效性有待长期临床对照研究证实；④脂肪注射隆乳术可能影响乳腺癌的早期诊断。

影响移植脂肪成活率的因素

1. 供受区的选择

通常认为提取自不同部位的脂肪，其成活率没有显著性差别，但也有人认为脂蛋白酶(lipoprotein lipase, LPL)高的供区脂肪移植后成活率高。人体不同部位脂肪组织的LPL活性存在差异，大腿及臀部的LPL活性最高，其次为下腹部，所以应选用躯干的下半部作为脂肪移植的供区。对于受区来说，普遍的共识是血供好的部位容易成活，所以应该选择血供丰富的部位进行少量多层次的移植，有利于脂肪的成活。

2. 取材方法

取材时对脂肪细胞的损伤程度是决定其移植后是否成活的重要因素。早期的脂肪获取是采用手术切取脂肪的方法，将经过切割的脂肪团块移植入受区，这些脂肪团块内部常出现缺血、坏死，形成钙化灶等情况，不易整体成活。目前通用的取材方法是负压吸脂法，和脂肪团块相比，负压抽吸取得的颗粒脂肪体积细小，更容易成活。2001年，Shiffman医生对于多种规格的注射器和套管针在不同的负压下吸脂时对脂肪细胞的影响进行了分析，他发现在700 mmHg的负压下脂肪细胞就会出现明显的损伤，而在小于500 mmHg的负压下获取的脂肪细胞则表现出较好的生存能力；同时还发现使用小于18 G的吸脂针对细胞的损伤会明显增加；此外，抽吸脂肪的针管直径应在4 mm以下，以控制脂肪颗粒的大小，减少脂肪细胞的破坏。

3. 纯化方法

脂肪获取后需要做注射前的处理，其目的是去除肿胀液、血液和脂滴，以提取比较完整的脂肪颗粒。纯化脂肪的操作应尽量减少对离体的脂肪细胞的额外损伤，以增加细胞的成活率，常用的方法有清洗过滤法、静置沉淀法、机械离心法和滤纸吸附法4种，这些方法各有特点，目前尚无大样本的对照试验对这几种方法的脂肪成活率进行比较。究竟使用哪种方法，主要根据实际条件和医生的喜好。清洗过滤法比较适合较大容量的脂肪移植，如果使用纱布过滤，需要避免纱布纤维混入脂肪中；由于脂肪暴露在空气中的时间较长，应在无菌条件较高的手术室内操作。静置沉淀法操作最为简便，且可以避免脂肪细胞暴露在空气中，适用于少量的脂肪移植和缺乏层流手术室的机构，目前已有专用于大量脂肪静置的无菌袋，可提高移植量。机械离心法可以提取纯度较高的脂肪组织，但需要符合无菌操作条件的离心机，还需要选择合适的离心力，避免损伤脂肪细胞。滤纸吸附法操作简单，耗时最少，可以提高手术效率，适用于少量脂肪移植。

4. 注射方法

抽取的脂肪颗粒经提纯处理后应尽快注射，等待时间不应超过1 h。如脂肪的离体时间超过4 h，或经冷藏冷冻保存，其成活率都会明显下降。注射的原则是尽量将颗粒脂肪均匀地分散在受区组织中，避免将大量的脂肪集中在一个部位，应该多层次多渠道地分散注射，每个点的注入量不超过 1 mL，注射后应轻柔按摩抚平，不要用力按压注射部位，避免脂肪细胞受损。脂肪颗粒有一定的变形能力，在压力下可通过较细的针管。脂肪颗粒和注射针的管径差异越大，脂肪在注射过程中所受到的压力也越大，为尽量减少脂肪细胞受压造成的损伤，操作时应该选择与脂肪颗粒直径相匹配的注射器和注射针。

5.环境因素

理论上讲自体脂肪注射移植后可以在人体的绝大多数部位成活，但不同的受区环境对脂肪的成活率有一定的影响，不利因素包括受区血供偏少、血肿、局部压力过大、位于活动部位及受术者患有糖尿病等。

自体脂肪注射移植的适应证

自体颗粒脂肪注射移植有广泛的适应证，其注射层次一般比皮肤填充剂深，通常注射于皮下及更深层的组织内，主要用于组织缺损的填充，如面部凹陷性缺损或畸形、单侧或双侧颜面萎缩、面部软组织发育不良、手术或外伤导致的局部凹陷、抽脂手术后的不平整等，也可用于先天性乳房发育不良、产后乳房萎缩、双侧乳房大小不对称等情况。近年来，脂肪移植的适应证扩展到皮肤填充剂的治疗领域，用于面部组织的填充、对抗皱纹和一些组织增大性的手术，包括矫正鼻唇沟、颞部和面颊填充、隆鼻、隆颏、阴茎增粗等，也取得了良好的效果。还有报道脂肪移植可以治疗萎缩性瘢痕，以及在植皮皮片下进行自体脂肪注射，用于改善瘢痕、皮肤柔软度和色泽等。

自体脂肪注射移植的禁忌证

自体脂肪注射移植的禁忌证包括：①受区、供区组织有炎症或感染病灶；②有重要脏器疾病或糖尿病不能耐受手术者；③免疫系统或造血系统疾病患者；④凝血功能障碍或有出血倾向者；⑤极度消瘦者；⑥月经期、妊娠期或哺乳期妇女；⑦心理准备不足或有不切合实际要求者；⑧精神疾病患者；⑨未成年人。

自体脂肪移植的供区该如何选择？

供区的选择和设计需要考虑以下因素。

(1)脂肪丰富的部位：自体脂肪移植的供区多数选择在腹部、臀部和大腿部，这些部位的脂肪组织丰富，脂肪细胞致密，移植后脂肪体积保存较其他部位容易。

(2)易于手术操作的部位：如供区接近受区，可以作为同一个手术区，无须重新消毒铺巾，方便术后加压包扎和创口护理。尽量选择和受区位于同一侧的供区，这样可以避免手术中更换体位。

(3)为二次手术留有余地：在术前应对受区所需要的脂肪量进行充分的估计，如果需要分次采集脂肪，应提前确定并保留下一次手术的部位。

(4)考虑手术的便利：选择供区时需考虑吸脂管的可操作性，不要将弧度较大的部位作为供区，因为吸脂管是无法在体内弯曲的。

(5)切口隐蔽：在选择供区的同时要考虑抽脂口的位置，尽量使抽脂口位于隐蔽部位，如肚脐、腹股沟、臀沟等。

✦ 自体脂肪移植的受区该如何设计?

术前仔细测量受区的凹陷范围与程度,通过医生与患者的充分沟通确认填充的范围及容量,同时精确标记填充区域,并依照经验估计所需的脂肪量。常用的脂肪移植受区标记方法如下。

(1)等高线法:主要用于面积较大的凹陷区域,其凹陷程度自中心到边缘逐渐递减。设计时先根据受区的形状描记边界线,再根据情况逐渐向中心最凹处描记,描记线逐渐向中央部位靠拢,其结果类似地理学中的等高线。

(2)分区法:用于注射区有多个美学亚单位的情况。标记需要注射的美学亚单位,还可以在旁边标记拟填充的脂肪量,有时也可与等高线法联合使用。

(3)范围法:适用于平坦部位的少量脂肪移植。简单标记拟填充区域的范围即可。

(4)预填充法:在一些不规则的区域,可以在受区预先注射含利多卡因的0.9%氯化钠注射液或可吸收的短效填充剂,以了解所需的注射容量和可能产生的效果。

✦ 自体脂肪移植该如何麻醉?

少量(数毫升)自体颗粒脂肪移植,只需在小范围内抽吸出适量的脂肪,在局部麻醉下即可进行。用0.9%氯化钠注射液400 mL、2%利多卡因20 mL、1%肾上腺素1 mL配成局麻肿胀液,在供区做肿胀麻醉。大量自体颗粒脂肪移植需要与吸脂术同时进行。在全身麻醉或硬脊膜外麻醉下,用0.9%氯化钠注射液1000 mL、1%肾上腺素1.5 mL配成局部肿胀液,分深、浅两层注入皮下脂肪层,注射范围应略大于标记的供脂区范围,以局部软组织略硬为度。注射后静待10~15 min,等肾上腺素发挥作用后进行手术,可以大大减少出血量。选择局部麻醉手术时应特别注意缓慢推注肿胀液,在麻醉起效前减少注射针在皮下的穿刺动作,尽量减少疼痛。

✦ 自体脂肪是如何获取的?

在供脂区周围的隐蔽区域顺皮纹方向作小切口,根据标记的供脂区范围进行抽脂。一般来说负压越大越容易损伤脂肪细胞,将负压值控制在20~40 kPa对脂肪细胞损伤较小,大部分医生据此认为应该尽量使用手动注射器抽吸。手动抽脂时可选择10 mL、20 mL或50 mL注射器连接吸脂管抽取脂肪,抽吸时注意控制负压水平,以减少脂肪细胞的损伤。使用负压机器吸脂时应注意控制负压值,尽量使用较低的负压操作。吸脂时应避免在同一个部位过量反复抽吸,以免造成供区凹陷畸形。需要做好吸脂部位边缘区域的过渡,以维持供区的平整。

✦ 脂肪的纯化方法

常见的脂肪纯化方法有清洗过滤法、静置沉淀法、机械离心法及滤纸吸附法。

移植后的术区该如何护理?

自体脂肪注射移植后受区可以进行按摩塑形,按摩时动作要轻柔,避免用力按压。供区需要进行加压包扎,以帮助排出残余的肿胀液,控制肿胀程度,减少血肿、血清肿的发生。加压包扎一般需持续2周,如抽吸量较大,则应参照吸脂术穿束身衣或用其他合适的方式持续加压。受区48 h内的冷敷对减轻水肿也有所帮助。少量脂肪移植一般不需要使用抗生素;如注射范围较大或移植量较多,则可酌情使用。

脂肪移植的不良反应及处理方法

脂肪移植存在供区和受区双重的组织创伤,术后可能出现瘀斑、水肿、疼痛等注射反应,也可能出现血肿、血清肿、脂肪液化、感染、脂肪栓塞等并发症。遵循正规的操作原则可以最大限度地预防并发症的发生。了解自体颗粒脂肪注射术的各种并发症,正确判断并发症的临床表现,及时进行有效处理,可以最大限度地减少并发症造成的后果。

1. 出血和血肿

出血可以发生在抽取脂肪或注射脂肪的过程中。抽取脂肪过程中发生的出血,可以参照脂肪抽吸术中出血的处理方法,通过有效的加压包扎或局部切开结扎止血。注射脂肪过程中发生的出血,在注射脂肪前出血时,可以施以加压止血,中止手术;在注射脂肪后出血时,需谨慎加压,防止已注射的脂肪被压进受损的血管。面部自体颗粒脂肪注射术中出血,会形成血肿并压迫出血的血管而不再继续出血,其血肿的体积不会很大,术后很快会被吸收。乳房自体颗粒脂肪注射术中出血,会分散在乳房的疏松结缔组织层中,随着乳房体积的增大,压迫出血的血管不再出血,血肿也会在术后很快被吸收。另外,我们也注意到受区的血肿会导致自体颗粒脂肪的大量吸收,严重影响手术效果。

2. 脂肪栓塞

自体颗粒脂肪注射所致的脂肪栓塞,可以是进入血管的颗粒脂肪机械性栓塞了重要的功能区域,也可以是游离出的脂滴经破裂的小静脉进入血流而引起血管内皮系统崩溃。脂肪栓塞的后果取决于进入循环系统的脂肪量及全身受累的程度。少量脂滴入血,可被巨噬细胞吞噬吸收,或由血中的脂肪酶分解清除,无不良后果;若大量脂滴(9~20 g)短期内进入肺循环,使75%的肺循环面积受阻时,可引起窒息、急性右心衰竭甚至死亡。鉴于可能发生的严重后果,术者必须高度重视,在自体颗粒脂肪注射术中必须使用钝性注射针缓慢推注,避免将脂肪直接注进血管;遇到明显出血时应及时压迫止血,并在注脂时考虑回避该区域,避免脂肪受到挤压而进入损伤的血管。

在自体颗粒脂肪注射的术中、术后,受术者突然出现剧烈头痛,一侧肢体失去肌力,应立即判断为脑血管脂肪栓塞;受术者突然出现胸痛、胸闷、昏迷,口吐血性泡沫,血氧饱和度下降,应立即判断为肺血管脂肪栓塞。发生脂肪栓塞时,医生要保持冷静,马上启动应急预案。立即联系麻醉科,紧急行气管插管,同时保持受术者呼吸道通畅,立即给予吸氧、激素、脱水剂和呼吸兴奋剂,直至受术者的脂肪栓塞症状得以缓解,转移至有抢救设施的科室。

此外,在鼻、鼻唇沟、眼周、面颊、颞部等处注射脂肪时还要警惕脂肪栓子进入眼动静脉系统，造成视力损害的风险。面动脉及其分支系统呈网状结构，并与眼动脉系统相联系，栓子可以借此通道进入眼动脉系统，栓塞或部分栓塞视网膜中央动脉，导致失明或视力部分丧失的严重后果。面部的静脉由于没有静脉瓣，且眼周和鼻部的静脉与眼静脉、视网膜静脉及海绵窦关系密切，进入其中的脂肪栓子更容易游走到远处，造成视力和神经系统损伤。眼动脉栓塞的症状通常为即刻的眼部疼痛，伴黑蒙或视觉丧失；不完全栓塞时可能表现为单侧或双侧的视野帘幕状缺损，可不伴随疼痛症状。眼静脉栓塞造成的视力损伤通常在数分钟后出现，单、双侧均有可能，疼痛程度较轻，主要为胀痛，可伴有瞳孔散大的表现，部分严重者甚至可以出现同侧上肢瘫痪的症状。发生在末梢血管的机械性栓塞较少引起全身症状，主要表现为栓塞动脉支配区域的缺血症状，如花斑、皮肤坏死等。头部的浅表动脉栓塞可导致局部脱发；有时栓塞动脉支配较重要的区域，则会引起相应部位的急性缺血性病变。

3. 脂肪液化

自体颗粒脂肪注射术最常见的并发症就是脂肪液化，其形成原因是注射脂肪的团块或颗粒过大，中央部分的脂肪得不到血供而发生缺血、缺氧、液化坏死。临床表现为：急性期间，血常规异常，体温升高，皮肤红肿热痛，破溃处涌出猩红色油性稠液；急性期后，形成皮下包块，外层为厚实而有张力的炎性包裹，压之有痛感；数年后外层的炎性包裹机化，形成壳状钙化。预防脂肪液化的有效方法是，在一个注脂区域里尽量分层次、多点位注射，避免脂肪颗粒在受区形成较大的团块。

处置注射脂肪液化的具体方法：急性期彻底引流已液化的脂肪，纠正全身症状；包裹形成后可用钝针头反复抽吸出液化的脂肪，直至炎症组织吸收消散；如已形成壳状钙化，如同结核钙化灶一样，因对机体无碍，可不必取出。

4. 感染

在移植后的脂肪组织中，血供并不是十分好，有些平时不会发生感染的皮肤，在自体颗粒脂肪注射后可能会发生感染，导致大量注射的颗粒脂肪发生液化坏死。在自体颗粒脂肪注射术中要坚持严格的无菌操作技术，杜绝使用浸泡器械，尽量使用高温高压灭菌器械。缺乏高等级层流手术室的机构，术中要尽可能减少脂肪暴露在空气中的时间，移植量较大时尤其需要注意。一旦出现感染，需要按照抗感染的原则进行对症治疗，局部液化感染的脂肪需要及时彻底地引流。

5. 过度吸收

自体脂肪植入受区后就开始面临脂肪吸收的问题，吸收比例过大会使手术效果大打折扣。受区的血肿、挤压、表情活动和运动锻炼等因素都可能导致脂肪吸收增加。为了维持手术效果，注射时可以超量注射 30%~50%。

6. 囊肿形成

脂肪移植形成的囊肿通常具有自限性，其大小和移植量呈正相关，很多时候小的囊肿并不容易被发现，但在眼睑和阴唇等特别柔软的部位或在较大容量的脂肪移植时会使囊肿问题比较突出。小的囊肿可以通过注射糖皮质激素得到改善，而较大的囊肿通常需要手术来解决。

7. 钙化

脂肪移植后坏死的颗粒脂肪可能形成钙化灶，多见于隆乳、丰臀等较大容量的脂肪移植，这些钙化灶可以在术后几个月内出现，触诊表现为实质性的团块，位置固定，如位置比较浅表或造成外观影响，可考虑手术切除。

8. 压力性萎缩或坏死

活体组织在受压情况下会发生萎缩性改变，这可能是生物力学与营养障碍共同作用的结果。自体脂肪移植术后出现相应部位的萎缩和坏死，可以是脂肪移植量太多、局部压力过大所致，也可以是供受区术后包扎时局部过度压迫所致，预防方法是避免超过需要量50%的过度矫正和包扎时适当控制压力。

9. 不对称

吸脂和注脂都是手工操作，两侧同时进行时无法做到完全一致，必然面临不对称的问题。一般由于麻醉肿胀及手术医生对两侧注射量的控制，术后不会即刻表现出明显的不对称；随着肿胀的消退，两侧脂肪成活率的差异越大，不对称越明显。

10. 窦道形成

注射过多、脂肪液化、感染等均可导致术区积液，若合并皮肤坏死即可出现难以愈合的窦道。这种情况下首先需要进行充分引流，清除坏死组织，待创面情况好转后再考虑手术修复。

11. 脂肪增生和脂肪瘤

自体脂肪移植术后可能出现脂肪增生的情况，表现为移植区域软组织过度增生超过移植量，软组织表面无包膜形成，其具体发生机制很难明确，比较严重的情况可能需要吸脂和局部注射糖皮质激素治疗。脂肪瘤是比较常见的情况，表现为有包膜可触及的团块，与原发性脂肪瘤相比，脂肪移植术后形成的脂肪瘤质地偏硬，多具有自限性，如比较明显可考虑手术切除。

第十一章　组织移植与填充

第一节　组织移植

什么叫组织移植？

组织移植是将自体组织或人工材料等移植到身体的某一部位，以恢复由于先天性或后天性因素引起的畸形或组织缺损的一种技术。其原理主要是利用捐赠者身体内的健康组织或细胞，并在其与患者身体相容的情况下，移植到患者身体内。

组织移植的步骤

（1）检查和测试：捐赠者和患者需要通过一系列的检查和测试，例如血型鉴定、免疫组化分析、组织配型等，以确认其是否适合捐赠或接受移植。

（2）采集：捐赠者的组织需要进行采集和处理。例如，肝脏需要在手术过程中被完整地取出，而角膜则可以在门诊中进行。

（3）保存：捐赠者的组织需要进行保存，以确保其能够在合适的时刻进行移植。这个过程需要在患者与捐赠者配型成功后，再将组织保存在特定的环境中，例如低温冷冻。

（4）移植：在捐赠者和患者相配的条件下，组织或细胞可以进行移植。移植过程需要在医生的指导下进行，以确保手术过程顺利，并且患者能够尽早恢复。

组织移植存在的主要问题

组织移植的发展对于整个医学领域产生了积极的影响。各类器官的移植成功率越来越高，使得大多数患者能够得到有效的治疗并获得更好的健康状况。

但是，组织移植也存在着一系列的问题。例如：

（1）器官捐赠量不足。尽管国家已经设立了许多器官捐赠中心，并鼓励人们进行器官捐赠，但是大量患者仍然需要等待器官捐赠。

（2）科技的限制性。尽管器官重组和细胞培养等技术不断发展，但是仍然存在着大量的科技方面的限制，导致有些患者无法进行有效的组织移植。

（3）移植后的排斥反应。由于移植后免疫系统被改变，大多数患者需要终生药物治疗以防止排斥反应，并且这些药物还会对患者的健康产生负面影响。

组织移植的分类及其临床应用

1. 根据供者和受者关系

（1）同种异体移植（同体移植）：这是最常见的移植类型，捐赠者和接受者属于同一物种，常见于人与人之间的器官移植。

（2）同卵双胞胎移植：在同卵双胞胎之间进行器官或组织移植，因为同卵双胞胎具有相同的遗传信息，不需要进行抗排异治疗。

（3）异种移植：也称为异体移植，捐赠者和接受者属于不同的物种。常见的有肝脏、肾脏、心脏瓣膜移植，用于治疗肝功能衰竭、肝癌、肾病终末期及心脏瓣膜病等疾病。此外，性腺移植、肺移植、胰腺移植也在临床上有所应用，异种移植仍在广泛探索中。

（4）自体移植：也称为自体器官移植，是将自身的细胞、组织、器官进行相应的处理后，移植到身体所需要的位置。临床上可见自体脂肪丰胸、植皮、自体骨髓移植、自体干细胞移植等。

（5）交叉移植：指在两个或者两个以上的患者在与各自亲属配型不符而与他方亲属配型交叉相符的情况下，一方亲属互以他方亲属自愿捐献为条件，经适格医疗机构的伦理委员会审查通过，由该适格医疗机构组织实施的活体器官移植手术。常见于器官移植，但由于伦理、社会道德等问题，其发展受到限制。

（6）配型不合移植：有时由于急需器官，可能会进行配型不完全匹配的移植，但这通常需要更强的免疫抑制治疗。

2. 根据组织来源

（1）皮肤移植：皮肤移植是治疗创伤、烧伤及其他因素所致皮肤缺损的常用方法。

（2）骨及软骨移植：骨移植可稳定缺损的骨直至新骨形成，软骨移植广泛应用于耳再造、鼻整形以及手术修复等。

（3）真皮及脂肪移植：常用于眼科及眼睑手术，可在眼球摘除时替代填充物，预防眼球摘除后上睑凹陷，同时可用于眼眶区的骨质及软组织缺损所致凹陷的矫正，以及轻度骨缺损的凹陷畸形矫正。

（4）黏膜移植：仅应用于修复眼球、眼睑结合膜缺损和唇红缺损等部位。

（5）筋膜移植：可用于关节韧带和肌腱断裂及再造肌腱滑车等修复手术中，同时还可用于面神经瘫痪或眼睑下垂的筋膜悬吊整形手术。

（6）肌肉移植：将带有完整动、静脉血管系统和神经支配的肌瓣移于受区，分别与受区动、静脉和神经吻合，恢复其血液供应并重建神经支配，为受区提供预期的肌肉动力，并重建运动功能的一类手术。

（7）神经移植：常见的为神经干细胞移植。神经干细胞移植是将神经干细胞（neural stem cells）移植到宿主体内，使神经干细胞向神经系统病变部位趋行、聚集，并存活、增殖、分化为神经元和（或）胶质细胞，从而促进宿主缺失功能的部分恢复的一种技术。

（8）复合组织移植：移植物为不同组织但以同一个供血动静脉为血管蒂的移植手术。

如肌骨瓣、骨皮瓣等复合组织瓣。

(9)生物材料填入以及组织工程化组织移植：主要应用于创伤修复和整形美容领域中，但对于生物材料和移植组织要求较高。

第二节 组织填充

什么叫组织填充？在整形美容外科中有何应用？

组织填充，是指利用特定的填充材料对生物体的局部组织空间进行充实或塑造的过程。这一概念在医疗美容领域尤为重要，它通过填补皮肤凹陷或改善特定部位的轮廓线条，以达到美容美化的目的。

组织填充通常是将生物相容性良好的填充剂注射到所需部位。这些填充剂可能是胶原蛋白、透明质酸、聚己内酰胺(例如：玻尿酸)或其他合成材料。填充剂的选择取决于预期的效果、患者的具体情况以及填充部位的要求。组织填充不仅可以用于面部，如丰唇、丰太阳穴、抚平皱纹等，也可以用于身体其他部位，以矫正或改善形态。组织填充在提升患者自信、提高生活质量方面起着积极作用。

在整形美容外科中应用较多的便是软组织填充。软组织填充是指使用硅胶、膨体或玻尿酸等物质做填充，可以根据不同的部位选择合适的材料达到很好的填充效果。如果是用于胸部或者鼻子部位的填充，可以选择硅胶或膨体；如果用于面部凹陷的填充，可以选择玻尿酸，玻尿酸还能使皮肤变得水润。

自体组织移植和异体组织移植的区别

(1)供体来源：自体移植的供体可以从患者自身身体其他部位取得，也可以来自事先存储的组织样本。异体移植的供体通常来自器官捐赠者。

(2)取材范围：自体移植取材于患者本身，较异体移植取材范围小。

(3)手术风险：自体移植的供体来自患者本身，因此不存在免疫排斥的风险。异体移植存在严重的免疫排斥反应，且易发生过敏、感染等不良反应。

(4)术后恢复：一般而言，自体移植因无免疫排斥反应，较异体移植恢复速度快，恢复效果好。

自体组织移植的临床应用和适应证

自体组织移植在临床上有广泛的应用：

(1)自体冻存卵巢组织移植可用于治疗化学药物治疗(化疗)和放射治疗(放疗)导致年轻女性癌症患者的卵巢早衰和不孕。

(2)自体结缔组织移植术在牙周手术、传统修复、种植修复和正畸中治疗牙龈退缩。

(3)自体真皮脂肪组织移植在二次鼻整形修复中作为填充物，适用于初次隆鼻后因皮肤菲薄出现假体透光、假体显形等问题的患者。

（4）应用自体耳郭复合组织移植修复外伤性眼睑缺损。

（5）应用负压吸引技术联合自体组织瓣移植修复胫骨骨折术后钢板外露。

（6）应用血管化髂骨-腹内斜肌复合组织瓣修复上颌骨缺损。

异体组织移植的临床应用和适应证

异体组织移植技术在多种医疗情况下发挥着重要作用，主要包括皮肤移植、骨骼移植和角膜移植等。这些移植手术适用于治疗大面积烧伤、皮肤缺损、骨骼损伤、眼部疾病等。

（1）在严重烧伤的情况下，医生可能会使用异体皮肤移植覆盖患者的大面积皮肤缺损。

（2）在骨骼损伤中，异体骨骼移植可用于填补骨骼的缺损或重建骨骼结构。

（3）角膜移植手术用于治疗严重的眼部疾病，如角膜病变或感染。

（4）异体组织移植的适应证取决于特定组织的特性，例如皮肤移植适用于皮肤缺损或烧伤。

（5）骨骼移植适用于骨骼损伤或缺损，角膜移植适用于角膜病变或感染。

异体组织移植为何不能与机体长期共存？

异体组织移植无法与机体长期共存的主要原因是免疫系统的自然防御机制，它会识别并排斥外来组织。即使是同一物种的不同个体之间，组织之间也可能存在差异，导致组织不相容。此外，免疫抑制药物的不良反应、遗传差异、供体特异性疾病传播和抗体反应等因素也会影响移植组织的存活和功能。同时，长期服用免疫抑制药物，可能导致出现包括肾损害、糖尿病、高脂血症等全身性并发症，对患者机体造成严重破坏，影响患者生存率。

第三节　皮肤移植

什么叫皮肤移植术？

皮肤移植指的是在软组织创面、新鲜的肉芽创面，通过切取皮肤游离物进行移植，以达到消除创面外露的作用。可分为游离皮片移植、皮瓣移植两大类。后者又可分为带蒂、游离及管状皮瓣移植三种类型，是治疗创伤、烧伤及其他因素所致皮肤缺损的常用方法。一般多选用与伤口接近的肤色处皮肤，或对美观影响不大且血供丰富易愈合处皮肤。移植的皮肤能否成活主要取决于移植的皮肤与受体皮肤组织是否建立了有效的血液循环。影响移植皮片或皮瓣成活的因素包括创面感染、皮片移动、皮管或皮瓣的蒂部扭转受压或皮管脂肪过多等，高压氧治疗有助于提高皮肤移植的成功率。

皮肤移植术的术后注意事项

移植术后要严密观察，检查有无血运障碍、继发出血或炎症感染等现象。以上三者是移植术失败的主要原因，因此，术前需进行设计，注意供皮区的主要血管走向，以便移植

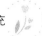

后能建立有利的血液循环；术中操作要轻柔，避免创伤过重，并且要妥善止血，严密缝合，不留间隙，这样既有利于固定，又能防止渗血，不致形成血肿引起感染。这是移植术成功与否和防止并发症的关键，宜多加注意。

✦ 什么叫皮片移植术？

皮片是指一块单纯皮肤，或不含皮下脂肪组织的皮肤。由身体某一部位取皮片移植于另一部位，修复体表软组织的浅层缺损，称为皮片移植术。其主要操作步骤包括术前准备、供体皮片的采集、缺损部位的准备、供体皮片的移植、创面修复和固定、术后护理和恢复。皮片移植术的目的是促进受损皮肤的愈合和修复，恢复患者正常的外观和功能。这种手术通常用于治疗烧伤、创伤、手术切口、溃疡、癌症切除和其他皮肤缺损。皮片移植术虽然在临床上被广泛使用，但它仍存在一些如供体区域损伤、感染风险、免疫排斥反应、移植皮肤缺乏感觉、成本高等的缺点。目前，它的相关研究如活体组织工程、微创手术技术、血管重建技术、免疫抑制策略、生长因子和创伤愈合加速剂等，可以改进皮片移植术的效果，加快术区恢复和移植皮片的生长。

✦ 什么叫皮瓣移植术？

皮瓣是由具有血液供应的皮肤及其附着的皮下脂肪组织所组成。皮瓣移植术是指把皮肤连同皮下脂肪，由一处移植到另一处，被移植的组织仍与供皮区有部分相连，此相连的部分称为蒂，故又名有蒂植皮术。被移植的部分称为瓣，故而称为皮瓣移植术。皮瓣的血运暂时完全由蒂供给，移植后，皮瓣与植皮区建立新的血运关系，待皮瓣能从植皮区获得充分血运后，才可将蒂切断。其主要操作步骤包括术前准备、供区标记和准备、皮瓣剥离、移植皮瓣植入、确保血液供应、创口关闭和固定、术后护理和恢复。皮瓣移植术的目的是通过移植健康的皮肤组织来修复受损的区域，促进其愈合和功能恢复，改善外观，并提升患者的生活质量。虽然皮瓣移植术被广泛应用于临床实践中，但它也有一些潜在的缺点，包括创伤和瘢痕的产生、感染风险、免疫排斥反应、术后移植皮瓣血液供应不足、手术时间长和复杂性高、后遗症和功能受限、成本高和恢复时间长等。目前，有些研究如输注干细胞和生长因子、外科显微镜下的血管吻合、组织工程技术、智能材料和生物打印技术、抗排斥策略等正在应用，旨在进一步提高皮瓣移植技术的效果，减少并发症，并为患者提供更好的医疗选择。

✦ 皮片移植术和皮瓣移植术的区别

皮片移植术是指将可移植的皮肤组织从供体部位切除，然后移植到受损部位。皮瓣移植术是指将包括皮肤、表皮下组织和可能的肌肉、血管、神经在内的组织整体从供体部位移植到受损部位。皮片移植术和皮瓣移植术都是外科手术中用于修复破损或缺损皮肤的常见技术，其主要区别如下。

（1）移植的类型：皮片移植术使用的是完整的皮肤片，主要用于覆盖较小的皮肤缺损，如烧伤或肿瘤切除后的创面。而皮瓣移植术使用的是含有完整皮肤、组织和血管的被剥离皮肤片，主要用于覆盖大面积或需要更好血液供应的严重皮肤缺损。

（2）供体部位：在皮片移植术中，供体皮肤片可以来自患者自身身体的其他部位，也可以来自供体。而在皮瓣移植术中，供体皮瓣通常来自患者自身身体的其他部位。

（3）血液供应：皮片移植术中，移植后的片状皮肤通过周围组织中的血液供应来获得营养和氧气，且皮片的大小和厚度有限。而皮瓣移植术中，移植的皮瓣具有自身的血液供应系统，可通过修复和重建供体及目标部位的血管来确保血液供应。

（4）手术复杂性和耗时度：一般而言，皮片移植术较为简单，手术时间相对较短，复杂度相对较低。而皮瓣移植术较为复杂，手术时间较长，需要更高的技术水平和专业知识。

（5）愈合和功能恢复：皮片移植术后的创面愈合通常较快，但可能存在不完全愈合或瘢痕形成等问题。而皮瓣移植术后的创面愈合较慢，但由于有血液供应，其移植的组织在愈合过程中具有更好的存活率，并能够更好地恢复功能。

皮片移植术的分类及特点

临床常用的皮片分为表层皮片、中厚皮片和全厚皮片3类。

1. 表层皮片

表层皮片（刃厚皮片）包括表皮层和极少的真皮乳头层，是最薄的皮片。它的主要优点是生命力强，能较长时间地依靠血浆渗透维持生存，故在血运不良的创面或有轻度感染的肉芽创面上均易成活。同时，表层皮片切取容易，供皮区不受限制，在同一供皮区可以反复切取，且供皮区愈合迅速，不遗留瘢痕，尤以头皮最为理想。其缺点是质地脆弱、缺乏弹性、不耐磨压，后期皱缩，色泽深暗，外形不佳。

2. 中厚皮片

中厚皮片包括表皮和部分真皮；依据包含真皮多少不同，又分为厚、薄皮片两种。中厚皮片的厚度介于全厚皮片和表层皮片之间，兼有两者的优点，易于成活，功能较好，应用范围广泛，是成形术中最常使用的皮片。但在供皮区常有增厚的瘢痕遗留，称为增生性瘢痕，是其主要缺点。

3. 全厚皮片

全厚皮片为最厚的皮片，包括表皮和真皮的全层。全厚皮片因为富有真皮层内的弹力纤维、腺体和毛细血管等组织结构，其优点为成活后收缩少、色泽好、坚固柔韧，能耐磨压和负重。但全厚皮片仅能在新鲜创面生长，且手术操作复杂，要求较高，供皮区又不能自行愈合，倘若不能直接缝合，尚需另取非全厚皮片覆盖闭合，因此在临床应用上常受到限制。

皮片移植术的适应证

皮片移植术主要用于修复体表软组织的浅层缺损。无论是无菌操作下的新鲜创面，或有细菌感染的肉芽创面，均可行皮片移植术，以防止出现功能性瘢痕挛缩或形态异常。此外，皮片还可用于填补与身体表面相通的腔穴管道，如口腔、鼻腔、阴道、眼窝的内壁黏膜缺损；也可将皮片做成管形用于修复阻塞的鼻泪管，或延长尿道下裂患者的尿道等。

异体皮片的移植除同卵孪生间的移植外，其余只能短时间成活。移植后，异体皮片早期虽能与受皮创面间建立血液循环，与自体植皮相似，但数日后即发生排斥反应。异体皮片主要应用于大面积深度烧伤，自体皮不足，作为生物性敷料暂时封闭创面以挽救生命。

表层皮片主要用于闭合创面，如Ⅲ度烧伤创面，就可用表层皮片以覆盖创面。也可用于闭合血运极差以及细菌感染的创面等。此外，口腔、鼻腔手术创面也可用此种皮片修复。

中厚皮片广泛地应用于各类新鲜创面和肉芽创面，根据受皮区的部位决定中厚皮片的厚薄。

全厚皮片通常用于颜面、颈部、手掌、足跖等磨压和负重多的部位。

皮片移植术的禁忌证

(1)疾病活动期：如炎症、自身免疫性疾病等。

(2)瘢痕纤维化：如肥厚瘢痕、鳞状上皮化生等。

(3)内科疾病：如心力衰竭、呼吸衰竭、肝功能衰竭等。

(4)癌症：皮片移植术在肿瘤存在的部位一般是不被推荐的。

(5)术前治疗不充分：如术前未控制好血压、血糖等。

(6)全身条件不良的患者：如晚期老年患者、多器官功能衰竭者等。

什么叫供皮区？什么叫植皮区？

供皮区是指皮肤移植手术中供给皮片或皮瓣的部位，又称取皮区。供皮区是为了获取足够的皮肤组织，以用于覆盖或修复受损的皮肤区域。供皮区可以是患者自身身体其他部位，也可以来源于供体。

植皮区是指需要进行皮肤移植的受损皮肤区域，又称受皮区。植皮区通常是烧伤、肿瘤切除、创伤或其他原因造成的皮肤缺损部位。这些区域需要通过皮肤移植来进行覆盖或修复，以促进创面的愈合和功能的恢复。

在移植过程中，医生会选择合适的供皮区来采集皮片或皮瓣。然后，将这些皮肤组织移植到植皮区，以供应血液和营养，促进创面的愈合和恢复。

供皮区和植皮区的选择取决于多种因素，包括患者的整体健康状况、供皮区和植皮区之间的距离、皮肤类型和肤色匹配等。

皮片移植术的术前注意事项

(1)改善全身情况，如患者有贫血、血浆蛋白过低、脱水等情况，须先行治疗。

(2)肉芽创面需经过一段时间的准备，包括通畅引流，更换敷料及使用0.9%氯化钠注射液湿敷(一般湿敷2~3 d)，适当加压包扎，抬高患肢等；待肉芽色泽新鲜红润，质地坚实无水肿，分泌物减少，周围创缘无炎症现象时，方能进行植皮。如肉芽组织高于创面较多者可行削除术。

(3)新鲜创面应按清创步骤进行处理，保证创面无活动性出血和坏死组织，边缘修剪整齐。

(4)供皮区应于手术前1 d剃毛，用肥皂水刷洗，擦干后用75%乙醇溶液涂抹，以无菌巾包扎；不能用烈性杀菌消毒剂(如碘酊等)，以免损害表皮，降低皮片活力。手术时用

1：1000 硫柳汞酊与 75% 乙醇溶液进行皮肤消毒。

✦ 取皮部位的选择原则

（1）选择皮面宽阔、平坦的区域：如大腿内侧、后外侧、腹壁及胸壁等处，可以被大量取皮，也容易被切取。

（2）供皮区应不影响日后局部的功能：如关节部位禁忌取厚皮片。

（3）供皮区的包扎应不影响受皮区的血运：如肢体远端植皮时，供皮区尽量不选在同侧近端，以免绷带压迫，造成远端充血，影响皮片成活。

（4）供皮区应选在不易受污染的部位：如幼儿不宜自臀部取皮。

（5）供皮区的选择应注意受皮区的特点：如进行面部或体表相通的腔穴管道植皮时，应选择在毛发稀少的区域取皮片；颜面植皮还应注意选择色泽相近的皮片，需要皮片小者可取自耳后部或锁骨上窝，需要皮片大者可取自上臂内侧或侧胸壁部。

（6）供皮区应尽量选择隐蔽的区域。

✦ 取皮的方式

1. 手术直接切取

手术直接切取是用刃长、薄而锋利的切皮刀或直钳夹持剃须刀片切取。切取时应注意刀片的角度（与皮肤呈 20°~30°）和刀片的压力，只有用力均匀才可能取得厚薄相对均匀的皮片。此方式所取表皮可用于小面积的白癜风表皮移植、下肢小面积溃疡创面的治疗等。徒手取皮的缺点是较难取得较宽的皮片，且周围皮肤呈锯齿状边缘不整齐，所取皮肤厚薄不一。

2. 机械切取

用手法切取大块中厚皮片往往不理想，需用鼓式取皮机切取，也可用滚轴式取皮刀或电动取皮机切取。

（1）鼓式取皮机：鼓式取皮机又称 Padgett-Hood 切皮机。鼓式取皮机的工作原理是，用双面胶或胶水把鼓式取皮机与所取皮肤黏合一起，根据要求调整好所取皮肤的厚度，边滚动边切取，这样便可取得所需一定厚度及大小的皮片。此方式所取皮片的面积较大，可用于修复大面积的皮肤缺损，如面部巨痣、增生性瘢痕切除后较大创面的修复等。鼓式取皮机主要由手柄、鼓式刀片和皮肤收集器组成。手柄是整个设备的控制中心，通过手柄可以控制鼓式刀片的旋转速度和方向。鼓式刀片是取皮的关键部件，它通过旋转的方式将皮肤剥离下来。皮肤收集器用于收集剥离下来的皮肤，方便后续的移植或修复手术。

（2）滚轴式取皮刀：滚轴式取皮刀又称 Hubby 切皮刀，是具有滚轴和附有调节切片厚度的一种较简易的切皮器械，调节厚度刻度的旋钮，每格代表 0.25 mm 的厚度。使用此刀切取皮片时操作简单，如同徒手取皮一样，掌握刀刃与皮肤的角度和压力，取皮前在皮肤与刀片上涂一层消毒石蜡油，以便于术中操作；但切取皮片有时并不整齐，边缘呈锯齿状，厚度也不够精确。

（3）电动取皮机：电动取皮机形状如同理发用的理发推，取皮前需要调整好取皮机的刻度，厚度调节开关一般设有 10 个刻度，每个刻度代表 0.1 mm 厚度；宽度调节开关一般

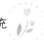

设有 8 个保护器，每个保护器宽 1 cm。依所需皮片厚度和宽度的不同调节，在所取皮片的位置，绷紧皮肤，按所取的宽度和长度切取皮片。

皮片存活的过程及拆线时间

1. 皮片存活过程

皮片存活过程，也就是皮片与受区之间重建血运的过程，可分为两个阶段。

（1）第 1 阶段为血清吸收阶段。皮片移植后，由创面渗出的纤维蛋白将皮片与受区粘连，在其尚未建立血管和淋巴循环之前，皮片吸收创面渗出的血清样液体以维持营养。在移植后数小时内，皮片的毛细血管和内皮间隙内即充满此种血清样液体，皮片逐渐肿胀。48 h 后，开始向第 2 阶段过渡。

（2）第 2 阶段为血管再形成阶段。经过血清吸收阶段，皮片与受区创面之间通过血管的再形成，逐渐建立起直接的血管联系，最终恢复血液供应而完全成活。皮片血管再形成的方式，目前多认为：由受区血管滑皮片原有的已失活的血管通道长入皮片的真皮内，从而形成新的血管。皮片移植后不久，受区创面的小动静脉开始长出毛细血管芽；12 h 后，可见毛细血管芽向皮片方向垂直伸展；24 h 后，血管芽长入皮片；48 h 后，可以到达真皮与表皮的结合部位，初步形成新生血管并日趋成熟。术后 8 d 左右，皮片已建立起充分稳定的血运；10 d 后，皮片与受区创面之间形成一层纤维组织，皮片附着更为牢固，皮片边缘与受区创缘相互吻合，皮片完全成活。

2. 拆线时间

皮片移植要根据临床指征，选用不同厚度的皮片，皮片移植后 6~8 d 更换敷料，如皮片存活可以拆线。根据移植皮片厚度的不同折线时间也不同，移植皮片越厚，拆线时间越迟，一般手术后的拆除缝线时间为两周左右，观察 1~2 d 后出院。供区拆线时间则根据缝合张力来定。具体要根据局部创口的愈合情况，如果伴有炎症、红肿则相应的拆除时间会适当地延长。如果局部创口出现感染，必要时尽早将缝线拆除并给予彻底的清创。建议：如果局部出现感染化脓，可拆除部分缝线并给予局部清创，后期定期换药，必要时再次缝合。

皮片移植术后有哪些并发症？如何预防？

1. 皮下血肿形成

皮片移植后皮下发生血肿，是植皮失败最常见的原因，多发生于新鲜创面上的植皮。其原因是止血不彻底，或固定不牢固造成创口出血，以及患者凝血异常。移植皮片后，血肿隔离了皮片与创面的良好贴附，妨碍了皮片血运的建立，可导致皮片坏死。其预防措施为术中应充分止血，术后受区做好加压包扎和制动，术后视情况给予止血药。

2. 伤口感染

植皮区有感染征象时，常表现为伤口持续性疼痛、体温升高及伤口有脓性分泌物等。感染可造成皮片移植的失败，大多数感染发生在肉芽创面上植皮。预防措施是术前仔细准备肉芽创面，重视无菌操作，彻底止血，防止血肿和无效腔的发生，术后合理应用抗生素。

3.包扎制动不良

术后良好的包扎制动有赖于术中正确的操作和术后良好的护理。包扎时应使皮片表面受压均匀适当，并避免切线应力，植皮区包扎的最适宜压力为 4.0~6.6kPa（20~30 mmHg）。包扎压力过大不利于毛细血管的生长，导致皮片缺血坏死；包扎压力过小则皮片下易出现渗血、渗液，出现无效腔；切线应力会导致皮片移动、错位，破坏受区与皮片间新生的血管连接，从而导致皮片坏死。因此预防以上情况发生的措施是给予适当的压力包扎，如在皮片上用松、软成团的多层纱布，外加敷料、绷带加压包扎。对凹陷处及不易制动的部位（如面颊部）可用打包加压包扎。颈部、会阴、四肢植皮应用夹板作超关节固定，以免皮片错位。用弹性绷带包扎植皮区可达到压迫和限制活动的效果。面颈部植皮后，要给全流质饮食 3~5 d，少讲话，以减少皮片活动，有助于皮片血管重建。

✦✦ 皮片移植术的术后注意事项及护理

（1）抗菌药物和镇静止痛剂的应用，以及补充营养等，与一般手术相同。

（2）植皮区应抬高，保持回血通畅，防止水肿。

（3）制动：尤其是术后前 3 d，尽量少活动，因为活动可能使术区出血和皮片移位。

（4）抗感染：感染也是导致植皮失败的主要原因之一，对于术区已经有感染的，最好能应用抗生素 3 d 左右。

（5）拆线：根据移植皮片厚度而决定，植皮拆线时间一般是 7~14 d，移植皮片越厚，拆线时间越迟。供区拆线时间则根据缝合张力来定。

（6）抗瘢痕治疗：植皮的边缘以及供区拆线后应进行积极的抗瘢痕治疗。

（7）无菌创面植皮后，一般于 8~10 d 首次更换敷料。

（8）肉芽创面植皮，应于术后 3 d 更换敷料。如脓液不多，可不更换接触创面的底层纱布，以防止皮片移动或脱落；待 1 周后皮片生长稳定，方可除去底层纱布。如有脓液，应仔细去除被泡湿的底层纱布，并更换新的纱布。

（9）腔穴内植皮多属污染手术，应在术后 5~7 d 更换敷料，并注意放入支撑物保持腔穴稳定，继续支持固定皮片。

（10）供皮区一般可在 2 周后更换敷料，观察愈合情况。切取表层皮片者，在 7~10 d 后（切取中厚皮片者在 2 周后）可见上皮重新覆盖创面。如无感染征象，不宜过早更换敷料。

（11）注意肢端血运是否正常，观察局部是否有渗血、渗液。如皮色红润，皮片与创面基底粘连紧密，则表示皮片成活。如皮片呈暗紫色，且局部有波动感，则提示皮片下有血肿形成，早期可用空针吸去积液或将其切开，清除凝血块后再适当加压包扎，隔日更换敷料。皮片上的水疱，多发生在皮肤表层下，可将其抽去，并加压包扎。

（12）皮肤移植后如植皮区伤口疼痛剧烈，局部有腐臭恶味，同时伴有体温升高，白细胞计数增高等症状，则提示发生感染。此时应及早松解敷料，详细检查伤口，必要时拆除部分缝线，便于引流及消除线头感染。

（13）皮片移植成活、创面完全愈合后，应即佩戴弹性织物持续压迫 6 个月以上，以利于保持皮片平整，减轻后期挛缩，预防创缘出现瘢痕增生。

（14）植皮后，神经纤维在第 3~5 d 开始从创面向植皮片生长，在 3 个月左右，真皮层有神经末梢分布，痛觉、触觉、冷热觉相继恢复；以痛觉恢复较快，冷热觉恢复较慢，6~12 个月后感觉可恢复正常。此期间应防止外伤、烫伤及冻伤。

（15）移植皮片的后期护理：由于皮脂腺、汗腺的破坏，移植的皮片常较干燥，必要时应涂抹护肤品。

供皮区和植皮区术后为何要制动？制动多长时间？

植皮区必须固定在一个位置上若干时间才能保证皮片成活，皮片愈厚所需固定时间愈长。局部制动，抬高患肢，防止水肿，有助于皮片的成活。在无菌创面上植皮时，一般表层皮片须固定 4~5 d，中厚皮片固定 6~8 d，全厚皮片固定 8~10 d；而真皮下血管网皮片则要在移植术后固定 2~3 周。超过此固定时期才可更换敷料、拆线，并观察皮片的生长情况。

什么叫烧伤微粒植皮？

烧伤微粒植皮是一种治疗烧伤患者的方法，通过将一小片薄断层自体皮或异体皮用特殊器械切割成非常小的微粒（通常直径在 1 mm 左右），然后将这些微粒均匀地撒在烧伤创面上。随着时间的推移，这些微粒会附着在创面上，并开始生长，最终覆盖整个损伤区域。烧伤微粒植皮主要用于大面积深度烧伤后的创面修复。微粒植皮可以快速覆盖大范围的创面，且相对于传统的皮肤移植，它需要的供皮区更小，从而减少了供皮区的损伤和瘢痕的形成。微粒皮的扩展率高，能得到充分利用。由于微粒皮很小，数量很多，如将 1 平方厘米自体皮剪裁，可得到 2000 余粒微粒皮。同时当受皮面积与供皮面积之比达 20∶1 时，每平方厘米受皮区仍可有 10 粒自体微粒皮，这样能节省自体皮，只需少量的自体皮就可修复广泛的创面。微粒皮外层覆盖物用同种皮最好。异种皮一般采用猪皮，由于猪皮的真皮面很光滑，用纱布转移微粒皮时，不易转移到真皮面上，因此可在猪皮真皮面用手术刀划出多条纵横交错的沟痕，使其表面粗糙，有利于贴附微粒皮。

为何头皮可以反复取？

头皮的毛囊多而密，毛球深，汗腺、皮脂腺及血管丰富，生长能力强，两周左右可愈合。头皮愈合后一般不会有瘢痕增生，因为有毛发的覆盖，即使有色素的改变或少许的瘢痕，也不会影响美观；而头皮以外的部位，供皮后容易造成色素的改变，甚至遗留瘢痕，影响美观。头皮由于再生能力强可以反复多次使用，是大面积烧伤手术治疗的重要供皮区，占成人 3% 体表面积的头皮经过数次甚至 10 余次的反复切取，所提供的皮片可以覆盖患者全身的烧伤创面，因此头皮常常被誉为人体的"皮库"。

供皮区出现色素缺失是怎么回事？

在医学上，供皮区出现色素缺失是一种常见的皮肤移植手术后的并发症。色素缺失，也称为脱色素，是指皮肤、毛发或眼睛等部位失去正常色素的现象。在皮肤移植手术后，供皮区可能会出现色素缺失，表现为皮肤颜色变浅或出现白斑。供皮区出现色素缺失的原因主要有以下几点：

（1）手术创伤：在进行皮肤移植手术时，供皮区的皮肤会受到一定的创伤，这可能会影响到皮肤中色素细胞(黑色素细胞)的功能，导致色素生成减少。

（2）供皮区的血液循环受到影响：血液循环受到影响会导致局部皮肤的营养、氧气供应减少以及代谢废物积累，导致色素细胞内线粒体功能受损，代谢废物会对黑色素细胞造成毒性影响，引起细胞损伤甚至死亡，影响黑色素的合成。

（3）遗传因素：遗传因素在色素细胞功能中起着决定性作用，可影响色素细胞的产生、分布和功能。

（4）免疫反应：身体的免疫系统错误地识别黑色素细胞为外来或有害物质，并启动攻击，导致黑色素细胞受损或破坏，使黑色素细胞数量减少，从而减少黑色素的产生，最终导致皮肤出现白斑。

（5）紫外线暴露：当皮肤受到紫外线照射时，黑色素细胞会响应刺激增加黑色素的产生，保护皮肤免受进一步的伤害；但长期的紫外线暴露，特别是UVA和UVB，可能会导致黑色素细胞过度劳累甚至损伤，影响它们的正常功能。此外，紫外线可能会引发氧化应激，产生自由基，进一步损害黑色素细胞。在极端情况下，黑色素细胞可能会因此死亡，导致黑色素缺失，形成皮肤白斑。

在表皮层受损而真皮层未受累或受损较轻的情况下，黑色素缺损可能是暂时的，因为黑色素细胞有能力在表皮细胞更新和修复过程中重新分布并恢复色素。伤口愈合是否良好、个体差异以及皮肤再生能力的强弱也是影响色素缺失是否暂时性的因素。但如果损伤深及真皮层，特别是基底膜带以下，黑色素细胞的缺失可能是永久性的，需要通过医疗手段进行干预，如使用色素移植、激光治疗、皮肤磨削或其他美容手术来改善外观。

何为异体皮片移植？能解决什么临床问题？

异体皮片移植，也称为异种皮片移植或异体皮肤移植，是一种医学手术过程，是指从一个人的身体(供体)取下的皮肤片移植到另一个人的身体(受体)上。在异体皮片移植中，供体的皮肤通常来自尸体捐献者或活体捐献者，但必须进行特殊的处理，以减少排斥反应和提高移植成功率。移植前，皮肤片可能需要进行消毒、冷藏或使用特殊的保存溶液进行处理。由于异体皮肤不是受体本身的组织，免疫系统可能会识别它为外来物质并试图排斥它，为了减少排斥风险，受体可能会接受免疫抑制药物治疗，以降低免疫系统的反应。

这种移植方法在临床上的应用主要集中在以下几个方面。

（1）治疗严重烧伤：当患者自身皮肤不足以覆盖大面积烧伤时，异体皮片移植可以提供必要的皮肤覆盖，帮助控制感染，促进伤口愈合。烧伤会导致皮肤大面积损伤，使患者面临感染、脱水和休克等严重风险，异体皮片移植可以为这些患者提供及时的治疗，减轻症状，降低并发症的发生。

（2）覆盖皮肤缺损：外伤、手术或其他原因导致的皮肤缺损，如深度切割伤、撕裂伤或皮肤癌切除后的缺损，可能导致感染、出血或愈合困难因此需要异体皮片移植来修复这些缺损。异体皮片移植可以提供完整的皮肤覆盖，保护伤口和促进愈合。

（3）治疗皮肤病：在某些皮肤病，如严重的皮肤感染、遗传性皮肤病或皮肤癌的手术

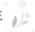

治疗中，异体皮片移植可能用于修复皮肤病变或切除后的缺损。例如，皮肤癌手术后，为了确保切缘阴性(即切除的肿瘤边缘没有癌细胞)，可能需要切除较多的正常皮肤。异体皮片移植可以用于这些情况下皮肤的重建。

(4)整形外科：在整形外科中，异体皮片移植可能用于修复皮肤上的瘢痕或进行身体部位的重建。例如，面部烧伤或外伤后，可能需要异体皮片移植来修复瘢痕，恢复面部美观。

(5)慢性伤口：对于某些慢性伤口，如糖尿病足溃疡或静脉性溃疡可能难以愈合，导致疼痛、感染和功能障碍，异体皮片移植可以提供完整的皮肤覆盖，保护伤口，促进愈合。

(6)皮肤移植的备选方案：在某些情况下，患者可能不适合接受自体皮肤移植，如供体部位的条件不允许或患者有严重的自体皮肤移植禁忌证，此时异体皮片移植可以作为一种备选方案。

皮瓣移植术的分类

1. 按供瓣区与受区的距离划分

按供瓣区与受区的远近距离划分，可分为局部、邻位、远位皮瓣。

(1)局部皮瓣：取自缺损周围组织形成的皮瓣，包括推进皮瓣、旋转皮瓣、易位皮瓣等。

(2)邻位皮瓣：取自缺损邻近部位的皮瓣，如用于鼻再造术的额部皮瓣。

(3)远位皮瓣：取自距缺损较远部位的皮瓣，包括直接远位皮瓣、间接远位皮瓣、游离皮瓣。

2. 按皮瓣的供血模式划分

按皮瓣的供血模式划分，可分为随意型皮瓣(任意皮瓣)、轴型皮瓣。

(1)随意型皮瓣：这类皮瓣包括局部皮瓣(又称邻近皮瓣)，如推进皮瓣、旋转皮瓣、易位皮瓣等。

(2)轴型皮瓣：包括一般轴型皮瓣、岛状皮瓣、肌皮瓣、游离皮瓣(又称吻合血管的皮瓣移植)、含血管蒂的复合组织移植皮管型皮瓣(皮管)及筋膜皮瓣。

皮瓣移植术的适应证

(1)修复有肌腱、骨、关节、大血管、神经干等组织裸露的新鲜创面或陈旧性创伤。对深部组织(肌腱、大血管、神经)缺损或外露的创面，不稳定瘢痕紧贴骨面或合并有溃疡的瘢痕，为了加强局部软组织的厚度，或为后期进行肌腱、神经、骨、关节等组织的修复，都应该施行皮瓣修复。

(2)器官再造：如鼻、唇、眼睑、眉毛、耳、阴茎、手指的再造皆以皮瓣为基础，再配合其他支持组织(如软骨、骨、筋膜等)的移植。

(3)洞穿性缺损的修复：如面颊部洞穿性缺损，除制作衬里以外还需要具有丰富血运的皮瓣覆盖。此外鼻梁、上腭等处的洞穿性缺损，阴道膀胱瘘或直肠瘘的修复亦须按照洞穿性缺损的治疗原则施行手术，包括衬里组织和覆盖组织两部分。

(4)增强局部血运：改善营养状态如放射性溃疡、压力性损伤等，局部营养贫乏，伤口很难愈合，通过皮瓣输送血液，改善局部营养状态，因而这种皮瓣最好是局部轴型皮瓣或岛状皮瓣。

皮瓣移植术的禁忌证

（1）感染：如果受区或供区存在感染，皮瓣移植术可能会失败，因此感染是绝对的禁忌证。

（2）局部血液循环差：如果受区血液循环差，皮瓣可能无法获得足够的氧气和营养，导致皮瓣移植失败。

（3）严重营养不良：患者的全身状况不佳，如严重营养不良，可能会影响皮瓣的存活和愈合。

（4）凝血功能障碍：凝血功能障碍可能导致术中出血不止，影响手术效果。

（5）免疫抑制状态：长期使用免疫抑制剂或免疫系统功能低下可能导致皮瓣移植失败。

（6）放射治疗区域：在放疗后的区域进行皮瓣移植可能会增加失败的风险。

（7）药物过敏：患者对某些用于皮瓣移植的药物（如抗生素、麻醉剂等）过敏。

（8）患精神疾病或无法配合治疗的患者：无法配合治疗的精神病患者可能不适合进行皮瓣移植术。

（9）全身性感染或败血症：全身性感染或败血症会严重影响患者的术后恢复和皮瓣的存活。

（10）恶性肿瘤：如果皮瓣移植区域或供皮区存在恶性肿瘤，可能不适合进行移植术。

任意皮瓣和轴型皮瓣的区别

任意皮瓣和轴型皮瓣是皮瓣移植术中两种不同的类型。

任意皮瓣是指从供体部位切取的皮肤和皮下组织，包括肌肉、骨骼、神经和血管等，然后将其移植到受区。任意皮瓣适用于需要较大面积皮肤移植的情况，如严重烧伤或大范围的皮肤缺损。由于任意皮瓣的血管供应必须与受区的血管吻合，因此手术难度较高、风险较大，对医生的技术和经验要求较高，可能会有血管吻合失败、感染、坏死等并发症。任意皮瓣不依赖于特定的血管供血，它的血液供应主要来自真皮下的血管网，因此这种皮瓣可以远距离转移，但通常其长宽比例有一定的限制，一般不超过2∶1，以确保皮瓣有足够的血液供应。它适用于距离较远的转移，如修复身体远端部位的皮肤缺损；也常用于再造手术，如鼻、耳朵、阴茎等。

轴型皮瓣是指从供体部位切取的皮肤和皮下组织，然后将这些组织沿着特定的轴线（如皮肤和肌肉的附着线）进行移位。轴型皮瓣适用于较小的皮肤缺损或需要轻微调整的部位。由于轴型皮瓣的血管通常与供体和受区的血管相连，因此不需要进行显微吻合，手术相对简单，风险也较小。轴型皮瓣的形状和大小受到供体部位的限制，对于大面积皮肤缺损的修复效果有限，因此可能无法满足受区的需求。轴型皮瓣依赖于特定的血管供血，这些血管通常是动脉。皮瓣以这些血管为轴心形成，因此它的血液供应比较稳定，不受长宽比例的限制。轴型皮瓣适用于需要较长距离转移的情况，且对血液供应要求较高，常用

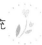

于面部、手指等需要精细功能的部位的修复。

什么是游离皮瓣？它在整形美容外科中的应用有哪些？

游离皮瓣是皮瓣移植术的一种，涉及从供体区域取出皮肤和其下方组织，包括血管、神经、肌肉和骨骼，并将其转移到受体区域。这种手术通常用于修复身体的大面积皮肤和组织缺损，如严重烧伤、创伤后的组织缺损或因疾病切除后留下的空洞。游离皮瓣可以包含多种类型的组织，具有血管吻合、远距离转移、多功能性、良好的组织匹配等特点，使其非常适合进行复杂的修复工作。

游离皮瓣在整形美容外科中的应用主要是为了修复或重建身体的各种缺陷和损伤，同时考虑到美学和功能性的恢复。游离皮瓣可以提供与受体区域相似的皮肤质地和颜色，从而实现良好的美学效果。如果皮瓣中包含神经，它还有可能恢复受体区域的感觉功能。游离皮瓣可以用于修复头颈部的肿瘤切除、创伤或先天性缺陷后的皮肤、肌肉、骨骼和软组织，以恢复正常的结构和功能。游离皮瓣也可以用于乳房再造，提供与自然乳房相似的外观和质感。在手部创伤或疾病导致的皮肤和组织损失的情况下，游离皮瓣可以用来恢复手部的功能性和外观。此外，游离皮瓣还可以用于面部重建，包括鼻子、耳朵和颊部的重建，以及修复严重的瘢痕，改善其外观和质地。

皮瓣移植术后的并发症

皮瓣移植术的并发症主要有切口愈合不良、皮瓣缺血坏死、感染、血管危象、术后皮瓣撕脱等，其原因主要是术后极易出现血肿或血清肿，局部张力增高，皮瓣血运受影响，影响手术效果及恢复。

如何预防皮瓣移植的并发症？

皮瓣移植术并发症预防措施可大致分为三步，即术前、术中、术后的预防。

1. 术前

护理人员要认真评估每位患者的术前心理状态，逐一做好解释说明。使用规范的语言进行术前宣教，须介绍该手术的特色优势，讲解手术目的、方法、步骤及注意事项，同时修剪患侧指甲，常规备皮，植皮处禁止穿刺等有创操作，适当按摩植皮区以促进血液循环，可使用温水擦洗清理，术前保持皮肤干燥。为了保证手术效果，护理人员要配合医生进行术前创面彻底清理和消毒，清除残留异物，准备好相关器械准备，完善术前准备；同时给予术前心理支持以减少患者不良情绪，缩短术前禁食水的时间以提高患者手术耐受能力。

2. 术中

注意保温、改良麻醉和手术方式以减少并发症，减少患者的痛苦。术后加强多方面护理，特别是并发症观察和护理，以提高皮瓣成活率，促进伤口愈合。

3. 术后

（1）生活护理：可将有相同兴趣爱好的患者安排在同一病房，通过加强交流分散注意力，以缓解病痛；室内温度控制在24℃～28℃，相对湿度稳定在50%左右，定时开窗通风，营造温馨舒适的环境，有利于放松心情、缓解压力；创建无烟科室，禁止主动吸烟或被动吸烟；注意饮食，食物以高蛋白为主，同时适当食用富含纤维素的蔬菜水果。术后患者生活自理能力明显降低，护理人员要指导患者正确地翻身以避免压疮，禁止朝患侧翻身以免皮瓣受压影响血供，同时注意患者身体整洁，必要时可每日行按摩，改善皮瓣区血运。

（2）病情观察及皮瓣护理：若创伤较大，术后24 h内应常规心电监护，护理人员要每2 h评估一次患者的血压、心率、呼吸及血氧饱和度情况，并做好记录；同时记录患者24 h尿量，术后予以常规吸氧，氧流量控制为1~3 L/min。术后3 d内是发生皮瓣血供不足的高危时期，护理人员要特别注意观察此时期的皮瓣情况，适当抬高患肢有助于血液回流，妥善固定患肢后，叮嘱患者不要随意移动患肢，避免损伤蒂部导致皮瓣发生血供不足。注意敷料处留有小窗方便观察皮瓣情况，如果发现皮瓣苍白及皮温下降则提示动脉血流不畅；若发现皮瓣淤紫或局部张力过大则提示静脉血流障碍，出现以上情况应及时汇报医生并做好记录。

每日进行皮瓣毛细血管反应测试，使用棉棒轻压皮瓣，观察皮瓣苍白后逐渐转为红润的时间。正常毛细血管充盈时间在25 s以下，若超过55 s则提示皮瓣供血不足，应增加皮瓣血供。注意维持皮瓣处皮肤温度恒定，因为寒冷刺激不利于伤口恢复，每日应用皮温测试仪进行测量，与对侧对称部位皮温进行对比。若皮温差距在1 ℃以内提示皮瓣血运正常；若患侧皮温低于对侧2 ℃以上提示皮瓣血运较差，可使用罂粟碱30 mg注射缓解血管痉挛；若患侧皮温超过对侧2 ℃，则提示合并伤口感染，应及时处理。皮瓣突然出现肿胀应及时松开敷料，并局部应用25%的硫酸镁湿敷。为了促进局部皮瓣血运，可使用60 W红外线灯进行患处照射，照射距离保持在40 cm，避免照射距离过近发生烫伤，每天进行2次，每次20 min。术后疼痛一般持续3~4 d，术后24 h为最剧烈疼痛时间，若患者术后疼痛不能耐受，可适当使用止痛药缓解疼痛，解除由疼痛造成的血管痉挛，部分患者可能需要佩戴PSA止痛泵，用2 mL/h速度推注麻醉药物（曲马多、芬太尼等）进行止痛。酌情使用血管扩张剂及抗凝剂以增加皮瓣血供，预防术后血栓的发生。若创伤较小，可酌情减少上述操作。对于愈合较慢的患者我们用伤愈灵洗剂加热至40 ℃进行创面浸泡，让患者适应温度后加热至45 ℃，每天进行2次，每次15 min。其目的是通过药液减轻局部水肿，活血化瘀，促进伤口愈合。

（3）体位护理：术后患肢的固定是确保手术疗效的关键，因此初次固定时应保证患者舒适。根据创伤位置采取适当的体位，并适当垫高，促进血液回流，叮嘱患者尽量不要移动患肢。每天进行3次患侧肌肉的按摩，不但可以预防肌肉萎缩及深静脉血栓形成，而且可以促进血液循环以利于伤口恢复。对于术后皮瓣撕脱，应特别注意预防。若患者平时习惯手势表达或者深度睡眠时出现不自主动作，极易出现皮瓣撕脱。因此，护理人员要加强皮瓣撕脱的护理防护，叮嘱夜间值班家属随时查看患者姿势，夜班护士也要加强病房巡视，一旦发现患者体位异常应及时纠正。术后3 d内严禁患者下床活动，注意让患者穿防滑拖鞋，保持地面干燥，避免预防摔倒后受力过大引起皮瓣撕脱。

（4）术后康复护理：康复护理术后功能锻炼是促进伤口愈合和功能恢复的有效途径，术后初期可指导患者活动健侧肌肉，适当按摩患侧肌肉及关节促进恢复，在不影响患肢活动的基础上，逐步增加训练，每天3次，每次15 min，术后1周增加主动训练，以不引起剧烈疼痛为宜，注意保护皮瓣避免受压，每天3次，每次20 min。患者出院前医护人员应嘱

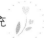

咐患者近期内不要碰撞、摩擦、压迫皮瓣部位，以免再次损伤。保持愉悦的心情利于避免抑郁情绪造成的神经性的血管痉挛，家属应给予心理支持，调整患者的心态。

除了上述基本护理外，各类并发症又有其特殊的预防手段。

(1)预防感染：由于创面有潜在的感染风险，除了在术中注意彻底清除及使用抗生素外，护理人员应每日观察伤口敷料有无渗出及异常气味，严格执行无菌操作，每日行紫外线灯照射 1 h 消毒。患者病房，每日用含氯消毒剂清洗地面 2 次，每天按时换药，注意观察患者体温变化。若患者体温突然升高则提示可能出现感染，应再次核查伤口有无异常；同时嘱咐患者加强营养，提高自身免疫力，增加对细菌的抵抗能力。严格限制探视人数及探视时间，避免出现外源性感染。确保伤口敷料干燥，若有渗出，注意留取标本做细菌培养和药敏试验，根据结果选择合适的抗生素。

(2)血管危象及坏死：由于疼痛可促使机体释放 5-羟色胺，5-羟色胺可刺激血管收缩，导致皮瓣血供不足而引发血管危象，因此要特别注意减轻患者术后疼痛，合理使用止痛药物。临床上多种模式的复合镇痛方式是采用不同镇痛方法或者使用不同药物的搭配组合，不仅可提高皮瓣移植术后镇痛效果，还可降低镇痛药物剂量、减少镇痛药物的不良反应，从而达到舒适化无痛护理的目的；同时可构建护理部—显微外科质控小组—病区血运观察医护小组的三级监控体系，建立实时化血管危象监控及报告平台。每日晨，医护一体化进行 PPT 电脑交班，交班内容包括：术前、术中、术后图片，手术医生介绍手术方式，护士报告术后护理评估和措施及血运等情况。通过设置不同颜色的床头标识卡来区分皮瓣移植术后皮瓣的血运情况，对于出现血管危象的患者给予重点关注，及时上报皮瓣血运变化情况，为尽早解除血管危象赢得宝贵时间；同时根据皮瓣术后血运变化情况，调整床头标识卡的颜色、记录皮瓣成活情况。构建皮瓣术后血管危象预警体系不仅能提高辨识皮瓣移植术后血管危象的准确率、缩短干预治疗时间，还便于收集资料，为提高专科护士职业素养提供经验。

(3)皮瓣撕脱：术后保持合理体位可促进回流减轻水肿，而且可以有效预防术后皮瓣撕脱。告知患者按照规范进行肢体固定，避免大范围活动。特别注意，患者熟睡后发生皮瓣撕脱的风险大大增加，应增加夜班巡视病房的人数和频率，及时查看患者体位变化，最大限度地预防皮瓣撕脱。

哪些是皮瓣血管危象的临床表现？如何区分是动脉血管危象还是静脉血管危象？

皮瓣血管危象的临床表现是皮瓣局部的变化，在全身评估及监测的基础上，重点观察皮瓣颜色、皮温、弹性、肿胀、毛细血管反应、局部渗血及疼痛情况等。其根据典型的临床表现可分为动脉血管危象和静脉血管危象。皮瓣术后血管危象观察流程：可用"一看—二摸—三压—四测"的方法来确定皮瓣的血运。

(1)一看颜色：如皮瓣颜色红润、与其他正常的皮肤颜色一致则为正常，皮瓣发白则可能为动脉血液循环障碍，颜色发紫则可能为静脉危象。

(2)二摸饱和度：如指腹饱满、弹性好则皮瓣血供正常，如皮瓣张力小、弹性差则可能为动脉危象，皮瓣张力明显增高则可能为静脉危象。

(3)三压反应：轻压皮瓣数秒后抬起，若受压部位由白迅速变红则皮瓣血液循环良好，

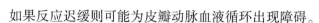

如果反应迟缓则可能为皮瓣动脉血液循环出现障碍。

(4)四测皮温：如皮瓣动脉血液循环障碍则为皮瓣温度低于健侧对应的部位皮肤温度1 ℃以上，且皮瓣张力差，如皮瓣静脉回流障碍则为皮瓣张力过大。

✦ 皮瓣移植术的术后注意事项

皮瓣移植术后要严密观察，检查有无血运障碍、继发出血或炎症、感染等现象。生活护理，注意饮食，食物以高蛋白为主，同时适当食用富含纤维素的蔬菜水果，保持舒适和干净的居住环境，禁止主动吸烟或被动吸烟。皮瓣护理，正确地翻身避免压疮，禁止朝向患侧翻身以免皮瓣受压影响血供，适当抬高患肢利于血液回流，妥善固定患侧后叮嘱患者不要随意移动避免损伤蒂部而使皮瓣发生血供不足。注意在敷料处留小窗方便观察皮瓣情况，出现异常情况应及时汇报医师解决并做好记录；注意维持皮瓣处皮肤温度恒定。

体位护理，术后保持患侧的固定，叮嘱患者尽量不要移动患侧。及时调整体位，避免术后皮瓣撕脱。术后3 d内严禁下床活动，注意穿防滑拖鞋，保持地面干燥，预防摔倒后受力过大引起皮瓣撕脱。术后康复护理，术后初期可指导患者活动健侧肌肉，适当按摩患侧肌肉及关节促进恢复，在不影响患肢活动的基础上，逐步增加训练，以不引起剧烈疼痛为宜，注意保护皮瓣，避免受压。

患者出院前医护人员应嘱咐患者近期不要碰撞、摩擦、压迫皮瓣部位，以免再次损伤。保持愉悦的心情利于避免抑郁情绪造成的神经性的血管痉挛，家属应给予心理支持，调整患者的心态。

✦ 皮瓣移植术后该如何护理？

皮瓣移植术后护理注意以下几个方面。

(1)严密观察皮瓣血运，可通过皮温、皮肤颜色、肿胀程度、毛细血管反应等指标，耐心细致地全面观察，综合判断，及早发现问题，以求早期处理。

(2)皮肤颜色：主要观察移植组织肤色是否红润、苍白、红紫。因人体各部位肤色不一样，观察时注意既要与供、受皮区周围肤色相比，又要与受皮区肤色相比。

(3)皮肤温度：注意与邻近正常组织相比较。一般移植皮瓣温度与健侧皮温相差0.5~2 ℃，若比正常皮肤温度低2 ℃以上，提示将发生血液循环障碍。

(4)肿胀程度：术后皮瓣均有水肿过程，3~4 d后静脉逐渐沟通，皮瓣静脉回流即可迅速改善肿胀并消肿。根据肿胀程度可出现皮纹存在、皮纹消失、水泡。动脉血供不足则皮瓣塌陷，皮纹增多；静脉回流受阻，则皮纹消失，张力增大，表面光亮，有水泡或皮纹出血，如动静脉同时栓塞，肿胀程度不发生变化。

(5)保温护理：术后保温尤为重要，皮瓣局部给60 W烤灯持续照射7~10 d，烤距为30~40 cm，用无菌巾遮盖灯罩和皮瓣，使之保暖，但要注意烤灯距皮瓣不要太近以免烫伤，夏季间歇照射。

(6)术后体位：术后体位的安置是保证皮瓣的血供和静脉回流、促进皮瓣成活的重要措施之一。术后保持患肢高于心脏，抬高患肢10°~15°，维持功能位或根据手术部位适当调整，以保证动脉供血有利于静脉回流。禁止患侧卧位，防止皮瓣受压或牵拉，避免皮瓣痉挛导致皮瓣缺血坏死。尽量采取满足患者的体位，要经常巡视患者，特别是熟睡患者，注意保持体位，同时向患者解释体位固定的重要性，使其密切配合治疗，及时纠正不正确姿势。

（7）疼痛护理：疼痛可使机体释放 5-羟色胺（5-HT），5-HT 有强烈缩血管作用，不及时处理可致血管痉挛或血栓形成，故术后应及时给予止痛。局部包扎固定，保护肢体，避免活动时损伤皮瓣，引起疼痛，包扎不要过紧以防压迫。术后所有治疗护理动作应轻柔，如注射、输液、换药、拔引流管等，尽量减轻疼痛。

（8）维持有效血液循环，血容量不足可引起心搏量减少，周围血管收缩，从而影响皮瓣血供，威胁再植组织存活，故术后应注意观察生命体征及全身情况，补足血容量；同时遵医嘱予抗痉挛、抗血栓等治疗，注意观察药物疗效及不良反应。

（9）预防并发症：早期及时合理采用适当措施，保持皮瓣区血运及创面清洁，观察引流液颜色、量、性质并做好记录，防止皮瓣空隙处积血、影响皮瓣成活。给予饮食指导，嘱咐进食高蛋白、高热量、富含维生素饮食，增强抵抗力以利组织修复。

（10）生活基础护理，预防压疮、病室每日进行空气消毒，定时开窗通风。

皮片移植术和皮瓣移植术后为何不能吸烟？

烟草中含有的多种有毒成分均可损伤血管内皮细胞，以尼古丁类最为显著；一氧化碳可降低红细胞输送氧气的能力等，可影响皮瓣血运，造成皮瓣愈合缓慢甚至愈合不良。

皮片移植术和皮瓣移植术后多久换药？如何判断有无感染？

皮片移植术和皮瓣移植术后，对单纯包扎、打包包扎的无菌植皮区，如无异味、无发热、无疼痛加剧的情况发生，更换辅料可在 5~7 d 后进行，更换敷料时要轻柔细致，不要强制撕拉内层敷料与创面的黏着物，防止皮片滑动。皮片在移植成活后 10 d，纤维性愈合已较牢固。临床上，头颈部拆线一般为 8~10 d，四肢、躯干部为 14 d；全厚皮及含真皮下血管网皮肤移植后，宜在此基础上延长几天拆线。判断有无感染可分为局部观察和全身观察两方面，局部表现主要为疼痛和触痛，局部肿胀、发红、温度增高，甚至有分泌物渗出以及异味；全身表现主要为疼痛加剧，体温升高、脉率加快、白细胞计数升高，呼吸加快、头疼乏力、全身不适、食欲减退等，常提示存在感染。

皮瓣移植术后多久拔管和拆线？

皮瓣移植术后拔管时间根据观察引流液量性质而定。一般术后持续引流 2~3 d，24 小时引流液清且量为 3~5 mL 时可以拔出皮瓣下引流管，封闭创面后继续负压治疗。一般术后 12 小时内引流量不超过 250 mL，24 小时引流量少于 30 mL 可考虑拔管。拆线时间视移植部位及愈合程度而定，当伤口经缝合后已初步愈合，伤口相合的力量超过伤口两侧的张力，在没有缝线的协助下，伤口也不会裂开时，即可拆除缝线。正常情况下，头面颈部伤口缝线宜在术后 5~7 d 拆除；躯干、四肢部位 7~10 d 拆线；张力较大部位，如关节部、低垂的足部，10 d 以后拆线。皮片移植的缝合线约于术后 10 d 拆除；全层皮肤游离移植拆线可延至术后 14 d，具体可视创面的情况决定拆线的时间。若皮瓣的供区缝合张力较高，可推迟拆线时间，患者营养状况不良，且合并糖尿病、贫血等疾病时应积极配合治疗。

✦ 皮片移植术和皮瓣移植术后如何预防瘢痕？

瘢痕愈合分为三期：炎症反应期（1~3个月）、成熟期（3~6个月）、重塑期（6~9个月）。温哥华瘢痕评估包括色素沉着及血液循环、柔软性、瘢痕高度3个方面，总分15分，得分越低，提示瘢痕增生程度越轻，越趋向成熟。皮片移植术和皮瓣移植术后应尽量减少并发症的发生，待患者受皮区周围伤口稳定后尽早干预，可缩短瘢痕炎症反应期，改善瘢痕最终转归，有效防控病理性瘢痕的发生发展。同时，可进行瘙痒疼痛的处理以及瘢痕软化处理，如局部超声波疗法、音频疗法、瘢痕松解手法、压力治疗及硅凝胶治疗；瘢痕增生者，则可考虑注射糖皮质激素联合外用药物及压力治疗。术后2~4周，待局部伤口稳定无渗出后，根据供皮区面积大小，进行上述治疗。

第四节　脂肪移植

✦ 什么是脂肪移植或填充？

脂肪移植，又称自体脂肪填充，是指从身上富含脂肪的部位，如腰部、腹部、大腿等部位吸取多余脂肪，经过静置或离析获取大量颗粒脂肪，制成纳米脂肪、脂肪胶等脂肪副产品，注射到所需部位。自体脂肪移植具有较广的适应证，如阳穴凹陷、法令纹凹陷、泪沟、苹果肌等，可达到改善衰老面容，使面部年轻化的目的。除此之外，其还可用于难愈性创面、瘢痕畸形改善等治疗。其优势较多，属于活性自体材料，无排异性，可产生表情、运动功能，临床应用广泛。自体脂肪移植是目前比较火的美容项目，因移植脂肪来源于自身，不会发生排斥反应，且移植脂肪一旦成活，可以接近于永久存在，无论从外观还是手感，都较自然、逼真。

✦ 自体脂肪移植的适应证

（1）面部软组织发育不良，面部生理性或者病理性缺陷，如颧、颞、额、眶区的凹陷，面部手术或外伤导致的凹陷，上唇过薄或人中过短、鼻唇沟过深、耳垂较小等，也可用于面部皱纹、重睑术后多余的皱纹、重睑线过宽等的填充。

（2）先天性乳房发育不良，哺乳后乳房萎缩，双侧乳房大小不对称，乳头凹陷畸形，假体隆胸后局部修整等。

（3）吸脂术后的凹陷，身体其他部位软组织的凹陷，如臀部、大腿、小腿等。

（4）手部软组织萎缩、老化等。

（5）生殖器的改形塑造，如阴茎增粗，阴道松弛、萎缩等。

（6）膨体、硅胶片、人工骨粉填充后，仍存留的少部分凹陷矫正。

（7）瘢痕区的凹陷。

自体脂肪移植的禁忌证

自体脂肪移植术在很多情况下是安全有效的，但并不适合所有患者。以下是一些自体脂肪移植的禁忌证。

(1)感染和炎症：如果移植区域的皮肤或周围组织有感染、炎症，或者患者有任何类型的活动性的感染，那么进行自体脂肪移植手术可能会加重感染的风险。

(2)免疫系统或造血系统疾病：患有免疫系统疾病或造血系统疾病，如艾滋病、白血病等，可能会增加手术风险，并影响移植脂肪的存活率。

(3)重要脏器病变：如果患者有严重的心脏病、肝脏病或糖尿病等其他重要脏器疾病，可能无法承受手术或术后恢复过程中出现的并发症。

(4)凝血功能障碍：凝血功能障碍的患者在术中可能会出现出血问题，或者在术后容易形成血肿。

(5)瘢痕体质或异常体质：这类患者可能在术后的恢复有更高的风险，可能形成异常瘢痕或者对手术有不良反应。

(6)妊娠或哺乳期妇女：由于这个时期的女性体内荷尔蒙水平变化较大，进行自体脂肪移植可能会有特殊的风险。

(7)乳癌术后复发或有转移倾向：对于这部分患者，手术可能会干扰癌症的治疗或增加复发的风险。

(8)精神疾病患者：精神疾病患者可能无法正确理解和同意手术，或者在术后无法配合恢复过程。

(9)对于丰胸来说，乳房内有异常包块或腋窝淋巴结肿大，乳房下垂明显者，需要明确诊断。

(10)未成年女性：这时的女性正处于生长发育期。

以上禁忌证并不是绝对的，具体还需要根据患者的个体差异和医生的临床判断来决定是否适合进行自体脂肪移植手术。

自体脂肪移植在整形美容外科中有何应用？

自体脂肪移植在整形美容外科中具有多种作用，它利用患者自身脂肪作为填充材料，用于增加组织容量、改善皮肤质地、纠正面部或身体的凹陷，以及减少某些部位的脂肪堆积。以下是自体脂肪移植在整形美容外科中的主要应用。

(1)面部美容：从腹部或大腿内侧等脂肪堆积较多的地方抽取脂肪，再将脂肪进行离心提纯后，注入面颊凹陷部位，以此改善面部凹陷，降低衰老感、憔悴感，调整凹凸不平的轮廓曲线，抚平面部皱纹，打造圆润的童颜效果。

(2)乳房重塑：自体脂肪移植可用于增加乳房体积，是从腹部或大腿内侧等脂肪堆积较多的地方抽取脂肪，再将脂肪进行静置沉淀、过滤、处理后注入胸部，打造自然柔软的胸型，一次手术可增加1~2罩杯。特别适用于乳房缩小术后需要增加体积的患者，或者用于纠正乳房不对称。

(3)身体塑形：将身体脂肪较多的部位(如腹部、大腿、背部等)的脂肪抽吸出来，经过处理后移植到需要填充的部位,如丰臀:自体脂肪丰臀是在吸脂塑臀术的基础上增加腰臀设计,不仅美化臀形,更兼具腰腹及腿部的曲线雕塑作用,运用先进的设计理念,将臀部 s 曲线分区立体雕塑,减脂塑形,精修曲线,是细节美、精致美、协调美的全面呈现,同时可达到减脂塑形的效果。

(4)用来修复凹陷瘢痕:自体脂肪可以用来修复凹陷瘢痕,具有手术操作简便,不增加供区和新的瘢痕,即刻明显改善组织凹陷和粘连,改善皮肤质地,美容效果好等优点。

(5)抗衰老治疗:自体脂肪移植可以用于改善因年龄增长导致的皮肤凹陷、皱纹和其他衰老迹象,如丰颞、填泪沟、抚平法令纹等。

(6)重建手术:在烧伤、先天性缺陷或肿瘤切除后的患者中,自体脂肪移植可以用于重建受损的组织或器官,如鼻再造、耳再造等。

(7)手部美容:改善手部皮肤的质地,填充指关节凹陷,使手部看起来更加年轻、有活力。

✦ 自体脂肪移植在哪些部位取材?

自体脂肪移植使用的脂肪通常是从身体脂肪较多的、最容易出现脂肪堆积的部位提取,也可以说身体的任何脂肪较多的部位都能够提取脂肪,且对原有部位不会产生过多影响,同时来源于自身,不会产生排斥反应,相对安全。这些区域包括但不限于以下部位。

(1)腹部:这是最常见的取材部位,因为腹部脂肪较为丰富,且抽取脂肪后的凹陷可以通过衣物遮盖。

(2)大腿:大腿内侧和外侧是另一个常见的取材部位,同样因为这些区域的脂肪层较厚,适合进行脂肪抽取。

(3)臀部:臀部也是脂肪储存较多的区域之一,尤其适合进行脂肪移植隆臀等手术。

(4)背部:有时背部的脂肪也可以作为移植的材料来源,尤其是在背部的某些特定区域。

(5)上臂:上臂的脂肪层也可以用于脂肪移植,尤其是在上臂内侧。

(6)面部:对于面部脂肪移植,通常会从颊脂肪垫或者颞部等部位取得脂肪。

✦ 自体脂肪移植恢复时间需要多长?

自体移植后大概 1~3 个月的时间能恢复,具体时间根据个人的情况而定。自体脂肪移植是一种比较安全的填充方式,如果自身体质比较好,在做完手术之后加强护理,恢复时间就会短一些,1 个月左右时间就能够恢复好。但是有些人的自身体质不是特别好,因此恢复时间就会延长,可能需要 3 个月左右时间才能完全恢复好。在恢复期间,应该遵循医生的建议进行护理和注意事项,如按时服用药物、保持休息、避免饮酒和吸烟等。同时需要注意多休息,不建议做剧烈运动,另外还要注意饮食,以清淡食物为主。如果出现异常情况,如感染、出血等,应及时就医处理。

✦ 自体脂肪移植术的并发症

由于移植的脂肪是患者自身的组织,不存在排斥现象和变异反应,自体脂肪移植术后并发症发病率低。一般而言，术后 4 周内发生的早期并发症可能包括手术(供体或移植)部位的感染，范围从轻度浅表感染至需要切开和引流的严重脓肿。术后 4 周后发生的晚期并发症可能包括脂肪坏死囊肿形成，移植脂肪坏死或再吸收，钙化。并发症还可能包括瘀斑，皮纹，血肿和长期乳房不对称。脂肪移植术后亦可出现较为严重的手术并发症，如脂肪栓塞。使用少量自体脂肪多次注射可以很容易地避免这些不良反应。

✤ 自体脂肪移植术的术后护理及注意事项

自体脂肪移植术后的护理和注意事项对手术效果的保持和患者的恢复非常重要。以下是一些术后护理建议和注意事项。

(1)术后护理：一定要密切监视患者生命体征，询问其是否存在不适感；可通过音乐疗法、电视节目与定期疏导等途径缓解其注意力以降低术后的不适感；要保持饮食均衡，多摄入富含维生素、矿物质丰富和蛋白的食物来促进伤口愈合和组织修复。

(2)注意事项：①若医生开具药物处方，需要按时服用，防止伤口感染；②术中移植注射后的针孔会在 24 h 内闭合，在此期间避免术区沾水及出汗；③48 h 后可正常清洗非术区，术区可用食物保鲜袋内装温热毛巾热敷，也可轻度按摩以促进恢复，1 周内勿泡温泉和蒸桑拿；④注射部位于术后 3 个月内避免压迫、撞击；⑤移植后尽量保持体重稳定，定期复诊。

✤ 自体脂肪移植与生物材料填充相比有何优缺点?

自体脂肪移植和生物材料填充是两种常见的美容手术方法，它们各有优缺点。

1. 自体脂肪移植的优点

(1)天然材料：脂肪是从患者自体抽取，减少了免疫排斥反应和过敏反应的风险，具有较高的安全性。

(2)自然外观：自体脂肪具有天然的质感，可更自然地融入患者体内。

(3)双重受益：除了填充效果，自体脂肪填充还可以实现脂肪提取部位的塑形效果，实现"一举两得"。

(4)来源丰富：脂肪颗粒移植取材比较容易，且组织来源丰富。

(5)长期效果：自体脂肪填充的效果相对持久，因为脂肪细胞存活并在体内定植，可以长期维持填充效果。

2. 自体脂肪移植的缺点

(1)吸收具有不确定性：自体脂肪填充后，部分脂肪细胞可能会被吸收，导致填充效果不如预期，需要多次注射以达到满意效果。

(2)术后恢复时间较长：因为涉及脂肪提取和填充两个部位，自体脂肪填充的术后恢复时间较长，需要更长的休息期和康复期。

3. 生物材料填充的优点

(1)无须提取：生物材料填充不需要额外的脂肪提取手术步骤，简化了手术流程，减少了手术的复杂性且缩短了时间。

(2)填充效果可控：生物材料填充的填充效果相对稳定，不受个体差异和脂肪吸收的影响，可以更好地控制填充量和形状。

（3）术后恢复时间短：生物材料填充术后恢复较快，患者可以更快地恢复正常生活。

4. 生物材料填充的缺点

（1）排异风险：生物材料填充可能存在异物反应或排斥反应的风险，导致填充区域出现红肿、硬结等不良反应。

（2）填充效果不持久：生物材料填充的效果通常不如自体脂肪填充持久，需要定期进行补充或维护。

（3）外观不自然：生物材料填充的效果可能相对生硬，与周围组织的融合度不如自体脂肪，容易产生异物感或边缘明显。

综上，自体脂肪填充和生物材料填充各有优缺点，因此选择适合自己的填充方式需要综合考虑个人情况、手术目的和期望效果等因素，并在专业医生的指导下进行选择。

✦ 如何评价自体脂肪移植效果？

移植自身的脂肪，无异物排斥现象发生，且无毒无害；术后的填充区域自然而有弹性，和假体相比手感更真实柔软；经过吸收后的脂肪能长期存活；创伤小（无瘢痕），并发症少。

第五节　软骨移值

✦ 什么是自体软骨移植或填充？有何优势或特点？

自体软骨移植或填充是一种医疗和美容手术方法，是通过使用患者自身的软骨组织进行移植或填充，以实现修复损伤、改善外形或重建缺失组织的目的。这种方法通常应用于鼻部、耳朵、下颌、关节等部位。以下是自体软骨移植或填充的一些优势和特点。

（1）生物相容性：自体软骨来自患者本身，因此不存在排斥反应和免疫问题。这降低了手术的风险，避免了异体移植可能带来的排异反应。

（2）外观自然：自体软骨移植或填充的结果通常更自然，因为使用的组织与周围组织相容，所以可以更好地融入身体结构。

（3）持久性：自体软骨具有较好的持久性，相对于一些其他填充材料，它们更稳定，减少了需要定期重新填充的次数。

（4）可塑性：软骨是一种相对柔软但又具有一定弹性的组织，适合塑形和模型化。这使得医生能够更精细地调整形状和轮廓，以满足患者的个性化需求。

（5）减少感染风险：由于使用患者自身的组织，自体软骨移植或填充手术的感染风险相对较低，因此不存在异体组织引入的可能性。

✦ 自体软骨移植或填充的适应证

目前，由于自体软骨移植具有微创、成本效益较高、可进行透明软骨和软骨下骨全组织修复等特点，且 7~10 年的长期随访结果显示成功率较高，故被广泛应用于临床。

其临床适应证有以下几种。

（1）具有局灶性的骨软骨病变，有症状且活跃的患者。

（2）内或外侧股骨髁、髌骨和中央滑车的局部软骨病灶。

（3）缺损处的为直径 10~25 mm 或面积为 15~250 mm^2。

（4）患者年龄 50 岁以上。

（5）康复依从性良好。

（6）韧带稳定。

（7）无明显重大退化变化。

（8）无严重内翻/外翻畸形。

（9）无明显髌骨关节畸形。

（10）无类风湿疾病或晶体性关节病。

自体软骨移植或填充的禁忌证

自体软骨移植或填充具有供体部位发病、供体部位可用性有限、技术性要求高、移植物几何形态不一致造成移植物间的纤维软骨面积不同等缺点，在临床运用仍然受到限制。

其禁忌证包括以下几种。

（1）膝关节感染。

（2）类风湿关节炎和广泛的退化性关节炎。

（3）关节内骨折是相对的禁忌证，要考虑骨折的面积。

（4）半月板撕裂和韧带不稳不是绝对禁忌证，但需要进行修复。

（5）感染：活动性感染的患者严禁进行自体软骨移植或填充手术，因为手术可能会加重感染并导致并发症。

（6）凝血障碍：出血倾向或凝血功能异常的患者不适合进行自体软骨移植或填充手术，因为手术可能增加出血风险。

（7）过敏史：对术中使用的药物或材料有过敏史的患者应避免自体软骨移植或填充手术，以免引发过敏反应。

何为自体软骨耳再造和鼻再造？

自体软骨耳再造和鼻再造是两种外科手术程序，它们利用患者自身的软骨组织来修复或重建耳朵和鼻子的结构。

1. 自体软骨耳再造（autologous cartilage ear reconstruction）

自体软骨耳再造术中，医生通常会从患者的肋软骨或耳朵自身提取软骨组织，然后用于重建或增强耳朵的形状和结构，通常用于治疗先天性畸形、外伤或耳部肿瘤切除等情况。耳再造术是整形外科中难度较大的手术，自体肋软骨因具有很好的组织相容性、吸收少、弹性佳、感染率低、抗压、易塑形等优点，被作为耳再造术的最佳材料。虽然切取肋软骨是整形外科较为基础的技术，但由于耳再造术所需肋软骨的特殊性，时常会存在手术切口过大、组织损伤重、耗时长、软骨损伤甚至断裂等问题。而且耳郭本身具有复杂、精细的三维立体结构和特殊的血液供应，使得耳郭再造术中肋软骨细节性雕刻和耳支架的精确定位一直是整形外科体表器官再造中的难点。

2. 自体软骨鼻再造(autologous cartilage rhinoplasty)

自体软骨鼻再造是一种手术过程，术中，医生使用患者自身的软骨来进行鼻子的整形或修复，可以用于改善鼻部外观、纠正先天性畸形、修复外伤性损伤等。用于鼻部整形的自体软骨主要包括自体肋软骨、耳软骨及鼻中隔软骨。鼻中隔软骨因切取后会出现较多鼻部并发症，被逐渐弃用；与自体耳软骨相比，自体肋软骨因可取量大、硬度及柔软度适中、雕刻可操作性较大，成为鼻部整形理想的支架材料。

这两种手术都依赖于患者的自体软骨，从而减少了异体移植可能引发的排异反应风险。这些手术通常需要由经验丰富的外科医生进行操作，并需要精确的技术以达到令人满意的外观和功能重建。

自体软骨移植或填充术后的护理及注意事项

自体软骨移植或填充术后的护理和注意事项是确保手术成功和恢复顺利的关键。以下是一些建议，但请注意具体的护理要求可能因手术的具体类型、患者的健康状况和医生的建议而有所不同。请务必按照医生的指示进行护理。

(1)伤口的观察及护理：术后严密观察取肋处的切口有无出血、渗血等情况，不得随意翻动患者以防止取肋处断端刺破周围脏器。待患者全麻完全清醒后，用弹性胸带固定取肋处切口，以不引起患者胸闷、不适为原则。

(2)保暖、防止感染：术后需要注意保暖，室温过低时，应用烤灯局部照射，使局部温度保持在37 ℃。防止术区干燥可外涂红霉素软膏保湿，配合全身应用抗生素，以防止伤口感染。

(3)充足休息：患者需要充分休息，可以在术区轻轻放置冰袋进行冰敷，以减轻肿胀和疼痛；要保持术区清洁，按医生建议清洗术区，避免感染，尽量避免水或者汗液进入术区，术区不可长时间浸泡在水中，否则会影响伤口愈合。

(4)注意饮食：术后的最初几天，选择容易咀嚼和消化的软食物，进食前先饮少量的温开水，保持足够的水分摄入，但应避免过度饮水。3 d后改为半流质饮食，1周后可进普食。

(5)避免剧烈活动：禁止术后剧烈运动，以防止软骨移植区域的压力过大。

(6)避免直射阳光：避免阳光直射，尽量减少术区的暴晒。

(7)定期复查：遵循医生的随访安排，定期随访是确保手术恢复正常的关键，及时报告任何异常症状。

第六节　其他组织移植

什么是骨移植或填充？有何临床应用？

骨移植或填充是一种外科手术，涉及将骨骼组织从一个部位移植到另一个部位，以修

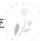

复或重建受损的骨骼。这种移植可以是自体移植(使用患者自己的骨骼组织)、同种异体移植(使用其他个体的骨骼组织),或者使用人造骨替代材料。

骨移植或填充的临床应用如下。

(1)骨折修复:在骨折不愈合或愈合困难的情况下,骨移植可以用来促进骨愈合。

(2)骨缺损填充:因外伤、感染、肿瘤切除等造成的骨缺损,可以通过骨移植来填充和修复。

(3)骨重建:在某些骨科手术中,如脊柱融合术或矫形术,骨移植可以用来提供额外的骨骼支持。

(4)骨肿瘤切除后的重建:在恶性或良性骨肿瘤切除后,骨移植可以用来重建骨骼缺损。

(5)口腔颌面手术:在牙科和口腔颌面术中,骨移植可以用于重建下颌骨或颚骨,支持牙齿植入物或改善口腔功能。

(6)关节置换手术:在关节置换术中,如髋关节或膝关节置换,骨移植可用于修复周围的骨骼缺损。

什么是真皮移植或填充？有何临床应用？

真皮移植或填充是一种外科手术,涉及将真皮组织从一个部位移植到另一个部位,以修复或重建受损的皮肤。真皮是皮肤的一个重要层,位于表皮下方,含有丰富的胶原蛋白和弹性纤维,为皮肤提供结构支持并使其具有弹性和韧性。

真皮移植或填充的临床应用如下。

(1)皮肤缺损修复:在皮肤因外伤、烧伤、感染或手术切除导致缺损的情况下,真皮移植可以用来修复这些缺损,促进皮肤愈合。

(2)增加皮肤厚度:在某些情况下,如瘢痕疙瘩或萎缩性瘢痕,真皮移植可以用来增加皮肤的厚度,改善外观和功能。

(3)软组织重建:真皮移植可以用于重建软组织缺陷,如肿瘤切除后的重建。

(4)美容手术:在某些美容手术中,如面部年轻化手术,真皮移植可以用来提供额外的组织支持,改善皮肤质地和外观。

(5)口腔和面部手术:在口腔和面部手术中,真皮移植可以用于重建唇、颊或舌部的组织缺损。

什么是筋膜移植？有何临床应用？

筋膜组织细密而薄,是富有弹性的结缔组织。由于其抗感染能力强,移植后反应小,容易成活,移植后不被吸收,并能保持原有的结构和性能,故被广泛应用于临床。其主要应用如下。

(1)筋膜条作吊带牵引修复面神经麻痹所致畸形。

(2)矫治先天性上睑下垂。

(3)用筋膜片修补疝口、闭合胸壁或腹壁缺损。

(4)小片折叠筋膜也可用于小面积软组织轻度凹陷的填充。

（5）用于因关节强直行截骨术后覆盖两侧骨端，防止断端重新愈合连接。

什么是肌肉移植或填充？有何临床应用？

肌肉移植或填充是一种外科手术，涉及将肌肉组织从一个部位移植到另一个部位，以修复或重建受损的肌肉、提供动力、改善功能或恢复外观。这种移植可以是自体移植（使用患者自己的肌肉组织），同种异体移植（使用同种其他个体的肌肉组织），或者在某些情况下，使用异种或人造材料。

肌肉移植或填充的临床应用如下。

（1）肌肉损伤修复：在肌肉因外伤、手术切除或疾病导致损伤时，可以通过移植来修复肌肉缺损，促进肌肉再生和功能恢复。

（2）动力重建：在肌肉功能丧失的情况下，如脊髓损伤或神经疾病，肌肉移植可以用来重建动力，帮助恢复运动功能。

（3）软组织重建：肌肉移植可以用于重建软组织缺陷，如肿瘤切除后的重建。

（4）口腔和面部手术：在口腔和面部手术中，肌肉移植可以用于重建面部肌肉功能，如唇或颊部的肌肉重建。

（5）塑形和美容手术：在某些情况下，肌肉移植可以用于身体塑形或美容，如乳房再造o或填充。

（6）矫形手术：肌肉移植可以用于矫形手术，如脊柱侧弯矫正，以提供额外的支持和稳定性。

什么是神经移植？有何临床应用？

神经移植是一种医学手术，涉及将神经组织从一个个体（供体）转移到另一个个体（受体）以修复或重建受损的神经。这种移植可以是自体移植（使用患者自己的神经组织），同种异体移植（使用其他个体的神经组织），或者异种移植（使用不同物种的神经组织）。

神经移植的临床应用主要如下。

（1）神经缺损修复：当神经因外伤、肿瘤切除或感染等原因受损时，可以通过移植来桥接神经缺损，促进神经再生和功能恢复。

（2）周围神经病变：对于某些周围神经病变，如腓总神经损伤，神经移植可以恢复神经传导功能。

（3）神经再支配：在截肢后再植或移植器官时，可能需要神经移植来实现对新组织的神经再支配。

（4）神经丛重建：在某些情况下，如乳腺癌术后的淋巴水肿，可能需要重建神经丛来改善症状。

（5）神经鞘瘤和其他肿瘤：在切除某些神经鞘瘤或其他神经组织肿瘤后，可能需要进行神经移植来修复受损的神经。

（6）神经电生理研究：神经移植也可用于实验室研究，以更好地理解神经再生和神经电生理学的机制。

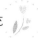

什么是复合组织移植或填充？有何临床应用？

复合组织移植或填充是一种医学治疗手段，它涉及使用由两种或两种以上不同材料组合而成的复合材料来修复、重建或增强人体的组织或器官。这些材料可以是天然的，如人体组织，也可以是合成的，如聚合物或金属。复合材料的特性，如强度、生物相容性和降解性，可以根据所需的临床应用进行定制。

复合材料在临床上的应用广泛，主要如下。

(1)骨骼修复：复合材料可用于骨折固定、骨缺损填充或作为骨骼支架。例如，羟基磷灰石/聚甲基丙烯酸甲酯复合材料可用于骨缺损的修复。

(2)牙科：复合材料可用于牙齿修复、根管治疗和牙周病治疗。例如，玻璃离子体复合材料可用于牙科填充。

(3)软组织增强：复合材料可用于软组织的修复和增强，如心脏瓣膜置换、血管修补等。

(4)生物假体：复合材料可用于制造人工关节、心脏起搏器等生物假体。

(5)组织工程：复合材料可以作为细胞支架，用于组织工程，促进新组织的生长和修复。

(6)药物输送：复合材料可用于药物的缓释和靶向输送，提高药物疗效并减少不良反应。

第七节　人工生物材料的开发和应用

什么是生物材料？包括哪些种类？

生物材料(biomaterials)是用于与生命系统接触和发生相互作用的，并能对其细胞、组织和器官进行诊断治疗、替换修复或诱导再生的一类天然或人工合成的特殊功能材料，又称生物医用材料。生物材料属于材料科学领域中正在发展的多种学科相互交叉渗透的领域，其研究内容涉及材料科学、生命科学、化学、生物学、解剖学、病理学、临床医学、药物学等学科，还涉及工程技术和管理科学的范畴。生物材料有人工合成材料和天然材料；有单一材料、复合材料以及活体细胞或天然组织与无生命的材料结合而成的杂化材料。生物材料本身不是药物，其治疗途径是以与生物机体直接结合和相互作用为基本特征。

生物材料的临床应用

(1)人工器官和植入物：生物材料被广泛用于制造人工器官和植入物，如人工心脏瓣膜、人工骨骼、关节置换等。这些器官和植入物可以替代病变或受损的部位，恢复人体正常功能，提高患者的生活质量。

(2)药物传递系统：生物材料可以用于制造药物载体，使药物能够有针对性地被传递到特定部位，提高药物的疗效并减少不良反应。纳米生物材料在药物传递系统中的应用尤为突出，可以实现靶向治疗，并具有低毒性和高效性的特点。

（3）伤口修复与再生医学：生物材料在伤口修复和再生医学中起到关键作用。生物支架和生物膜能够提供一个有利于细胞生长和组织再生的环境，促进伤口的愈合。同时，生物材料可以用于修复组织缺损，如皮肤移植和骨折愈合。

（4）诊断与监测：生物材料还可以用于制造医学诊断和监测设备。例如，生物传感器可以检测血糖、血压等生理参数，实现对患者健康状况的便捷监测与评估。另外，生物材料还可以制造成像材料，用于医学成像领域。

✦ 什么是组织工程化组织移植？有何临床应用？

组织工程化组织移植是利用生物材料、生物工程技术及细胞培养等方法，重建、修复或替代受损组织和器官的科学研究。其研究的目的是为特定组织的形成、维持或成熟提供适当的环境，使细胞和组织能够发挥其生物学功能。临床上，以组织工程化皮肤移植最为常见，按照不同的标准可将其分为：组织工程化表皮、组织工程化真皮和组织工程化复合皮肤；暂时性皮肤替代物、永久性皮肤替代物；生物性替代物和化学合成人工皮肤替代物等。

目前，其临床运用广泛，主要有以下几种。

（1）骨骼缺损修复：传统临床使用的植骨材料主要分为自体骨、同种异体骨、经特殊处理的异种骨和人工骨材料等，但这些都存在适用性和并发症等缺陷。组织工程改变了骨缺损的传统治疗模式，通过体外培养骨骼组织作为修复材料，可以达到理想的效果。

（2）牙周组织缺损修复：牙周疾病是人类较常见、较多发的疾病之一，可造成牙周支持组织进行性破坏，最终导致牙齿丧失。传统的牙周病治疗方法能有效控制病情发展、阻止牙周附着进一步丧失，但对于已丧失牙周组织的再生却不理想。近年来，组织工程学利用牙源性干细胞构建、修复牙周组织，为牙周组织的再生带来了希望。

（3）角膜：角膜病是我国主要的致盲性眼病之一，其中，感染性角膜炎是角膜盲的主要原因。对于药物难以控制的角膜感染，角膜移植术是控制感染、使患者复明的唯一希望。然而我国角膜供体资源严重不足，很多患者因此失去了重见光明的机会。目前，组织工程制备的脱细胞角膜基质作为较理想的角膜替代材料已开始应用于临床，相信随着研究的深入，生物工程角膜能够发挥更大的潜能，改变我国角膜供体资源不足的现状。

（4）皮肤：皮肤是人体最大的器官，受外界刺激时易造成损伤，急性创伤愈合后易形成瘢痕和创面收缩。皮肤全层缺损、创面大的患者往往需要皮肤移植，但大面积皮肤缺损或皮肤烧伤患者接受自身皮肤移植会在皮肤上产生新的创面。组织工程皮肤结构和人正常皮肤一致，常用于慢性创面的治疗，临床可替代自体或异体皮肤移植，且术中不需要利用患者自体皮肤，免除了对患者二次伤害，具有较好的应用前景。

（5）目前，利用组织工程化组织移植术进行修复的组织器官还有心脏、肾脏、肝脏、消化道、肌肉、乳房等。

总体来说，组织工程化组织移植技术还有很大提升空间。

第十二章　毛发美容

第一节　脱发与毛发移植

随着激光、光子科学技术在医学美容领域的应用及显微外科技术的发展，毛发美容技术也进入了一个崭新的时代。激光或光子脱毛技术替代了传统的化学脱毛术，可使求美者获得永久性脱毛效果。现代显微外科毛发移植术让众多有毛发缺陷的人重获青春光彩。植发的求美者也从以男性脱发为主的群体，转变到各个部位都有的大群体，如发际线降低或者改变"M"形发际线、美人尖种植、女性产后脱发的毛发加密、眉毛及睫毛的加密或瘢痕性秃发的治疗等，男女比例也由原来的基本为男性变为男女均有。因此，毛发美容也成为广大爱美者的选择之一。

✦ 关于女性脱发

女性脱发现象远比人们想象的严重，约有40%成年女性受此困扰。但女性秃露的形态大多与男性不同，脱发的原因也较为复杂，因此女性脱发的治疗更需要高度的专业技术，不可用与男性雷同的方法来治疗女性脱发。男性脱发一般是从顶部和发际线开始秃露，后部及两侧不脱落，女性脱发则在整体头皮范围呈稀疏式脱落，脱落到一定阶段，头皮也不会有明显的秃露，发际线仍然清晰可见。女性脱发多呈渐进型趋势，怀孕和闭经期时会加重，而且脱发周期性强，受激素的变化以及外部因素的影响大。

与男性相比，女性脱发除受激素、基因和年龄的制约外，疾病对其影响也极大，不可与遗传因素相混淆。尤其是稀疏型脱发比遗传类秃顶形成的原因更复杂。所以，女性患者应先接受专家的诊断，在确定是由外因引起的休止期脱发还是遗传性脱发之后，再决定是否进行移植或接受其他治疗。

✦ 关于男性脱发

人体的毛发数，从出生时起便已确定。从幼儿期到青年期，头发逐渐变粗，到了20～22岁，额头的少量头发由前向后逐渐脱落，到一定位置后脱落停止，形成固定的发际线。但携带脱发基因的人，发际线将继续后退，我们把这种自然现象叫作男性脱发。其头发会逐渐地变细、变弱，并逐渐蜕化成肉眼不易察觉的汗毛。男性脱发占整体脱发的95%，主要原因有以下4类。

1. 遗传因素

第一要素。一般来说，男性脱发不发生在不携带秃顶基因的群体中。这种基因是从父母中的一方遗传下来的。虽没有确切考证，但一些资料表明，从母系一方得到此类基因的可能性更大。诱发秃顶的基因作为显性基因，在一对性染色体中只要有一个带有这种特性，就可能出现秃顶现象。秃顶基因在其后代载体身上的表象不尽相同，有秃顶基因的人，未必都会出现秃顶现象。因此除了遗传因素以外，还有多种因素在起作用。比如，激素的分泌量、年龄、各种精神压力及其他一些因素也对秃顶的形成有着不可忽视的影响。所以，即使家族中长辈直系血亲出现严重的秃顶现象，他们的后代也未必都秃顶。秃顶基因也有不遗传的记载。最近，备受全世界瞩目的人类基因组图谱绘制工程尚未查明诱发男性毛发脱落的基因及其位置，所以目前还没有找到防止脱发的基因疗法。

2. 激素

第二要素。激素是身体各个部位的腺体分泌的生化物质。激素通过血管扩散至全身，对身体的影响很大，微量的增减就会给人体带来巨大的变化。男性的雄性激素及其相关激素产生于睾丸，男性步入青春期以后，随着睾丸的生长与成熟，激素在体内所起的作用越来越显著，如青春期男性声带变粗、长胡子以及男性特有的汗味和面貌特征，都是雄性激素作用的结果。实际上，促使青春痘和胡子生长的激素正是诱发秃顶形成的激素，这类激素是导致毛囊退化萎缩的主要原因。

20世纪初，在治疗精神病患者的实验中，科学家偶然发现雄性激素睾酮对脱发的作用。当时没有什么有效方法可以治疗精神病，只能通过去除患者体内的睾酮来使其正常化。一位精神科主治医生惊奇地发现：他的一名患者头发茂密而他的双胞胎兄弟却有很严重的秃顶现象。于是他给去除了睾酮的患者重新注入了睾酮，结果患者原有的茂密头发除永久性毛发以外全部脱落，变得跟他同胞兄弟一样；医生停止注射后，其毛发脱落虽减缓或停止，但萎缩的毛囊未能再生。

3. 年龄

第三要素。秃顶的形成不完全决定于基因和激素。年龄也是导致秃顶的重要原因。脱发开始的时间，因人而异，主要取决于个人受基因影响的程度及其血液中睾酮的浓度。脱发不是突发的，而有一个渐进的过程，存在一个周期，有脱落严重的时期，也有少量聚落的时期，但该周期存在的原因还未查明。

随着年龄的增长，患者一部分头发逐渐退化成绒毛，它们与永久性不脱落的头发混在一起，整体看上去显得稀疏秃露。发生变化的头发一点点儿地脱落，毛囊的数量也逐渐减少，这是不可避免的衰老过程。因此，即使健康的头发也不能保证永久不脱落。但绝大多数人通过移植手术，可以保持发量到70岁以后。

4. 其他因素

（1）精神压力：沉重的精神打击、营养不良、疾病等也会引起脱发。这类脱发以女性患者居多，一般多发生在休止期，因此这类脱发又叫休止期脱发。这种休止期脱发与男性脱发截然不同，随着状态的好转，大部分会重新恢复。

（2）持续的牵拉：如染发、喷发胶或戴帽子等，虽不直接影响毛囊的生长能力，但长期的牵拉或药物损伤也会造成永久性脱发。这类脱发叫牵拉性脱发。

（3）圆形脱发症：是自身免疫功能异常引起的突发性脱发。精神压力或强烈的精神刺激等原因都能引发自身免疫功能异常，自身免疫功能异常是指人的机体免疫系统错误地把自身组织判断为外来物质，并将其杀灭或排出体外的现象。圆形脱发的症状是秃露部位呈不均匀分布，一般近似铜钱大小，有时连成片，俗称"鬼剃头""斑秃"。原来的部位好了，别的部位又开始脱落。为了促进头发生长，可在脱发部位敷药或接受注射，症状较重的患者，可能会出现头发全部脱落或体毛脱落症状，这是圆形脱发症的变异，需要求诊专家，及时治疗。90%以上的患者，无须进行特别医治，随着自身免疫恢复正常，头发会重新长出。如果症状持续2年以上且无明显生长的趋势，即认为是永久性脱发，应考虑毛发移植等疗法。

✦ 什么是雄激素性脱发？脂溢性秃发又是什么？

雄激素性脱发（androgenetic alopecia，AGA）是一种常见的脱发类型，是起始于青春期或青春后期的一种进行性毛囊微小化的脱发疾病。它以发病原因命名，男女均可罹患，但表现为不同的脱发模式和患病率。在我国，男性患病率约为 21.3%，女性患病率约为 6.0%。

对于男性患者而言，该病的英文名称包括 androgenetic alopecia，pattern hair loss，male-pattern hair loss，male-pattern baldness 等；对于女性而言，该病的英文名称包括 female androgenetic alopecia 和 female-pattern hair loss 等。近年来，随着人们对 AGA 认识的增多，目前使用最为广泛的英文名是 androgenetic alopecia。该疾病的中文别名更多，如 AGA、雄激素性秃发、脂溢性脱发、脂溢性秃发、早秃、雄性秃等，长期以来诊断名词的不同对患者甚至医师都造成了非常大的困扰。因此，有必要对该疾病进行统一命名，这有利于更好地规范诊断和治疗。

雄激素性脱发虽不影响身体健康，但却严重影响患者的心理健康和生活质量，如能及早诊治则可明显延缓脱发，提高患者的生活质量。

✦ 脱发和秃发的区别

"秃发"强调的是头发脱落后的一种结果和状态，是脱发的一种可能结果；而"脱发"强调的是头发脱落的过程和症状，通过对其进行分级后可针对性地给予合理治疗，及早干预可防止其发展成为"秃发"。因此，常将该类型的脱发统一命名为"雄激素性脱发"，英文 androgenetic alopecia，简称 AGA。

✦ 雄激素性脱发会遗传吗？为什么会出现 AGA 呢？

雄激素性脱发是一种具有遗传倾向的多基因隐性遗传疾病。国内的流行病学调查显示，AGA 患者中有家族遗传史的占 53.3%~63.9%，父系遗传明显高于母系遗传。

目前的全基因组测序和定位研究发现了若干易感基因，但尚未明确其发病基因。目前的研究表明，雄激素在 AGA 的发病中占有决定性地位；其他因素，包括毛囊周围炎症、生活压力的增大、紧张和焦虑、不良的生活和饮食习惯等因素均可加重 AGA 的症状。

男性体内的雄激素主要来源于睾丸分泌的睾酮;女性体内的雄激素主要来源于肾上腺皮质的合成和卵巢的少量分泌,雄激素主要为雄烯二醇,可被代谢为睾酮和二氢睾酮。

虽然雄激素是 AGA 发病的关键因素,但几乎所有 AGA 患者血液循环的雄激素水平都维持在正常的水平。研究表明,脱发区毛囊内雄激素受体基因表达升高和/或Ⅱ型 5a 还原酶基因表达升高,从而导致雄激素对易感毛囊的作用增大。对于 AGA 而言,易感毛囊中真皮成分细胞内含有特定的Ⅱ型 5a 还原酶,可以将血液中循环至该区域的雄激素睾酮转化为二氢睾酮,通过与细胞内的雄激素受体结合而引起一系列反应,进而使毛囊出现进展性的微型化和脱发直至秃发。

✦ 什么样的表现是雄激素性脱发?

雄激素性脱发是一种非瘢痕性脱发,通常于青春期发病,表现为进行性头发直径变细、头发密度降低和脱发,直至出现不同程度的秃发,通常伴有头皮油脂分泌增多的症状。

男性 AGA 早期表现为前额、双侧额角和(或)双侧鬓角发际线后移,或顶部进行性脱发,最终使头皮显露,通常伴有头皮油脂分泌增多的症状。女性 AGA 主要表现为头顶部与发际缘之间头发弥漫性稀疏、纤细,前额发际线位置不改变,通常也伴有头皮油脂分泌增多的症状。

✦ 雄激素性脱发的分型

根据脱发的严重程度,Norwood 将男性 AGA 分为 7 级 12 种类型,虽然方法简单,但缺少递进,无法将所有脱发的等级进行一一对应。Ludw 将女性 AGA 分为 3 级,该法虽然易于记忆,但分类过于简单,在临床中不方便使用。此外,上述分类方法均是基于欧美人群脱发设定的分类法,与亚洲人群不完全相同。

2007 年,Lee 等提出一种男女均适用的新的通用分级法,即 BASP 分型法。该分型法根据发际线形态、额部与顶部头发密度进行分级,包括 4 种基本型(basic)和 2 种特殊型(specific),结合基本型和特殊型得出最终分型(表 12-1)。BASP 分型的名称便是由这两个英文单词的前两个字母组成。4 种基本型 L、M、C 和 U,代表前发际线的形状,每种类型再根据脱发的严重程度进行分级;而 2 种特殊型 F 和 V,则代表特定区域(额部 F 和顶部 V)头发的密度,每种类型再根据脱发的严重程度进行分级。

由于 BASP 分型法具有全面性、系统性和渐进性的优点,适合于临床使用和记忆,因此本指南推荐该法作为 AGA 的临床分级法。

表 12-1 AGA 的 BASP 分型法

基本型	特定型
L 型:前额发际线后移	顶枕部头发密度分级

续表 12-1

基本型	特定型
M 型：两鬓角区发际线后退较前中央发际线退后明显，对称 M0：前额发际线保留，无脱发 M1：两侧发际线后退未超过原处至头顶前 1/3 M2：两侧发际线后退未超过原处至头顶中 1/3 M3：两侧发际线后退达到原处至头顶后 1/3	V 型：头顶部头发明显稀疏，且超过前额区（与 F 区别点在于脱发主要在头顶部） V1：轻度，头顶部头发密度可见降低 V2：中度，头顶部头发密度显著降低 V3：重度，头顶部头发非常稀少或缺失
C 型：前额中部发际线后退较两侧显著，类似"C" C0：前额发际线保留，无脱发 C1：前额发际线中部后退至前 1/3 范围内 C2：前额发际线中部后退至前中 1/3 范围内 C3：前额发际线中部后退至前后 1/3 范围内	头顶部（头冠部）头发密度分级 F 型：头发密度弥漫性降低，前额区尤为显著，常见于女性型脱发 F1：轻度，前额区头发密度可见降低 F2：中度，前额区头发密度显著降低 F3：重度，前额区头发非常稀少或缺失
U 型：前额发际线退至头顶后，马蹄形，类似"U"，是最严重的类型 U1：发际线后退头顶至枕突前 1/3 范围内 U2：发际线后退头顶至枕突中 1/3 范围内 U3：发际线后退头顶至枕突后 1/3 范围内	

雄激素性脱发易和哪些脱发混淆？该如何鉴别？

雄激素性脱发患者通常具有脱发家族史（即直系亲属中有脱发患者），大多从青春期开始，头发出现缓慢而持续的脱落，头发逐渐变得纤细、伴头皮油腻，对于男性而言，多出现发际线的逐渐后退，对于女性而言，多出现头顶（不包括发际线）头发逐渐稀疏。

一般根据患者病史和特殊的脱发模式，AGA 的临床诊断并不难，但对于早期或不典型的患者而言，有时需要做进一步辅助检查和实验室检查。对于女性 AGA 患者而言，需要与女性弥漫性斑秃、女性前额纤维化性秃发进行鉴别。

女性弥漫性斑秃：容易与 BASP 分型中 F 型的 AGA 脱发相混淆。一般 AGA 发病缓慢，拉发实验阴性，而女性弥漫性斑秃发病较快，拉发实验阳性，有时还会出现"感叹号"样发。

女性前额纤维化性秃发：经常发生于绝经期后的女性，前额出现发际线不均匀后退，而女性 AGA 患者发病年龄通常始于青春期，且发际线基本不后退。

哪些检查可以辅助 AGA 的诊断及鉴别？

拉发实验：患者 5 d 不洗头，以拇指和示指用轻力拉起含有五六十根毛发的一束头发，计算拔下的毛发数量，多于 6 根为阳性，表示有活动性脱发；否则为阴性。AGA 患者通常为阴性，而斑秃、休止期脱发或生长期脱发的活动期可为阳性。

皮肤镜检查：AGA 患者的皮肤镜下特征是毛干粗细不均、毳毛增多（毳毛与终毛比例

失调)或者毛囊单位中毛发数目减少。

实验室检查：由于 AGA 患者血液中的雄激素处于正常水平，因此 AGA 的诊断并不需要借助实验室检查。对于女性弥漫性脱发患者而言，可以进行性激素、铁蛋白和甲状腺刺激激素(TSH)等检查，以便与由贫血和甲状腺功能异常引起的脱发相鉴别。

雄激素性脱发该如何治疗？

由于 AGA 是一个进行性加重直至秃发的过程，因此应强调早期治疗和长期治疗的重要性。一般而言，治疗越早疗效越好。治疗方法包括系统用药、局部用药、毛发移植术、中胚层疗法和低能量激光治疗等，为了达到最佳疗效，通常推荐联合治疗。对于非手术治疗，其效果判断包括脱发量的减少、毛发直径的增加或毛发色素的加深以及毛发数量的增加等。

非那雄胺：仅适用于男性患者，该药通过特异性抑制 II 型 5a 还原酶，减少双氢睾酮(dihydro testosterone, DHT)的生成和对毛囊的破坏。推荐剂量为 1 mg/d，1 次/d。一般在服药 3 个月后头发脱落减少，使用 6 个月后观察治疗效果。若治疗效果好，应继续使用以维持疗效；如使用 12 个月后治疗效果不佳，建议停药。通常而言，非那雄胺服药 1 年后的有效率为 65%~90%，该药耐受较好，不良反应发生率低且症状较轻。个别服药患者可出现前列腺特异性抗原减少、男性乳房发育、睾丸疼痛、过敏反应、性功能受损(勃起功能障碍、射精功能障碍、射精量减少或性欲减退等)。

螺内酯：仅适用于部分女性 AGA 患者，可减少肾上腺产生睾酮，同时对 DHT 与雄激素受体的结合有轻微的竞争作用。用法为 40~200 mg/d，至少服用 1 年才会有效果。主要不良反应为月经紊乱、性欲降低、乳房胀痛。治疗中需注意检查血钾浓度。

米诺地尔：米诺地尔是能够促进毛发生长的有效外用药物，具体机制不明。临床上有 2% 和 5% 两种浓度剂量，一般男性推荐使用 5% 浓度，女性推荐使用 2% 浓度，用法为 2 次/d，1 mL/次，涂抹于脱发区域头皮。在刚开始使用的 1~2 个月会出现休止期毛发脱落增加的现象，之后则脱发不明显，坚持使用 6 个月后观察治疗效果。若治疗效果好，应继续使用以维持疗效；如疗效不佳，建议停药。见效时间为 6~9 个月，有效率为 50%~85%。该药耐受较好，不良反应发生率低且症状较轻。个别用药患者可能出现多毛症、刺激性和过敏性皮炎等，停药后即可消退。如果出现局部反复瘙痒和皮肤发红的过敏症状，可以尝试更换使用不含丙二醇的米诺地尔，即国际上推荐的泡沫制剂，以减少或杜绝过敏不良反应。

毛发移植：毛发移植是将非脱发区域(如后枕部、胡须、腋窝等)的毛囊提取并处理后再移植至脱发或秃发区域，以达到外形美观的方法。根据毛囊获取方式的不同，又将其分为毛囊单位头皮条切取技术和毛囊单位抽取技术。患者可根据自己实际情况和医师建议选择适合自己的术式。一般移植的毛发在术后 2~4 周会出现不同程度的脱落，2 个月左右会出现较明显脱落，术后 4~6 个月重新长出。因此，需要在术后 6~9 个月才可看到明显效果。毛发移植后建议继续使用上述防脱发药物，以维持秃发区域非移植毛发的生长以及生存状态。

自体富血小板血浆：自体富血小板血浆(platelet-rich plasma, PRP)指自体全血经离心后得到血小板浓度相当于全血血小板浓度的4~6倍的浓缩物。PRP一经激活，血小板内的α颗粒将会释放大量的生长因子，包括血小板衍生生长因子、转化生长因子-β、类胰岛素生长因子、表皮生长因子和血管内皮生长因子等，具有改善毛囊微环境、促进毛囊生长的作用，但具体作用机制尚不完全明确。用法是将PRP局部注射至脱发区域头皮的真皮层，1次/月，连续注射3~6次可见一定疗效。国内外各项临床研究虽初步证实PRP对AGA具有一定效果，但由于PRP的制备方法并无统一标准，因此PRP治疗的有效率尚不统一，现阶段可以作为AGA治疗的辅助手段。PRP的不良反应主要是注射过程及注射后一段时间内的轻微疼痛。

低能量激光治疗：2007年，美国FDA将波长为655 nm的低能量激光治疗（low level laser therapy，LLLT）设备批准用于AGA的治疗，之后又分别批准了678 nm和650 nm波长的LLLT设备用于治疗AGA，该波段范围的激光可穿透表皮层，发挥其"光生物学调节作用"，进而改善毛囊周围微环境，但其作用机制尚不完全明确。用法是隔天照射1次，照射15~30 min/次，连续使用3个月以上才可见到一定疗效，可以作为AGA治疗的辅助手段。LLLT治疗的不良反应较少，个别患者在照射期间可出现头晕、头皮瘙痒，以及机器重量导致的头皮压迫感。

其他：生长因子和中草药提取物等由于缺乏严谨而有效证据，故目前尚无法推荐使用；对于上述治疗方法无效的AGA患者，还可适当考虑使用文发或发片、假发等。

各种治疗AGA方法的推荐等级

证据等级的评价标准见表12-2。

表12-2 证据等级的评价标准

（1）Meta分析中至少包含1项随机、双盲对照临床研究，不同研究结果趋势一致
（2）高质量随机、双盲对照临床研究（样本量计算、患者纳入条件等）
（3）质量较低的随机临床研究或其他研究（非随机、对列或患者对照研究）
（4）缺乏系统证据

根据治疗效果强弱将治疗手段分为6个等级，见表12-3。

表12-3 根据治疗效果强弱将治疗手段分为6个等级

↑↑	推荐
↑	建议
→	可以考虑（在推荐治疗方法无效或无适应证时考虑）
↓	不建议
↓↓	不推荐
○	目前无法确定效果

每种治疗方法的证据等级和推荐等级，见表 12-4。

表 12-4 每种治疗方法的证据等级和推荐等级

治疗方法	证据等级	适用人群	防脱效果	改善效果	安全性	推荐等级
非那雄胺	1	男性 AGA	+++	++	+++	↑↑
螺内酯	4	女性 AGA	+/-	+/-	+	↑
米诺地尔	1	AGA	+++	++	++++	↑↑
毛发移植	2	AGA	-	+++	+++	↑
PRP	1	AGA	+/-	+/-	+	↑
LLLT	2	AGA	+/-	+/-	++	↑

✦ 毛发移植的发展史

1822 年，Dieffenbach 首次描述了进行异体和自体毛发移植的动物实验。1939 年，现代毛发移植术的创始人日本医生 Okuda 在为一名烧伤患者后脑部施行包括毛囊在内的皮肤移植术后，意外地发现在移植的部位长出了新发。之后，HajimeTamuna 为患有阴部无毛症的女患者成功地施行了以 1~2 个毛囊为单位的微量移植术，并做了详尽的记录。由于当时正处于第二次世界大战，因此，他的研究成果并未得到世界医学界的重视。

20 世纪 50—60 年代，外科医生发明了环钻冲压毛发提取技术，每株移植物直径为 4 mm 左右，包含 10 ~ 15 根毛发，术后毛发成簇生长，且供区瘢痕明显。1959 年，Orentreich 采取标准的 4 mm 打孔器获取头发，用于治疗男性型脱发患者的脱发区域。

其后的 40 多年间，医学界大量施行截片和穿孔移植术，经典的毛发移植曾经是毛发外科中使用最多的方法，但由于供体的瘢痕及移植部位毛发的生长形态参差不齐、"稻草"样外观等问题，未能达到令人满意的效果。随着对毛发移植技术的不断改进，20 世纪 90 年代早期发展起来的微小毛胚移植术和微型毛胚移植术开创了毛发移植的新纪元，20 世纪 90 年代后期更进一步采用了以自然毛囊单位为基础的毛发移植，不仅大大提高了移植毛发的成活率，而且移植毛发的生长形态也较为自然，使得毛发移植技术更趋于成熟。1996 年，在美国 Nashville 召开的国际毛发移植学会上，美国的 Rassman 博士提出了毛囊单位的概念及其重要性；加拿大的 Seagel 博士则阐述了使用显微镜的优点及必要性，并发表了"显微镜下毛囊单位移植术"这一最新研究成果。现代毛发移植原理的发现，即从别的部位移植来的毛发，会在不同的部位上长出具有原部位特质的毛发以及男性型脱发患者的"供区优势"（即头皮毛囊雄激素不敏感区），开创了适用于治疗男性秃顶的毛发移植术。这一理论为毛发移植术提供了理论基础，从此进入现代毛发修复技术时代。

现在，毛发移植方法更加成熟，有在供区采用多刃手术刀作切口替代打孔取毛囊，也有采用空心环钻直接钻取毛囊。此外，也有人把 CO_2 激光应用于植发领域，即用激光在植发的受区打孔；还有人把头皮扩张术与自体毛发移植术相结合用于治疗瘢痕性脱发，取得很好的效果。目前，毛发移植的存活率为 90%~95%，而且这种移植的毛囊是永久性的，毛发移植为受毛发困扰的患者带来了希望。

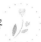

什么是毛发移植术？

毛发移植术又称毛囊移植术，是基于"供区优势理论"借助外科器械获取健康毛囊，将其在体外处理后再移植到受区的外科手术，已经成为改善毛发缺失和上面部轮廓较为直接有效的治疗方式之一。

什么是自体显微游离毛发移植？

自体显微游离毛发移植技术是现代医学解决脱发问题的最新一代的头发移植技术，此技术于21世纪初开始引进我国。它是直接利用显微外科技术和全自动毛发移植设备，将自己含有正常1~2个头发毛囊的皮肤层，根据个人的需要、所移植毛囊的数目、毛囊生长的方向和头发移植者的生活习惯，按比例需要逐棵移植回受术者脱发的头皮部位，令新植的头发以最自然的形态继续生长。

自体显微游离毛发移植可按照个人的头型、脸型、气质和年龄等特点设计发际，按正常头发的生长方向分布移植，移植区不会留下任何痕迹或瘢痕。移植后与周围的头发无任何区别，并随周围头发的生长而生长。其移植过程非常安全，数小时的时间便可完成，且不会影响翌日上班和正常生活。经治疗后新生的头发无须特别照顾，可自然继续终生生长，不会有排斥等问题。自体显微游离毛发移植术适应于各种原因引起的秃发、脱发，人体各部位毛发稀少者。

追求仪表出众是人类的天性，自体显微游离毛发移植需要整形美容科、皮肤科、内科医师团队的通力协作，它对整形医师的要求很高，需有专业仪器设备辅助，需有政府部门正式授权认可以及严格监管的环境，需拥有整形美容资格及经验丰富的医护人员直接负责治疗。

毛发移植的原理

人的头皮平均面积为500 cm^2，每平方厘米约有200根头发，那么每个人平均有头发10万根左右。这些头发中的1/4属于永久不脱落毛发，主要分布在头的后枕部及两侧。选取这些部位的头发移植到其他部位，移植后再生的头发将保持原有的特质，不易脱落。

头的前部与颈部脱发现象比较普遍，因此，可以把后枕部和两侧永久不脱落的毛囊移植到易脱发的前部和顶部。移植后的头发密度与自然生长部位的头发密度不可能完全相同。但是，后枕部和两侧头皮的面积一般是前部和顶部头皮面积的4倍。选取适当部位进行集中移植，即可达到整体美观大方的效果。

哪些情况可以行毛发移植？

毛发移植对多种原因引起的脱发都有效，如雄激素性脱发、由事故和手术而造成的头皮脱发、眉毛缺损、由皱纹切除术而遗留的鬓角缺失以及阴毛脱落等。患者的身体状况也是术前应考虑的问题。尽管毛发移植是在局部麻醉下进行的，但仍具有创伤，有心、肝、肾疾病的患者应谨慎，或应在积极准备后进行手术。毛发移植属于美容手术，必须遵循美容手术的准则。另外，普遍认为女性的脱发更多是由药物和激素引起的，因而对女性患者要求进行更详细的病史询问和检查。对于雄激素性脱发的女性，由于其脱发形式与男性明显不同，大多表现为普遍的毛发变细和弥漫性脱发，其供区毛发密度相对较低，因而对其供区和受区特征的掌握显得尤其重要。

✦ 哪些情况不适宜行毛发移植？

体内存在脱发的潜在病因及患严重的心、肝、肾疾病等，或供区毛发质量太差、对脱发的恢复有不切实际的期望等。另外，Vogel 在对女性脱发进行分类时，认为由慢性毛发生长终末期脱发(chronic telogen effluvium) 引起的脱发不适宜进行外科治疗。

✦ 毛发移植的适应证与禁忌证

适应证：①雄激素性脱发；②非活动期瘢痕性秃发；③体毛缺失或稀疏(眉毛、睫毛、胡须、阴毛、胸毛、腋毛等)；④毛发部位稳定期的白癜风和斑秃等；⑤美容手术需求，包括但不限于面部轮廓的毛发修饰等。

禁忌证：①术区存在恶性肿瘤、明显皮损或感染者；②有全身或其他系统严重感染、严重糖尿病、不稳定期心脑血管疾病、凝血功能障碍、免疫缺陷等系统性疾病者；③妊娠期或哺乳期女性；④患有扁平苔藓、斑秃等免疫及炎症相关性脱发疾病且处于进展活动期者；⑤对手术效果期望值过高、不合理，抱有不切实际幻想者；⑥有心理障碍或精神疾病者(相对禁忌证)。

任何一项手术均有其相应的适应证和禁忌证，且与其术区评估密切相关。对于瘢痕性受区，若血供不佳，建议改善血供后再行毛发移植。免疫相关性脱发患病部位，需进展活动期结束再考虑毛发移植。

✦ 毛发移植有密度的要求吗？

推荐种植密度为 25 ~ 60 Fus/cm²。对于白种人而言，毛发移植的密度 40 ~ 50 Fus/cm² 最为理想；但是对于亚洲人来说，移植的毛囊单位密度如果接近或超过 35 Fus/cm²，则称为高密度毛发移植。对于中国男性雄激素性脱发患者而言，35 ~ 50 个毛囊/cm²(20 ~ 30 Fus/cm²)的密度被认为是足够的；考虑到成活率问题，(30±5) Fus/cm² 可作为最佳种植密度；30 Fus/cm² 是韩国男性的最适种植密度；患者日常头发保留越短，所需的种植密度越高。超过 35 Fus/cm² 的高密度毛发移植需要非常高的技术，术中受区位点必须很小，这样才能保护血管，避免术后受区皮肤发生坏死。

因此，在常规密度和高密度毛发移植中，"合适"是最重要的。种植的毛囊需要受区为其提供足够的营养才能成活，因此毛囊的种植密度与其成活率密切相关。不同皮肤质地的受区选择合适的种植密度是保证移植毛囊成活率的关键。但随着患者主观要求的提高，对于大多数患者而言，30 Fus/cm² 左右的种植密度并不能达到令其满意的术后效果，近年来不断有临床研究证实，50 ~ 60 Fus/cm² 的种植密度也可获得较高的毛囊成活率。而对于血供较差的受区，如果种植密度过高可能会进一步破坏局部血运而降低毛囊成活率，因此，我们建议术前对受区进行局部血运的评估，在种植过程中密切观察局部皮肤血运变化，对血运较差的区域适当降低种植密度。此外，种植密度并非固定数值，手术过程中应综合考虑患者的受区位置、受区面积、受区皮肤质地、供区可提取的毛囊数量、毛发直径等，灵活选择合适的种植密度从而保证良好的术后效果。如果患者要求更高的种植密度，需明确告知其毛囊成活率降低的风险。

✦ 毛发移植手术术前可进行哪些治疗？

（1）对于雄激素性脱发（Norwood Hamilton 分级 Ⅰ～Ⅴ）的毛发移植患者，应采用药物治疗（非那雄胺/度他雄胺与米诺地尔），以避免非移植区域的脱发情况恶化。

（2）尤其是雄激素性脱发年轻患者（<30 岁），提倡非手术和毛发移植术联合治疗。应建议其在术前进行至少 6 个月的药物治疗（非那雄胺/度他雄胺与米诺地尔），以确认脱发情况趋于稳定。

（3）在移植前可考虑口服小剂量米诺地尔（0.25～5 mg），尤其是女性雄激素性脱发患者。

（4）银屑病等头皮炎症的患者应接受专科治疗，且在移植前没有炎症活动迹象。

（5）应提醒银屑病等头皮炎症的患者，毛发移植后病情可能会短暂恶化。

（6）瘢痕性脱发患者术前应先稳定病情，应与患者仔细讨论预期效果。

（7）有斑秃病史的患者术前不应存在临床和毛发镜下的病情活动迹象，并且必须告知患者复发的可能性。

（8）术前应鉴别脱发的常见原因，如脂溢性皮炎可外用酮康唑作为术前的辅助治疗。

（9）特定的防脱发产品，如洗发水、护发素，如在体外试验和临床研究中已证明具有疗效和安全性，可以作为术前的辅助疗法。

✦ 毛发移植术前何时停止药物治疗？

（1）术前可以不停用抗雄激素治疗，如非那雄胺。

（2）术前 7 d 应停用外用米诺地尔（2%～5%），以尽量减少皮肤刺激的风险和因血管扩张导致术中继发出血增加的潜在风险。

（3）为了避免术中及术后明显出血情况的发生，应在术前 1 周停用抗凝药物和维生素 E。

（4）术前 1 周应停用消炎药（布洛芬、双氯芬酸等）。

（5）术前不应停用降压药物。

（6）术前其他注意事项：①收集患者的基本信息，包括既往病史、过敏史、并发症等；②进行常规术前检查，包括血常规、血生化、凝血功能、血糖、肝炎病毒及艾滋病、梅毒筛查、心电图等。

✦ 毛发移植术前该做哪些准备工作？

（1）术前沟通：①患者在决定实施毛发移植术之后，应就脱发的时间、有无家族病史、是否正在进行其他疾病治疗、是否在服用某些药物等情况，向主治医师详细说明，以便医师确定患者现阶段的脱发状态和所需移植的毛囊数等各项诊断；②告知患者在术前 3 d 停止吸烟、饮酒等，以增加移植成功的概率，并减少与手术麻醉药或其他药物发生相互作用的风险；③告知患者术前 1 d 应停用喷雾剂、发胶、发蜡和其他头发定型产品，术前 3~4 d 不应染发，应提前洗头，保持头皮清洁。

（2）术前准备与评估。①心理准备：麻醉时的疼痛，手术时间，术中出血量，术后漫长恢复期等心理准备。②常规术前检查，包括血常规、血生化、凝血功能、血糖、肝炎病毒及艾滋病、梅毒筛查、心电图。③应告知患者毛发移植可能产生的并发症，并签署毛发移植手术知情同意书。其常见并发症包括疼痛、瘢痕、毛囊炎、术后积液和额部肿胀等，罕见且严重的并发症包括感染、出血和坏死等。

（3）术前拍照：需在专业的摄影间拍照，注意光线、背景，避免头皮、头发曝光过度，多方位拍照(正前位、低头 45°位、左右侧 45°位、左右侧 90°位、正后位、正后仰位)，其他部位的供区、受区的拍照。

（4）术前设计：按照美学原则设计，与患者沟通并取得一致意见。需考虑患者的性别、年龄、轮廓、秃发严重程度、患者预期目标与经济承受能力。设计发际线时遵循"宁高勿低"原则，并注意前发际线后移行区的设计及发际线的微小不规则等。根据患者的实际需求设计，用交叉点法(steven chang)测量患者受区的面积及毛发密度，计算出需要的毛囊数量；再根据供区毛发密度及毛囊质量确定供区的部位及范围，避免选取毛发已经变得纤细的退行期毛囊，因为这部分毛囊不能用于毛发移植，这样可以避免供区毛囊不必要的损失。

（5）移植毛发评估：①雄激素性脱发患者的供区选择遵循后枕部优势供区的理论，即这一区域内的正常头皮毛发保持终生存在，可供移植应用的区域一般在枕骨隆突区，在枕颞部距发际线 6~8 cm 处；②术前检测供区毛囊单位密度、毛干直径、生长期和休止期毛发比例及头皮弹性，根据检测结果计算出供区一次性可提取的最大的毛囊单位移植体数量；③检测受区面积，并结合供区可提供毛囊单位移植体的总数，并按照顶、额区优先的原则，设计、标记出目标范围的移植密度。

（6）术前需服用镇痛剂，以消除不安感，减轻痛感。

（7）术前注意事项：①使用生发剂米诺地尔的患者，术前 1 个月须停止使用；②术前 1 周内，包括维生素 E 在内的所有维生素及阿司匹林一律停止使用；③术前 2 d，不可过多地摄入含乙醇的饮品；④术前 1 d 晚上及当天早上要用洗发露把头发洗净；⑤手术当天早餐须少量进食。

（8）备皮：为便于毛囊单位的提取操作，供区毛发长度一般情况下控制在 3 mm 左右，眉毛移植控制为 8~10 mm，睫毛控制为 10~12 mm；受区毛发长度根据具体情况可以不修整或稍加调整。

✛ 什么是 FUT？采用 FUT 有什么优劣？

FUT(follicular unit transplantation)即毛囊单位头皮条切取术，从后枕部优势供区切取头皮条，将头皮条在显微镜或放大镜下分离为单个毛囊单位移植体，再移植到受区的技术。

FUT 适合大面积的脱发，一次可提取 6000 个以上的毛囊，但是缺点较多：①枕部供区切取头皮条后局部张力大，会遗留瘢痕，术后患者不能留寸头；②手术创伤大，术中会造成血管断裂，出血较多；③局部瘢痕一段时间内会有疼痛、头皮发紧等不适感；④手术时切除分头皮条中休止期的毛囊是看不到的，意味着会被浪费掉；⑤手术需要多人同时进行毛囊分离的操作，即需要一个团队来进行。

什么是 FUE？采用 FUE 有什么优劣？

FUE(follicular unit extraction)即毛囊单位提取技术，通过高速旋转的手柄带动适配的空心环钻针，选取患者耳后或者枕后区毛囊，沿毛囊单位生长方向旋转切割毛囊周围皮肤后获取毛囊单位，并对获得的毛囊进行分离，去除多余的脂肪及表皮组织，然后将完整的毛囊单位高密度移植于患者的发际线、头皮瘢痕、眉毛、胡须、睫毛、阴毛等部位。

FUE 适用于不能接受条状瘢痕(留平头或剃光头者)，对外观要求高，脱发量少及特殊部位(美人尖、眉毛及睫毛)的植发，头皮过紧的求美者，一般移植 1500 个毛囊单位。

FUE 的优点：毛囊提取创伤小，代价小，供区可做到不留痕迹，即使留平头，术后第一天也不会很明显，术后一周供区即可恢复如常；毛囊提取出来后稍作分离即可进行种植，手术需要人员少，完全弥补了 FUT 的缺点。但 FUE 也有它的限制性：手术时间长，提取毛囊的时间跟种植的时间基本相当，提取毛囊时患者需要长时间俯卧位，有腰椎疾病者及不习惯俯卧位者会比较难受；对于大面积植发需要分次手术，一次 FUE 移植的毛囊数量是有限的。

FUE 较 FUT 有何优势？

在以往行毛发移植时，针对睫毛或眉毛移植的患者以及行头部瘢痕毛发移植术的患者，往往是选取患者的耳后或者枕部等部位切取头皮，然后实施毛囊分离操作，以对患者进行常规单株移植，这一移植方法虽然能在一定程度上改善患者的眉形，或增长患者的睫毛，也能有效地遮盖患者头部的瘢痕，但是，患者的头部取发区往往会存在明显的瘢痕后遗症，这会对手术治疗的效果和患者的满意度产生严重的不利影响，因此，这一毛发移植技术在临床上的应用范围也受到了一定的限制。

随着临床上对毛发移植认识的不断深化，FUE 技术的临床价值日益凸显，这一技术实质上属于一种供区无痕提取毛发技术，这一技术的临床优势在于手术创伤小，不会严重损伤患者的毛囊，且移植后毛发的成活率较高，能够有效地增加单株移植的密度，因此能够较好地满足患者对美的追求。与此同时，借助 FUE 技术提取毛发时，患者的毛囊不会携带大量的软组织，这就有利于分离师对患者的毛囊进行精细分离，因此有助于简化分离操作，也便于节省手术时间。此外，应用 FUE 技术进行毛发移植时，术后患者的受植区往往比较平坦、逼真，不会存在明显的瘢痕，所以有助于确保手术治疗的效果，能够有效地提高患者的满意度。

FUE 是如何操作的？

(1)设计及发量计算：移植部位的设计和供体部毛发的密度测定；首先利用 Snailtrael 设计整体的发型线，然后进一步设计移植部位的发型。用测量仪在后枕部测量一下头发的密度，再计算出每平方厘米头发的数量，最后算出所需提取头皮的面积。

（2）消毒铺单及麻醉：按照常规方法进行消毒以及铺巾，然后需要借助浓度为0.5%的利多卡因对患者进行常规局部浸润麻醉，并同时需对供区周边组织进行常规麻醉；需要借助肿胀液对患者的中间区实施常规肿胀麻醉，以确保患者的毛囊与毛囊间隙得到显著增加，以有效地减轻毛囊提取过程中造成的损伤，也便于分离单个毛囊。

（3）使用单株毛发提取器进行逐根提取，按照8根/cm²的标准进行剔除，要沿着患者的毛发生长方向提取，以免损伤患者的毛囊。

（4）分离毛囊单位：截取的头皮将被送到毛囊分离室，由6~7名专业分离人员在显微镜下，以个体毛囊的形式进行分离，可借助显微镜进行分离。分离时间取决于提取毛囊数量的多少，一般需2~3个小时。这期间，患者可在休息室小憩、看电视或上网，并可食用少量的食物。

（5）以毛囊为单位进行移植：当分离出80%的毛囊后，患者将接受局部麻醉，进行以毛囊为单位、依据毛发的生长方向移植的手术。移植过程一般需2~4个小时，根据毛囊移植的数量，所需时间不等。移植时，患者不会感到疼痛，也可根据患者的要求，给患者服用镇静药，使其进入睡眠状态。

（6）其他处理：当采用FUT时，对后枕部切口进行缝合包扎；采用FUE时，提取毛囊后，患者供区会存在较为明显的蜂窝点状创面，不需要对其进行特殊处理，仅需要使用无菌纱布进行常规消毒和包扎。植发部位通常无须包扎。

在行 FUE 术中，哪些因素会影响毛囊的存活率？

1. 毛囊离断

在FUE中，毛囊可能会遭受脱鞘、离断、真皮乳头层和毛球部损伤等，有实验显示，术中轻微损伤的毛囊比完整毛囊的存活率低。患者在术中的状态非常重要，手术时间过长或主刀医师疲劳，可能会导致毛囊损伤增加，因此：①当毛囊的离断率超过10%时，建议分析原因及时调整，必要时更换技术娴熟的主刀医师；②如毛囊离断率超过10%，建议主刀医师分析原因并作出调整，如调整FUE毛囊提取仪的参数和稳定性、环钻针刺入皮肤角度和深度、更换不同直径或不同类型的环钻针等；③取发过程中，术者可佩戴适当倍数的放大镜，如果手术时间过长，建议中途休息缓解疲劳。

2. 毛干长度、颜色、卷曲度

（1）优先推荐剃发FUE技术，毛干修剪至0.5~2.0 mm；选择长发钻取技术时，应密切关注毛囊离断率，当毛囊离断率>10%时，应分析原因及时调整，必要时更换技术娴熟的主刀医师或采用剃发的FUE技术；种植眉毛、睫毛等特殊部位时，可以将毛干长度维持为5.0~10.0 mm。

（2）浅发色患者可提前1~2 d将头发染至深色后再行毛发移植术，不建议患者术前烫发。对于先天性毛发极度卷曲患者，毛囊提取难度会大大增加，毛发卷曲程度越高，毛囊离断率越高，波浪形卷曲影响较小。

3. FUE 环钻针

（1）直径：头皮上的毛囊单位绝大部分由2~3个毛囊组成，因此环钻针内径需稍粗，胡须、眉毛、胸毛、发际边缘和会阴部毛发多为单个毛囊的毛囊单位，环钻针内径可稍细。因此，推荐使用内径 0.8~1.0 mm 的 FUE 环钻针钻取头皮毛囊，内径 0.6~0.8 mm 的环钻针钻取胡须、眉毛、胸毛、发际缘毛发或会阴部毛发等单根毛囊。

（2）外形、锐钝：建议术者根据受区皮肤厚度和韧度，在保证提取过程中毛囊离断率 <10% 的前提下，选择合适外形和锐利程度的环钻针。对于卷发患者，建议优先选择喇叭形环钻针进行取发。

4. FUE 毛囊提取仪

建议选择有医疗器械资质的 FUE 毛囊提取仪，根据术者个人习惯自行选择手动或电动的钻取设备。选用电动毛囊提取仪时，应选择手柄稳定且同心高度（径向圆跳动率 <0.1 mm），可调节转速和旋转模式的设备。术者根据患者情况和个人习惯合理设置相应参数。目前，市面上的毛囊提取仪种类繁多，在国外有 SAFE、Ellis、WAW 和 Trivellini 等多项钻取系统，NeoGraft 和 SmartGraft 吸力钻取系统，FUE 机器人的 ARTAS 系统等。

5. 钻取深度

建议锐针初始钻取深度为 2.5~3.5 mm，钝针为 3.5~5.0 mm，可先试验性钻取 20~50 个毛囊，根据毛囊情况调整钻取深度。钻取深度直接影响获取毛囊的难易程度和毛囊离断率。钻取过深，不仅容易导致毛囊堵塞 FUE 环钻针，还容易损伤含有 2~3 个毛囊的毛囊单位，增加毛囊离断风险。钻取过浅，则难以充分分离毛囊与周围皮下组织，使毛囊无法轻易从头皮拔出，需要借助更大的外力或通过双镊法才能拔出毛囊，最终增加毛囊脱鞘、离裂以及毛球部损伤的风险。每位患者皮肤厚度、韧度、皮下毛囊长度不尽相同，为最大程度维持毛囊结构的完整性以提高术后成活率，建议每个区域均应根据毛囊离断率和拔出难度适时调整钻取深度。

6. 肿胀液注射和皮肤牵张

建议将局部麻醉药和肿胀液混合注射于供区真皮和真皮浅层。此外，还有一种拉伸头皮的牵引装置能够有效降低毛囊离断率，只是还未全面普及。肿胀液的注射和头皮牵张装置的应用，可有效增加毛囊单位间距，减少 FUE 钻取过程中对毛囊单位的损伤风险。

✦ 该如何分离毛囊？

毛发移植手术过程中，为了加快毛囊种植速度和增加术后的美观度，从供区钻取的毛囊通常需要经过规范的分离、修剪后再重新植入受区，因此需注意以下几点：

（1）建议在光线充足的视野下使用手术刀片切除毛囊周围多余的脂肪、结缔组织以及皮脂腺开口以上的皮肤组织（距表皮 0.5~1.0 mm）。

（2）严禁使用手术刀片刮除皮脂腺开口以下的表皮组织，分离过程建议在 2~8 倍视野下操作，操作娴熟的医护人员可裸眼分离。去除皮脂腺开口以上的皮肤组织，并不会损伤隆突区，不仅不影响毛囊活性和成活率，还能有效降低术后"鸡皮疙瘩"外观的发生率，提高患者满意度。隆突区通常位于皮肤表面 1.0 mm 以下的位置，故建议从距离表皮层 0.5~1.0 mm 的位置去除毛囊表皮。

（3）确保毛囊分离全程处于低温、湿润状态，防止毛囊脱水。

✦ 提取的毛囊该如何保存?

毛发移植是一个极其耗时的手术项目,如何在体外维持毛囊的活性是提高毛囊成活率的核心问题。保存温度、保存时间和保存液类型是维持体外毛囊活性的3个重要因素。在保存温度方面,有研究证实,低温可以降低毛囊内细胞的代谢活动而减少细胞死亡,因此建议毛囊在体外应低温保存。在保存时间方面,有研究证实,离体毛囊会随着体外保存时间的延长而逐渐降低活性,体外保存时间最好控制在6 h内。为缩短毛囊的离体时间,建议依照取出毛囊的顺序进行种植,即优先种植拔出较早的毛囊,尽可能地减少毛囊在体外的保存时间。

建议毛囊在体外处于绝对湿润状态下低温(优选0~4 ℃)保存,保存时间越短越有利于毛囊生长。在实际操作中,可取一小碗,将蘸有0.9%氯化钠注射液或毛囊保存液的纱布放置其中,然后放入提取的毛囊,其间要注意将冰块置于小碗底部的治疗巾下方位置,以确保纱布的温度始终处于4 ℃。在毛发移植术中,一般要求将毛囊保存于低温环境(1~4 ℃),以降低毛囊的体外代谢,延长其体外成活时间。在长时间的手术过程中,为毛囊提供一个低温、无菌的保存环境是关键。

目前,已有较多关于毛囊保存液的研究,在条件允许的情况下,也可选择临床研究证实能提高毛囊成活率的保存液。在毛囊保存液的选择方面,优先选择林格氏液,4 ℃林格氏液更有利于毛囊生长;如果手术时间>6 h,建议添加富血小板血浆(platelets-rich plasma,PRP)或者组氨酸-色氨酸-酮戊二酸盐(histidine-tryptophan-keoglutarate,HTK)细胞内保存液。此外,相较于0.9%氯化钠注射液或林格氏液,采用PRP作为毛囊保存液,可有效促进术后恢复、提高移植毛囊的生长速度和成活率。将HTK细胞内保存液作为毛囊保存液,可提高毛囊活性,延缓脱落期毛干脱落,减小脱落比例,加快毛发生长。如果手术时间>8 h,则毛囊移植物需保存在Hypothermosol ⓒ、Collins或Custodiol ⓒ-HTK等细胞内保存液中,且温度应该维持为2~8 ℃。缩短毛囊离体时间(平均<5 min),更有利于移植毛囊的生长。还有多项研究分别从体内、体外证实,使用人血白蛋白、胰岛素、庆大霉素、表皮生长因子、氢化可的松等制备的毛囊保存液,更有利于移植毛囊的生长。

✦ 毛囊种植时有哪些注意事项?

(1)种植方式及工具选择:术者可根据头皮情况和个人习惯自行选择宝石刀、针头(微针)、种植笔(微针)等工具作为受区打孔工具,瘢痕区毛囊种植建议选用宝石刀。

(2)种植1根毛囊的毛囊单位时,建议选择0.6~1.00 mm直径或宽度的打孔工具;种植2根毛囊的毛囊单位时,建议选择0.85~1.20 mm直径或宽度的打孔工具;种植3根或以上毛囊的毛囊单位时,建议选择1.0~1.4 mm直径或宽度的打孔工具。

(3)种植全程须保持毛囊的湿润状态,避免夹取毛球部及隆突区,插入毛囊时避免反复插入。

(4)毛囊种植是完成毛发移植的最后关键步骤。临床上最常用的3种种植方式分别为:先统一打孔再统一种植(一般用宝石刀打孔种植)、边打孔边种植[一般使用针头(微针)打孔种植]、打孔和种植同步完成[一般用种植笔(微针)打孔种植]。这3种方式也可结合使用。就打孔工具而言，并无影响毛囊成活率的优劣之分，只有工具锋利度、型号大小和耐用性之别，且均会影响毛囊植入过程的难易程度。

计算毛囊成活率的方法

有多种方法用来计算毛囊的成活率。应用下列公式计算毛囊成活率，HIR% = $(y_1 - y_0 / z) \times 100\%$。其中，HIR% 为毛囊成活率，$y_1$ 为随访时(6 或 12 个月)选定直径为 1.0 cm 的圆形区域内毛发总数，y_0 为移植时同一区域内原有毛发的数量，z 为同一区域内移植的 FU(整根或截根毛发)总数。但该计算方式忽略了原生毛囊的脱落可能，且数据记录较烦琐，记录术前、术后毛发数量时难以确定是同一区域。因此，本共识的毛囊成活率计算方法基于共识专家组临床经验制定。

毛囊成活率是评估移植毛囊生长情况的重要指标。共识专家组根据既往临床研究和临床实践经验推荐了一种计算毛囊成活率的简易方法。术后 9~12 个月患者随访时，在受区随机选取 5 个大小约 1.0 cm×1.0 cm 的区域，采用毛发镜计数镜下毛囊数量并计算毛囊平均密度值，再除以术中的移植密度，即毛囊成活率=(随访时 5 个区域移植毛囊密度的平均值/术中移植毛囊密度)×100%。因毛发镜下较难辨别原生毛囊和移植毛囊，故该方法不适合加密区域毛囊成活率的计算。

毛发移植术的术后注意事项

(1)由于麻醉剂的药效不会立即消失，术后可能会有困倦感。患者出院后要注意多休息，术后不可驾驶车辆或从事高空作业。

(2)术后可以使用非甾体抗炎药进行镇痛；术后要遵医嘱，按时吃药，这样可以减轻术后的不适。

(3)术后 1 周内，应使用冷敷或冰敷来避免或改善术后肿胀，可以枕高位睡眠。

(4)术后 1 周内停用抗凝药物、维生素 E 等，避免渗血的发生。

(5)术后 5 d 内不要提拎重物。

(6)使用假发者，至少 1 周后才可以继续使用。

(7)术后第 2 d，患者需到医院进行术后检查。

(8)术后 4 d 内不能洗头，4 d 后可使用洗发露洗头，但不可过重揉搓移植部位。移植部位长出的小痂皮会在手术 7~10 d 后自然脱落，绝对不可用手揭除。

(9)术后 4 d 内，患者最好不要做运动，4 d 后，可做轻微运动，10 d 后，可稍加大运动量；但至少 3 周内，不能进行剧烈的身体碰撞运动。

(10)术后 7 d 后，视患者的情况决定是否应用外用米诺地尔，一般不建议过早应用。

毛发移植术的术后护理

(1)洗头：术后 24~96 h 可开始使用无刺激洗剂轻柔洗头，但不要摩擦头皮，血痂要尽量清洗干净，保持头皮清洁；毛发移植术后第 6 d 毛囊不会随着毛发的拔出而带出皮肤；因此，受区术后无须包扎，避免摩擦、触碰，为了促进受区恢复，术后 7~10 d 再清理受区痂皮。一般术后 5~7 d，患者可以自行洗头，但应等待 2 周至 1 个月后再将头部浸入水中

（包括游泳池）。

（2）休息与运动：由于术后3~7 d面部水肿影响外观，患者可以结合自身的需求休息；术后1周可适当运动，术后2周内应避免剧烈运动，避免从事脏、累劳动及体力劳动；术后2周内，应避免对受区施加压力、暴力摩擦或受力。

（3）梳头及烫染发：术后1周再梳头发，避免佩戴较紧的帽子。术后2周后再使用发胶、发蜡和其他头发定型产品，1个月后才能剪发或染发。

（4）饮食禁忌：严禁吸烟、酗酒，避免辛辣刺激性食物摄入。

（5）拆线：一般术后10~14 d拆除毛囊单位头皮条切取术术后供区的缝合线。由于该术式供区缝合后的伤口有一定的张力，不建议过早拆线，以免伤口裂开。

（6）预防并发症：预防受区毛囊炎、局部感染、头皮坏死等并发症的发生，如出现头皮血供不足或感染指征应及时就诊。毛发移植术后受区头皮坏死是一种罕见但严重影响毛囊成活率的并发症。其发生与个体因素（糖尿病、高血压既往史，吸烟史，受区血供情况差等）及术中操作因素（使用高浓度肾上腺素，打孔过密、过深，损伤血管等）密切相关。预防该并发症的发生主要通过术前详细询问病史，评估受区血供情况；术中规范操作，避免打孔过密或过深，术中出现受区瘀黑、苍白等缺血征象时，应立刻停止手术并给予对症治疗；术后密切关注受区变化。

（7）术后药物的使用：有研究表明，术后3个月在受区喷涂米诺地尔，可促进移植毛囊的生长，但围手术期使用米诺地尔会增加术区出血和发红的风险。一般建议术后2~4周，受区皮肤发红不明显时，可开始使用米诺地尔。

（8）毛发移植后可考虑术区注射PRP。

（9）对于低能量激光治疗而言，虽有个别学者发现毛发移植术后使用低能量激光治疗可能促进毛发生长，但其为经验报道，缺乏有力证据支持。

（10）术后行高压氧治疗可减少毛囊炎的发生，且毛干脱落率更低，但对毛囊成活率无明显影响。使用A型肉毒毒素预防毛发移植术后的瘢痕增生。

（11）此外，术区使用3%过氧化氢溶液并不影响毛囊成活率，围手术期护理的国际专家共识不建议术后常规局部使用抗生素，如有感染指征可考虑口服抗生素预防。

毛发移植的术后护理对毛囊生长至关重要，术后相关禁忌和注意事项，旨在避免毛囊因受外界因素干扰而影响其生长。

✦ 毛发移植的并发症

毛发移植术后可出现以下并发症：①组织水肿：术后3~4 d可能出现额头、鼻梁的水肿，一般为一过性，水肿会自行消退；②术后暂时性头皮麻木和感觉丧失，多在术后2~6个月恢复；③移植胚囊肿，受区切口内残留小片皮肤或移植胚"骑跨"于另一个移植胚，或移植胚滑入皮下均可导致表皮囊肿；④伤口及移植胚周围瘢痕，一般对症治疗即可；⑤受区中央坏死，不常见但极为严重的术后并发症，多发生于额部及顶部区域，主要是由脉管损伤引起。

治疗无毛症

无毛症是指过了青春生长期后，阴毛稀疏或无毛的症状，俗称"白虎"。在众多患者中，完全无阴毛的情况约占 2%，十分稀疏的情况约占 12%。阴毛一般是从 12 岁或 14 岁时开始生长，一直到 17 岁才基本长成。它在性生活中起到防止阴部摩擦，增强性快感的作用。无毛症患者，因为生理上的不便可能产生精神上的羞耻感、自卑感，尤其男性患者比女性患者的恐惧感更为严重。

无毛症的治疗，可适当采用含有雄性激素的软膏涂抹局部的方法，但收效甚微，毛发移植手术可以从根本上医治。阴毛为逆三角形，应考虑阴毛的生长方向和倾斜角度，需移植 700~800 个毛囊进行矫正。初期，阴毛的生长特性可能与头发相近，但在一段时期后，会变得弯曲。

哪些情况适合行眉毛移植？

眉毛移植适用于：①由手术、外伤、烧伤等创伤引起的眉毛部分或全部缺失等；②先天性眉毛缺失；③不活动的自身免疫性疾病，如斑秃；④美学修饰，眉毛过于稀疏或正常眉毛需要加密、眉毛过短或不够宽、眉毛密度不均匀或因个人需要想改变眉形者，如患者的上睑、眉弓或额部有明显畸形，应先矫正这类畸形，再行眉毛移植术。

哪些情况不适合行眉毛移植？

以下情况不适合行眉毛移植：①拔毛癖；②皮肤病或自身免疫性疾病的活动期，如扁平苔藓、斑秃的活动期；③出血性疾病；④术区有感染性病灶存在。

鬓角缺损可如何修复？

鬓角是头面部重要的体表标志，也是美学标志。鬓角缺损的修复有直接或分次切除、局部皮瓣修复、岛状皮瓣修复、扩张皮瓣修复或毛囊游离移植等方法，这些方法各有其优缺点。直接或分次切除、局部皮瓣修复，手术简单，效果明确，但只适用于小面积的鬓角缺损，较大面积缺损切除可导致鬓角变形或造成新的缺损；岛状皮瓣修复，一般利用颞浅动脉携带的头皮组织修复鬓角，此方法的优点为皮瓣血运可靠，成活率高，但是操作较为复杂，而且有供区损伤，现在临床中较少使用。对较大面积的鬓角缺损，临床上常用扩张皮瓣修复和毛囊游离种植等方法进行修复。皮肤扩张技术是一项成熟可靠的方法，而且扩张后的头皮组织较薄，利用这样的头皮再造的鬓角与周围的皮肤相适应，同时扩张头皮组织具有延迟作用，转移更安全。但扩张的头皮是以局部、任意皮瓣转移的方式进行修复的，不可能完全按照受区的大小、形态要求进行皮瓣的切割处理。此外，使用扩张技术耗时较长，一般需要 2~3 个月，而且扩张转移皮瓣毛发生长的方向及密度和鬓角并不一致。

毛发移植技术是一项成熟且可靠的技术，其优点为可以按照受区的大小、形态、方向、密度进行种植，对不规则的缺损和散在的片状缺损尤为适用；对于单侧鬓角缺失，可按照对侧形态设计；部分鬓角缺失，则沿原鬓角轮廓设计种植面积及形态；对于双鬓角缺损，遵循鬓角毛发分布的特点及患者的要求，再根据种植技术的特点进行修改，与患者协商达成一致意见后，勾勒出种植范围。再造的鬓角可以按设计进行，而且再造后毛发生长的方向和鬓角一致。但是毛发移植存在供区损伤的问题，而且瘢痕上毛发移植的成活率相对较低，部分患者需要进行二次加密手术。

✦ 胡须能移植吗？

作为男性的第二性特征，胡须的缺陷会给男性带来苦恼。对鼻下、下颌及唇侧等不同部位的胡须采用毛囊移植术。

✦ 瘢痕性秃发该如何治疗？

瘢痕性秃发，其传统的治疗方法主要采用皮肤软组织扩张术，但组织扩张术疗程长，患者痛苦大，感染、脱发和皮瓣缺血坏死等并发症发生率高，而且部分毛发的方向会因头皮瓣的旋转或转移而发生改变，手术切口的瘢痕性秃发也严重影响治疗效果。对于大面积瘢痕性秃发，可考虑以软组织扩张术及显微毛发移植相结合的方式进行修复。部分小面积的瘢痕性秃发可根据瘢痕的性质正确选择手术适应证、手术时间等。

自体显微毛发单位移植治疗不同类型瘢痕性秃发，浅表性瘢痕移植的毛发生长自然、密集，发质良好，成活率约90%。增生性瘢痕移植的毛发生长稀，发质差，成活率约50%。萎缩性瘢痕移植的毛发生长稀少，发质差，成活率约30%。浅表性瘢痕因其较好的血运、切口密度规格选择灵活，术后效果与正常头皮组织基本无差别。萎缩性瘢痕血运及成活率较浅表性瘢痕及增生性瘢痕差。因此采用显微毛发移植技术治疗浅表性瘢痕脱发较为安全，且效果良好。但增生性瘢痕和萎缩性瘢痕行毛发移植应慎重。

✦ 不同类型瘢痕性秃发行毛发移植手术时切口规格与密度的选择

（1）浅表性瘢痕：瘢痕组织皮下浸润较浅，有较好的血液及营养供应，切口密度可与正常皮肤接近，切口的规格可用微小（micro）打孔器，小单位（mini）打孔器甚至可用线性打孔器。

（2）增生性瘢痕：瘢痕组织皮下浸润属中等程度，不建议用卵圆形打孔器（slot punch），可考虑微小打孔器及小单位打孔器，而且切口密度要稍小，间距最好控制在1.5 mm以上。

（3）萎缩性瘢痕：瘢痕组织皮下浸润较深，血液和营养供应较差，建议只做1.5 mm切口，且间距最好在2 mm以上。瘢痕中心部位是血液和营养供应最不易到达的部位，所以，此部位切口的密度应略小于周边的密度，当然瘢痕面积越小，在同种性质的瘢痕的切口可稍密，因为周围正常组织的血液和营养比较容易输送过来。

✦ 白癜风能进行毛发移植吗？

白癜风是一种常见的局限性或泛发性的皮肤色素脱失性疾病。白癜风的病理基础是表皮基底层黑素细胞缺失或黑素生成功能丧失，毛囊是黑素细胞的储存库，在白癜风的复色过程中，毛囊中的黑素细胞可发挥关键作用。

白癜风的治疗方法有很多，大致可分为药物治疗和外科治疗两大类。外科手术具有疗程短、疗效确切等优势，特别适用于稳定期、局限性白癜风的治疗。主流治疗方法中，无论是窄谱中波紫外线（UVB）光疗还是自体表皮移植，均有比较好的治疗效果，但这类方法也存在着缺陷，如吸疱时间较长、形成鹅卵石样外观、取皮处的瘢痕，以及遗留小的点片状或线状白斑，另外，其无法用于头皮、眉弓、口周等生长毛发的白斑区，从而影响了整体的治疗效果和患者的满意度。因此，需要一种更简便有效的治疗方法来解决这一新难题。单株毛发移植治疗白癜风正可满足这一需求。

20世纪70年代，Orentreich等报道白斑区每个微小移植片周围1 mm有色素伸展。白癜风患者头皮正常黑色毛发的毛囊中含有大量有活性的黑素细胞，切取含有适当数量毛发的头皮后，在显微镜下分离成单株毛发，然后将这些毛发移植到点状白斑处。将毛囊移植于无毛区时，可去除毛囊的下1/3，只移植毛囊上2/3。在有毛区，如眉毛和头皮，可移植整个毛囊。随着毛发的成活，毛囊中的黑色素细胞也成活并扩展到周围的皮肤产生黑色素，从而使遗留的白斑治愈。

哪些因素会影响白癜风患者行毛发移植的效果？

白癜风患者行毛发移植的关键技术在于显微镜下分离出单株毛发，在不损伤毛囊的情况下成功分离是手术成功的关键。为了防止个别移植毛发不成活，每块白斑均要移植两根以上的毛发。

移植毛发后封闭1周，移植后2周，应用补骨脂素联合长波段紫外线（PUVA）或系统应用类固醇激素治疗可加快复色速度。每2周使用Wood灯检查移植毛发后的色素扩展直径一次。单株毛发移植治疗点状白斑效果显著，即使为效果差或泛发的严重患者，移植后的毛发仍有着色作用，因此可有效提高白癜风治疗的治愈率和患者满意度，毛发移植治疗白癜风有推广的价值。

单个毛囊移植治疗白癜风的优势与缺陷

单个毛囊移植更适用于以下方面。第一，单个毛囊比正常着色的无毛皮肤（通常是臀部皮肤）含有更多的色素细胞。第二，因为使用细针，不会出现鹅卵石样肥厚性瘢痕。第三，此方法有利于受区毛发再生。在无毛区，为防止过粗毛毛生长，切去毛囊下1/3仅移植上2/3。当有不必要的毛发时，可在移植成功后重复脱毛或刮除。第四，此方法可较容易地应用于小面积白癜风。第五，此方法不会像自体吸疱移植那样出现术后色素过度沉着。第六，此方法可用于其他方法不适用的情况，如表皮移植或微小皮片移植困难的睫毛区或口角。然而，此方法有一些缺点。首先，分离毛囊是一个烦人而费时且精细的过程。其次，由于供体毛发有限，很难用于中到大面积白斑。最后，因移植的黑素细胞需要长时间扩展，此方法白斑恢复缓慢。

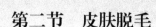

第二节　皮肤脱毛

◆ 什么是皮肤脱毛？有哪些脱毛方法？

皮肤脱毛是指体毛过长或过于浓密，严重影响外观形象，通过脱毛技术及产品祛除多余的毛发，达到干净美观的效果。常见的脱毛方法主要有以下几种。

1. 最简单粗暴——直接拔除

直接将毛发一根一根地拔除未尝不是一种有效廉价的脱毛办法，常用的工具为拔毛专用的小镊子。不过存在费时、疼痛甚至出血等弊端。生长期毛发比较牢固，用力拔除可能会造成毛囊创伤出血，或引起毛囊炎。拔除的毛发会重新生长，一般效果可保持 1~2 个月。

2. 简单粗暴的升级版——蜜蜡脱毛

蜜蜡脱毛的实质还是直接拔除，不过它大大提高了拔毛的效率。先在需拔毛的部位涂一层蜡，然后在将蜡扯下的同时拔除了蜡里包裹的毛发。其脱毛效果一定程度上有赖于操作者的技术，需要稳准狠。该方法优点是高效，缺点是扯下的瞬间会很疼，并同样有引起毛囊炎的风险。

3. 向优雅过渡——剃毛

剃毛是多数人会用到的脱毛方式，操作只需要一把廉价的剃刀，几分钟就可搞定。但因剃刀只能剔除长出皮肤表面的那段毛发，并不损伤毛囊，所以其效果持续时间最短，需频繁使用。如果操作不注意可能会有刮伤皮肤的风险，最好配合剃毛泡沫一起使用，而新长出来的小毛头因与皮肤摩擦可引起不适感；而且刀头的灵活性也较差，所以使用受限，像唇周、腋下这样面积比较小或者凹凸不平的地方。

4. 智慧改变生活——脱毛膏

脱毛膏的原理是利用化学制品溶解毛发，多数脱毛膏的有效成分是巯基乙酸盐。毛发的本质是高度聚合的角蛋白，而脱毛膏可将聚合的蛋白溶解成凝胶，从而易于擦除或刮除。脱毛膏操作比较方便，即刻效果也比较好，并且不会有痛感。但因它溶解的同样是长出皮肤表面的毛发，所以效果同样不持久。同时因其成分含硫，所以脱毛时可产生难闻气味。最需要注意的是，部分人对脱毛膏的化学成分过敏，所以在最初使用时一定先局部小范围进行尝试。

5. 科技时代，优雅且高效地脱毛——激光与强脉冲光脱毛（医美脱毛）

不管是激光还是光子嫩肤，都是通过选择性光热作用，有针对性地加热毛囊里的黑色素，从而破坏毛囊，以期达到永久脱毛的效果。所以毛发颜色越深，治疗效果越好。因只有生长期毛囊含较多黑色素，对激光治疗最敏感，所以需多次治疗以提高疗效。通常 3~5 次治疗后可达到较满意的效果，整个疗程大约需半年时间。治疗的疼痛感因激光种类而异，如"冰点脱毛"指的是安装了表皮冷却系统，所以会减轻疼痛感。激光脱毛疗后皮肤可发红，并可能存在色沉或瘢痕的风险，但相对较少见。同时，这种方法是最昂贵的脱毛方式。但从长远角度看，其不失为一种"一劳永逸"的方法。它虽然不涉及皮肤创伤，不过仍旧建议大家选择正规的医美机构/三甲医院皮肤科去做，效果也会更有保障。

6.科技与生活完美融合——家用脱毛仪

目前，市面上已有售可家用脱毛的光电设备，其原理仍主要利用激光或强脉冲光，少部分联合了射频技术，通过光选择性地加热黑色素以破坏毛囊，从而让毛发生长得更慢。这类脱毛方式对肤色和发色要求比较高：肤色和毛发颜色需要有色差。这类设备虽比较昂贵，但和医院激光脱毛价格相比还是要低一些。家用脱毛仪比专业激光设备工作能量要低，所以更安全，但效果也会因此而"打折扣"，使用过程中也会有一定疼痛感。

脱毛后还会再长吗？

不管哪种脱毛方法，其只对生长期毛发起作用，只对生长出来的肉眼可见的90%的毛发进行破坏，而我们身上还有许多非生长期的毛发难以发现。而当这些毛发进入生长期时，仍会生长出来，具体时间因人而异，所以脱毛得经常进行。

影响皮肤脱毛的因素

其实不论男生女生，在出生时，身上都布满了毛囊和体毛，大约有500万个。小时候，这些毛毛比较细软，被叫作毳(cuì)毛。例如，小宝宝看起来很光滑的小脸蛋上，其实有一层近乎透明的绒毛。毳毛一般短于2 mm，无色且非常细软，一般看不太出来。然而为什么随着时间推移，毛发越来越多、越来越明显，并且其多少在人体存在差异？这是哪些因素影响导致的呢？一般来说，当自己的体毛过多时，多半是以下几种原因。

(1)遗传因素：如果家族中有存在体毛相对比较旺盛的特征，那就可能会遗传给下一代。

(2)内分泌因素：很多女性之所以体毛旺盛，很多时候是因为激素分泌水平异常，体内雄性激素分泌过多，才会容易出现长小胡须、汗毛又多又粗等男性特征。

(3)生活习惯因素：生活作息不规律、习惯性熬夜、胡乱饮食(刺激性饮料、膨化食品、垃圾食品等)等不良习惯，也会容易造成体内激素水平失衡，进而造成体毛过旺。

(4)药物作用因素：部分人的体毛旺盛，是自身有相关疾病，长期服用激素类药物所致。

(5)疾病引起：很多疾病也会诱发多毛特征，如多囊卵巢综合征、卵巢肿瘤、肾上腺肿瘤等疾病，都跟激素水平息息相关，一旦异常，就容易造成体毛旺盛现象。

脱毛前的注意事项

脱毛前，首先要搞明白自己毛发多的原因。如果是病理性因素的多毛，那就得及时对症治疗。如果不是病理性因素的多毛，本身又追求美观，则可以选择适合自己的脱毛方法。不过不管使用哪种脱毛方法，都应该注意以下几点。

(1)多留意皮肤状态：在脱毛后，一定要关注脱毛处的皮肤情况，留意是否出现过敏、出血、红肿、破损、发炎、皮疹等不良反应，如果有，不要用手去触碰或挤压，建议应及时就医检查，避免给皮肤带来进一步的伤害。

（2）防晒、保湿不能忽视：脱毛后，一定要注意防晒。因为日晒会使黑色素细胞活跃，很容易晒黑、晒伤皮肤。尤其在光学脱毛后，我们皮肤内的黑素细胞会更加活跃，如果这时再被紫外线强烈刺激，只会黑得更快、更明显。不少朋友脱毛后，会感到皮肤干燥，这时可以适当地做好保湿工作，比如涂抹无刺激、无负担、化学成分较少的护肤品。

（3）做到营养均衡，提高皮肤抵抗力：若采用光学脱毛，在脱毛后的一段时间里，尽量不要吃光感食物和光敏性药物，且少吃辛辣刺激性食物，戒烟戒酒；要均匀饮食营养，多吃水果蔬菜；适当补充维生素，可以提高皮肤抵抗力，减少色素生成。

第十三章　皮肤美容和护肤品

第一节　皮肤美容

什么是皮肤美容学？皮肤美容学有何特点？

皮肤美容学是一门专注于皮肤健康和外观，结合皮肤科学和美容实践，运用现代医学诊疗技术和手段，研究皮肤的结构及生理功能，能维护、改善、修复和塑造人体皮肤的健康与美观的新兴医学交叉学科，是美容医学的重要组成部分。它旨在帮助人们保持和改善皮肤的健康状态，以及提升皮肤的美观。这包括了解皮肤的结构、功能，以及如何通过适当的护理、治疗和美容程序来预防和治疗皮肤问题，如痤疮、色素沉着、老化迹象等。皮肤美容学包括皮肤美容基础理论、皮肤保健与美容、毛发保健与美容、化妆品皮肤科学、激光与光子美容治疗技术、美容应用技术、皮肤外科学、美容中医学及常见损容性皮肤病治疗等内容。目前，一些新技术和新疗法如激光技术、射频技术、微针技术等正在研究中，以推进皮肤美容学的发展。其特点可以简单总结如下。

(1)综合性：结合皮肤科学和美容实践。

(2)预防与治疗：注重预防皮肤问题和治疗皮肤疾病。

(3)个性化：根据个人皮肤类型和需求制定方案。

(4)科技应用：使用最新科技进行皮肤治疗和美容。

(5)教育性：普及正确的皮肤护理知识。

(6)艺术性：追求自然和谐的美容效果。

皮肤的结构及功能

皮肤是包裹在身体表面，直接同外界环境接触，具有保护、排泄、调节体温和感受外界刺激等作用的一种器官，它是人体中最大的器官，由表皮、真皮、皮下组织以及附属结构组成，每个层次都有其独特的功能。

(1)表皮(epidermis)：由复层扁平上皮构成，由浅入深依次为角质层、透明层、颗粒层和生发层。角质层由多层角化上皮细胞(细胞核及细胞器消失，细胞膜较厚)构成，无生命，不透水，具有防止组织液外流，抗摩擦和防感染等功能。生发层的细胞能不断增生，逐渐向外移行，以补充不断脱落的角质层。生发层内还含有一种黑色素细胞，能产生黑色素。皮肤的颜色与黑色素的多少有关。表皮主要功能包括防止外界有害物质侵入身体、调节体温、保护身体免受紫外线等辐射伤害、减少水分流失，还可以感知外界的触觉、温度和疼痛等刺激。总的来说，表皮在保护身体免受损害和维持生理平衡方面发挥着重要作用。

（2）真皮（dermis）：位于表皮下方，由致密结缔组织构成，由浅入深依次为乳头层和网状层，两层之间无明显界限。真皮厚度一般为 0.07~0.12 mm，不同部位真皮厚度不一，手掌和脚掌的真皮层较厚，约 1.4 mm；眼睑和鼓膜等处较薄，约 0.05 mm。乳头层与表皮的生发层相连，其中有丰富的毛细血管、淋巴管、毛囊、神经末梢和触觉小体等感受器；网状层与皮下组织相连，其内有丰富的胶原纤维，弹力纤维和网状纤维。它们互相交织成网，使皮肤具有较大弹性和韧性。网状层内还有丰富的血管、淋巴管和神经末梢等。真皮的主要功能包括提供皮肤所需要的支撑和弹性、为上皮细胞提供营养和氧气、保持皮肤的湿润和光泽、帮助身体调节体温，同时能感知外界触摸、压力和疼痛等刺激。总的来说，真皮在维持皮肤健康、提供支撑和保护、感知外界刺激等方面扮演着重要的角色。

（3）皮下组织（hypodermis）：是皮肤最内层，主要由脂肪细胞构成，其在维持能量平衡、提供保护、保持体温、形状和结构支撑以及滋养皮肤等方面都具有重要的作用。此外，皮肤还有一些附属结构。汗腺：分布在真皮和皮下组织中，负责调节体温和排泄废物。皮脂腺：主要分布在头部、面部和背部，分泌皮脂，润滑皮肤和头发。毛囊：是毛发生长的地方，每个毛囊都与一个皮脂腺相连。指甲和趾甲：保护手指和脚趾的末端，增强触觉。

皮肤及其附属结构协同工作，不仅保护人体免受伤害，还参与体温调节、感觉感知、免疫防御等多种生理功能。由此可见，保持皮肤的健康对整个身体的正常运作至关重要。

影响皮肤健康的因素

影响皮肤健康的因素主要有以下几点。

（1）皮脂膜：它不仅对皮肤起保湿作用，还可防止外界有害物质进入皮肤及抑制细菌在皮肤表面生长。

（2）皮肤的酸碱度：皮肤的酸碱度由皮脂膜决定。正常皮肤偏酸，当皮脂分泌旺盛时，皮肤的pH降低，反之则升高。研究发现，人处于青春期时，皮肤的pH最低。

（3）皮肤的敏感性：不同性质的皮肤对各种刺激的敏感度不同，干性和敏感性皮肤对各种刺激因素易感，容易产生过敏反应；而中性和油性皮肤不易感，对外界刺激适应性较强。

（4）理化性质及生物学因素：温度、风、日光、湿度等因素可影响皮肤的性状；药物、化妆品可引起皮肤质地的改变；各种微生物极易引起皮肤感染；除上述因素外，还有许多因素可导致皮肤状态改变，影响皮肤健康。

（5）皮肤的老化：皮肤自然老化是随年龄增长而发生的生理性衰老。研究发现，皮肤老化主要由皮肤长期受到光照（主要是 UVA、UVB 照射）引起，主要表现为皮肤松弛、粗糙、皱纹增多、色素沉着等。

（6）疾病的影响：各种致病因素包括机体疾病都可引起皮肤组织、形状和功能的改变。

（7）其他：营养、精神状态、睡眠、生活习惯、工作性质等对皮肤健康也有影响。

皮肤健美的标志

（1）肤色均匀红润：健康的肤色能够反映出人的健康和美丽。

（2）皮肤水分含量充足：皮肤的水分充足，能够使皮肤保持润泽和弹性。

（3）水油分泌平衡：皮肤的油脂和水分平衡，避免过于油腻或干燥。

（4）肤质细腻有光泽：细腻的肤质和光泽感是皮肤健康的重要标志。

（5）皮肤光滑有弹性：健康的皮肤应该光滑且富有弹性。

（6）无明显色斑：皮肤上没有明显的色斑，表明皮肤代谢正常。

（7）面部皱纹程度与年龄相当：随着年龄的增长，面部皱纹的出现是正常的，但如果皱纹过多或过深，则可能表明皮肤状况不佳。

（8）对外界刺激不敏感：健康的皮肤对外界刺激不敏感，不会轻易出现过敏反应。

（9）对日光反应正常：皮肤对日光的反应正常，不会因为阳光照射而出现问题。

（10）皮肤清洁和活力：皮肤应保持清洁，没有污垢和污点，显示出活力和健康。

（11）正常且能顺应年龄的变化：健康的皮肤能够随年龄的增长，保持其相当的状态。

以上标志都与遗传、性别、年龄、内分泌变化、营养及健康状况等因素密切相关。

什么是皮肤的屏障功能？

皮肤的屏障功能是指位于皮肤表面的一层保护膜，它起着阻止细菌、病毒、刺激物质进入皮肤、减少水分流失、保持皮肤湿润的作用。皮肤屏障由角质层、皮脂膜和皮层的天然酸性环境共同组成。这层保护膜在维持皮肤的健康状态扮演着非常重要的角色。保持皮肤的屏障功能对预防外部刺激和维持肌肤水分平衡非常关键。

如何维护皮肤的屏障功能？

（1）保持皮肤湿润：使用温和的洗面奶和保湿霜，避免使用强刺激性产品，避免频繁洗脸，避免使用过热的水洗脸。

（2）避免过度清洁：洗脸时使用温和的洁面产品，避免频繁去角质，过度清洁会破坏皮肤屏障。

（3）避免暴晒：阳光中的紫外线会损害皮肤屏障，可使用防晒霜维护皮肤屏障。

（4）均衡饮食：摄入足够的维生素和矿物质有助于维持皮肤屏障功能。其中，多摄入富含抗氧化物质的食物，如水果和蔬菜，效果更佳。

（5）避免刺激物质：减少接触化学物质和刺激性物质，如香精、75%乙醇溶液等。

（6）增加保湿：选择高效保湿产品，保持皮肤水分，有助于维护皮肤屏障功能。

每个人的皮肤状况不同，选择适合自己皮肤类型的护肤方法会更有效。

各个年龄阶段的皮肤特点

不同年龄阶段的皮肤在生理和外观上都有明显的特点和变化。以下是不同年龄阶段皮肤的一般特点。

（1）儿童（0~12岁）：儿童皮肤通常娇嫩柔软，较薄且敏感。他们的皮肤天然保湿屏障功能相对较弱，需要使用特别温和的护理产品和注意防晒。

（2）青少年（13~19岁）：青少年的皮脂腺分泌旺盛，容易出现痘痘和油光。此阶段皮肤需要清洁、控油，同时保持足够的水分。

（3）青年（20~35岁）：这个阶段的皮肤一般处于最佳状态，弹性好、充满光泽。重点应保持皮肤水分、防晒以及抗氧化。

（4）中年（35~50岁）：随着年龄增长，皮肤开始出现细纹、松弛等老化迹象。这时需要注重抗衰老，保持皮肤弹性和光泽。

（5）老年（50岁及以上）：老年皮肤较为干燥、松弛，出现更多皱纹和色素沉着。这时保湿和滋润是关键，同时需要注意防晒和抗氧化。

不同年龄段的皮肤需求和问题不同，因此护肤品和护肤方法的选择也会有所不同。根据自己的年龄和皮肤状况选择适合的护肤品和护理方法可更有效地维护皮肤健康。

皮肤美容的方法

（1）清洁：保持皮肤清洁对美容至关重要。可以使用较温和的洗面奶或洁面乳来清洁脸部和颈部肌肤。注意避免使用刺激性洗面奶，以免破坏皮肤屏障。

（2）保湿：干燥会导致皮肤产生细纹和皱纹。适当使用保湿霜、精华素或面膜等产品来保持皮肤水分，能改善皮肤干燥、粗糙等不适症状。

（3）抗氧化：抗氧化剂可以帮助预防自由基对皮肤的损伤。可使用含有维生素 C、维生素 E、茶多酚、花青素等成分的护肤品。

（4）防晒：紫外线会导致皮肤老化和色斑的产生。每天涂抹足够 SPF 值的防晒霜，可以防止紫外线对皮肤的损害，减少皮肤色斑和皱纹的产生。

（5）去角质：去角质是指去除皮肤表面的死皮细胞，适度使用去角质产品，可让皮肤更加光滑和柔软。不过需要注意不要过度去角质，否则会损伤皮肤。

（6）按摩：按摩可以促进血液循环，增加皮肤弹性和光泽度。可以使用按摩器或按摩霜来进行皮肤按摩。

（7）饮食调理：饮食中含有丰富的营养物质可以提高皮肤健康程度。例如，多吃富含维生素的水果和蔬菜，如橙子、猕猴桃、番茄、黄瓜等，可以补充身体所需的营养，有助于皮肤的新陈代谢，改善皮肤状态。同时保持足够的水分摄入，有助于维持皮肤水分平衡，促进血液循环，改善皮肤质地。

（8）睡眠充足：睡眠不足会导致皮肤暗沉、干燥和失去弹性。保持充足的睡眠可以让皮肤更有光泽和更健康。

（9）物理治疗：可以在医生的指导下通过激光、红外线治疗等物理方式进行皮肤治疗，通过促进局部皮肤血液循环，改善皮肤状态。

（10）化学剥脱治疗：如果皮肤比较干燥，可以在医生指导下使用果酸、水杨酸等化学剥脱剂，促进老化角质层脱落，从而改善皮肤状态。

皮肤如何防晒？

皮肤防晒很重要，可以预防紫外线对皮肤的伤害，减少晒伤和皮肤老化的风险。下面是一些防晒建议。

(1)选择合适的防晒霜：根据自己的皮肤类型和活动场景选择适合的防晒霜。室内可选择 SPF 值(防晒指数)至少为 30，PA(防晒效果)至少为+++的防晒霜。如果是户外活动，则需要选择更高 SPF 值的防晒霜。

(2)正确涂抹防晒霜：一般需要在出门前 20~30 min 涂抹防晒霜，以便皮肤吸收。涂抹要均匀且不留死角，包括面部、颈部、手臂等暴露在阳光下的部位。易被忽略的部位如耳后、手背、脚背也需要防晒，以免被忽略而造成晒伤。每 2 h 重新涂抹一次，游泳或出汗后也需要立即补涂。

(3)遮挡保护：可穿着保护性衣物，如宽边帽、长袖衣服和 UV 防护眼镜，可以减少直接暴露在阳光下的皮肤面积。

(4)避免高峰时段：尽量避免在日照强烈的时段(通常是上午 10 点至下午 4 点)外出。

(5)寻找阴凉场所：尽可能待在阴凉处或使用遮阳伞、遮阳帘等工具遮挡阳光。

(6)补充维生素 C 和维生素 E：可以通过食物或补充剂摄取抗氧化剂，保护皮肤免受紫外线伤害。

(7)保持水分：每日保证充足的饮水量，尤其户外活动时，可饮用含有微量元素的饮用水，避免脱水。

(8)定期检查皮肤：注意观察皮肤状态的变化，如有异常应及时咨询医生。

通过这些方法，可以有效保护皮肤不受损害。同时记得防晒是日常护肤的重要步骤，不仅仅是在夏天或户外活动时才需要，一年四季均需要。

皮肤过敏是怎么回事？

皮肤过敏其实是一种机体应对过敏原的变态反应，当人体接触这些过敏原时，就会出现过敏的症状，大多表现为皮肤发红、发痒、红肿等，还有一部分的人会出现湿疹、毛细血管充血、荨麻疹等现象，多见于先天性皮肤脆弱者。在过敏反应的发生过程中，过敏介质起着直接作用，过敏原是过敏反应发生的外在因素，而机体免疫能力低下，大量自由基对肥大细胞和嗜碱粒细胞的氧化破坏则是过敏发生的内在因素。

敏感肌皮肤有何特点？

(1)皮肤较薄，容易看到红血丝(扩张的毛细血管)。

(2)皮肤容易泛红。一般温度变化，过冷或过热，皮肤都容易泛红，发热。

(3)容易受季节变化、环境因素及面部保养品刺激，通常归咎于遗传因素，并可能伴有全身的皮肤敏感。饮食改变或压力增加时，肌肤容易出现发红、瘙痒、刺痛等现象。

(4)肌肤易被太阳晒伤。

✦ 如何通过饮食来保养皮肤？

首先，要做到均衡饮食，不能偏食。因为皮肤的生长需要摄入各种各样的营养素，蛋白质、脂肪、碳水化合物都要合理摄入。饮食要做到清淡，不能过于辛辣和油腻。其次，多食用富含维生素 C 和维生素 E 的水果、蔬菜，如橙子、猕猴桃、葡萄、苹果、西兰花等。除此以外，还可以多摄入以下食品。

1. 有益皮肤水分保持的食品

(1)水：人体组织液含水量达 72%，成年人体内含水量为 58%~67%。当人体水分减少时，会出现皮肤干燥、皮脂腺分泌减少等现象，从而使皮肤失去弹性，甚至出现皱纹。为了保证水分的摄入，成人每日建议饮水量应为 1200 mL 左右。

(2)富含维生素的食物：维生素对防止皮肤衰老、保持皮肤细腻滋润起着重要作用。

维生素 E：维生素 E 能够破坏自由基的化学活性，从而抑制衰老。科学家们发现，脂褐素的生成与过氧化脂类有关。因此维生素 E 还具有防止脂褐素沉着于皮肤的作用。平时可食用富含维生素 E 的食物，如卷心菜、葵花籽油、菜籽油等。

维生素 A、维生素 B_2：当人体缺乏维生素 A 时，皮肤会变得干燥、粗糙，有鳞屑；缺乏维生素 B_2 时，会出现口角乳白、口唇皮肤开裂、脱屑及色素沉着。富含维生素 A 的食物主要有动物肝脏、鱼肝油、牛奶、奶油、禽蛋、橙红色的蔬菜和水果。富含维生素 B_2 的食物有肝、肾、心、蛋、奶、菠菜和扁豆等。

(3)含铁质的食物：皮肤光泽红润，需要供给充足的血液。铁是构成血液中血红素的主要成分之一，故应多食富含铁质的食物，如动物肝脏、蛋黄、海带、紫菜等。

(4)富含胶原蛋白和弹性蛋白食物：胶原蛋白能使细胞变得丰满，从而使肌肤充盈，皱纹减少；弹性蛋白可使皮肤弹性增强，从而使皮肤光滑而富有弹性。富含胶原蛋白和弹性蛋白的食物有猪蹄、动物筋腱和猪皮等。

(5)碱性食物：日常生活中吃的鱼、肉、禽、蛋、粮谷等均为生理酸性。过量酸性食物会使血液中乳酸、尿酸含量增高。当有机酸不能及时排出体外时，会侵蚀敏感的表皮细胞，使皮肤失去细腻和弹性。为了中和体内酸性成分，应吃生理碱性食物，如苹果、梨、柑橘和蔬菜等。

2. 有益皮肤细腻和白嫩的食品

皮肤细腻的主要原因是皮肤中含有大量的透明质酸酶，它可促进皮肤表面的新陈代谢，增加皮肤的光泽润滑。透明质酸酶的产生与人体中的胆固醇有关，在饮食中摄入一定量含胆固醇的动物性脂肪，可对皮肤起到健美的作用。

皮肤颜色的深浅与黑色素的多少有关，摄入的盐过多，会使皮肤色素沉着，从而使肤色变黑；还会影响人体的新陈代谢，并使皮肤变得粗糙。花粉中含蛋白质和氨基酸，并含有丰富的维生素、微量元素及多种酶类，它们不仅能调节人体机能，还能改善皮肤组织，抑制色素沉淀，延缓皮肤衰老。番茄、辣椒、山楂、柑橘等富含维生素 C 的蔬菜、水果和富含维生素 E 的食品，均有抑制黑色素生成的作用。

同时，在生活中尽量避免日光暴晒，避免过度吹风，避免寒冷刺激，避免环境干燥，这会更有益于皮肤健康。

面部发红是怎么回事？如何防治？

1.面部发红的主要原因

(1)生理因素：如剧烈运动、饮酒等，会导致面部毛细血管扩张，出现面部发红的症状。

(2)过敏：机体对粉尘、花粉等过敏，接触后可能会出现过敏反应，出现面部发红、瘙痒等症状。

(3)接触性皮炎：主要是接触某些外源性物质后，引起的接触部位甚至接触部位以外的炎症性反应，一般表现为局部皮肤红肿、瘙痒、丘疹等症状。

(4)面部丹毒：通常是由乙型溶血性链球菌感染引起的，感染后面部会出现红肿、发热、疼痛等症状，同时会伴有面部皮肤灼热、疼痛等现象。

(5)脂溢性皮炎：是一种比较常见的皮肤病，常见于头皮、面部，主要表现为红斑、脱屑等症状。

2.面部发红的防治方法

(1)改善情绪：对于部分人群，可能会因情绪激动、紧张等，使面部毛细血管扩张而出现脸红现象，此时需要注意调整情绪，可听舒缓音乐或者及时脱离焦躁环境，调整情绪。

(2)调整饮食：部分人群可能由皮肤过于敏感而导致面部发红，建议日常适当食用富含蛋白质的食物，如牛奶、鱼肉、鸡蛋等，避免进食易过敏以及辛辣刺激性食物，以免加重不适症状。

(3)注意防晒：建议日常适当防晒，避免紫外线直接照射，如涂抹防晒霜、打遮阳伞、戴遮阳帽等。

(4)合理护肤：建议使用具有补水作用的护肤品，同时注意避免使用刺激性洗护产品，也建议尽量避免化妆，不建议自行进行面部刷酸处理。

(5)使用药物：如果面红与疾病有关，如皮炎、糖尿病等，可遵医嘱使用药物进行治疗，如甲硝唑片、盐酸米诺环素片、盐酸二甲双胍片、阿卡波糖片等。

(6)物理治疗：部分人群面红可能与毛细血管扩张症有关，此时可通过脉冲染料激光、强脉冲光等方式治疗，改善异常情况。

面部色斑沉着是怎么回事？

面部色斑沉着是人体皮肤由种种原因而致面部皮肤呈现不同颜色、不同范围及不同深浅的色斑沉着。面部色斑沉着可能由多种因素引起，包括非疾病因素和疾病因素。非疾病因素包括太阳辐射、饮食习惯、使用过期或劣质化妆品、妊娠期激素变化以及遗传因素等，使黑色素排出受损或产生过多，造成黑色素在局部沉积，造成面部色斑沉着；疾病因素如盆腔炎、肺结核、肾结核等，可能由致病原菌上行感染，炎症刺激周围的组织，导致毒素积累在面部等从而产生脸部黑斑。

如何防治面部色斑沉着？

(1)避免长时间暴露在阳光下，如需长时间待在户外，可以涂防晒霜或戴遮阳帽进行保护。

（2）保持良好的饮食习惯，尽量避免食用过多的碳酸饮料、饼干薯片、油炸食品、火锅等食物，多食用富含维生素 C 和维生素 E 的食物，如番茄、柠檬等。

（3）选择质量好的护肤品，避免使用过期或劣质化妆品，以减少金属物质中毒的风险。

（4）对于妊娠期的女性，须保持良好的心态，避免过度焦虑，以减轻激素变化对皮肤的影响。

（5）对于遗传因素引起的色斑，可以在专业医生的指导下进行适当的治疗和护理。

（6）可以尝试自然疗法来减轻面部色斑沉着，如在洗脸时加入食醋、喝番茄汁、喝柠檬汁加蜂蜜等。

（7）定期进行脸部按摩也可以促进血液循环和新陈代谢，有助于预防色斑的产生。

皮肤色素代谢的影响因素

人体皮肤内有 4 种生物色素，即褐色的黑色素、红色的氧合血红蛋白、蓝色的还原血红蛋白和黄色的胡萝卜素。其中，氧合血红蛋白与还原血红蛋白代谢主要受氧气分压、血液 pH、温度、二氧化碳分压、2-3-二磷酸甘油酸（2，3-DPG）等因素影响；胡萝卜素主要受体内脂肪和脂肪酸、胆酸盐、维生素 A 含量的影响。

而黑色素代谢则受更多因素影响：

（1）紫外线：紫外线照射能使黑色素细胞增多，导致黑色素沉着，黄褐斑加重。

（2）内分泌：内分泌系统的变化也会影响黑色素的代谢。

（3）细胞因子：细胞因子可能参与调节黑色素的生成和代谢过程。

（4）精神因素：精神因素如压力、焦虑等也可能影响黑色素的代谢。

（5）睡眠：睡眠质量不佳可能会影响黑色素的代谢。

（6）含重金属的化妆品：使用含铅、汞等重金属的化妆品会影响黑色素的代谢。

（7）种族和年龄：种族和年龄是不可改变的因素，不同种族的人皮肤中的黑色素含量有差异；而随着年龄的增长，黑色素细胞代谢会逐步衰减，导致黑色素生成减少。

（8）微量元素如铜、锌等对黑色素细胞的生成有重要作用，缺乏这些元素可能导致黑色素减退。

如何防治皮肤色沉？

防治皮肤色沉可以从下面几个方面进行。

（1）注意防晒：如果不注意防晒，长时间受紫外线的照射，可能会导致黑色素沉着在皮肤表面，出现皮肤发黑的情况。因此建议平时出门可以涂抹防晒霜，也可以穿防晒衣或撑遮阳伞，避免紫外线照射。

（2）注意饮食：平时注意合理饮食，适当食用富含维生素的水果和蔬菜，比如苹果、香蕉、黄瓜、番茄等，促进皮肤的新陈代谢，从而预防黑色素沉着。

（3）保证充足睡眠：长期熬夜，作息紊乱，会导致体内激素水平紊乱，从而导致皮肤黑色素沉着。平时保证充足睡眠，避免熬夜，保持愉悦的心情，适当进行体育锻炼，如慢跑、游泳等，缓解压力，保持良好的心态。

（4）保持心情舒畅：如果患者长时间精神压力过大，可能会导致内分泌失调，从而引起皮肤暗沉、长痘等症状。建议患者日常要保持心情舒畅，避免精神压力过大，可以适当听舒缓的音乐进行调节。

（5）药物治疗：如果患者是由疾病因素导致的皮肤黑色素沉着，可以在医生的指导下服用药物治疗。比如维生素 C 片、维生素 E 软胶囊等，能够促进皮肤的新陈代谢，抑制黑色素沉着。

皮脂的功能

皮肤脂质（皮脂）主要有以下功能。

1. 物理化学功能

脂质体前体被脂质合成酶催化生成胞外脂质，形成复层板层膜，并定位于角质细胞表面，称为结构脂质，即角质层"砖—墙"结构体系中的"砂浆"，其中，神经酰胺的比例约为 50%，胆固醇约为 25%，脂肪酸约为 15%，因此脂质与屏障功能密切相关——不只是皮肤脂质的总量减少会影响皮肤的屏障功能，个别脂质成分含量的降低或结构的改变也会造成皮肤屏障功能障碍。比如神经酰胺含量的变化、亚类的改变和链长的变化都会对皮肤屏障功能产生影响。当角质层中的神经酰胺减少时，表皮 TEWL 值增大，屏障功能减弱，甚至会导致皮肤疾病，如特应性皮炎等。

另外，这些脂质形成的紧密组织，呈复层状填充于角质层细胞之间，可以防止体内水分和电解质的流失。同样以神经酰胺为例，其结构中含有大量的亲水性基团，对水有较好的亲和作用，可以促进表皮水合作用，减少表皮水分蒸发，增加表皮细胞凝聚力，防止皮肤干燥脱屑。

对经常直接接触化学物质的蜡染工人进行双盲实验，结果表明，神经酰胺能够减少皮肤的经皮水分流失，增强角质层的水合作用，一定程度上改变皮肤的酸碱性，即神经酰胺可以增强皮肤屏障的水合作用。

2. 生化功能

皮肤脂质被认为是影响表皮代谢、炎症、细胞增殖和分化过程的重要多功能介质。研究表明，表皮中的脂质是一种重要的信号作用。

在人的表皮中，过氧化物酶体增殖物激活受体（PPARs）是一组关键的皮肤脂质调节转录因子，调控脂质代谢、皮肤屏障通透性、炎症、细胞增殖和分化。不饱和脂肪酸是 PPARγ 的主要配体。它能够结合 PPARγ 等配体，调节脂质代谢和皮肤屏障的通透性，增加角质形成细胞中胆固醇和神经酰胺的产生，促进皮脂积累，抑制角质形成细胞增殖，促进表皮的终末分化。二者在抗炎中也起到重要作用。

神经酰胺也是调节表皮功能的一种信号，能激活多种下游信号如蛋白磷酸酶 A1、蛋白激酶 C 等，这些蛋白的激活能够诱导多种反应，包括细胞增殖、分化和表皮细胞凋亡等。

3. 微生态功能

皮肤脂质不仅是皮肤屏障的重要组成成分、表皮信号分子，还是皮肤菌群生长的培养基或抑菌剂。大多数皮肤微生物分布在角质层，Souvik 等的统计发现，皮肤微生物的多样性和丰度都与皮肤脂质关系密切，甚至通过皮肤皮脂含量及其比例，可以对皮肤微生物组进行一定的预测。一方面，皮肤脂质影响皮肤微生物的构成和比例，会改变皮肤状况，例如皮肤保湿、屏障恢复潜力和炎症。另一方面，皮肤微生物也能够产生脂质，这些脂质同样能够影响表皮代谢。例如痤疮丙酸杆菌利用甘油发酵生产各种短链脂肪酸，能对抗金黄色葡萄球菌。

✦ 皮脂代谢的影响因素

影响皮脂代谢的因素主要有以下几个方面。

1. 激素

目前的研究认为，皮脂腺主要受雄激素（雄激素主要来自性腺，以睾酮等形式存在）影响。睾酮使皮脂腺体积增大，分泌增多，特别是人体内皮脂合成催化剂 5α-还原酶过分活跃，致使二氢睾酮（DHT，一种雄性激素，与男性第二性征的发育有关）分泌增多，促使皮脂腺功能失常性地增大，然后皮脂分泌增加。所以，一般男性皮肤比女性皮肤偏油，毛孔粗大。

后经研究发现，胰岛素样生长因子-1（IGF-1）具有促进肾上腺与性腺合成雄激素，影响雄激素受体的信号转导，刺激表皮、真皮及皮脂腺细胞增殖，促进脂质合成及诱导炎症因子生成等作用。目前普遍认为高糖、牛奶及奶制品（酸奶除外）、高碳水化合物等都能刺激身体产生更多的 IGF-1，从而促进皮脂的分泌。

2. 年龄与性别

皮脂的分泌在出生时较强，6 个月后降到很低，而且在儿童期保持低水平。从青春期开始，无论男性还是女性，皮脂的分泌均逐渐增加，16~20 岁达到高峰，以后保持在该水平，女性在 40 岁后、男性在 50 岁后皮脂分泌开始减少。男性皮脂分泌率高于女性，这种性别差异随年龄增长而下降。

3. 温度

温度升高会导致皮脂分泌增加，例如夏季皮肤会偏油，冬季皮肤会偏干。研究表明：皮肤局部温度每变化 1 ℃，皮脂的分泌速度变化 10%。环境温度越高，皮脂腺分泌越活跃，皮脂输送到皮肤表面的速度也越快。同理，电脑屏幕持续散发的热量也会促进皮脂分泌。

4. 饮食

低热量的食物可以快速降低皮脂分泌率，同时会使皮脂的构成发生变化，使鲨烯的比例升高，而其他成分的比例降低。当肥胖的成人吃低热量的食物时，其尿液中 DHEA（脱氢表雄酮）和睾酮的水平会下降，因此饮食变化会影响皮脂腺的功能。所以油性皮肤的人应尽量少吃油腻、辛辣刺激性及高糖高热量等食物。

5. 精神因素

当焦虑、紧张、激动时，全身会"出汗"，即此时皮脂分泌增加。人处于压力状态时，经下丘脑-垂体-肾上腺轴（HPA 轴）控制的肾上腺会分泌更多的 DHEA（脱氢表雄酮），从而促进皮脂的分泌。

6. 微生物

一些微生物也可以促进皮脂的分泌，例如痤疮丙酸杆菌（P. acnes），其是皮肤的正常菌群，一般寄居在皮肤的毛囊及皮脂腺中。当痤疮丙酸杆菌增多时，其可将更多的甘油三酯分解为甘油和游离脂肪酸，从而形成酸性环境，而 P. acnes 在酸性环境中进一步繁殖，产生蛋白酶、脂肪酶、透明质酸酶等，从而促进皮脂分泌，甚至会导致毛囊皮脂腺导管的过度角化，加重痤疮反应。

皮肤如何遮瑕？

对于皮肤的不同瑕疵，应选择不同的遮瑕方式。

1. 痘痘和痘印

痘痘是我们经常会遇到的皮肤问题。为了修饰痘痘，我们可以使用绿色修正颜色。绿色可以中和红色，因此可以中和痘痘和痘印的红色状况。选择一款绿色遮瑕膏，轻轻涂抹在痘痘或痘印处，用海绵或指腹轻轻拍打，使其融合自然。

2. 黑眼圈

黑眼圈是许多人面临的困扰。为了修正黑眼圈，我们可以使用橙色或桃红色修正颜色。橙色可以中和黑色，而桃红色也可以中和暗黄色。选择一款橙色或桃红色的遮瑕膏，涂抹在黑眼圈的位置，然后用指腹轻轻拍打，使其均匀融合，最后使用蜜粉进行定妆，使妆容更持久。

3. 斑点

斑点是皮肤上的色素沉淀，常常造成肤色不均匀。为了遮盖斑点，我们可以使用紫色修正颜色。紫色可以中和黄色，因此可以使皮肤色调更均匀。选择一款紫色遮瑕膏，涂抹在斑点处，然后用指腹轻轻拍打，使其融合自然，最后使用与肤色相近的遮瑕膏进行修正，最后用蜜粉进行定妆。

4. 泛红肤色

泛红肤色是一种常见的皮肤问题，尤其在寒冷的天气容易发生。为了修正泛红肤色，我们可以使用绿色或黄色修正颜色。绿色可以中和红色，而黄色可以中和泛红肤色。选择一款绿色或黄色的遮瑕膏，涂抹在泛红的部位，然后用指腹轻轻拍打，使其融合自然，最后使用蜜粉进行定妆。

5. 肤色偏黄

肤色偏黄会给人整体气色暗淡的感觉。为了修饰肤色偏黄，我们可以使用粉色或蓝色修正颜色。粉色可以增加肤色的亮度，而蓝色可以中和黄色。选择一款粉色或蓝色的修容产品，涂抹在肤色偏黄的部位，然后用海绵或指腹轻轻拍打，使其融合自然。

总结一下，利用颜色来修正皮肤瑕疵是化妆的一项重要技巧。选择适当的颜色可以遮盖或修饰痘痘和痘印、黑眼圈、斑点、泛红肤色、肤色偏黄等问题。在进行化妆时，要注意选择适合自己肤质的产品和工具，并定期保养和清洁皮肤。通过这些技巧，我们可以遮住瑕疵，打造出更加完美的妆容，展现自信与美丽。

如何进行美甲及护理？

美甲和护理是保持指甲健康美观的重要步骤。以下是一些基本的美甲及护理方法。

1.美甲步骤

(1)准备工作：清洁双手和指甲，去除旧指甲油。轻轻打磨指甲表面，用细砂块磨光指甲边缘。

(2)修剪指甲：根据个人喜好，将指甲修剪成所需的形状，如方形、圆形或尖形。使用指甲剪，避免撕裂边缘。

(3)涂底漆：底漆有助于保护指甲，防止指甲油色素沉着，也能使指甲油保持得更久。等底漆干透后再进行下一步。

(4)涂指甲油：从中间开始，一涂到底，避免空气进入。通常需要涂两层，需等待完全干透才能涂下一层。

(5)涂顶漆：顶漆可以增加指甲油的光泽，使其保持得更久。一般从指甲中间向两边均匀涂抹。

(6)快干处理：可使用快干剂喷在指甲上，加快指甲油干燥速度，或使用美甲光疗灯。

2.护理步骤

(1)日常保养：保持手部干燥，避免长时间接触水。定期使用护手霜，保持手部肌肤滋润。

(2)指甲营养：可以使用含有维生素 E、芦荟等成分的护甲油，增强指甲的韧性和光泽。

(3)指甲修理：若指甲出现裂痕或分层，应及时修补，避免进一步损伤。

(4)避免化学伤害：在进行家务时，洗洁精等化学产品可能伤害指甲，建议戴手套。

(5)定期更换指甲油：长时间不更换可能导致指甲透气不良，建议每两周更换一次。

(6)专业护理：定期到专业美甲店进行深层护理，如指甲营养油按摩、指缘油涂抹等。

3.注意事项

(1)在美甲过程中，要确保使用的产品安全无毒，避免使用劣质指甲油，以免对指甲和身体健康造成损害。

(2)保持个人卫生，美甲工具在使用前后应进行消毒处理，防止细菌感染。

(3)避免过度美甲，频繁地涂抹指甲油和卸甲可能会损伤指甲，导致指甲变薄和变脆弱。

美甲和护理是一项细致的工作，需要耐心和细心。正确的美甲和护理习惯不仅能让您的指甲更加健康美丽，也能反映出您的生活品质和个性魅力。

什么是毛孔粗大？毛孔粗大有哪些类型？

毛孔粗大是指皮肤上的毛孔扩张，导致皮肤表面看起来不平滑，毛孔明显。毛孔粗大通常与皮肤油脂分泌过多、死皮细胞堆积、皮肤老化、紫外线伤害等因素有关。毛孔粗大主要分为以下几种类型。

(1)油性皮肤型毛孔粗大：皮脂腺分泌的油脂过多，导致毛孔被油脂撑大。这种类型的毛孔粗大常见于鼻子、额头和下巴等 T 区部位。

(2)缺水型毛孔粗大：皮肤缺水导致细胞间质减少，使毛孔周围的皮肤凹陷，从而使毛孔显得更大。这种类型的毛孔粗大通常出现在两颊等干燥部位。

（3）老化型毛孔粗大：随着年龄的增长，皮肤弹性纤维和胶原蛋白逐渐流失，导致皮肤松弛，毛孔扩张。这种类型的毛孔粗大通常出现在眼周、法令纹等部位。

（4）痘痘型毛孔粗大：长期长痘痘的人，皮肤上可能会留下痘印、痘坑，导致毛孔粗大。这种类型的毛孔粗大常见于痘痘高发区域，如面部、胸部和背部。

（5）角质型毛孔粗大：皮肤新陈代谢减缓，导致死皮细胞堆积，毛孔口被堵塞，使毛孔显得更大。这种类型的毛孔粗大通常出现在面部、手臂等部位。

如何防治毛孔粗大？

防治毛孔粗大可以从以下几个方面入手。

（1）清洁皮肤：每天早晚使用适合自己肤质的洁面产品彻底清洁皮肤，去除多余的油脂、污垢和化妆品残留，防止毛孔堵塞。

（2）定期去角质：每周使用一到两次去角质产品，帮助去除死皮细胞，促进皮肤新陈代谢，减少毛孔堵塞。

（3）使用有收敛作用的水：清洁皮肤后，可以使用具有收敛作用的爽肤水或化妆水，帮助收缩毛孔。

（4）保湿补水：保持皮肤的水油平衡，使用保湿产品为皮肤补充水分，避免皮肤因缺水而分泌更多油脂，导致毛孔粗大。

（5）控油：对于油性皮肤，可以使用控油产品减少皮脂分泌，避免毛孔被油脂撑大。

（6）防晒：紫外线会加速皮肤老化，导致毛孔粗大，因此每天外出时要涂抹防晒霜。

（7）健康饮食：保持均衡的饮食，多吃新鲜蔬果和富含抗氧化剂的食物，少吃油腻、辛辣和高糖食物。

（8）适当运动：运动可以促进血液循环，改善皮肤新陈代谢，有助于毛孔收缩。

（9）良好的生活习惯：避免熬夜、抽烟等不良习惯，保证充足的睡眠，减少压力。

（10）专业护理：如果毛孔粗大问题严重，可以考虑去美容院进行专业的皮肤护理，如微晶磨皮、果酸换肤等。

（11）医学美容：对于难以改善的毛孔粗大问题，可以考虑医学美容方法，如激光治疗、光子嫩肤等，但需在专业医生指导下进行。

请注意，每个人的肤质和毛孔粗大的原因不同，因此在采取上述措施时，最好根据自己的具体情况调整护理方法。如果毛孔粗大伴随有其他皮肤问题，如炎症、感染等，应及时咨询皮肤科医生。

什么是黑头、白头和脂肪粒？如何护理？

黑头、白头和脂肪粒是常见的皮肤问题，它们都与毛孔堵塞有关，但表现形式和成因略有不同。

1. 黑头（开放性粉刺）

黑头是毛孔堵塞，皮脂和死皮细胞在空气中氧化变黑形成的。它们通常出现在鼻尖、额头和下巴等油脂分泌较多的区域。

护理方法如下。

（1）温和清洁：使用温和的洁面产品去除多余油脂和污垢。

（2）去角质：定期使用去角质产品或磨砂膏，帮助去除死皮细胞。

（3）使用含有水杨酸或果酸的产品，这些成分可以帮助溶解堵塞毛孔的物质，减少黑头的形成。

（4）使用鼻贴或黑头贴：虽然可以暂时清除黑头，但不建议频繁使用，以免损伤皮肤。

2. 白头（闭合性粉刺）

白头是毛孔堵塞，皮脂和死皮细胞没有暴露在空气中，因此没有氧化变黑。它们通常表现为皮肤表面的小突起，颜色与皮肤相近。

护理方法如下。

（1）温和清洁：避免使用过于刺激的洁面产品，以免加重皮肤问题。

（2）去角质：定期去除死皮细胞，有助于预防白头的形成。

（3）使用含有水杨酸或果酸的产品：这些成分可以帮助溶解堵塞毛孔的物质。

（4）不挤压：避免用手挤压白头，以免造成感染或留下瘢痕。

3. 脂肪粒（粟丘疹）

脂肪粒是一种小的、坚硬的、白色或肤色的小颗粒，通常出现在眼睛周围。它们是皮肤下的汗腺或皮脂腺的角质堵塞形成的。

护理方法如下。

（1）温和清洁：保持皮肤清洁，避免使用过于油腻的护肤品。

（2）选择合适的护肤品：使用适合自己肤质的护肤品，避免使用过于厚重或油腻的产品。

（3）注意饮食：减少油脂和糖分的摄入，多吃新鲜蔬果，保持健康的饮食习惯。

（4）不自行挤压：避免自行挤压脂肪粒，以免引起感染或瘢痕。

对于这些皮肤问题，建议在专业皮肤科医生的指导下进行护理和治疗。如果问题严重或持续存在，应该咨询医生，以获得更有效的治疗方案。同时，保持良好的生活习惯，如充足的睡眠、适量的运动和避免熬夜，也有助于改善皮肤状况。

✦ 痘坑和痘印是如何产生的？如何护理？

痘坑和痘印是痤疮（俗称痘痘）愈合后可能留下的痕迹。它们产生的原因和护理方法有所不同。

1. 痘坑的产生

痘坑通常是由严重的痤疮（如结节或囊肿型痤疮）导致的皮肤组织损伤。当痤疮破裂或被挤压时，可能会破坏皮肤的真皮层，导致胶原蛋白和弹性纤维的损伤。随着痤疮的愈合，皮肤可能无法完全恢复原来的状态，从而形成凹陷的瘢痕，即痘坑。

2. 痘坑的护理

（1）激光治疗：通过刺激胶原蛋白的再生，帮助填补痘坑。

（2）微针射频：通过微针释放射频能量，促进皮肤深层组织的紧致和修复。

（3）填充剂注射：使用透明质酸等填充剂填充痘坑，暂时改善外观。

（4）磨皮或微晶磨皮：通过物理手段去除痘坑边缘，使表面更平滑。

（5）果酸换肤：使用果酸去除痘坑边缘的死皮细胞，促进新细胞的生长。

3.痘印的产生

痘印是痤疮愈合后留下的色素沉着或红斑。色素沉着是由炎症反应导致的皮肤中黑色素细胞产生过多黑色素；红斑则是由炎症引起的血管扩张或增生。

4.痘印的护理

（1）美白产品：使用含有维生素C、熊果苷、甘草酸等成分的产品，帮助淡化色素。

（2）防晒：紫外线会加深痘印的颜色，因此做好防晒非常重要。

（3）果酸换肤：通过去除表层皮肤，促进新细胞的生长，帮助淡化痘印。

（4）光疗：如光动力疗法、脉冲染料激光等，可以减少红斑和提高皮肤色泽的一致性。

（5）舒缓抗炎产品：使用含有绿茶、芦荟、洋甘菊等成分的产品，帮助减少炎症和红肿。

对于痘坑和痘印的护理，建议在专业医生的指导下进行。不同的治疗方法适用于不同类型的瘢痕和痘印，专业医生会根据个人情况制定合适的治疗方案。此外，避免挤压痘痘和做好日常皮肤护理，有助于预防痘坑和痘印的形成。

皱纹是如何产生的？皱纹分为哪几类？

皱纹是皮肤老化的自然现象，主要是皮肤中的胶原蛋白和弹性纤维逐渐减少，导致皮肤松弛和失去弹性。以下是皱纹产生的主要原因和相应的分类。

1.皱纹产生的原因

（1）自然老化：随着年龄的增长，皮肤的再生能力减弱，胶原蛋白和弹性纤维的合成减少，导致皮肤松弛和皱纹形成。

（2）紫外线暴露：紫外线可以破坏皮肤中的胶原蛋白和弹性纤维，加速皮肤老化，导致皱纹和晒斑。

（3）表情肌活动：重复的面部表情，如笑、皱眉等，会使得皮肤在表情肌上形成固定的线条，最终发展为静态皱纹。

（4）抽烟：吸烟会减少皮肤中的氧气和血液流动，损害胶原蛋白和弹性纤维，加速皮肤老化。

（5）生活习惯：熬夜、压力过大、饮食不均衡等不良生活习惯也会影响皮肤的健康，加速皱纹的形成。

2.皱纹的分类

（1）动态皱纹：也称为表情纹，是由于面部表情肌的活动而产生的皱纹，如笑纹、皱眉纹等。动态皱纹在面部表情放松时会消失。

（2）静态皱纹：是指即使面部表情放松时也存在的皱纹。静态皱纹通常是由皮肤老化、胶原蛋白和弹性纤维的损失导致的。

（3）深层皱纹：位于皮肤的深层，通常是由皮肤的胶原蛋白和弹性纤维大量损失造成的。深层皱纹更加明显，且难以通过护肤品改善。

皱纹的预防和护理方法包括防晒、保湿、使用抗氧化剂、定期去角质、使用抗衰老产品等。对于较深的皱纹，可以考虑医学美容方法，如肉毒毒素注射、玻尿酸填充、激光治疗、射频紧肤等，但需在专业医生指导下进行。此外，保持健康的生活方式，如充足的睡眠、适量的运动、避免抽烟和减少饮酒，也有助于减缓皱纹的形成。

✦ 头皮油、头皮痒和头皮屑是怎么回事？

头皮油、头皮痒和头皮屑是常见的头皮问题，它们可能由不同的原因引起，但往往相互关联。以下是对这些问题的解释和洗发水选择的建议。

（1）头皮油：头皮油是由皮脂腺分泌的油脂造成的。当皮脂腺活动过于旺盛时，头皮就会变得油腻。这可能与遗传、激素水平、饮食、压力、头皮卫生习惯等因素有关。

（2）头皮痒：头皮痒是由多种因素引起的，包括干燥的头皮、真菌感染（如头皮屑）、过敏反应、接触性皮炎、头皮疹、寄生虫（如头虱）等。瘙痒可能导致头皮炎症和进一步的刺激。

（3）头皮屑：头皮屑是头皮上死皮细胞的堆积，通常与一种称为马拉色菌（Malassezia）的真菌过度生长有关。这种真菌分解头皮上的油脂，产生一种刺激性的副产品，导致头皮加速脱落成为死皮细胞，形成头皮屑。

✦ 如何选用洗发水？

选择洗发水时，应根据头皮的状况和个人的需求来选择合适的产品。以下是选择洗发水的建议。

（1）头皮油：选择控油洗发水，这些产品通常含有茶树油、薄荷、水杨酸等成分，有助于清洁头皮和控油。

（2）头皮痒：如果头皮痒，应选择具有抗炎和舒缓作用的洗发水，如含有燕麦、芦荟、洋甘菊等成分的产品。避免使用含有硫酸盐和75%乙醇溶液等刺激性成分的洗发水。

（3）头皮屑：针对头皮屑，应使用具有抗真菌作用的洗发水，如含有酮康唑、锌吡硫酮（ZPT）等成分的产品。这些成分有助于抑制马拉色菌的生长，减少头皮屑的形成。

此外，还有一些特殊配方的洗发水，如无硫酸盐洗发水、有机洗发水等，适合对某些成分敏感的人群。

✦ 在使用洗发水时的注意事项

（1）温度：使用温水而非过热的水洗头，过热的水会刺激头皮，加剧油脂分泌和头皮屑问题。

（2）频率：根据头皮的油腻程度和头皮屑情况，适度调整洗发的频率，不要过度清洁，以免破坏头皮的自然屏障。

（3）护理：使用护发素时，尽量只涂抹在头发中部到发梢，避免直接涂抹在头皮上，以免加重头皮油腻感。

如果头皮问题持续存在或伴有严重的炎症、感染等症状，建议咨询皮肤科医生或专业的脱发治疗中心，以获得适当的治疗和建议。

文身是怎么做的？有什么讲究和忌讳？

文身是一种通过在皮肤上插入色素来创造永久性图案的艺术形式。文身的过程和注意事项如下。

1. 文身的过程

(1)设计选择：首先，顾客需要选择或设计想要的文身图案。许多文身师可以提供定制设计服务。

(2)位置选择：确定文身的位置，需要考虑疼痛程度、皮肤弹性、现有的文身和将来可能的职业要求等。

(3)健康检查：文身师会检查顾客是否患有可能影响文身过程的健康问题，如血液疾病、心脏病等。

(4)准备工作：文身师会清洁并消毒文身区域，然后铺上一次性纸巾和文身图案。

(5)刮涂文身膏：文身师会在皮肤上刮涂一层薄薄的文身膏，这有助于减少疼痛和摩擦。

(6)文身：文身师使用文身机，通过一个或多个针头将色素注入皮肤表层，形成图案。这个过程可能会持续几分钟到几个小时不等，取决于文身的复杂程度和大小。

(7)清理和护理：文身完成后，文身师会清洁文身区域，并涂抹抗菌药膏或乳膏。然后，他们会提供护理指南，以帮助文身愈合和保护颜色。

2. 文身的讲究和忌讳

(1)选择专业的文身店和文身师：确保选择的文身师有良好的声誉，文身店干净卫生，使用一次性针头和墨水，以降低感染风险。

(2)遵守文身后的护理指南：文身后，遵循文身师的护理建议，保持文身区域的清洁和干燥，定期涂抹推荐的护理产品。

(3)避免阳光直射：文身愈合期间，避免长时间暴露在阳光下，以防止紫外线导致文身褪色。

(4)避免游泳和剧烈运动：文身愈合期间，避免游泳和剧烈运动，以免污染文身区域或导致感染。

(5)饮食和药物：文身前后避免饮酒和服用血液稀释药物，因为这些可能会增加出血和感染的风险。

(6)文身后的反应：注意文身后的任何异常反应，如持续的疼痛、红肿、发热或分泌物，这些可能是感染的迹象，应立即咨询医生。

文身是个人的选择，因此在决定文身之前，应仔细考虑个人的动机、文身的设计和位置，以及文身可能对生活、职业和身体健康带来的长远影响。

文身有何危害？如何清洗文身？

文身虽然是一种流行的身体艺术形式，但它也存在一些潜在的危害和风险。在考虑文身之前，了解这些潜在的风险是很重要的。

1. 文身的危害

(1)感染风险:文身过程中,皮肤被刺破,这可能导致细菌或病毒感染,如金黄色葡萄球菌、hepatitis B、hepatitis C、Tdap(破伤风、白喉和百日咳)、HIV 等。

(2)过敏反应:有些人可能对文身颜料中的某些成分过敏,这可能导致皮肤炎症、瘙痒、肿胀或更严重的过敏症状。

(3)墨水扩散问题:有时文身的墨水可能不会均匀地保持在皮肤中,而是扩散开来,导致图案模糊不清。

(4)慢性疼痛和不适:有些人在文身后,相应部位可能会经历长期的疼痛、烧灼感或其他不适。

(5)晕针或晕血:在文身过程中,有些人可能会出现晕针或晕血的反应。

(6)清洗文身的难度和风险:如果需要去除文身,清洗文身的过程可能会很痛苦、昂贵,并且不能保证完全去除。此外,清洗文身的过程也可能导致瘢痕、色素变化或其他皮肤问题。

2. 清洗文身的方法

(1)激光去除:这是最常见和最有效的方法。激光能够破碎文身墨水颗粒,使其被身体自然吸收和排出。这个过程通常需要多次治疗,间隔几周,具体取决于文身的颜色、大小、深度和皮肤类型。

(2)化学剥离:使用特定的化学溶液来去除皮肤表层,以逐渐剥离文身。这种方法可能需要多次治疗,并且可能会留下瘢痕。

(3)刮除法:这是一种较为激进的方法,通常在局部麻醉下进行,通过手术手段刮除皮肤表层以去除文身。这种方法可能导致明显的瘢痕和色素变化。

(4)微针疗法:使用微针刺激皮肤再生,以帮助去除文身墨水。这种方法可能需要较长时间才能看到效果。

在考虑清洗文身之前,务必咨询专业的医生或皮肤科专家,了解各种方法的利弊,并根据个人情况做出明智的决定。清洗文身的过程可能会很复杂,并且可能会有一定的风险和不良反应。

✦ 皮肤衰老的特征

皮肤衰老是一个复杂的生物学过程,它是内在因素(如遗传、激素水平变化)和外在因素(如紫外线暴露、环境污染、生活方式等)共同作用的结果。皮肤衰老的特征可以从以下几个方面来描述。

(1)皮肤弹性和紧致度的下降:随着年龄的增长,皮肤中的胶原蛋白和弹性纤维开始逐渐降解,导致皮肤弹性下降,出现松弛和皱纹。皮肤的真皮层变薄,使得皮肤更容易受到损伤。

(2)皮肤干燥:随着年龄增长,皮脂腺功能减弱,导致皮肤分泌的油脂减少,使皮肤水分减少,皮肤显得干燥。干燥的皮肤更容易出现瘙痒和刺激。

(3)色素沉着:皮肤中的黑色素细胞功能减退,使得皮肤更容易出现老年斑等色素沉着现象。这些色素沉着通常出现在经常暴露于阳光的部位,如脸部、手背和前臂。

（4）皮肤屏障功能减弱：皮肤的屏障功能下降，使得皮肤更容易受到外界的侵害，如细菌、病毒和化学物质的侵害。这会导致皮肤的敏感性和炎症反应增加。

（5）伤口愈合变慢：随着年龄的增长，皮肤的修复能力下降，伤口愈合速度变慢。这是因为皮肤的血液供应减少，以及皮肤细胞的更新速度减慢。

（6）皮肤敏感性增加：皮肤的敏感性增加，更容易出现过敏反应。这是因为皮肤的免疫系统功能下降，以及皮肤屏障功能减弱。

（7）皮肤松弛和皱纹：皮肤的胶原蛋白和弹性纤维减少，以及皮肤真皮层变薄，会导致皮肤松弛和皱纹的形成。

（8）皮肤纹理和质地的变化：随着年龄的增长，皮肤的纹理和肤质也会发生变化，如皮肤可能出现粗糙、不平滑的现象。

如何延缓皮肤衰老？

延缓皮肤衰老可以通过多种方法，包括生活方式的调整、护肤品的正确使用以及医学美容治疗等，以下是一些延缓皮肤衰老的建议。

（1）防晒：紫外线 UVA 和 UVB 是导致皮肤衰老的主要原因之一。每天使用防晒霜可以显著减少皮肤损伤和光老化。建议选择 SPF 值为 30 或更高、同时具有广谱防护 UVA 和 UVB 的能力的防晒霜。每 2 h 重新涂抹一次，尤其是在户外活动时。

（2）健康饮食：均衡的饮食，富含抗氧化剂、维生素和矿物质，可以帮助保护和修复皮肤。建议多吃新鲜水果、蔬菜、坚果、鱼类和全谷物，限制加工食品和高糖食品的摄入。特别是一些富含抗氧化剂的食物，如浆果、绿叶蔬菜、坚果和鱼类，可以帮助抵御自由基的伤害。

（3）充足睡眠：良好的睡眠有助于皮肤的修复和再生。确保每晚获得足够的高质量睡眠。建议保持规律的睡眠时间，创造一个安静、舒适和黑暗的睡眠环境。

（4）不吸烟：吸烟会损害皮肤中的胶原蛋白和弹性纤维，导致皮肤过早衰老。戒烟可以促进皮肤健康，减少皱纹和色素沉着的出现。

（5）适量运动：定期运动可以改善血液循环，增强皮肤弹性，延缓皮肤松弛。建议每周至少进行 150 min 的中等强度运动，如快走、跑步、游泳或骑自行车。

（6）避免过度饮酒：过度饮酒会导致皮肤脱水，减少皮肤弹性，增加皮肤损伤的风险。建议限制酒的摄入，每天不超过一到两杯。

（7）补水保湿：使用保湿产品可以维持皮肤的水分平衡，减少细纹和皱纹的出现。建议选择适合自己皮肤类型的保湿产品，并根据自己的需要调整使用频率。

（8）使用抗氧化剂：抗氧化剂如维生素 C 和维生素 E 可以帮助保护皮肤免受自由基的伤害，减缓皮肤老化。建议使用含有抗氧化剂的护肤品，并注意产品的稳定性和有效性。

（9）温和清洁：避免使用刺激性强的清洁产品，选择温和的洁面产品，以减少对皮肤的损害。建议使用无皂基、无香料、无 75% 乙醇溶液的洁面产品，并避免频繁洗脸。

（10）医学美容治疗：如果皮肤衰老迹象较为明显，可以考虑医学美容治疗，如激光治疗、微针射频、化学剥离、注射填充物或肉毒毒素等。这些治疗可以帮助提高皮肤质量和美感，但需要选择合适的医生和机构进行咨询和治疗。

(11)定期去角质：适当地去角质可以促进皮肤更新，使皮肤看起来更加光滑和年轻。建议每周进行一到两次去角质，使用温和的磨砂膏或化学去角质产品。

(12)专业建议：定期咨询皮肤科医生或专业美容师，获取个性化的皮肤护理建议和治疗方案。他们可以根据你的皮肤类型、年龄和皮肤问题提供专业的建议和指导。

✦ 什么是皮肤老化？

皮肤老化是指皮肤随着时间的推移，由于内在和外在因素的影响，出现的结构和功能上的退行性变化。这是一个复杂的生物学过程，涉及遗传、环境和生活方式等多种因素。皮肤老化可以分为两种类型：内在老化和外在老化。

内在老化是皮肤随时间自然老化的过程，它是不可避免的，但速度和程度因人而异。内在老化主要是由遗传因素决定的，随着时间的推移，皮肤的胶原蛋白和弹性纤维逐渐降解，导致皮肤变薄、弹性下降。表皮层变薄，黑色素细胞数量减少，皮肤对紫外线的防护能力下降，容易出现晒伤和色素沉着。皮肤的油脂分泌减少，导致皮肤干燥和脱皮。

外在老化是由环境因素，尤其是紫外线暴露引起的皮肤老化。紫外线可以损伤皮肤中的胶原蛋白和弹性纤维，导致皮肤出现皱纹，变得松弛和粗糙。长期暴露在紫外线下，还可能导致皮肤出现不规则色素沉着、皮肤纹理变差、皮肤松弛和皮肤癌等问题。其他环境因素，如吸烟、污染、气候变化和重复的面部表情，也可能加速皮肤老化。

✦ 皮肤老化的特点

(1)皮肤弹性和紧致度的下降：随着年龄的增长，皮肤中的胶原蛋白和弹力纤维逐渐减少，导致皮肤弹性下降，出现松弛和皱纹。

(2)皮肤干燥：皮脂腺功能随年龄增长而减弱，导致皮肤水分减少，皮肤显得干燥。

(3)色素沉着：皮肤中的黑色素细胞功能减退，容易出现老年斑等色素沉着现象。

(4)皮肤屏障功能减弱：皮肤的屏障功能下降，对外界有害物质的防御能力减弱，使皮肤更容易受到损害。

(5)伤口愈合变慢：随着年龄的增长，皮肤的修复能力下降，伤口愈合速度变慢。

(6)皮肤敏感性增加：皮肤的敏感性增加，更容易出现过敏反应。

(7)皮肤松弛和皱纹：皮肤的胶原蛋白和弹力纤维的减少，以及皮肤真皮层变薄，导致皮肤松弛和皱纹的形成。

(8)皮肤纹理和质地的变化：随着年龄的增长，皮肤的纹理和质地也会发生变化，如皮肤可能出现粗糙、不平滑的现象。

✦ 什么是皮肤光老化？有何特点？

皮肤光老化是指皮肤长期暴露在紫外线下而引起的老化现象。紫外线是自然界中的一种不可见光，它分为 UVA、UVB 和 UVC 三种类型，其中 UVA 和 UVB 能够穿透地球的臭氧层，对皮肤造成影响。光老化是皮肤老化的一个重要方面，其特点如下。

(1)皱纹和细纹：紫外线可以破坏皮肤中的胶原蛋白和弹力纤维，导致皮肤出现皱纹和细纹。

(2)皮肤松弛：长期的紫外线暴露会导致皮肤弹性下降，使皮肤显得松弛。

(3)色素沉着：紫外线可以刺激皮肤中的黑色素细胞产生更多的黑色素，导致皮肤出现斑点、雀斑和晒斑等色素沉着。

(4)皮肤纹理粗糙：光老化会使皮肤表面变得不平滑，纹理变得粗糙。

(5)毛细血管扩张：紫外线暴露可能导致皮肤表面的毛细血管扩张，形成红血丝。

(6)皮肤癌的风险增加：长期的紫外线暴露是皮肤癌的主要危险因素，尤其是鳞状细胞癌和黑色素瘤。

(7)皮肤脆弱：光老化使皮肤屏障功能受损，使皮肤更容易受到外界环境的伤害。

什么是皮肤光老化复合防护？

皮肤光老化复合防护是指采取多种措施来防止皮肤由紫外线暴露而引起老化。这种复合防护策略通常包括以下几个方面。

(1)日常防晒：每天使用防晒霜，选择广谱防晒产品，SPF 值至少为 30，并且具有 UVA 和 UVB 防护能力。防晒霜应该均匀涂抹，并且每隔几个小时重新涂抹，尤其是在游泳或出汗后。

(2)抗氧化剂的使用：抗氧化剂可以帮助减少自由基对皮肤的损害，从而增强皮肤的防护能力。常见的抗氧化剂包括维生素 C、维生素 E、绿茶提取物等，很多护肤品中含有这些成分。

(3)适当的衣帽防护：穿着长袖衣物、宽边帽和太阳镜可以提供额外的防护，减少紫外线对皮肤的直接照射。

(4)避免高峰时段晒太阳：紫外线在上午 10 点到下午 4 点最强，应尽量避免在这段时间直接暴露在阳光下。

(5)寻找阴凉：在户外活动时尽量待在阴凉处，使用遮阳伞等物品。

(6)健康的生活方式：保持健康的饮食习惯，多吃富含抗氧化剂的水果和蔬菜，保持适量的运动，避免吸烟和过度饮酒，这些都有助于增强皮肤的防护能力。

(7)皮肤护理：定期使用去角质产品帮助去除死皮细胞，促进皮肤更新，使用保湿产品保持皮肤水分，使用含有肽类、透明质酸等成分的护肤品来促进胶原蛋白的生成。

(8)医学美容治疗：对于已经出现的皮肤光老化问题，可以通过医学美容治疗如激光治疗、光疗、微针射频、注射填充物或肉毒毒素等来提高皮肤质量和美感。

皮肤老化和皮肤光老化如何治疗？

皮肤老化和皮肤光老化的治疗通常需要综合性的方法，包括生活方式的调整、护肤品的正确使用以及医学美容治疗。以下是一些常见的治疗方法。

(1)防晒：使用防晒霜是预防皮肤光老化的首要步骤。选择 SPF 值 30 或更高、同时具有广谱防护 UVA 和 UVB 的能力的防晒霜，并定期重新涂抹。

(2)抗氧化剂：使用含有抗氧化剂的护肤品，如维生素 C 和维生素 E，可以帮助中和自由基，减少皮肤损伤。

(3)保湿：使用保湿产品可以维持皮肤的水分平衡，减少细纹和皱纹的出现。

（4）去角质：定期进行去角质可以帮助促进皮肤更新，使皮肤看起来更加光滑和年轻。

（5）医学美容治疗。

①激光治疗：如 Fraxel、CO_2 激光等，可以刺激胶原蛋白的生成，改善皮肤纹理和色素沉着问题。

②光疗：如 IPL（强脉冲光）治疗，可以改善皮肤色素沉着和血管问题。

③微针射频：通过刺激皮肤胶原蛋白和弹性纤维的再生，改善皮肤松弛和皱纹问题。

④注射填充物：如玻尿酸注射，可以填充皱纹和凹陷，恢复皮肤体积。

⑤肉毒毒素注射：可以放松表情肌，减少动态皱纹。

（6）药物治疗：某些药物，如维 A 酸衍生物（如视黄酸），可以促进皮肤细胞更新，改善皱纹和色素沉着问题。

（7）健康生活方式：保持健康的饮食习惯，适量运动，充足睡眠，避免吸烟和过度饮酒，这些都有助于改善皮肤健康。

（8）手术矫正：对于严重的皮肤松弛，可能需要通过手术如面部提升来矫正。

什么是人体穿孔？如何防治并发症？

人体穿孔，也称身体穿孔，是一种通过身体某些部位（如耳朵、鼻子、嘴唇、乳头、肚脐等）进行的装饰性穿孔。这种穿孔通常是为了佩戴装饰品，如耳环、鼻环、唇环等。

人体穿孔时防治并发症的方法如下。

（1）选择专业穿孔师：确保选择的穿孔师有良好的声誉和合格资质，他们应该使用无菌器械，并在穿孔过程中遵守严格的卫生标准。

（2）穿孔后的护理：遵循穿孔师提供的护理指导，包括如何清洁穿孔部位，使用什么消毒剂，以及如何避免感染。

（3）观察异常症状：如果穿孔部位出现红肿、持续疼痛、分泌物、发热或任何其他异常症状，应立即咨询医生。

（4）避免触摸穿孔：尽量减少用未洗净的手触摸穿孔部位，以防止细菌感染。

（5）使用合适的装饰品：选择无毒、不过敏的装饰品材质，如钛金属或医用不锈钢，并确保装饰品光滑无棱角，以减少对皮肤的刺激。

（6）定期清洁：按照穿孔师的指导，定期清洁穿孔部位，以保持其卫生。

（7）避免使用刺激性产品：不要在穿孔部位使用可能引起刺激的化妆品或护肤品。

（8）给予足够的愈合时间：不要过早移除穿孔装饰品，确保给皮肤足够的愈合时间。

（9）避免过度拉伸：不要过早或在未完全愈合的情况下尝试拉伸穿孔孔径。

什么是皮肤换肤术？

皮肤换肤术又称化学换肤术或化学剥脱术，是指基于人类的皮肤脱落周期机制，在皮肤表面使用一种或数种腐蚀性化学制剂，导致皮肤可控性破坏和剥脱，去除某些皮肤病变，同时利用人体创伤后修复机制，让相应层次皮肤组织修复，刺激胶原蛋白重组，重新生成健康的表皮和真皮。

在时间、环境污染、灰尘、紫外线、来历不明的化妆品的影响下，皮肤越来越脆弱，逐渐出现痘痘、黑斑、斑点、肤色不均、毛孔粗大、色素沉着过度、衰老等皮肤问题。正常地护理皮肤，并不足以彻底解决这些问题。因此，寻找一种既深入又"多功能"的方法成为很多人关心的问题。在现代社会和科技的发展下，科学家和皮肤科医生对去角质皮肤进行了大量的研究和实验，发现换肤术可以解决大部分的皮肤问题。换肤术因具有使皮肤更均匀、更明亮，保持光滑、紧致和有弹性的皮肤，去角质、有助于改善痤疮和痤疮瘢痕；有助于护肤品渗透并更好地发挥护肤品作用等优点，而在全球范围内广泛应用于美容皮肤科。

皮肤换肤术的方法

目前，皮肤换肤术依据作用的深度可以大致分为 3 种。

(1)浅层换肤：破坏表皮，作用达到真皮乳头层。常用试剂为果酸，是目前应用最广泛的换肤试剂。果酸水溶性和渗透性强，极低浓度的果酸具有良好的保湿性；中低浓度果酸具有抗角化作用，通过降低角质形成，细胞黏着，可加速表皮细胞脱落与更新，也可以去除老化角质，改善粗糙，暗沉，调理肤质；高浓度果酸可以渗入真皮层，加速黑色素代谢、刺激胶原合成和组织修复，减少痤疮皮损，同时改善皮肤质地、淡印美白。果酸主要用于以粉刺为主要表现的轻度痤疮以及炎性丘疹不太多的重度痤疮、毛周角化、面部皱纹、毛孔粗大、肌肤干燥粗糙等皮肤问题。

(2)中层换肤：破坏表皮和真皮浅层，作用达到真皮网状层浅层。果酸与 Jessner 溶液的混合液，果酸与低浓度三氯醋酸的混合液，还有中浓度的三氯醋酸及苯酚等都是常用的中层换肤液。

(3)深层换肤：破坏表皮和真皮浅中层，作用深达真皮网状层的中层；常选用中浓度的苯酚或 50% ~ 60% 三氯醋酸溶液，另外还有维 A 酸、水杨酸等。

皮肤换肤术的术后注意事项

(1)术后 7 d 保湿修复黄金期刷酸之后，会对角质层进行有序可控的破坏，所以经皮水分丢失在 7 d 之内会比较明显，这时候要做好保湿措施，帮助增强皮肤锁水保湿能力，以及促进上皮细胞的愈合，缓解术后紧绷、干燥、刺痒的不适感。

(2)术后 7 d 之内不能泡温泉、蒸桑拿，刷酸 7 d 内，皮肤新陈代谢速度明显加快，老废角质剥脱后，新的角质细胞生成并重新排列，表皮细胞新生，皮肤比较柔嫩，要避免过热的刺激。

(3)严格防晒，避免色沉，无论使用多少浓度的酸，都需要做好全面防晒，防止紫外线在角质薄弱的情况下伤害皮肤，造成各种皮肤晒伤炎症、色素沉着等问题的发生。

(4)慎用去角质的护肤品，术后应避免揉搓皮肤，慎用其他角质剥脱剂，如维 A 酸类药物及含 75% 乙醇溶液、去角质护肤品等。使用温和的洁面产品和保湿剂，也可使用含有表皮生长因子的修复类产品。

什么是皮肤磨削术?

皮肤磨削术是一项历史悠久的医学美容换肤技术，起源于 20 世纪初，目前临床应用非常广泛。磨削术又称擦皮术，是临床上修复瘢痕一种方法，磨削术常采用磨头磨削，对表皮和真皮浅层进行可控制的机械性磨削，修复主要靠表皮内基底层细胞和靠近基底层的棘细胞，以及残存的皮肤附属器如毛囊壁、小汗腺导管壁、皮脂腺导管壁等组织，当创面愈合时，可使皮肤表面的组织变化，并使真皮的胶原纤维和弹性纤维重新排布，残存的皮肤附属器会迅速形成新的表皮。按照使用的工具不同，总体来说现有的磨削术可为传统的砂纸磨削、金属刷磨削术、磨头磨削术、微晶磨削术、激光磨削术等。

临床上皮肤磨削术常用于治疗哪些皮肤病？

皮肤磨削术的适应证较为广泛，目前已用于多种皮肤病治疗及皮肤美容修复。

(1)瘢痕：瘢痕是皮肤磨削术最主要的适应证。皮肤磨削术主要针对浅表凹陷型瘢痕，如水痘、痤疮等遗留瘢痕；手术、外伤遗留的线状、浅表凹凸不平瘢痕；但不适用于烧、烫伤后的萎缩性瘢痕，这部分瘢痕缺乏真、表皮及皮下组织，没有再生能力，而且后期可因局部皮炎、湿疹的不适反复刺激有转化为皮肤鳞癌的可能，一旦癌变临床上称为瘢痕癌。

(2)色素脱失性疾病：皮肤磨削术可用于各种原因导致的色素脱失性疾病，如雀斑、白癜风、无色素痣、斑驳病等。对于局部色素增多性疾病，如雀斑、咖啡斑等，可直接擦除浅表的色素印记，局部皮肤重建后可以恢复正常肤色。对于较大的色素脱失皮损，单独应用磨削术不一定能够达到完全复色的目的，可以联合自体薄皮片移植，术后注意相关后续治疗和护理，可达到较好的美容效果。皮肤磨削术还可作为自体表皮移植或者窄波紫外线治疗等方法的治疗前准备。

(3)美容：微晶磨削术在美容中的应用已较为成熟，多次微晶磨削术能使真皮厚度增加、胶原蛋白增多和弹力纤维增加，对去除面部皮肤皱纹有明显的效果。

(4)其他皮肤疾病：面部粗大的毛孔或细小的皱纹，皮肤浅表增生、良性结节或角化性改变，如脂溢性角化、毛发上皮瘤、表皮痣、汗孔角化病、汗管瘤、毛囊角化病等疾病。采用皮肤磨削术结合多刃刀切割治疗酒渣鼻和毛细血管扩张也有较好的效果。扁平疣此类HPV感染性疣也是局限于表皮内的皮肤疾病，皮肤磨削术的磨削深度足以完全去除皮损，同时皮损磨削区域会引起炎症反应。近几年研究发现，将皮肤磨削术用于治疗银屑病继发的鳞癌、鼻赘等方面，也可以取得较为满意的临床效果。

(5)部分浅表性低恶性皮肤肿瘤：对于手术难以切除干净或损伤过大，难以承受较大手术的患者，可以仅做瘤体的切除，创面开放旷置，后期磨削术后创面(肿瘤组织比较脆弱，磨削容易去除)联合光动力多次治疗，使创面缩小，同时多次(不少于3次)病理证实肿瘤已经清除干净，再次局部切除修复创面，少数患者创面可自行愈合。

与磨削术原理类似的技术包括激光换肤和化学剥脱等，它们各有优势，且这些技术均可广泛应用于各类皮肤疾病治疗中，效果显著。

什么是皮肤年轻化治疗？主要有哪些治疗手段？

随着岁月的流逝，面部会逐渐出现衰老的状况：筋膜的松弛，组织松弛，弹力纤维减少，皮肤弹性减退，真皮层变薄，透明质酸及胶原蛋白等间质流失，色素沉着，皮肤皱纹等各种表现。针对以上引起面部衰老的原因而采取的各种治疗措施，使面部恢复到年轻时的状态，称作皮肤年轻化治疗。

衰老是一种必然过程，也是一种自然规律，我们能做的就是让它到来的脚步慢一点。除了手术之外，目前主要的面部年轻化的治疗方法有以下几种。

（1）注射肉毒毒素：肉毒素又称肉毒杆菌毒素，是一种阻断神经的毒素，可阻断神经对肌肉的传导，注射到表情纹处可使肌肉发生麻痹，达到很好的除皱效果。注射肉毒毒素除皱适合20~50岁皱纹明显但是皮肤松弛不是很严重的人。此种方法去除抬头纹、川字纹、眉间纹、眼角鱼尾纹、鼻背纹，效果确切，见效快，立竿见影。肉毒毒素可效果持续6~12个月，需补充注射才能维持。

（2）注射玻尿酸：玻尿酸是国际认证的注射填充材料，具备填充塑形、修复皱纹、刺激自体胶原再生的特性，玻尿酸能修复皮肤组织凹陷、软组织缺损等情况，能使肌肤恢复到饱满平滑状态。填充的部位包括颞部、面颊、颧骨凹陷等。玻尿酸的维持时间也有限，需定期补充注射。

（3）自体脂肪填充：自体脂肪填充是将身体局部的多余脂肪，经过净化处理成微细脂肪颗粒之后，填充到自身干瘪平坦的部位。PRP自体脂肪填充是提取血液中富含高浓度血小板和各种自身生长因子的血浆，将之重新注射到真皮组织中，可以提高皮肤内胶原蛋白和弹力纤维的含量，能够改善皱纹，皮肤光泽，缩小毛孔，达到抗衰老的作用。

（4）中胚层疗法：又名水光针。人的皮肤就是由外胚层和中胚层分化来的，皮肤分为表皮和真皮，表皮由外胚层分化而来，真皮由中胚层分化而来，水光针作用于真皮层，所以叫作中胚层疗法。中胚层疗法的原理是采用超微渗透技术，定位、定层、定量地把含有多种高浓度的皮肤营养成分，直接透过表皮输送到皮下深层组织，相当于直接给予"养分"。

（5）线雕（埋线提升）：线雕就是通过导引针将短线埋在真皮层中，起到收紧皮肤的作用。这种胶原蛋白线通常在6个月左右就吸收降解，线降解以后效果还会维持一段时间，但具体效果维持的时间每个人都有所不同。通常来讲做完埋线除皱，8个月到1年半做第二次埋线治疗，第一次效果还未消失之前做第二次治疗有助于长久维持效果。蛋白线一般放置的层次比较浅，线也比较细小、偏短，适合减轻浅表皱纹。

（6）激光射频类：热玛吉、热拉提、超声刀等，刺激受损的胶原层产生新的胶原质，从而填平因胶原减少而出现褶皱的皮肤。它们的另一个作用是加热真皮组织或者筋膜组织，利用人体自身修复机能刺激组织再生重建，使皮肤深层产生收缩作用，进一步拉紧面部肌肉和脂肪，达到去除或减轻皱纹并具有一定程度上的提拉效果。

（8）联合治疗：如肉毒毒素+玻尿酸、玻尿酸+激光射频、非手术+手术等。

什么是无创性皮肤检测技术？

无创性皮肤检测技术是近20年随着现代生物物理学、光学、电子学、信息技术和计算机科学的发展，而逐渐发展起来的一门技术。它主要是应用工程物理学等其他学科的理论和技术，无创性地评价活体皮肤生理学和病理学变化特征。它的无创、方便、易接受的特点，近年来使它逐渐在皮肤病学、皮肤药代动力学、医学美容、化妆品功效评价等领域快速发展。常用皮肤生物学特征的测量意义和测试技术有以下几种。

1. 皮肤表面纹理评价技术

人类皮肤表面特征性的突起与沟纹构成了皮肤的微型轮廓，这些纹理是人类特有的，它由基因决定，与部位、年龄及环境等因素相关，是人们外观年龄的主要标志之一。通过测量皮肤表面纹理，可以研究年龄、环境、疾病、化妆品、局部药物对皮肤表面的影响，探讨化妆品的功效与局部药物的治疗作用。

根据测量对象的不同，皮肤表面纹理评价技术大致可分为直接观察法与硅胶模型法。直接观察法包括低倍表面放大仪和活体图像分析仪。低倍表面放大仪是最简单的直接观察法，将矿物油滴于皮肤表面，盖上玻片后，于低倍镜下直接观察皮肤表面纹理。由于它主要依赖肉眼观察与主观判断，误差较大。而活体图像分析仪由摄像机直接记录皮肤表面特性，经过数字化处理成图像点阵，最后由图像处理器进行分析，能够量化地测量皮肤表面纹理，实时快速。由于皮肤干燥、脱屑较多会影响观察结果，上述直接观察法均不适合极干性皮肤的测量。更为精细测量皮肤纹理的设备是皮肤纹理轮廓仪，有光学皮肤轮廓测量仪、激光皮肤轮廓测量仪、透光皮肤轮廓测量仪、共聚焦激光扫描显微镜等。

2. 肤色评价技术

人体肤色由褐色的黑色素、红色的氧合血红蛋白、蓝色的还原血红蛋白、黄色的胡萝卜素与胆色素4种生物色素组成，并受皮肤粗糙程度、水合程度等因素影响。人体肤色可分为固有肤色与继发性肤色，前者为遗传性基本肤色，后者代表紫外线或疾病、药物因素所致的肤色改变。皮肤颜色的变化能够反映皮肤屏障的完整性与皮肤的敏感性，有助于判断美白、防晒产品的功效与色素性疾病的疗效，还可用于监测局部血供与新生儿黄疸。对皮肤颜色进行无创性客观定量评价在皮肤科及其他临床各科与医学美容方面均具有重要意义。

测色仪依据测试原理可分为色度仪与分光测色仪。色度仪虽能得出表示被测颜色的定量数值，但目前不及分光测色仪应用普遍。分光测色仪通过测量皮肤表面的光亮度因数或光谱透射比，进行三色分析，选用国际照明委员会推荐的 CIE-LAB 颜色系统表示运用不同等级显示皮肤颜色状态。目前国际上应用最普遍的测色仪是美能达分光测色仪，可以快速、客观、定量地测定肤色。

3. 皮肤屏障功能评价技术

皮肤屏障的主要结构基础是角质层、表皮脂质与天然保湿因子等。皮肤屏障能够防止水分丢失与外界环境侵袭，受皮肤生理、病理变化与外界环境等多种因素影响，当屏障功能受损时，一些皮肤疾病(如湿疹、异位性皮炎、瘙痒症、银屑病等)发病率增加，原有皮肤病症状加重。皮肤屏障功能通常以透皮水丢失(TEWL)来衡量。TEWL 反映水分从皮肤表面的蒸发，在一定情况下与皮肤水合作用成反比，是皮肤屏障功能的主要标志。

其根据水取样技术可分为开放室法、通风室法与封闭室法。开放室法基于蒸发仪原理，在表皮上方一定距离处(通常为 3 mm 与 6~8 mm)分别安置两对湿度探测器与热敏电阻探头，测定两点间的皮肤局部水分蒸发压力，继而计算水分蒸发速率即透皮水丢失量。本法精确、方便，但严格意义上说，它不能测量皮肤的绝对含水量。通风室法通过提供一定水分含量的空气、测量空气吸收的水分量来进行。本法可对 TEWL 进行连续性监测，但由于控制的空气需要非常干燥，会人为增加水分蒸发，造成误差。封闭室法使用封闭的面罩收集皮肤表面丢失的水蒸气，然后用电子湿度探测器记录面罩内的相对湿度。当面罩内空气湿度达到饱和，皮肤将停止蒸发，因此本法不能对 TEWL 进行连续测量。TEWL 的测定易受仪器本身、环境因素(包括空气对流、温度、湿度、光线等)及个体因素(包括部位、皮肤表面温度、个体差异、流汗与否等)影响，因此测定时必须严格控制测试条件，保证结果的可比性。

4. 皮肤角质层水含量评价技术

皮肤角质层水分可分为固定部分与波动部分，前者主要为与天然保湿因子(NMF)结合的水分，含量较固定;后者源自皮肤腺体的分泌，与皮肤屏障功能相关，变化较大。皮肤角质层水含量的测量对皮肤屏障的生理学特性和功能的研究十分重要，可用于保湿剂的功效性评价、患皮肤疾病时皮肤屏障功能变化研究及疗效监测。

皮肤角质层水含量的测量可分为直接法与间接法，各种方法具各自优缺点，可同时使用以相互补充。直接法有傅里叶变换红外光谱仪(ATR-FTIR)、近红外光谱仪(NIR)等，它们基于角质层水分能够吸收红外线原理，通过红外线吸收光谱进行水含量的测定。傅里叶变换红外光谱仪只能反映角质浅层水分含量，而近红外光谱仪皮肤穿透更深，能够检测表皮深层与真皮水。直接法相比间接法更准确，但大多价格昂贵，且许多解剖位置与临床情况不适用，故应用间接法普遍。间接法依据皮肤的电生理特性随其水合状况而改变，通过测定其电生理参数(t 电阻抗、电容、电导等)间接反映其水含量。由于电阻抗参数易随季节、环境、电极板而变化，近年来多被其他参数取代。在反映正常皮肤角质层水合方面，电容不如电导敏感，但极干性皮肤中，相比电导，它能更好地反映皮肤水合状况。因此应根据具体情况，选择不同的测试参数。

5. 皮肤表面脂质评价技术

皮肤表面脂质可分为分泌脂质与表皮脂质，前者来自皮脂腺的分泌，后者源于成熟的角质形成细胞的脱落。在皮脂腺分布密集部位，皮肤表面脂质主要为分泌脂质;在皮脂腺分布稀少的部位，表皮脂质起主要作用。脂质含量因部位、年龄、性别、季节、环境等因素而波动较大。皮肤表面脂质评价技术应用广泛，涉及皮肤生理学、皮肤病学、药理学及化妆品评价等领域。

既往皮肤表面脂质评价技术有溶剂提取法、卷烟纸技术，但均对皮肤存在一定刺激、测量耗时长、操作不方便，现在多被脂带法、透明度法取代。脂带法利用特殊的可吸收脂质的脂带收集皮肤表面脂质后进行定性、定量分析，还可测定皮脂分泌率。此法操作简便快速，但由于取材时局部可人为形成闭塞环境，影响皮肤表面水分与温度，可能使皮脂测定出现一定偏差。透明度法基于"磨砂玻璃"原理:磨砂玻璃覆上脂质时透明度增加，透光量增加，由此对脂质进行定量，基于透明度法的仪器有脂质仪(Lipometer，采用毛玻璃取材)与皮脂仪(Sebumeter，采用特殊剪料薄膜取材)，两种方法的测量结果具有较好的相关性。

6. 皮肤表面 pH 评价技术

角质层中的水溶性物质，皮肤排出的汗液、皮肤表面的水脂乳化物质及皮肤呼吸作用排出的二氧化碳等多种物质在共同作用下形成了皮肤表面稳定的 pH(5.5~7.0)，不同部位略有差别。皮肤表面 pH 是机体生物学活动在表皮的表达，可影响角质形成细胞、真皮细胞的生物学功能，在机体的不同生理状态，其值存在一定差异，并受年龄、性别等因素影响。皮肤表面pH在维持正常的皮肤生理屏障功能、参与角质层细胞代谢酶的活性调节、保持皮肤微生态平衡与正常的皮肤感觉上发挥重要的作用。皮肤表面pH评价技术对更好地了解机体系统和局部的生物状态、监测皮肤病的治疗情况、调节局部药物与化妆品的吸收功能具有重要参考价值。

既往皮肤表面pH测定采用的比色法由于灵敏度、准确度不高，现已被皮肤酸碱度测定仪取代。皮肤酸碱度测定仪的探头由内含缓冲液的玻璃电极与参比电极构成，顶端为半透膜，避免探头内的缓冲液与皮肤表面的直接接触，但皮肤表面的氢离子可自由通过，因此通过测定缓冲液的pH变化可反映皮肤表面的pH，但每次测定前需调试校正。

7. 皮肤弹性评价技术

真皮胶原纤维、弹性纤维、网状纤维共同作用，维持正常皮肤一定的弹性，能够抵抗外界压力。皮肤弹性是判断皮肤老化的重要标志之一，随着年龄增长，真皮胶原纤维、弹性纤维合成减少，并出现变性断裂，皮肤弹性下降。皮肤弹性评价技术可用于皮肤衰老的相关因素研究，健康人群皮肤弹性的调查、病理状态皮肤的研究、化妆品及激光的疗效评价。随着皮肤美容学与临床治疗学的发展，皮肤弹性的无创性量化评价已成为研究皮肤表面生物学状况的重要内容。许多物理学方法可用于皮肤弹性的评价，其中大多为平行于皮肤表面的测量方法。

平行于皮肤的黏弹性测量技术应用的主要仪器有伸展仪、转矩仪、气压电子量力器、机械阻抗仪等，它们可将真皮和皮下组织的影响最小化，但可使皮肤网状纤维变形，影响后续测量结果。伸展仪通过测定皮肤变形伸展时产生的张力及恢复时的时间特性，对皮肤的黏弹性进行客观、定量评价，操作简便。转矩仪通过对皮肤施加一定的扭转力偶，测定皮肤的反应特性。气压电子量力器基于皮肤对邻近的迅速振荡力发生的位移反应进行测定，可较敏感地定量分析角质层弹性，可同时显示真皮反应，但结果易受角质层厚度、化学试剂、外力等影响，重复性稍差。垂直于皮肤的黏弹性测量技术主要有吸引管法、张力测定法、冲击法、压缩法等，但目前临床应用不多。

8. 皮肤微循环评价技术

皮肤微循环是一个复杂的动力系统，对皮肤颜色、温度调节、新陈代谢与局部药物或化妆品的渗透吸收起着非常重要的作用。外界温度、压力、辐射、局部化学物质或机体的生理、病理变化均可影响皮肤的微循环。监测皮肤微循环对了解皮肤生理机制、炎症性疾病的发病机制以及评估药物或化妆品的功效性与安全性均具有重要参考价值。

皮肤微循环的动态改变可以通过直接法或者间接法进行测量。直接法有静脉闭塞体积描记术133Xe清除率等，在皮肤科研究中很少使用。间接法有光脉冲闭塞体积描记术(PPG)、激光多普勒血流仪(LDF)测量、透皮氧分压等。光脉冲闭塞体积描记术(PPG)通过测量皮肤中的红细胞反射光的强度，间接反映微循环的变化，它对血流量变化较敏感，操作简单。激光多普勒血流仪(LDF)的测量原理基于组织中的流动成分(红细胞)对氢气激光散射产生的频率与振幅变化能直接反映红细胞数量及其流动速度，但它只能测量皮肤血流的相对变化，不能得出血流的绝对值，且易受空间变化的影响。为了克服上述缺点，在此基础上，人们发展出非接触式的激光多普勒成像仪，它通过皮损与相邻正常皮肤比较血液变化图像来观察病变情况，实现了非接触式测量，能避免血流的空间变化对测量结果的影响。皮肤微循环易受环境因素、个体差异影响，波动较大，相对来说，激光多普勒测量仪的结果重复性、可比性较好。

无创性皮肤检测技术同传统的研究方法相比，能客观量化地评价活体皮肤正常生理或病理变化规律，不受部位限制，易为患者或自愿试验者接受。在皮肤科学的研究中取得了令人瞩目的成果，随着该领域研究的进一步发展，一些更先进的设备和技术面世，将在皮肤病理生理学、药代动力学，尤其是保健护肤品安全性和功效性客观评价方面显示出广阔的应用前景。

什么是痤疮？易长痤疮的皮肤有何特点？

痤疮，俗称粉刺或青春痘，是一种常见的皮肤病，主要发生在青春期。痤疮主要表现为皮肤上的粉刺、炎性丘疹、脓疱等，严重者可能出现结节、囊肿，通常是由于毛囊被死皮细胞、油脂和细菌堵塞而形成。痤疮的发生与多种因素有关，如遗传因素、雄激素水平、皮脂过度分泌、痤疮丙酸杆菌增殖、毛囊皮脂腺导管角化异常等。

易长痤疮的皮肤通常具有以下特点。

（1）皮脂分泌过多：这是痤疮产生的主要原因之一。油性皮肤的人皮脂腺分泌活跃，当皮脂腺分泌过多的油脂时，如果不能及时排出，就会堵塞毛孔，从而形成痤疮。

（2）毛孔粗大：毛孔粗大使得皮脂更容易堵塞，从而增加痤疮的风险。

（3）皮肤粗糙：皮肤粗糙可能是由于角质层的异常堆积，这也可能增加痤疮的风险。

（4）皮肤发暗：这可能是皮肤炎症、色素沉着等原因导致的，也是痤疮性皮肤的一个特点。

此外，易长痤疮的皮肤还可能伴有单个或成片的炎性病灶，以及黑头、白头等粉刺症状。需要注意的是，每个人的皮肤状况都是不同的，因此具体的皮肤特点可能因人而异。

对于易长痤疮的皮肤，有效的清洁和护理是非常重要的。选择能够去污、去油，并具有抑制细菌繁衍作用的清洁产品，可以帮助减少痤疮的发生。同时，避免过度清洁和挤压皮肤，保持良好的生活习惯和饮食习惯，也有助于预防痤疮的发生。

痤疮如何防护？

痤疮的防护包括日常的皮肤护理、生活习惯的调整以及必要的医疗干预。

（1）正确护肤：每天早晚洗脸时，应使用温和的洁面产品，轻柔地洗护面部皮肤，去除多余的油脂、污垢和死皮细胞，避免用力搓洗或频繁清洗。切勿用手挤压痤疮，以免引起感染和炎症。

（2）选择合适的护肤品：使用标有"不致粉刺性"（non-comedogenic）或"非粉刺性"（non-acnegenic）的护肤品和化妆品，避免使用过于油腻的产品。

（3）保持皮肤干燥：避免长时间戴帽子和发带，这些可能刺激皮肤并导致油脂积聚。

（4）饮食调整：保持均衡的饮食，减少高糖、高脂肪和高 GI（血糖生成指数）食物的摄入，多吃富含维生素和矿物质的食物。

（5）生活规律：保持良好的作息时间，保证充足的睡眠，避免熬夜。适量运动，增强身体抵抗力，促进血液，减少压力，运动后应及时清洁皮肤。

（6）心理调节：保持心情舒畅，减轻压力和焦虑。压力过大可能导致痤疮加重，因此要学会调节情绪，保持积极的心态。

（7）防晒护肤：阳光中的紫外线会加重痤疮的症状，因此要注意防晒护肤。外出时，可以涂抹防晒霜或戴帽子、口罩等遮挡阳光。

（8）定期更换床上用品和个人用品：如枕套、毛巾等，以减少细菌的积聚。

（9）停止吸烟：吸烟可能影响皮肤健康，加重痤疮。

（10）医疗干预：如果痤疮问题严重或持续存在，应咨询皮肤科医生，可能需要使用外用药物（如抗生素、维 A 酸类产品）、口服药物（如异维 A 酸、抗生素、避孕药）或其他治疗方法（如激光治疗、化学剥离）。

痤疮治疗的方法

痤疮的治疗方法多样，根据痤疮的严重程度和个体的具体情况，主要包括外用药物治疗、口服药物治疗、物理治疗、自然疗法和替代疗法等。

（1）外用药物治疗。抗生素药膏：如克林霉素和红霉素等，用于减少皮肤表面的细菌。维 A 酸类产品：如视黄醇和维 A 酸等，有助于去除死皮细胞，防止毛孔堵塞。过氧化苯甲酰：这是一种干燥剂和杀菌剂，可以帮助清除毛孔。

（2）口服药物治疗。抗生素：如四环素和多西环素等，用于控制细菌感染和减少炎症。异维 A 酸：这是一种强效的药物，用于治疗严重的痤疮，它可以减少油脂分泌并改善皮肤毛孔的堵塞。抗皮脂激素：如螺内酯，可以帮助调节皮脂分泌。

（3）物理治疗。光疗：使用特定波长的光或激光治疗痤疮，如蓝光疗法、红光疗法和激光治疗。化学剥离：使用化学溶液去除皮肤表层，促进新皮肤的生长。微针治疗：通过微小的刺针刺激皮肤再生和修复。

（4）自然疗法和替代疗法。中草药：某些中草药被认为有助于治疗痤疮，但效果和安全性可能因人而异。营养补充剂：如维生素 A、维生素 E、锌等，可能只对部分人群有效。

此外，良好的生活习惯和护肤方法也对痤疮的预防和治疗非常有益。建议保持皮肤清洁，避免过度清洁和挤压皮肤，注意饮食均衡、充足睡眠和适量运动，减轻压力和焦虑。需要注意的是，每个人的肤质和病情不同，治疗方案应根据个人情况而定，轻度的患者以外用药为主，中重度患者需要长期治疗和联合治疗。

什么是激素依赖性皮炎？如何免受激素之害？

激素依赖性皮炎，也称为激素性皮炎或激素皮炎，是一种因长期滥用或误用激素类药物或护肤品导致的皮肤炎症性疾病。患者在使用激素类药物后，皮肤对激素产生依赖性，一旦停药或减少用药，病情可能会加重或复发。该病主要表现为皮肤变薄、潮红、毛细血管扩张，以及痤疮样皮炎、色素沉着、皮肤老化等症状。病因与药物因素、化学因素、环境因素等危险因素有关。预防激素依赖性皮炎需要注意避免上述危险因素，保持健康的生活方式和良好的护肤习惯。治疗方案主要包括撤停激素、恢复皮肤屏障功能、消除局部皮损等，一般无须手术治疗。

要避免受到激素的危害，可以从以下几个方面着手。

（1）严格遵医嘱用药：在使用激素类药物时，应严格按照医生的指示使用，不要自行增减药量或改变用药方式。同时，了解所用药物的作用、不良反应及注意事项，避免滥用或误用。

（2）避免购买和使用含有激素的产品：在购买化妆品、护肤品、食品等产品时，应注意查看产品成分表，避免购买含有激素的产品。对于不确定的产品，可以通过查询相关资料或咨询专业人士进行了解。

（3）均衡饮食：保持均衡的饮食，摄入足够的营养，有助于维持身体健康和内分泌平衡。避免过度摄入油腻、高盐、高糖的食物，增加蔬菜、水果等富含纤维和维生素的食物的摄入。

（4）适当运动：适当的运动有助于促进身体新陈代谢和血液循环，有助于维持身体健康和内分泌平衡。建议每周进行至少 150 min 的中等强度有氧运动，如快走、游泳、慢跑等。

（5）保持良好的生活习惯：保持充足的睡眠、减轻压力、避免过度疲劳等良好的生活习惯，有助于维持身体健康和内分泌平衡。同时，注意个人卫生，避免感染等疾病的发生。

总之，要避免受到激素的危害，需要保持健康的生活方式和良好的生活习惯，避免滥用或误用激素类药物，注意产品成分和选择正规渠道购买产品。

第二节　护肤品

✦ 什么是护肤品？护肤品分类及功能有哪些？

护肤品是一类用于清洁、维护和增强皮肤外观和健康状况的产品，具有补充皮肤养分、保湿锁水、调节肌肤油水平衡等多种功能，可以帮助皮肤保持健康、润泽和美丽。护肤品通常包括面部护理、身体护理、手部护理和护理套装四大品类，其中，面部护理市场在整体美妆个护市场中占比最高，也是较为稳定的品类之一。

护肤品通常分为面部护理、身体护理、手部护理和护理套装四大品类，根据产品类型和功能的不同，又可以进一步细分为以下几类。

（1）清洁类护肤品：包括洗面奶、卸妆水等，主要用于清洁皮肤，去除污垢和油脂，使皮肤保持清爽。

（2）补水保湿类护肤品：包括化妆水、精华液、乳液、面霜等，主要用于补充皮肤水分，保持皮肤湿润。

（3）抗衰老类护肤品：包括抗皱霜、眼霜等，主要功效是延缓皮肤衰老，减少皱纹和细纹。

（4）美白淡斑类护肤品：包括美白乳液、淡斑精华等，主要功效是改善肤色不均、淡化色斑。

（5）防晒类护肤品：包括防晒霜、隔离霜等，主要用于抵御紫外线对皮肤的伤害。

（6）特殊护理类护肤品：包括面膜、去角质凝胶等，主要用于深层清洁、去角质、改善肌肤状态。

护肤品的功能主要包括养颜美容、保湿补水、提拉紧致、延缓衰老、美白淡斑、防晒隔离、特殊护理等。选择合适的护肤品，根据自己的肤质和需求进行正确的使用和保养，有助于保护皮肤健康和美丽。

✦ 日常生活中如何选用适合自己的护肤品？

选用合适自己的护肤品需要考虑以下几个方面。

（1）了解自己的皮肤类型：不同的肤质需要不同的护肤品，因此，首先需要了解自己的肤质类型，以便选择适合自己的护肤品。干性皮肤：需要更多的保湿和滋润。油性皮肤：需要控油和深层清洁。混合性皮肤：需要针对不同区域（T区、U区）的特定护理。敏感性皮肤：需要温和、无刺激的产品，可能需要特殊配方。

（2）确定皮肤需求：除了肤质类型外，还需要考虑自己的护肤需求。抗衰老：选择含有抗氧化剂、肽类、透明质酸等成分的产品。美白淡斑：选择含有维生素C、熊果苷、烟酰胺等成分的产品。保湿：选择含有甘油、透明质酸、天然油脂等成分的产品。控油：选择含有水杨酸、茶树油、高岭土等成分的产品。抗痘：选择含有水杨酸、苯甲酸、茶树油等成分的产品。

（3）考虑环境因素。季节变化：冬季可能需要更滋润的保湿产品，夏季可能需要轻薄的保湿产品和强效防晒。气候：干燥的气候下需要更多的保湿，湿热的气候下需要更好的控油和清爽产品。

（4）注意产品成分：护肤品的成分对其功效和适用人群有着重要影响。因此，在购买护肤品时，建议查看产品成分表，了解产品的主要成分和功效，避免对皮肤有刺激或过敏的成分。如果有特定的皮肤问题，如痤疮、酒渣鼻等，应选择不含刺激性成分的产品。

（5）试用测试及购买渠道：在购买新产品前，如果可能的话，尝试获取小样或试用装进行测试；或在手腕内侧或耳后小面积试用，观察是否有过敏反应。购买护肤品时，建议选择正规品牌和渠道，避免购买假冒伪劣产品或者使用来源不明的产品，以免对皮肤造成不良影响。

（6）阅读产品标签和说明：不同的护肤品有不同的质地和使用方式，需要根据产品说明正确使用，同时要注意保存条件和保质期以及是否标有"无香料""无乙醇""无防腐剂"等，这些对敏感皮肤尤为重要。

（7）专业建议：如果不确定自己的皮肤类型或对护肤有疑问，可以咨询皮肤科医生或专业美容师。

（8）持续观察和调整：使用产品后，观察皮肤的反应和改善情况。如果产品不适合或有不良反应，应立即停用并寻求其他替代品。

总之，选择适合自己的护肤品需要考虑自己的肤质、护肤需求、产品成分、品牌渠道以及产品质地和使用方式等多个方面。通过正确选择和使用，可以帮助保护皮肤健康，改善皮肤状况，增强皮肤美感。

哪些护肤品适用于敏感肌皮肤？

对于敏感肌肤，选择适合的护肤品尤为重要，因为敏感肌皮肤容易受到外界环境、化学物质、香料等因素的刺激，导致皮肤发红、瘙痒、刺痛等不适症状。以下是一些适用于敏感肌皮肤的护肤品建议。

（1）温和清洁产品：选择无皂基、温和、不刺激皮肤的洁面产品，避免使用含有过强清洁成分或刺激性成分的洗面奶。可以选择含有天然植物提取物、温和保湿成分（如洋甘菊、绿茶）的洁面产品，避免含有强烈表面活性剂和香料的清洁产品。

（2）舒缓保湿产品：敏感肌皮肤需要更多的保湿和舒缓，可以选择含有天然保湿成分、舒缓草本植物提取物（如金盏花、尿囊素）的护肤品，缓解皮肤不适，减少红肿和刺激、保持皮肤水润。

（3）抗过敏产品：对于容易出现过敏反应的敏感肌皮肤，可以选择一些具有抗过敏功效的护肤品，减轻皮肤过敏反应，缓解皮肤不适。

（4）皮肤屏障修复产品：含有神经酰胺、胆固醇、脂肪酸等成分的产品可以帮助修复和强化皮肤屏障。

（5）避免含有刺激性成分的产品：敏感肌皮肤应尽量避免含有75%乙醇溶液、香料、色素等刺激性成分的护肤品，以免加重皮肤刺激和不适。

总之，对于敏感肌皮肤，选择温和、舒缓、保湿的护肤品是关键。同时，要注意避免使用含有刺激性成分的产品，以免加重皮肤不适症状。如果皮肤出现过敏、红肿等严重不适症状，应及时就医并咨询专业皮肤科医生的意见。

护肤品中的激素成分

护肤品中含有的激素成分通常被称为"激素类成分"，它们可能被添加到产品中以提高其功效。这些激素类成分可能包括以下这些类型。

（1）皮质类固醇（类固醇激素）：皮质类固醇常用于抗炎、镇静皮肤、减少过敏反应等，但长期使用或滥用会导致皮肤变薄、毛细血管扩张、色素沉着等问题。

（2）雌激素：雌激素在护肤品中可能被用于抗衰老、改善皮肤弹性、调节皮脂分泌等。但过度使用雌激素可能导致皮肤过敏、激素依赖性皮炎等问题。

（3）雄激素：雄激素在男性护肤品中较常见，可用于增强肌肤弹性、促进毛发生长等。然而，长期使用或滥用雄激素可能导致皮肤油脂分泌增加、痤疮加重等问题。

（4）甲状腺激素：甲状腺激素有时会被添加到护肤品中，用于减轻皮肤肿胀、改善皮肤纹理等，但使用不当可能导致皮肤毛细血管扩张、皮肤敏感等问题。

（5）生长激素：生长激素可能被添加到护肤品中，据称可促进皮肤细胞再生、延缓衰老等，但其长期使用的影响尚不明确。

在购买护肤品时，建议仔细阅读产品成分表，尤其是敏感肌皮肤或有特殊需求的人群。如果担心产品中含有激素成分，可以选择天然成分或是在专业医生的建议下选用合适的护肤品。同时，避免过度依赖含激素成分的护肤品，建议适度使用，并注意观察肌肤的反应。如果出现任何不适或不良反应，应立即停止使用并咨询医生的建议。

如何查询护肤品成分？

要查询护肤品的成分，可以通过以下几种方式。

（1）产品包装上的成分表：大多数护肤品都会在包装上列出其成分。可以仔细阅读产品的成分表，通常位于包装的背面或侧面。成分表按照含量从高到低排列，因此主要成分通常排在列表的前面。

（2）官方网站或应用程序：许多品牌都会在其官方网站或专用应用程序上提供其产品的成分列表。您可以在品牌的网站上查找产品，并查看其成分信息。

（3）第三方网站和应用程序：一些第三方网站和应用程序专门提供关于护肤品成分的信息和评价。您可以使用这些网站或应用程序来查找特定产品的成分，并了解有关这些成分的更多信息。

（4）扫描条形码或 QR 码：一些应用程序允许您使用智能手机的摄像头扫描产品的条形码或 QR 码，然后提供有关该产品成分的详细信息和评价。

（5）咨询专业人士：如果对某些成分不确定或有疑问，可以咨询皮肤科医生、药剂师或化妆品专家，他们可以提供有关成分的专业意见和建议。

在查询护肤品成分时，需要重点关注可能引起过敏或不良反应的成分，以及您的皮肤类型是否适合这些成分。尤其对敏感肌皮肤或有特殊皮肤问题的人群，选择合适的护肤品成分至关重要。

洁面产品有哪些？ 使用时有哪些注意事项？

洁面产品分为：泡沫型洗面奶、洁面皂、凝胶洗面奶、黏土洗面奶、乳霜洗面奶、卸妆油、清洁霜、粉末洗面奶、胶束水。

使用洁面产品时的注意事项如下。

（1）选择适合自己皮肤的洁面产品：油性肌肤选择控油性能较强的洁面产品，并在后续补充水分，注意水油平衡。而干性肌肤最好使用带有滋润功能的洁面产品，并补充有油性成分的产品，注重补水，水油平衡。敏感肌肤可能需要选择温和无刺激的产品。而定性合适与否的原则，即洁面后，肌肤不感到紧绷，也不会有"好像没有洗干净"的感觉。

（2）避免过度清洁：使用洁面产品洁面的次数要根据当天的肌肤状况来决定，一般而言是早晚各一次。如果中午肌肤感到油脂分泌有些旺盛，可在中午增加一次。不需要过度清洁皮肤，过度清洁可能使皮肤变得干燥，刺激油脂腺分泌更多油脂。

（3）温和洁面：洁面产品使用时，要注意恰当的手法，避免用手直接揉搓，使用指腹轻轻按摩，湿面后，把洁面产品倒在掌心，揉出泡沫后，用指腹沿嘴角向眼角向按摩，额头则沿眉心向太阳穴，由下往上、由内往外轻揉。注意眼睛上不可以使用洁面产品。

（4）正确使用洁面产品：使用适量的洁面产品，通常一颗豆大小足够。在脸上轻柔按摩，特别是在 T 区（额头、鼻子、下巴）和其他容易油脂积聚的区域。

（5）注意水温：使用温和的水温，避免使用过热的水。过热的水可能导致皮肤水分蒸发，加速皮肤干燥。

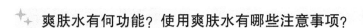

爽肤水有何功能？使用爽肤水有哪些注意事项？

爽肤水分为补水型、舒缓型、抗氧化型。爽肤水是护肤程序中的一步，通常在洁面后、化妆前或其他护肤步骤之前使用。它有一系列的功能和好处，具体取决于其成分和配方。

1. 爽肤水的功能

(1)清洁和收敛毛孔：爽肤水可以去除洁面后残留在皮肤表面的污垢和油脂，有助于保持皮肤清洁，并收敛毛孔。

(2)调整皮肤的酸碱平衡：一些爽肤水含有酸性成分，可以帮助调整皮肤的酸碱平衡，维持健康的皮肤 pH。

(3)提供水分：一些爽肤水含有保湿成分，如玻尿酸或甘油，有助于补充皮肤水分，使其保持柔软和光滑。

(4)舒缓和镇静：一些爽肤水中含有舒缓镇静的成分，如花水或植物提取物，有助于缓解皮肤不适，减轻红肿或敏感。

(5)促进其他护肤品吸收：使用爽肤水可以为后续护肤步骤创造一个更好的基础，帮助其他护肤品更好地被皮肤吸收。

(6)平衡油脂分泌：一些爽肤水适用于控制油脂分泌，对油性皮肤或容易出油的 T 区特别有益。

(7)防止水分流失：通过形成一层保护膜，爽肤水有助于减缓水分在皮肤表面的蒸发，防止水分流失。

在选择爽肤水时，最好根据自己的肤质和特定需求选择合适的产品。

2. 使用爽肤水的注意事项

(1)选择适合肤质的产品：根据自己的肤质选择合适的爽肤水，如干性肤质可选择保湿型爽肤水，油性肤质可选择控油或收敛型爽肤水，敏感肤质可选择温和无刺激的爽肤水。

(2)避免使用含有 75% 乙醇溶液的产品：75% 乙醇溶液可能会引起皮肤干燥和刺激，尤其是对于敏感肤质的人群。因此，最好选择无 75% 乙醇溶液或 75% 乙醇溶液含量较低的爽肤水。

(3)正确使用量：使用适量的爽肤水，通常一次在化妆棉上倒上适量，然后轻轻擦拭整个脸部和颈部。

(4)避免接触眼睛区域：避免爽肤水进入眼睛，以免引起不适或刺激。

(5)温和按摩：使用化妆棉或手指轻轻按摩，以确保其均匀分布在皮肤表面，但不要用力摩擦。

(6)等待吸收：在使用爽肤水后，等待片刻使其充分吸收，然后再进行后续的护肤步骤。

(7)注意保质期：使用爽肤水时要注意保质期，避免使用已经过期的产品，以免引起皮肤问题。

(8)停止使用出现不适：如果使用爽肤水后出现任何不适，如刺痛、红肿或瘙痒等，应立即停止使用，并咨询皮肤科医生的建议。

乳液、面霜有何功能？使用时有哪些注意事项？

乳液和面霜都是护肤品中常见的保湿产品，它们的功能主要是为皮肤提供水分和营养，同时可以形成一层保护膜，防止水分流失，保护皮肤免受外界环境的伤害。它们在配方和质地上略有不同，适用于不同的皮肤类型和需求。

乳液(lotion)：乳液通常是比较轻盈的质地，含有较多的水分和较少的油分，适合中性至油性皮肤或夏季使用。它能够迅速被皮肤吸收，补充水分，使皮肤保持柔软和光滑，同时不会感觉油腻。

面霜(cream)：面霜的质地较浓稠，含有较高的油分和较少的水分，适合干性皮肤或需要更深层保湿的肌肤。面霜能够在皮肤表面形成一层保护膜，防止水分流失，同时能为皮肤提供营养和滋润，使其更加柔软和光滑。

除了基本的保湿功能外，一些乳液和面霜还可能添加了其他功能性成分，如抗氧化剂、抗衰老成分、美白成分等，以满足不同肌肤问题的需求。选择适合自己肤质和需求的乳液或面霜，并根据季节和环境变化调整使用，有助于保持皮肤健康和年轻。

使用乳液和面霜时，以下是一些注意事项。

(1)选择适合肤质的产品：根据自己的肤质选择合适的乳液或面霜，如干性肤质可选择滋润型面霜，油性肤质可选择清爽型乳液。

(2)正确使用量：使用适量的产品，通常一次挤出适量的乳液或面霜，然后轻轻涂抹在整个脸部和颈部。

(3)避免接触眼睛周围：避免乳液或面霜接触眼睛周围，以免引起不适或刺激。可以选择专门用于眼部的护理产品。

(4)温和按摩：使用指尖轻轻按摩乳液或面霜，以促进其吸收，并避免用力拉扯皮肤。

(5)按照顺序使用：在护肤程序中，乳液和面霜一般是在水基精华之后、油基精华之前使用。

(6)根据季节调整使用：可以根据季节和环境变化调整使用乳液或面霜的厚薄和滋润度，如在干燥的冬季应增加滋润度。

(7)注意保质期：使用乳液或面霜时要注意保质期，避免使用已经过期的产品，以免引起皮肤问题。

(8)停止使用出现不适：如果使用乳液或面霜后出现任何不适，如刺痛、红肿或瘙痒等，应立即停止使用，并咨询皮肤科医生的建议。

以上注意事项，可以帮助更好地使用乳液和面霜，使其发挥最佳的保湿和滋润效果，同时保护和呵护皮肤。

面膜分为哪些种类？分别有何功能？使用时有何注意事项？

面膜是一种集中护理肌肤的护肤产品，根据不同的成分和功效，可以分为许多种类。

1.常见的面膜种类及其主要功能

(1)保湿面膜：含有保湿成分，如透明质酸、甘油等，主要功能是提供肌肤所需的水分，保持皮肤水润。

(2)滋养面膜：富含营养成分，如维生素、氨基酸等，有助于滋养肌肤，提升皮肤光泽和弹性。

(3)美白面膜：含有美白成分，如维生素 C、熊果苷等，有助于淡化色斑、均匀肤色，使肌肤更明亮。

(4)抗氧化面膜：含有抗氧化成分，如维生素 E、多酚类化合物等，有助于抵抗自由基损伤，延缓肌肤老化过程。

(5)收缩毛孔面膜：包含收敛成分，如醋酸等，有助于收敛毛孔，改善肌肤质感。

(6)舒缓面膜：含有舒缓成分，如芦荟、洋甘菊等，适用于敏感肌肤，有助于减轻红肿、瘙痒等不适感。

(7)去角质面膜：含有去角质成分，如果酸、酵素等，有助于去除老化角质，使肌肤更加光滑。

(8)水凝面膜：具有强烈的保湿效果，能够形成水凝膜，长时间保持肌肤水分，适用于干燥天气或肌肤需要深层补水的情况。

(9)黑面膜：通常是一种片状面膜，含有吸附性较强的成分，有助于清洁毛孔、去除黑头。

(10)金银面膜：含有金箔或银箔等贵金属成分，有助于提亮肤色、提升肌肤光泽。

(11)胶原蛋白面膜：富含胶原蛋白，有助于提升肌肤弹性，减缓皮肤松弛。

在选择面膜时，可以根据自己的肌肤需求和问题，选择适合的面膜类型，也可以根据季节和环境变化进行调整。

2. 使用不同种类的面膜时需要注意的事项

(1)肤质和需求匹配：根据自己的肤质和肌肤需求选择适合的面膜类型。例如，干性肌肤适合使用保湿或滋养面膜，油性肌肤适合使用控油或深层清洁面膜。

(2)过敏测试：在使用新的面膜产品之前，建议进行皮肤过敏测试。在耳后或手腕内侧等较为敏感的部位涂抹少量产品，观察是否有不良反应，如红肿、瘙痒等。

(3)正确清洁皮肤：在使用任何面膜之前，都应确保皮肤彻底清洁，以确保面膜能够有效吸收和发挥作用。

(4)按照说明使用：仔细阅读并按照面膜产品说明正确使用。每种面膜的使用方法可能不同，包括涂抹时间、频率等。

(5)避开眼唇周围：在使用面膜时，应避免将产品涂抹在眼部和唇部周围，以免刺激和不适。

(6)适当时间：使用面膜的时间不宜过长，通常建议为 15～20 min。过长的时间可能会导致皮肤干燥或过度滋润。

(7)适度按摩：在使用有颗粒状或去角质成分的面膜时，应适度按摩皮肤，但不要过度摩擦，以免损伤皮肤。

(8)注意保湿：使用去角质或清洁类面膜后，应及时使用保湿面膜或其他保湿产品补水，以保持皮肤水润。

(9)不宜频繁使用：大多数面膜建议每周使用 1～3 次，过度使用可能对皮肤造成负担，导致皮肤敏感或干燥。

(10)注意保质期：使用面膜时要注意产品的保质期，避免使用过期或变质的产品，以免对皮肤造成不良影响。

通过注意以上事项，可以更好地使用不同种类的面膜，发挥其最佳的护肤效果，同时保护和改善皮肤状态。

✦ 什么是密集型护肤品？使用时有哪些注意事项？

密集型护肤品通常是指含有高浓度活性成分的护肤产品，其目的是提供更强效、更集中的护理效果。这些产品可能包含高浓度的营养成分、抗氧化剂、抗衰老成分或其他特定功效的成分。密集型护肤品可以是面霜、精华、面膜或专门的治疗产品。由于它们的高浓度成分，一般建议在普通护肤程序之后使用，且不宜过度使用，以免对皮肤造成负担或产生不良反应。以下是使用密集型护肤品时的一些注意事项。

(1)适用于特定问题：密集型护肤品通常被设计用于解决特定的皮肤问题，如深层补水、抗衰老、炎症减轻等。选择产品时要根据自己的肤质和需求，确保选用适合的密集型护肤品。

(2)注意成分：仔细阅读产品成分表，了解密集型护肤品中的活性成分，确保没有不适合自己肌肤的成分，尤其是容易过敏的人群。

(3)遵循使用说明：密集型护肤品通常需要按照产品说明书上的使用方法来使用。不同产品可能有不同的建议，包括使用频率、涂抹量和涂抹顺序等。

(4)逐步引入：如果是首次使用密集型护肤品，建议逐步引入，以观察皮肤的反应。开始时可以少量使用，并逐渐增加使用频率。

(5)避免过度使用：由于密集型护肤品通常含有高浓度的成分，过度使用可能对皮肤造成负担。按照建议的频率和用量使用，避免过量涂抹。

(6)搭配其他护肤品：在使用密集型护肤品时，要注意与其他护肤产品的搭配。确保不会发生不同成分之间的相互作用，避免可能的不良反应。

(7)保湿：一些密集型护肤品可能导致皮肤更容易干燥，因此在使用后，及时使用保湿产品锁住水分，保持皮肤水润。

(8)避免眼唇周围：对于一些强效成分，应避免直接涂抹在眼部和唇部等较为敏感的区域，以免引起不适。

总的来说，使用密集型护肤品需要谨慎，确保产品符合个人的肤质和需求，并按照正确的使用方法来进行护理。如有疑虑或不适，建议咨询专业的皮肤科医生或护肤专家的建议。

✦ 眼霜有何功能？使用眼霜有何注意事项？

1. 眼霜的功能

(1)眼霜通常都具有滋润、紧致眼部周围肌肤的作用，有些可以只单纯给眼部肌肤补水，而有些可以帮助缓解黑眼圈、眼袋问题，也具有改善眼部皱纹、细纹的功效，起到抗衰老作用。

(2)眼霜还可以有效缓解由不注意防晒紫外线照射、长时间电脑辐射以及不良生活习惯等导致的眼袋、鱼尾纹和脂肪粒等问题。使用眼霜后可以使眼部肌肤紧致、细腻、富有弹性。

2. 眼霜的使用注意事项

(1)在眼部肌肤涂抹眼霜后需要使用两手的无名指，轻轻地点拍相应的涂抹眼霜部位，特别是眼袋部分，促进该部位的血液循环，减少黑眼圈的产生。

(2)眼霜的使用可以尽量早，在二十岁左右就可以开始使用，因为现代人的眼睛长时间对着电脑和手机，眼睛会过于疲劳，通常会提前进入衰老，所以眼霜护理宜早不宜晚。

✦ 防晒霜是如何抵御紫外线对皮肤的伤害的？使用时有何注意事项？

防晒霜分为物理防晒和化学防晒两种类型。物理防晒霜通过反射或折射太阳的紫外线来防止紫外线刺激皮肤，常用的物理防晒成分包括氧化锌和二氧化钛。相比之下，化学防晒霜通过吸收紫外线并将其转换成热能来发挥作用，常用的化学防晒成分包括二苯酮和水杨酸乙基己酯。以下是防晒霜的使用注意事项。

(1)避开阳光高强度时段：特别是在夏季午后，紫外线辐射强烈，应避免长时间暴露在阳光下。

(2)补水保湿：长时间暴露在阳光下后，应及时给肌肤补水保湿，以保持皮肤水润。

(3)额外防护措施：除了使用防晒霜外，还可以采取戴遮阳帽、太阳镜和撑遮阳伞等措施来减少阳光直接照射到皮肤上的面积。

(4)四季防晒：防晒不仅限于夏季，应养成一年四季都防晒的好习惯。

(5)特殊部位加强防晒：除了面部、脖颈和双手，耳朵、背部、脚踝等容易被忽略的部位也需要额外加强防晒。

(6)防晒食物补充：适量摄入富含抗氧化物质的食物，如草莓、番茄、绿茶等，以及富含维生素 C 和维生素 E 的食物，有助于增强皮肤的自我修复能力，减少紫外线对皮肤的伤害。

✦ 护肤品如何联用？使用顺序有哪些？

1. 护肤品的联用

(1)加法搭配：当使用多种成分以达到特定效果时，可以采用加法搭配。例如，针对黑色素美白，可以使用多种成分叠加，如烟酰胺和间苯二酚类衍生物，以增强效果。

(2)乘法搭配：乘法搭配是指放大某一类功效成分的吸收力。这可以通过物理方法（如使用磨砂膏、吸附泥膜等）、化学方法（如使用果酸、水杨酸等）或生物方法（如借助微生物发酵产物）来实现。

(3)皮肤耐受度：在混合护肤品时，应考虑个人的皮肤耐受度。不同人的皮肤对不同成分的敏感性不同，因此在使用前应先进行皮肤测试，从低浓度开始，逐步增加使用量，直到找到适合自己皮肤的最佳组合。

(4)产品浓度：产品浓度也会影响是否可以叠加使用。例如，高浓度的维生素 C 和维生素 E 可以搭配使用，低浓度的产品搭配使用可能不会引起不适。

(5)剂型兼容性：不同剂型的产品可能也需要考虑兼容性。例如，水剂和油剂可能需要混合使用，以确保产品的均匀分布和有效吸收。

（6）产品间相互作用：某些产品之间可能会发生不良反应，因此在混合使用前应仔细阅读产品说明，了解可能发生的相互作用。

2.护肤品的使用顺序

洗面奶→化妆水/爽肤水→精华液→乳液/面霜。

儿童皮肤应如何保养？

儿童可从日常清洁、注意防晒、正确护肤、多喝水等几方面保养皮肤。

（1）日常清洁：儿童皮肤比较娇嫩敏感，家长平时需要做好清洁工作，勤给孩子洗澡以及换衣服，减少灰尘、细菌等对皮肤的损伤。

（2）注意防晒：平时带儿童外出时，需要做好防晒的工作，避免皮肤直接暴露在阳光下，以免紫外线刺激皮肤，对皮肤造成伤害。

（3）正确护肤：儿童身体免疫系统还没有完善，抵抗能力相对来说比较差，容易出现皮肤过敏等现象。平时护理儿童皮肤需要注意，要选择低刺激的儿童亲肤产品，不要使用含有硫酸盐等化学成分的护肤品，以免对儿童皮肤造成伤害。每次给儿童清洁皮肤之后可以适量涂抹一些护肤品，让皮肤处于保湿滋润的状态。

中青年人皮肤应如何保养？

中青年人皮肤的保养法具体如下。

（1）保证充足的睡眠：皮肤需要休息，早睡早起有助于保持皮肤健康。

（2）多喝水：保持体内水分平衡，有助于带走有害物质，减少对皮肤的损害。

（3）适当运动：运动有助于促进皮肤新陈代谢，保持皮肤健康和光泽。

（4）饮食调理：多吃富含维生素和矿物质的水果蔬菜，如猕猴桃、柑橘等，少吃辛辣、刺激性食物。

（5）温和清洁：使用温水和温和的洁面产品，避免使用刺激性成分的产品。

（6）恰当保湿：选择适合肤质的保湿产品，如乳液、面霜等，保持皮肤水分。

（7）防晒：每天使用广谱防晒霜，保护皮肤免受紫外线伤害。

（8）保持愉悦心情：减少压力和焦虑，避免精神紧张引起的皮肤问题。

（9）使用适合的护肤品：根据气候变化选择不同类型的护肤品。

（10）家居护理：注意保持皮肤水分，适时使用爽肤水或补水面膜。

老年人皮肤应如何保养？

老年人皮肤的保养方法具体如下。

（1）及时清除皮肤排泄物：经常洗脸、洗澡是保持皮肤清洁的重要措施。清洁皮肤宜用温水，合适的水温是41℃。肥皂也是清洁皮肤的主要用品。对于一般的皮肤，中性肥皂最适宜。使用肥皂时，先将洗面乳或肥皂在手掌中揉搓成泡沫状，再往面部涂抹，严禁长时间搓揉，尽快用水冲掉，避免碱性物质长时间刺激皮肤。

（2）加强皮肤锻炼：利用外界环境因素进行皮肤锻炼是维护皮肤健康和预防皮肤病的

重要措施。锻炼皮肤的方法有很多，如空气浴、日光浴、冷水浴等。

（3）按摩面部皮肤：经常按摩面部皮肤可以促进面部血液循环，增强面部皮肤弹性，预防皱纹的产生。按摩时双手一定要洗净，按摩时最好在脸上搽上按摩霜，按摩的力量要轻而柔和，一般以双手的示指、中指、无名指及拇指的指腹或用手掌进行按摩。

（4）选用适合个人的护肤霜：涂抹适合个人的护肤霜可以滋润增白皮肤，减少皱纹，消除黑斑。在选择护肤霜时，应该根据自己的皮肤类型和需要选择适合的产品。切记不要使用油脂含量高的油剂，以免堵塞毛孔，引发皮肤问题。

中医精、气、血与皮肤美容

中医认为皮肤美容离不开人体精、气、血的共同作用。

（1）精：精气是人体的基本物质，与生殖、生长、免疫等功能密切相关。中医认为肾主藏精，女性卵巢为精，男性睾丸为精。保护好精气有助于延缓衰老，保持肌肤的弹性和光泽。

（2）气：气是维持人体生命活动的重要能量，中医认为气的调畅直接关系到肌肤的通透、光泽和紧致。调节气血平衡可以改善皮肤暗沉、无光泽等问题。

（3）血：中医认为血主营养，与皮肤滋养、回春、舒展密切相关。良好的血液循环可以保证肌肤的富有弹性和光泽。

综合来看，通过中医的调理方法，保护好精、气、血，有利于提升肌肤的整体状态，延缓衰老，提亮肤色，使皮肤更加健康、美丽和有光泽。常见的调理方法包括中药内服外用、针灸、按摩、调理饮食等。

中医药如何护肤？如何选用含中药的护肤产品？

中医药护肤具体可以参考以下几个方面。①了解自身肤质：根据自己的肤质选择合适的中药护肤产品，比如干性肌肤适合滋润类型的产品，油性肌肤适合控油产品等。②选择正规品牌：选购正规渠道销售的中药护肤品牌，避免购买假冒伪劣产品，确保产品质量和安全性。③认清成分清单：仔细阅读产品成分表，避免使用含自己成分过敏的产品，同时可以了解产品的主要功效成分。④注意产品适用性：不同的中药成分对不同肤质有不同的作用，选择适合自己肤质和需求的产品，避免使用不当导致肌肤问题。⑤根据季节选择：可以根据季节的变化选择不同功效的中药护肤品，比如夏季可选择清爽控油型产品，冬季可以选择滋润保湿型产品。

日常皮肤保养和护理应该注意哪些问题？

日常皮肤保养和护理时应在生活起居方面多加注意，并且仔细调理，平日应用温水清洁面部以及身体，而不能用过热的水，因为过热的水可以引起皮肤内水分大量蒸发，从而引起皮肤干燥；导致皮肤表面出现细小的破损，容易引起相应细菌的感染，导致过敏加重。不能被紫外线强烈照射，因为紫外线不仅可引起过敏现象，还可以引起光老化。同时，不能应用过多的碱性肥皂清洗躯体，以免刺激皮肤。在饮食方面，需要避免大量饮酒，避免大量食用辛辣刺激性食物。

第十四章　整形人工组织材料

第一节　人工组织材料在整形外科中的应用

✦ 什么是人工组织材料(生物材料)？

人工组织材料，通常被称为生物材料，是用于与生命系统接触和发生相互作用，并能对其细胞、组织和器官进行诊断治疗、替换修复或诱导再生的一类特殊功能材料，又称生物医用材料。它们是用于医疗和生物学研究的材料，可以与生物体兼容，用于修复、替代或增强生物体的结构或功能。这些材料可以是天然的，比如用于组织工程的胶原蛋白；也可以是合成的，比如用于药物传递的聚合物。其主要包括人工合成材料、天然材料、单一材料、复合材料以及活体细胞或天然组织与无生命的材料结合而成的杂化材料。人工组织材料(生物材料)是材料科学领域中正在发展的多种学科相互交叉渗透的领域，其研究内容涉及材料科学、生命科学、化学、生物学、解剖学、病理学、临床医学、药物学等学科，同时涉及工程技术和管理科学的范畴。人工组织材料(生物材料)本身不是药物，其治疗途径以与生物机体直接结合和相互作用为基本特征。其植入人体后，会对局部组织和全身产生作用和影响，主要包括局部的组织反应如排斥反应、钙化、感染、血液反应、肿瘤等和全身的免疫反应。

✦ 人工组织材料(生物材料)的主要特点

(1)生物相容性：与人体组织和细胞兼容，不引发免疫反应或毒性反应。
(2)生物活性：能够促进细胞黏附、生长、分化和组织再生。
(3)可降解性：能够在体内逐渐被代谢，最终被新生组织替代。
(4)机械性能：具有与人体组织相似的力学性能，如弹性模量、强度和韧性。
(5)表面特性：表面可能经过特殊处理，以增强细胞黏附和生长。

✦ 人工组织材料(生物材料)的研究进展

(1)纳米技术：利用纳米尺度的材料来模拟细胞外基质的结构，从而促进细胞生长和组织修复。

（2）智能生物材料：开发能够响应体内特定刺激（如pH、温度、酶等）的材料，实现药物的定向释放和组织工程的精准控制。

（3）组织工程：结合细胞、生物材料和生物信号分子，构建人工组织和器官，用于临床治疗。

（4）再生医学：通过干细胞技术和生物材料，促进受损组织的自我修复和再生。

人工组织材料（生物材料）在医疗领域的应用非常广泛，包括但不限于以下几个方面：

（1）人工器官：如人工心脏瓣膜、人工关节、人工角膜等。

（2）药物递送系统：利用生物降解材料控制药物释放，提高治疗效果。

（3）组织工程：构建皮肤、骨骼、软骨等组织，用于临床治疗。

（4）诊断和治疗：如生物传感器、生物标志物检测等。

随着研究的不断深入，人工组织材料的性能将不断增强和应用范围将不断扩大，为医疗健康领域带来更多的创新和突破。

人工组织材料（生物材料）包括哪些？各有什么特征？

人工组织材料（生物材料）可以分为可生物降解类和不可生物降解类两大类别，具体如下。

1. 可生物降解类人工组织材料

可生物降解类人工组织材料（生物材料）是指在体内可以被生物体降解、代谢和排出的材料。其特征如下。

（1）生物降解性：可生物降解材料能够被生物体内酶、细菌或其他生物介导的化学反应降解。

（2）代谢产物无毒性：可生物降解材料在代谢过程中产生的代谢产物应该是无毒或低毒的，不会对生物体造成显著的负面影响。

（3）适当的降解速度：可生物降解材料的降解速度应与组织修复或再生的速度相匹配，以促进适当的组织重建。

2. 不可生物降解类人工组织材料

不可生物降解类人工组织材料（生物材料）是指在体内不会发生降解、代谢或排出的材料。其特征如下。

（1）长期稳定性：不可生物降解材料具有较高的稳定性，能够在体内长时间保持其物理和化学性质。

（2）高强度和耐磨性：不可生物降解材料通常具有较高的强度和较好的耐磨性，能够承受较大的拉力和压力。

常见的可生物降解类人工组织材料（生物材料）

（1）天然生物材料：如胶原蛋白、海藻酸盐、明胶、透明质酸、纤维素、壳聚糖、丝蛋白、肝素、藻酸盐等。

（2）合成可生物降解聚合物：如聚乳酸（PLA）、聚乳酸-羟基乙酸共聚物（PLGA）、聚己内酯(PCL)、聚乙醇酸(PGA)、聚羟基烷酸酯(PHA)、聚己内酯-聚乙醇酸共聚物(PCGA)、聚乙交酯(PGLA)等。这些合成可生物降解聚合物在体内通过水解作用逐渐降解,最终转化为小分子物质,如乳酸、乙醇酸和二氧化碳,这些物质可以通过代谢途径排出体外。

✦ 常见的不可生物降解类人工组织材料(生物材料)

(1)金属材料:钛合金、不锈钢等,常用于骨科和牙科领域。

(2)非生物降解的聚合物:如聚乙烯、聚丙烯等,常用于医疗设备和医用塑料制品。

✦ 人工组织材料(生物材料)应具备哪些化学性能?

(1)生物相容性:人工组织材料(生物材料)必须具备良好的生物相容性,也就是与生物体的组织和器官相容并不引起剧烈的排斥反应或毒性反应,主要包括血液相容性和组织相容性(无毒性、无致癌性、无热原反应、无免疫排斥反应等)。

(2)可降解性:某些人工组织材料(生物材料)需要具备可降解性,意味着它们可以在适当的时间内被生物体吸收或分解,并被新的组织取代。

(3)生物亲和性:人工组织材料(生物材料)应具有良好的生物亲和性,也就是与生物体的细胞和组织有良好的亲和力,使其能够促进细胞黏附、增殖和分化,从而实现组织再生和修复。

(4)生物稳定性:人工组织材料(生物材料)应具备足够的生物稳定性,能够在生物体内长时间保持其结构和性能不变。

(5)抗菌性:某些人工组织材料(生物材料)需要具备抗菌性,能够抑制或减少微生物的生长和感染。

(6)表面特性:某些人工组织材料(生物材料)表面应具有一定的亲水性或疏水性,以促进细胞黏附、生长和分化。

(7)化学功能性:某些人工组织材料(生物材料)表面可能经过特殊化学修饰,以引入特定的生物活性分子,如生长因子,以促进组织修复。

这些化学性能共同决定了生物材料在生物体内的行为和作用,是设计和选择生物材料时的重要考虑因素。

✦ 人工组织材料(生物材料)应具备哪些物理性能?

(1)溶出物及可渗出物含量低:高分子材料虽然不溶于水,且低分子溶出物、渗出物极少,但在体液的长期影响下仍会起分解作用。考虑到有时候由于种种代谢产物的生成,pH会发生变化,这时候溶解性问题就显得更为重要。

(2)生物稳定性好:稳定性是指材料在不同环境条件下保持其性能不变的能力。人工组织材料需要在人体内长时间保持稳定,不受温度、湿度、化学物质等外部因素的影响。在生物的复杂环境中,材料的高次结构及低次结构不发生变化、不降解,同时本身的组成不引起生物体的生物反应,可形成稳定结构状态,对生物体正常运动影响小。

(3)机械物理性能优良:人体是一个生命体,各组织及器官间普遍存在着动态相互作用，植入体内的材料要考虑在应力作用下的性质。例如：制造人工心脏材料要考虑在心脏有节律的收缩与舒张压力变化情况下的应力老化；假牙材料必须具有与活体牙相近的热膨胀系数、低导热性、高硬度以及优良的耐磨性。

（4）成型加工性能好：易于加工是对生物医学材料的一项基本要求。易于成型和加工对推进生物医学材料的开发和发展是十分重要的。

（5）消毒兼容性优良：对于一般玻璃制品或金属制品，常规采用高压蒸汽消毒；某些高分子材料受不住高温侵袭，而且热和湿气会对材料的性质产生明显的影响，也会影响高分子材料的血液相容性等生物性能；新的灭菌技术有气体灭菌、辐射灭菌等。

（6）生物相容性：生物相容性是指材料与生物体组织和器官之间的相互作用程度。人工组织材料必须具有良好的生物相容性，这要求材料在植入人体后能够与周围组织和谐共存，不会引发不必要的生物反应。

如何评价人工组织材料（生物材料）生物相容性？

人工组织材料（生物材料）的生物相容性可以通过以下几个试验来评价。

（1）细胞毒性试验：细胞毒性试验是运用体外细胞培养技术，检测生物材料对细胞正常功能的影响，如生长抑制、变异、溶解或死亡，是生物学评价的必选项目。细胞毒性试验评价指标依据不同生物学重点可分为细胞形态学、细胞膜效应、细胞生长能力、细胞代谢特性、细胞周期与细胞凋亡等。

（2）刺激试验：刺激试验是指生物材料接触人体时释放物质引起血管、黏膜、眼等的刺激，主要表现为局部发红、肿胀等症状。首先对材料进行体外刺激试验，再依据情况进行体内刺激试验。皮内、皮肤、眼部刺激试验是三大主要体内刺激试验，用于评估材料可能的接触危害。

（3）致敏试验：致敏试验是通过动物试验来评价生物材料引发过敏反应的潜能，检测免疫介导的对某种物质的皮肤反应，包括体内动物试验和体外替代试验。其中，体内动物试验是生物学试验中必须评价的项目之一。

（4）全身毒性试验：全身毒性试验是将材料或其浸提液在一定时期内作用于动物体内，以评价是否存在因毒性物质被机体吸收后可能产生的潜在的全身性损害作用，包括亚急性、亚慢性和慢性全身毒性试验。与人体持久接触的材料，都有必要进行相应的试验。

（5）植入试验：植入试验是指当生物材料植入动物皮下、肌肉或骨组织内，经过一定时间，对植入后式样周围组织进行病理学观察及评定，以评价材料的组织相容性。材料周围组织的异物反应程度和纤维囊的厚度，被认为是植入材料组织相容性的重要指标。

（6）遗传毒性试验：遗传毒性试验指采用动物或细胞等测定生物材料是否与遗传物质发生相互作用，根据试验方法可分为体内和体外试验，根据遗传学终点不同可分为基因突变、染色体损伤和 DNA 断裂，一般多采用多个试验以测定其遗传毒性。

（7）血液相容性试验：血液相容性是指医疗器械或材料与血液接触不产生任何临床上的有害反应，如血栓形成、溶血、白细胞/血小板/补体激活等，主要包括与血浆蛋白的相互作用和与血细胞的相互作用。

（8）免疫毒性和免疫原性评价试验：生物材料免疫毒性是指材料对免疫系统的结构或

功能的任何不良作用，包括慢性炎症反应、免疫抑制、免疫刺激、超敏反应和自身免疫。免疫原性是材料本身具有的性质，有免疫原性不一定导致免疫毒性，但可以影响材料的全身毒性毒代动力学等方面的评价。

（9）生物降解试验：生物降解反应的评价是对有潜在可吸收和/或降解特性的生物材料及其降解产物，或者具有释放潜在毒性化合物的材料，评价其降解产物的毒代动力学及其对生物体的影响。首先通过体外模拟对材料的降解行为进行研究，再根据结果考虑是否进行体内降解和毒代动力学研究。

人工组织材料在整形美容外科中的应用

人工组织材料是目前整形外科应用最多的材料。人工组织材料是由各种材料加工合成的，取材方便，不增加患者创伤，并发症较少，比较安全。目前，常用的整形材料有以下几类。

1.硅胶

硅胶最常用于隆鼻隆颏等，惰性材料，无明显假体排异反应。硅胶为固体，光滑且较硬，置入人体后不易随体温改变。

优点：硅胶具有良好的生物相容性，对人体组织无刺激性、无毒性、无过敏反应、机体排斥反应极轻；具有良好的理化特性，与体液以及组织接触过程中能保持其原有的弹性和柔软度，不被降解，是一种相当稳定的惰性物质；能耐高温，可消毒；加工成型方便，易加工雕刻形状，使用方便；价格适中，取材方便，易于取出。

缺点：较生硬、透光、发红或者发白、冷热温度色泽变化大、假体易滑动。

2.膨体

膨体的主要成分为膨体聚四氟乙烯，是目前医学领域最好的人工材料，源于美国，目前也已国产化。这是一类组织相容性比较好的材料，由于材料具有多个微孔，可以和自体组织黏合，组织和血管可以长入，使假体更为稳定。材料的色泽、硬度、温度等更接近人体，排斥反应很低。由于膨体材料的特性，对手术医生的技术要求较高。膨体常用于隆鼻、隆颏、隆颞、鼻基底等手术。

优点：取材方便、不良反应低、形态逼真、组织相容性高，排斥反应较低。由膨体聚四氟乙烯（PTFE）的柱状结构构成，连接着各个方向排列的 PTFE 纤维，各个方向的力量平衡；结间纤维的平均长度较小，微孔超微结构使膨体整形材料具有生物材料的特点——易弯曲，柔软，不易磨损。另外这种超微结构也允许细胞浸润和组织长入。

缺点：价格较高、有发生感染可能，取出有一定难度。

3.硅凝胶

乳房假体的内容物主要为硅凝胶材料。自身软组织有一定的柔软度和移动性，硅凝胶就是仿照自身软组织的特性设计生产的。材料的分子量比较大、高铰链、黏性比较高。乳房假体有各种不同规格。

优点：美观效果优良、术后恢复优良、安全性高。硅凝胶假体质地柔软、弹性好，能够更好地模拟真实乳房组织，使得隆胸结果更加自然、匀称。手术过程简便：硅凝胶假体手术时间短，创口小，恢复期短，患者通常只需要 1~2 周即可恢复正常工作和生活。同时，由于硅凝胶假体材料本身是惰性的，能长期稳定存在于人体内部。

缺点：假体排异反应、包膜挛缩。

4. 线性高密度多孔聚乙烯材料

线性高密度多孔聚乙烯材料，又称人工骨，是整形外科常用的骨组织替代材料，1984 年获美国 FDA 批准，也是整形术中应用较广泛的一类生物材料。

优点：具有强的可塑性，能够在手术当中通过切削塑形，形成所需要的一种形态，可以应用于我们很多整形类的手术，如隆鼻、隆下巴以及耳郭的再造等。它有很高的孔隙率，这样可以让周围的组织长入材料当中，可以增强组织的相容性，也可以增加材料的稳固的程度。同时，其抗感染性能优良，术后感染率低，同时排斥反应较轻。

缺点：质地硬、不易雕刻塑形、不易固定，术后移植区域和正常区域差别大，且不小心碰到可能会造成表皮破裂、破裂后不易愈合、不易修复等现象。

5. 玻尿酸

玻尿酸学名为透明质酸，可以由动物源性或化学合成，是当今应用最广泛的软组织填充材料，种类繁多、质量各异，维持时间一般为 3~18 个月。玻尿酸注射操作简单，但问题也较多，如由产品所致的过敏和变态反应、感染，由注射不当引起的严重的并发症如血管栓塞、皮肤坏死、失明等，须特别引起重视。不过分追求低价、使用合法产品、选择有资质有经验的医生，是保障注射安全的关键。

优点：效果自然、便捷、不需要恢复期。玻尿酸注射后面部无明显痕迹，效果自然，不良反应少。因其是微创手术，手术完成后就可离开，不影响工作和生活。

缺点：短效、有发生严重并发症可能。玻尿酸注射后常见局部红肿、颜色变深和轻度疼痛，注射部位凹凸不平和血肿等不良反应。

第二节　常见的人工组织材料及其应用

什么是人工真皮？它有哪些别称？

人工真皮又称真皮支架、真皮替代物、人工皮肤替代物等，是创面修复和重建发展过程中里程碑式的产物，人工真皮仿生真皮架构，能够引导真皮组织再生，从而减少创面愈合后的瘢痕挛缩，提高创面愈合后皮肤柔软质地和耐磨性，对创面外观和功能的修复具有显著的意义。

根据组织工程/生物工程皮肤替代物不同的结构分为表皮替代物、真皮替代物以及复合皮(含表皮和真皮)替代物。其中，根据真皮替代物材料来源不同又分为人工合成材料真皮替代物和天然 ADM，前者包括如由胶原蛋白和硫酸软骨素等合成的 Lando ©、Integra ©人工真皮等，以及其他由尼龙网膜、可降解聚乳酸制备的支架；后者主要为异体或异种 ADM。在国内外文献中，真皮替代物又被称为人工真皮、人工真皮基质、人工皮肤、组织工程皮肤等，其所表达的内涵因结构、材料、制备方法等不同而各有不同，然而其本质均是通过真皮支架模板作用，引导新生真皮形成，从而替代缺损的真皮组织，改善创面愈合后的外观与功能。

什么是脱细胞真皮基质？其在整形美容外科中有何应用？

脱细胞真皮基质（acellular dermal matrix，ADM），指由除去同种异体或异种全厚皮中的表皮层以及真皮组织中的细胞成分，仅保存具有完整纤维网架结构的真皮细胞外基质（ECM）制备而成，既不含细胞成分，也不含抗原成分，因此可避免产生免疫原性。同时，脱细胞真皮基质还具有快速血管化、良好的组织相容性和稳定的理化性质等特点，它被认为是整形和重建手术的良好替代材料。ADM 可以从人、牛和猪组织中获得。

目前，ADM 主要有两种形状，即微粒和片状。微粒化 ADM 由片状 ADM 经物理切割或研磨获得，粒径更小、更适合用于精确塑形；而片状 ADM 易固定、可快速锚定周围组织，多用于较大范围软组织凹陷填充。

ADM 包含胶原纤维、纤连蛋白、弹性蛋白、层粘连蛋白、糖胺聚糖和透明质酸，具有多孔的三维网络结构，具有快速集聚细胞并使细胞黏附、迁移和分化从而促使胶原合成和新生血管形成的能力，可引导细胞向内长入和组织再生以促进机体修复，可作为支架逐渐被血管化和细胞化。随着临床的广泛应用，ADM 逐步扩展到普外、胸外、泌尿、肛肠、妇产、神外、骨科以及耳鼻喉等多个科室，被用于鼻腔、口腔、乳房和腹壁的美容和重建手术，还可用于烧伤和糖尿病伤口修复等。不过脱细胞真皮基质虽然组织相容性较高，但是临床不能达到百分之百，同时其在临床中应用困难，主要问题在于其产出少、达到医用标准的生产过程复杂，因此价格高昂，增加了患者的医疗经济负担。针对上述问题，未来对于脱细胞真皮基质，首先，应该从生产工艺等根源上进行优化，改良生产工艺，降低生产成本、增加商品化规格；其次，改进脱细胞过程，在保留真皮基质的前提下更深一步去除脱细胞真皮基质中蛋白质等过敏原，进一步降低脱细胞真皮基质免疫原性、增强其相容性，减少感染、排斥等不良事件的发生。

人工真皮的作用机理

人工真皮一般分为上、下两层，上层为具有半透膜性质的医用硅橡胶膜，其作用类似表皮，可以控制水分蒸发及阻止微生物入侵；下层为由胶原蛋白-硫酸软骨素构建的海绵状真皮支架层，具有良好的生物相容性和低免疫原性，起到细胞生长支架的作用，有利于移植部位血管内皮细胞和成纤维细胞的侵入生长，形成支架-新生毛细血管-细胞复合体，2~3 周充分血管化后即可移植自体韧厚皮。随后，真皮支架将逐渐降解并被新生真皮组织替代。

人工真皮的具体作用机理取决于所使用的材料类型、制备工艺以及应用的具体情境。其具体应用如下。

（1）细胞支架：人工真皮提供了一个三维结构，可以作为细胞生长的支架。这种结构有助于细胞附着、迁移和增殖，从而促进新血管的形成和组织的再生。

（2）生物信号传递：人工真皮材料可能包含生物活性分子，如生长因子和细胞黏附分子，这些分子可以促进细胞与材料之间的相互作用，从而引导细胞按照特定的方式分化和功能化。

（3）仿生设计：人工真皮的设计往往模仿天然真皮的结构，包括胶原纤维的排列和多层结构，以促进细胞的识别和适应，以及组织结构的重建。

（4）免疫调节：人工真皮可能具有调节免疫反应的能力，减少炎症反应和排斥风险，为细胞的生长提供一个更加稳定的环境。

（5）降解与重塑：人工真皮材料通常被设计成可降解的，随着天然组织的生长和重塑，会逐渐被身体吸收并替换为自体组织。

（6）血管化和神经再支配：人工真皮通过促进新血管的生长和神经细胞的再支配，有助于恢复受损组织的血液供应和感觉功能。

（7）屏障功能：人工真皮在伤口愈合过程中起到临时的屏障作用，保护内部组织不受外部环境的侵害，如细菌感染和脱水。

人工真皮可有效引导新的真皮再生，减少、抑制瘢痕增生，从而恢复创面的弹性、柔韧性，改善外观与功能。甚至在部分创面修复中，双层人工真皮可直接覆盖暴露的骨、肌腱，替代传统皮瓣移植手术。在面积较大的皮肤缺损创面上使用人工真皮可早期封闭创面，减少创面体液包括水及血浆蛋白等丢失，从而减少机体营养物质消耗。对于肿瘤切除后的创面，使用人工真皮能更早观察到肿瘤是否复发，降低肿瘤残留的风险。同时，人工真皮血管化后只需移植刃厚皮，不仅皮片存活率高，而且供皮区愈合快、损伤小、瘢痕形成少，相对于皮瓣移植手术，其时间短、麻醉风险低。

人工真皮的适应证

人工真皮作为一种医疗产品，主要用于皮肤修复和重建，其适应证如下。

（1）烧伤：Ⅱ度、Ⅲ度烧伤创面或广泛烧伤，当自体皮肤移植不足以覆盖创面时。

（2）创伤：严重创伤导致的皮肤缺损或供瓣区，肿瘤、痣等切除后的创面以及部分骨、肌腱外露创面等。

（3）整形手术：需要皮肤扩张或重建的整形手术，如瘢痕修复、乳房再造等。

（4）慢性溃疡：难以愈合的慢性皮肤溃疡，如糖尿病足溃疡。

（5）皮肤疾病：某些导致皮肤严重损伤的疾病，如大疱性表皮松解症。

人工真皮的禁忌证

（1）感染：创面或周围组织存在活动性感染，使用人工真皮可能会加重感染。严重感染和清创后仍有坏死组织残留的创面，必须彻底清创、控制感染，并充分止血后才能移植人工真皮。

（2）免疫抑制：患者免疫系统严重受损，无法抵抗外来材料可能引起的感染或其他免疫反应。

（3）血液性疾病：患有严重血液性疾病，如凝血功能障碍，可能会影响人工真皮的愈合过程。

（4）过敏反应：对人工真皮材料成分过敏的患者。例如：对胶原和硫酸软骨素有过敏反应的患者，不可使用人工真皮。

（5）局部条件不佳：创面床血供差、严重水肿或存在大量坏死组织时，可能不适合直接使用人工真皮。对于关节液渗出、关节腔或骨髓腔外露的创面需慎用人工真皮。关节液渗出，可导致人工真皮贴附不紧密；关节腔暴露，增加了感染风险，人工真皮存活率低甚至无法存活，故应慎重使用。

（6）全身状况不稳定：患者全身状况不稳定，如严重的心肺功能不全、多器官衰竭等，可能无法承受手术和使用人工真皮。

（7）顽固性深度创面：例如恶性肿瘤晚期或放射治疗后形成的顽固性深度创面，不建议使用人工真皮。

在使用人工真皮之前，医生会对患者进行全面评估，包括患者的整体健康状况、创面的具体情况以及是否有任何禁忌证。只有在确定患者适合使用人工真皮后，医生才会制定相应的治疗方案。

理想的注射材料应具备的条件

（1）与组织具有一定的结合能力。

（2）具有适当的流动性。

（3）无抗原性，不导致免疫及组织相关性疾病。

（4）置入体内后易于成形，塑形及固定。

（5）无过敏反应，非致热源。

（6）组织相容性好。

（7）非微生物存在基质。

（8）不致癌，不致畸。

（9）不引起或少引起炎症及排斥反应。

（10）易于消毒贮藏。

（11）透明性：对于一些美容注射材料，透明性是一个重要的特性，以确保注射后的外观自然。

（12）持久性：对于一些功能性注射材料，如用于治疗疾病的药物载体，应具有足够的持久性，以保持治疗效果。

（13）易于操作：注射材料应易于使用，可以通过简单的注射技术进行植入，减少手术创伤和缩短恢复时间。

（14）成本效益：理想的注射材料应该具有成本效益，既能保证治疗效果，又不会给患者带来过重的经济负担。

（15）可追溯性：注射材料的生产和分销应具有良好的可追溯性，以确保产品的质量和安全。

胶原蛋白在整形美容外科中的应用

胶原蛋白是动物体内含量最丰富的蛋白，也是一种具有很高抗张强度的硬蛋白质，存在于人体的皮肤、骨骼、肌肉和肌腱等组织中，对维持组织的结构完整性和生理功能具有关键作用。随着年龄的增长，人体自身产生的胶原蛋白逐渐减少，导致皮肤松弛、出现皱纹等现象。因此，胶原蛋白在整形美容领域中的应用，主要是为了补充随着年龄增长而减少的胶原蛋白，以改善皮肤质地和减少皱纹。

以下是胶原蛋白在整形美容外科中的一些具体应用。

（1）注射填充剂：胶原蛋白可以作为一种注射填充剂，用于填充面部皱纹，如眉间纹、鱼尾纹、口周纹等，以及用于丰唇、隆鼻等。

（2）皮肤年轻化：通过注射胶原蛋白，可以刺激自身胶原蛋白的生成，从而提高皮肤弹性，减少细纹和皱纹，使皮肤看起来更加年轻。

（3）创伤修复：胶原蛋白可以用于促进伤口愈合，特别是在烧伤和创伤后，胶原蛋白可以帮助重建受损的皮肤组织。

（4）面部轮廓修饰：胶原蛋白可以用于面部轮廓的修饰，比如填充凹陷区域，改善面部不对称等问题。

（5）皮肤再生：在一些高级的美容治疗中，胶原蛋白可以结合其他生物材料或生长因子，用于促进皮肤再生和修复。

（6）丰唇：胶原蛋白可以用于增加唇部的体积和美化轮廓，使嘴唇看起来更加丰满和年轻。

胶原蛋白填充剂的效果通常不是永久性的，因为注入的胶原蛋白最终会被人体吸收。根据不同的产品和个人情况，效果可能持续 3 个月到 1 年不等。由于胶原蛋白可能来源于动物或通过生物工程方法生产，因此在使用前可能需要进行皮肤测试，以避免过敏反应。

在使用胶原蛋白填充剂之前，应该由专业的医务人员进行评估，以确保患者适合接受这种治疗，并解释可能的不良反应和风险。常见的不良反应可能包括注射部位的疼痛、肿胀、红斑和瘀伤。不常见但可能发生的并发症包括感染、过敏反应和填充剂移位。

✦ 胶原蛋白在整形美容外科中作为面部软组织填充材料的优点

（1）良好的生物相容性。

（2）可以与细胞相互作用。

（3）良好的机械性能。

（4）保湿性。

（5）低免疫原性。

（6）生物可降解性。

✦ 玻尿酸的主要成分

玻尿酸（hyaluronic acid，也称透明质酸）是一种天然存在于人体和许多动物体内的多糖物质，它是由 D-葡萄糖醛酸和 N-乙酰葡糖胺交替连接而成的长链多糖。玻尿酸吸水能力很强，可锁住水分并保持皮肤弹性，具备较稳定的结构刚度、适宜的生物相容性和可降解性，基本没有抗原特异性。其具有以下作用机制。

（1）刺激成纤维细胞产生胶原。

（2）结合水、刺激脂肪组织反应。

（3）支撑并激活脂肪干细胞。

✤ 玻尿酸在整形美容外科中的应用

玻尿酸在整形美容外科中的主要作用是作为注射填充剂，被用于纠正皱纹、丰唇、填充面部凹陷、增强皮肤保水能力以及重塑面部轮廓等。以下是玻尿酸在整形美容外科中的一些具体应用。

（1）皱纹填充：玻尿酸可以用来填充面部各种静态皱纹，如鼻唇沟（法令纹）、眉间纹（川字纹）、鱼尾纹等。

（2）丰唇：玻尿酸可以被注射到唇部，增加唇部的体积和美化轮廓，使唇部看起来更加丰满和年轻。

（3）面部轮廓修饰：玻尿酸可以用于填充面部凹陷区域，如太阳穴、面颊等，以及增强下巴的轮廓感。

（4）鼻部塑形：玻尿酸可以用于非手术性的隆鼻，以美化鼻子的形状和增加高度。

（5）皮肤保水：玻尿酸的强大吸水能力可以帮助皮肤保持水分，从而改善皮肤质地，使皮肤看起来更加水润和有光泽。

（6）手部年轻化：玻尿酸也可以用于手部，填充随着年龄增长而出现的皱纹和凹陷，使手部看起来更年轻。

（7）瘢痕修复：玻尿酸可以用于某些类型的瘢痕，帮助平滑瘢痕表面，减少其凸起或凹陷的外观。

玻尿酸填充剂的效果通常不是永久性的，因为玻尿酸最终会被人体吸收。根据不同的产品品牌和注射部位，效果可能持续 6 个月到 2 年不等。由于玻尿酸是人体固有的成分，其生物相容性很好，因此过敏反应相对较少。

在使用玻尿酸填充剂之前，应该由专业的医疗人员进行评估，以确保患者适合接受这种治疗，并解释可能的不良反应和风险。常见的不良反应可能包括注射部位的疼痛、肿胀、红斑和瘀伤。不常见但可能发生的并发症包括感染、过敏反应和填充剂移位。

✤ 童颜针的主要成分是什么？其在整形美容外科中有何应用？

童颜针的主要成分是左旋聚乳酸，是一种生物相容性良好的合成材料，它可以在体内逐渐被分解并刺激胶原蛋白的生成。左旋聚乳糖是少数被 FDA 批准的一类安全、填充效果极佳的降解型人工合成生物材料，具有良好生物相容性、低毒性、易于改性等优点，通过刺激成纤维细胞分泌胶原蛋白达到美容填充的目的，注射后需规律按摩，防止结节形成。

以下是童颜针在整形美容外科中的应用。

（1）刺激胶原蛋白生成：童颜针注射进入皮肤深层后，可以刺激皮肤自身的胶原蛋白和纤维组织生成，从而改善皮肤质地，增加皮肤弹性和厚度。

（2）改善皱纹和凹陷：随着胶原蛋白的逐渐生成，童颜针可以帮助减少面部的皱纹、细纹和凹陷，使皮肤看起来更加紧致和光滑。

（3）轮廓重塑：童颜针还可以用于面部轮廓的轻微重塑，填充面部凹陷区域，如太阳穴、颊部和下巴，从而改善面部轮廓，使面部看起来更加年轻和饱满。

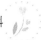

（4）皮肤增厚：对于皮肤较薄或因衰老而变薄的患者，童颜针可以帮助增加皮肤的厚度，恢复皮肤的饱满感。

（5）丰唇：透明质酸填充剂可以用于增加唇部的体积和轮廓，使嘴唇看起来更加丰满和性感。

（6）皮肤保湿：含有透明质酸和玻尿酸的童颜针具有深层保湿效果，帮助改善干燥和脱水。

（7）修复瘢痕：某些类型的童颜针可以帮助改善瘢痕的外观，尤其是凹陷性瘢痕。

（8）手部年轻化：童颜针也可以用于手部，填充随着年龄增长而出现的皱纹和细纹，使手部皮肤看起来更加年轻。

左旋聚乳酸作为半永久性填充材料，效果持续时间明显长于其他材料，一般可持续2年，甚至更长。左旋聚乳酸不良反应较少，大多能自行消退，偶尔发生的肉芽肿和结节也与不正确的注射区域以及注射技术有关。但需注意，患有多种慢性病的人注射左旋聚乳酸后会发生视网膜动脉阻塞。

✦ 羟基磷灰石钙在整形美容外科中的应用

羟基磷灰石钙（calcium hydroxyapatite，CaHA）是高度交错聚合的高分子磷酸钙聚合物，与人体骨骼和牙齿中的矿物质成分相似，植入体内后，对组织无刺激和排斥作用，具有优良生物相容性，并且注射后短期内可进行手工塑形，在美国的填充剂使用量长期处于第二位，仅次于透明质酸。

羟基磷灰石钙在整形美容外科中主要有以下应用。

（1）面部填充：用于填充鼻唇沟（法令纹）、眉间纹、唇部周围的皱纹等面部皱纹。

（2）轮廓塑造：用于增强或重塑面部轮廓，如填充太阳穴、面颊、下巴等部位的凹陷。

（3）手部年轻化：用于填充手部，以减少随着年龄增长而出现的皱纹和凹陷，使手部看起来更年轻。

（4）瘢痕修复：在某些情况下，羟基磷灰石钙也可以用于改善某些类型的瘢痕外观。

（5）隆鼻和隆下巴：羟基磷灰石钙可以用于非手术性的隆鼻或隆下巴，可产生轻微到中度的提升效果。

（6）额部填充：用于增加额部的体积，减缓皮肤松弛和皱纹问题。

（7）骨骼和软组织重建：在某些情况下，羟基磷灰石钙可以用于面部或身体的骨骼和软组织重建。

羟基磷灰石钙填充剂的效果通常比透明质酸填充剂更持久，因为它不仅能产生即刻的填充效果，还能刺激自身胶原蛋白的生成，从而具备长期改善的功能。然而，它仍然不是永久性的，最终会被人体吸收。

在使用羟基磷灰石钙填充剂之前，应该由专业的医务人员进行评估，以确保患者适合接受这种治疗，并解释可能的不良反应和风险。常见的不良反应可能包括注射部位的疼痛、肿胀、红斑和瘀伤。不常见但可能发生的并发症包括感染、过敏反应和填充剂移位。

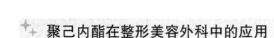

✦ 聚己内酯在整形美容外科中的应用

聚己内酯(polycaprolactone,PCL),又称聚ε-己内酯,是通过ε-己内酯单体在金属阴离子络合催化剂催化下开环聚合而成的高分子有机聚合物,临床所用PCL是由70% CMC(凝胶载体)和30% PCL组成。PCL作为一种安全、长效、再生的高度生物相容性的材料,在进入皮肤后,会持续不断地诱导成纤维细胞分泌合成胶原蛋白,逐步填充因胶原蛋白流失而造成的面部凹陷,并且能够完全降解,在18个月内,完全代谢为二氧化碳和水,随着PCL在体内逐渐被降解,自体新生的胶原蛋白取代原先的位置,并修复皮肤弹力网,恢复弹性和韧性,从而达到自然再生、改善轮廓、塑形紧致的美容效果。

✦ 聚己内酯(PCL)的优点

(1)安全性:PCL具有良好的生物相容性,材料稳定,在人体内降解路径明确,降解产物可被安全、完全排出体外,已获得美国FDA、欧盟CE等多个国家和地区的权威机构认证。

(2)再生性:传统的有玻尿酸、胶原蛋白等医美材料,这些占位型异物填充采用简单粗暴的方式,即直接"做加法",但后期往往会出现"馒化"、假面、僵硬、过敏等问题,但聚己内酯在进入皮肤后会持续不断地诱导成纤维细胞分泌合成胶原蛋白,自体再生的胶原蛋白填补面部凹陷,达到填充修复、提升轮廓、紧致抗衰的效果,可以避免上述困扰。

(3)可控性:PCL的链长可控,而PCL在人体的维持时间取决于链长长度和分子量,要想延长维持时间,我们可以通过控制PCL酯键链长的长度来控制微球在体内的作用时间。简而言之,就是PCL在人体作用的维持时间是可以人为控制的。PCL现临床应用于额部、鼻唇沟、面中部、鼻部、下颌以及手部等多种部位的填充。

✦ 聚甲基丙烯酸甲酯在整形美容外科中的应用

聚甲基丙烯酸甲酯(poly-methlmethacrylate,PMMA)由20%不可吸收的PMMA和80%牛胶原蛋白组成,是一种永久性不可降解的软组织填充材料。自1947年Judet第一次将PMMA用于制造人工髋关节以来,PMMA的化学稳定性和生物相容性已得到了认可。此后多年,PMMA在医学领域的应用不断扩展。2006年,美国FDA批准PMMA应用于鼻唇沟皱纹、面颈部深层皱纹等软组织填充。我国于2002年批准PMMA产品上市,适应证为鼻唇沟皱纹或鼻骨段的缺失,2014年12月PMMA获批用于治疗痤疮瘢痕。临床研究表明,PMMA治疗萎缩、抑郁和面部皱纹是有效、持久、安全且令患者和医生满意的。

临床上,PMMA主要应用于对面部消瘦、面颊凹陷、鼻子不规则、颧骨的填充和填充较深的线条和皱纹,如鼻唇沟皱褶、前额皱纹、痤疮瘢痕等。患者需二次或以上治疗才能得到较满意的效果,注射后PMMA的可延展性长达3 d,在此期间,面部运动或按摩可能会导致产品移位。和其他填充剂相比,PMMA的使用和普及度较低。PMMA相关并发症的一般发生率为4.9%,肉芽肿为1.9%。植入后多年,可能会发生迁移,因为颗粒被胶原纤维包围,通常难以被人体吸收,表现为硬化症或结节,需要手术干预。应用PMMA时需要格外注意注射位置且方法要保守,注射间隔期要足够长。总的来说,PMMA第三代产品与前两代相比，不良反应的发生率大大降低，不良反应类型主要有结节、串珠、瘢痕形成及迟发型肉芽肿。

聚丙烯酰胺凝胶在整形美容外科中的应用

聚丙烯酰胺凝胶（polyacrylamide gel）是一种以聚丙烯酰胺为主要成分制备而成的凝胶材料，具有优异的生物相容性、低毒性和低免疫原性，能够与组织和细胞相互作用，在整形美容外科中主要作为一种注射填充材料，被注射到皮肤下或肌肉中，以达到填充和塑形的效果，主要用于面部软组织填充。其优点在于能够迅速并显著地增加面部皮下组织的体积，从而使皮肤更加紧致有弹性。当面部皮下组织失去弹性、皮肤松弛、产生皱纹时，聚丙烯酰胺凝胶的注射可以帮助恢复面部的年轻光彩。聚丙烯酰胺凝胶的应用如下。

（1）面部填充：用于填充太阳穴、眉骨、鼻梁、颊部等区域的凹陷，使面部线条更加柔和自然。

（2）减少皱纹：通过注射到皱纹区域，如前额、眉间、鱼尾纹等，填充皱纹，可以有效地填充面部的静态皱纹，使皮肤更加光滑细腻。

（3）改善肤质：注射聚丙烯酰胺凝胶后，皮肤的弹性和光泽度都会有所提高，使面部整体看起来更加年轻有活力。

（4）丰唇：用于增加唇部的体积，使唇形更加丰满。

（5）丰太阳穴：填充太阳穴区域的凹陷，使面部线条更加流畅。

聚四氟乙烯在整形美容外科中的应用

聚四氟乙烯（polytetrafluoroethylene，PTFE），也被称为特氟龙，是一种具有卓越化学稳定性、耐高温和无毒性的高分子材料。聚四氟乙烯在整形美容外科中的应用主要涉及其膨体形态——膨体聚四氟乙烯。膨体聚四氟乙烯是一种惰性的且具有超微多孔结构的膨体聚合物，这种材料具有良好的生物相容性，易塑形，并允许周围软组织长入。膨体聚四氟乙烯在整形美容外科中有一定的应用，可能用于填充、塑形或修复等。在进行这些整形手术时，一般会在局部麻醉下进行，手术需要 30 min 左右，患者不会感到疼痛。聚四氟乙烯主要应用于以下几个方面。

（1）鼻部整形：目前，国内鼻部整形美容领域的手术大致可分为 4 类。①鼻畸形修复手术，包括唇、腭裂的鼻畸形、鞍鼻、歪鼻、驼峰鼻、外伤后塌鼻和阔鼻等。②鼻缺陷手术，包括部分鼻或全鼻缺损等。③发育小缺陷的鼻美容，包括低鼻梁、轻度鞍鼻、鼻端肥大、鼻尖上移、下移、鼻翼缩短、鼻翼肥厚修薄、鼻孔改形术等。④全鼻形态与面型协调美、鼻形美的塑造等。聚四氟乙烯可以被雕刻成适合患者需求的形状，用于隆鼻术中，以增加鼻梁的高度和美化鼻形。由于其柔韧性和不易移位的特性，它成为一种受欢迎的隆鼻材料。

（2）人工血管和心脏瓣膜：聚四氟乙烯因其良好的生物相容性和耐腐蚀性，被广泛用于制造人工血管和心脏瓣膜。这种材料可以承受血液的高流动压力和化学环境，同时减少血栓形成的风险。

（3）防粘连材料：在术中，聚四氟乙烯可以用作隔膜或填充材料，以防止组织粘连的发生，特别是在关节手术和腹壁重建术中。

（4）软组织填充：聚四氟乙烯可以用于填充软组织缺损，如皮肤凹陷和皱纹，以及增加某些部位的体积，如唇部。

（5）组织工程：在组织工程学中，聚四氟乙烯可以作为支架材料，用于引导和支撑细胞生长，特别是在制备人工皮肤和软组织替代品时，如牙周组织。

左旋聚乳酸在整形美容外科中的应用

左旋聚乳酸（Poly L lactic acid，PLLA）是一种生物可降解的合成聚合物。左旋聚乳酸在整形美容外科中有广泛的应用，主要得益于其独特的生物学特性。首先，左旋聚乳酸能够刺激皮下胶原蛋白的再生，这是其主要功能之一。胶原蛋白是皮肤的重要成分，对于维持皮肤的弹性和紧致度起着至关重要的作用。当皮肤受到损伤或老化时，胶原蛋白的合成和分泌会受到影响，导致皮肤松弛、皱纹等问题，而左旋聚乳酸可以刺激皮肤细胞产生更多的胶原蛋白，从而改善皮肤的质地和外观。其次，左旋聚乳酸还具有填充皮肤凹陷的作用。此外，左旋聚乳酸还可以改善皮肤发黄或发黑的情况。这可能是由于左旋聚乳酸能够促进皮肤细胞的代谢和更新，使肤色更加均匀和明亮。左旋聚乳酸的应用主要有以下几个方面。

（1）面部填充：左旋聚乳酸可以被注射到面部，用于填充太阳穴、泪沟、鼻唇沟等区域的凹陷，以及增加面部的饱满度，减轻皮肤松弛和减少皱纹。

（2）骨修复：左旋聚乳酸可用于骨修复手术，如骨折愈合辅助材料或骨缺损的填充物，因为它可以被人体内的酶逐渐分解，同时促进骨组织的再生。

（3）软组织填充：左旋聚乳酸可以用于填充软组织缺损，如皮肤凹陷、瘢痕修复等，由于其可以刺激胶原蛋白的生成，因此有助于改善皮肤质感和促进愈合。

（4）医学美容填充剂：左旋聚乳酸作为一种医学美容填充剂，其优势在于刺激胶原蛋白的再生，从而达到持久的改善效果。与传统的填充物不同，它不仅仅提供即时的效果，还能通过胶原蛋白的生成过程来提高皮肤的质量。

（5）手术缝合线：左旋聚乳酸还可用于制造可吸收的手术缝合线，这种缝合线可以在体内缓慢降解，减少患者对传统金属或不可吸收缝合线的依赖。

PLLA可以用于治疗痤疮瘢痕、颈部或躯干部位塑形等，但不可用于口唇及泪沟等部位。

硅胶材料在整形美容外科中的应用

硅胶别名硅酸凝胶，是一种高活性吸附材料，属非晶态物质。硅胶的医用特性在1945年就被发现，之后在各种医疗制品中得到了广泛应用。特别是在整形美容外科中，其因良好的生物相容性、耐高温性、耐化学性以及可塑性而成为重要的填充材料。硅胶有多种形态，如液态硅胶油、胶冻样硅胶、泡沫状硅胶海绵及弹性固体硅橡胶等。在整形美容领域，固体硅橡胶是目前应用较多的材料，以下是一些常见的应用。

（1）隆胸手术：硅胶乳房假体广泛用于隆胸手术，这种假体通常由硅胶制成，具有优良的弹性和稳定性，可以提供自然的外观和感觉。硅胶隆胸是最常见的应用，具有手术时

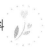

间短、恢复快、效果自然等特点,因此深受许多女性的喜爱。

(2)隆鼻手术:硅胶可以用来制作鼻假体,用于增加鼻梁的高度、改善鼻形等。硅胶假体易于雕塑成理想的形状,并且可以耐受鼻部的压力和湿度环境。

(3)脸部填充:硅胶可以用于脸部的多个部位,如太阳穴、颧骨、鼻唇沟等,可以使皮肤得到更好的修补,让面部轮廓更加饱满,使人看起来更加年轻,同时,硅胶填充可以改善肌肤质地,使其更加紧致和自然。

(4)美容缝合线:硅胶也是一种常用的美容缝合线材料,它可以在术后替代传统的缝合线,由于其具有可吸收性,可以在体内分解,减少瘢痕的形成。

(5)软组织修复:硅胶可以用于修复软组织的缺损,如皮肤凹陷、烧伤后的瘢痕等,由于其具有良好的塑形能力和生物相容性,可以提供持久的修复效果。

(6)颌面手术:在颌面术中,硅胶可以用于塑造面部轮廓,如改变下巴的形状和大小等。

甲壳素及其衍生物在整形美容外科中的应用

甲壳素(chitin)是一种天然高分子聚合物,主要存在于甲壳类动物的外壳、昆虫的表皮以及真菌的细胞壁中,是一种线性多糖,由 N-乙酰葡萄糖胺单元组成,甲壳素经过化学或生物方法处理后,可以得到其衍生物,如壳聚糖(chitosan)、壳寡糖(oligosaccharides)和壳酸(chitosan acid)等。甲壳素具有良好的生物相容性和生物活性,因此被广泛应用于医学领域,包括整形美容外科。首先,甲壳素对细胞无排斥力,这意味着在整形美容术中,使用甲壳素或其衍生物作为填充材料或生物膜等,能够与人体组织紧密结合,减少排斥反应的风险。其次,甲壳素具有修复细胞的功效。在整形术或创伤修复过程中,甲壳素能够促进细胞的再生和修复,加速伤口愈合,减少瘢痕的形成,从而改善患者的外观和提高组织功能。此外,甲壳素还具有抗氧化能力,能够活化细胞,防止细胞老化,并促进细胞新生。这一特性使得甲壳素在抗衰老和皮肤紧致方面具有一定的应用潜力。通过减缓细胞老化的过程,甲壳素可以帮助患者保持年轻和有活力的外貌。另外,甲壳素中还含有高效保湿成分,如 β 葡聚糖,这些成分能够有效保湿,使肌肤保持水润和光泽。在整形美容外科中,保湿是保持肌肤健康和美观的重要环节。通过使用含有甲壳素或其衍生物的产品,可以为肌肤提供持久的保湿效果,使皮肤更加光滑、细腻。甲壳素及其衍生物在整形美容外科中的应用主要体现在促进细胞修复、减缓细胞老化、保湿等方面。

甲壳素及其衍生物在整形美容外科中的应用如下。

(1)伤口愈合:壳聚糖具有促进伤口愈合的特性,可以用于制造伤口敷料,促进伤口的封闭和愈合过程。

(2)组织工程:甲壳素衍生物由于具有良好的生物相容性和生物可降解性,故可以用于组织工程学,如制备人工皮肤和软组织替代品。

(3)美容填充剂:某些甲壳素衍生物可以被人体逐渐吸收和降解,故可以用作美容填充剂,如填充脸部的凹陷、增加鼻梁的高度等。

(4)防粘连剂:甲壳素衍生物可以用作术后的防粘连剂,减少手术部位的粘连发生。

(5)药物递送系统:甲壳素衍生物可以用于制备药物递送系统,如纳米颗粒和微球,用于缓释药物和提高药物的生物利用度。

（6）生物材料：甲壳素及其衍生物具有良好的生物相容性和机械性能，故可以用作生物材料，如制造人工血管、心脏瓣膜等。

高密度多孔聚乙烯在整形美容外科中的应用

高密度多孔聚乙烯（HDPE）是一种有微孔、可以使血管和纤维组织长入且生物相容性良好、术后并发症少的材料。HDPE取材方便、创伤小，避免了供区瘢痕和并发症，缩短手术时间，降低感染概率；材质薄、轻巧，易雕刻塑形。在整形美容外科中，其主要被应用于软组织填充和重塑方面，通常被用作植入物，用来改善面部轮廓、填充凹陷部位、增强特定面部特征等。

以下是高密度多孔聚乙烯在整形美容外科中的一些应用。

（1）软组织填充：HDPE可以用于填充面部的凹陷、皱纹及嘴唇等部位，以实现整体面部轮廓的平衡和美感。它可以被注射到皮肤下，以填充和提升组织，来改善面部外观。

（2）颧骨和下颌重建：HDPE还可以用于重建颧骨或下颌区域的缺损。医生可以根据患者的需要和面部结构，将HDPE植入到相应的位置，以达到整体面部外观的调整。

（3）鼻部整形：HDPE可用于隆鼻术中，作为鼻梁增高的植入物。通过将HDPE植入鼻部软组织下方，可以增加鼻梁的高度和美化其形状，使其更加挺拔、匀称。

（4）眼周整形：HDPE也可以用于改善眼周区域的轮廓，减轻眼袋、填充泪沟等。

（5）隆胸手术：在隆胸术中，HDPE可作为一种乳房植入物，用于增加乳房的体积和丰满度。与传统的硅胶植入物相比，HDPE能够提供更好的支撑和稳定性。

（6）矫正面部缺陷：对于面部缺陷的矫正，如外伤导致的软组织损伤或先天性面部畸形，HDPE可作为一种重建材料，用于修复缺损区域，恢复面部轮廓的美观。

（7）软组织修复：HDPE可用于修复软组织缺损，如术后的软组织萎缩、变形或瘢痕凹陷等，使软组织重获健康、自然的外观。

（8）支撑脂肪移植：在脂肪移植术中，HDPE可用作支撑材料，帮助维持移植脂肪的形状和位置，增加手术效果的持久性。

（9）瘢痕矫正：对于凹陷型瘢痕，HDPE可用于填充瘢痕凹陷部位，使其与周围组织平齐，减轻瘢痕对外观造成的影响。

总的来说，HDPE在整形美容外科中有着广泛的应用，能够满足对面部和身体的各种美容修复需求。然而，使用HDPE时需要医师和患者充分沟通，选择适合个体情况的手术方案，并严格遵循操作规范，以确保手术安全和效果持久。

陶瓷基生物医用复合材料在整形美容外科中的应用

陶瓷基生物医用复合材料在整形美容外科领域中的应用涉及骨结构的重建、面部轮廓的调整和软组织的支撑等方面。虽然陶瓷基生物医用复合材料具有相对稳定的化学性能和较好的生物相容性，并且拥有优良的耐压性能、耐磨性能和耐生物腐蚀性能，但是这类材料的弯曲强度较低、弹性模量大、耐疲劳性能差；在生理环境中易被破坏，只适用于不承力结构环境中。这些复合材料通常是由陶瓷颗粒和生物相容性较好的基质组成，以提供结构支持和促进组织生长。

以下是陶瓷基生物医用复合材料在整形美容外科中的一些应用。

(1)颌面骨缺损修复：在面部整形术中，陶瓷基生物医用复合材料常用于修复颌骨、颧骨等部位的骨缺损。这些材料可以提供良好的支撑和稳定性，帮助恢复面部轮廓的美观和对称。

(2)颅骨缺损修复：对于颅骨缺损的修复，特别是在整形术中需要重塑颅骨形态的情况下，陶瓷基生物医用复合材料因具备良好的生物相容性和结构稳定性，有助于重塑颅骨的外形。

(3)面部轮廓调整：这类复合材料可被用于改善面部轮廓，特别是在需要增加或调整特定区域的体积和形状时。它们可以在额骨、颧骨、下颌等部位进行植入，以实现整体面部美化。

(4)软组织修复支撑：在软组织修复术中，陶瓷基生物医用复合材料可以作为支撑材料，用于修复软组织缺损或填充凹陷区域，改善面部轮廓和提高皮肤表面的平滑度。

(5)鼻部整形：在一些情况下，这类复合材料可以被用于非手术隆鼻，以调整鼻梁的形状和高度。

(6)植入物支撑：在隆胸手术等植入物植入术中，陶瓷基生物医用复合材料可以作为植入物的支撑材料，增强植入物的稳定性和持久性，减少植入物移位或变形的风险。

(7)矫正畸形修复：对于先天性或后天性面部畸形，如唇裂、颅面畸形等，陶瓷基生物医用复合材料可以用于重塑受影响区域的形态，改善外观和提高组织功能。

(8)瘢痕修复：在瘢痕修复术中，陶瓷基生物医用复合材料可以用于填充瘢痕凹陷区域，使其与周围组织平齐，减轻瘢痕对外观造成的影响。

总的来说，陶瓷基生物医用复合材料在整形美容外科中扮演着重要的角色，为医生提供了更多选择，满足患者实现美容和功能修复的需求。然而，在选择和应用这些材料时，医生需要根据患者的具体情况和手术需求进行综合考虑，并严格遵循医疗伦理和操作规范，以确保手术安全和效果持久。

✦ 高分子基生物医用复合材料在整形美容外科中的应用

高分子基生物医用复合材料在美容外科中有着广泛的应用，其独特的性质使其成为重要的美容手术材料之一。以下是关于这种材料在美容外科中的主要应用。

(1)软组织填充：高分子基生物医用复合材料常用于填充面部软组织，以改善面部轮廓、填充皱纹、增加唇部丰满度等。这种材料能够提供持久的填充效果，使得面部更加丰满、年轻。

(2)隆胸手术：在乳房隆胸术中，高分子基生物医用复合材料也被广泛应用。它可以用来增加乳房的体积和丰满度，使乳房形态更加自然美观。

(3)面部轮廓重塑：通过将高分子基生物医用复合材料注入特定的面部区域，如颧骨、下颌线、太阳穴等，可以实现面部轮廓的重塑，从而达到美化面部轮廓的目的。

(4)手部美容：除了面部，高分子基生物医用复合材料也可以用于手部美容，填充手部皱纹和凹陷部位，使手部肌肤更加光滑丰满。

（5）瘢痕矫正：在瘢痕矫正术中，高分子基生物医用复合材料可以用来填充凹陷的瘢痕组织，使瘢痕更加平滑，减轻其对外观造成的影响。

（6）手术辅助材料：在一些美容外科术中，如支撑脂肪移植、填充手术创口等，高分子基生物医用复合材料也可以作为手术辅助材料使用，以提高手术效果和减少术后并发症。

（7）植发手术：在植发术中，高分子基生物医用复合材料可以用作植发区域的填充材料，增加植发区的密度和丰满度，使植发效果更加自然。

总的来说，高分子基生物医用复合材料在美容外科中有着多方面的应用，能够有效地改善面部和身体的外观，提高患者的自信心和生活质量。然而，在使用这种材料时，医生需要根据患者的具体情况和需求，精确地选择材料和手术方案，并严格遵循操作规范，以确保手术效果和安全性。

金属基生物医用复合材料在整形美容外科中的应用

金属基生物医用复合材料在整形美容中的应用相对较少，但仍存在一些潜在的应用领域。这些复合材料通常由金属基质和生物相容性较好的其他材料组成，以实现特定的功能和应用需求。以下是这种材料可能的应用情况。

（1）面部植入物：金属基生物医用复合材料可以被设计用作面部植入物，用于改善面部轮廓、填充凹陷部位或增强特定的面部特征。这些植入物可以用于颧骨、下颌、眼眶等区域，以实现整体面部美化。

（2）鼻部整形：这些复合材料可能被用于鼻部整形术，用于增加鼻梁的高度或调整鼻部轮廓。金属基生物医用复合材料的稳定性和强度使其成为一种良好的选择，尤其适用于需要较大支撑力的情况。

（3）下颌角整形：金属基生物医用复合材料也可以用于调整下颌角的形状，改善下颌线的外观。

（4）软组织支撑：在一些情况下，这些复合材料可以用于在软组织中提供支撑，例如用于减轻眼袋、填充泪沟等。

（5）创面修复：金属基复合材料可以在整形术后用于创面修复，以支撑和促进组织的愈合。

尽管金属基生物医用复合材料在整形美容中具有一些潜在的应用，但其使用仍然受到一些限制，如金属对于 MRI 检查的影响、可能的过敏反应等。因此，在选择材料和手术方案前，应充分讨论，并权衡利弊，确保选择最适合患者需求和安全性的材料和方案。

生物玻璃材料在整形美容外科中的应用

1. 生物玻璃在牙科治疗中的应用

生物玻璃材料自 1985 年开始应用于临床修复骨、关节软骨、皮肤和血管损伤。人工中耳骨 MEP 是生物玻璃材料的最早产品，它既可与软组织（耳膜）连接，又可与骨连接，临床结果显示其较其他生物陶瓷和金属材料效果更佳。第二代生物玻璃材料 ERMI 可用于填补牙根空位，避免牙床萎缩。ERMI 与牙床骨连接紧密，比预防牙床萎缩的其他材料有更好的疗效。第三代生物玻璃材料早期产 PerioGlas，主要用于牙周疾病所致骨缺损重建和拔

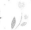

牙后局部填充。长期临床研究显示，PerioGlas 临床效果良好，无不良反应。含 50% 磷酸的生物玻璃可用于治疗牙本质过敏和早期釉质龋齿，且生物相容性良好，是一种安全的生物材料。当生物活性玻璃微粒用作髓室穿孔的覆盖修复材料与血液及牙槽骨骨组织接触时，可在瞬间与组织间发生复杂的离子交换，在生物玻璃表面形成富硅凝胶层，并聚集形成碳酸羟磷灰石层，通过钙磷层的快速形成并沉积在穿孔区牙周组织内，最终钙化，形成牙骨质和牙周新附着。Bakry 等研究发现，含 50% 磷酸的生物玻璃的生物相容性良好，是一种安全的生物材料。

2. 生物玻璃材料在骨骼修复中的应用

生物玻璃材料在牙科疾病预防和治疗中取得良好临床效果后，随即被应用于骨科。生物玻璃材料力学强度较差，故主要用于非承重部位骨缺损修复。由于生物玻璃材料表面在人体的生理环境中可发生一系列的化学反应，并可直接参与人体骨组织的代谢和修复过程，最终可以在材料表面形成与人体相同的无机矿物成分碳酸羟基磷灰石，并诱导骨组织的生长，所以其可用于人体骨缺损的填充和修复。Ameri 等发现，在青少年特发性脊柱侧凸患者后路脊柱融合矫形术中分别采用生物玻璃和自体髂嵴骨移植，术后平均随访 34.7 个月（最短 24 个月），生物玻璃组临床效果与自体髂嵴骨移植组相同，且可减少自体髂嵴骨移植所带来的并发症。Seddighi 等发现，在颈椎病前路融合术中采用填充生物玻璃和自体骨的钛网，平均随访 14.3 个月，其脊柱融合率与仅填充自体骨的钛网相比基本相同。

3. 生物玻璃材料在药物治疗载体方面的应用

药物治疗载体也是生物玻璃较有前景的应用之一。各种各样的药物储存在多孔的生物玻璃材料中，然后植入人体的关键部位，随着生物玻璃材料表面反应的进行，药物将释放，达到有的放矢的治病目的，与传统的注射方法相比，有均匀、长时间治疗等众多的优点，使疗效最优化。

4. 生物玻璃材料在创口愈合中的应用

生物玻璃材料用于促进伤口的愈合也是当今的一个研究方向。国内外的一些专利对此均有涉及。如美国的格林斯潘等就在其专利中介绍了一种用于加速创伤和烧伤愈合的组织物，其中就包含生物玻璃材料。生物玻璃材料的加速促进创口愈合的机理为：当该材料植入人体，在体液的作用下，Na^+、Ca^{2+} 等活性大的离子首先溶出，体液中的 H^+ 在生物玻璃表面形成 Si—OH，然后由于 Si—O—Si 键的破坏，无规网络被溶解，可溶性硅以硅醇形式被放出，并且迅速在材料分子表面形成羟基磷灰石胶结层。可溶性硅有分子水平结缔组织的代谢作用和结构作用，生物玻璃溶解后，局部 Si 浓度的升高可促进细胞新陈代谢的细胞内部应答，激发促创伤愈合因子的自分泌反应，参与创伤修复的所有细胞在促创伤愈合因子的自分泌反应，参与创伤修复的所有细胞在促创伤愈合因子的刺激下加速生长和分裂，并聚集于材料表面形成的羟基磷灰石胶结层，使新生组织能顺利爬移和覆盖整个创面。

人工组织材料（生物材料）术后的护理目的及要点

人工组织材料（生物材料）术后护理不当易导致多种术后问题，目前临床常从以下几个角度进行术后护理。

（1）减轻疼痛：术后护理中，护士会给予患者适当的疼痛护理，减轻患者的痛苦。

（2）促进功能恢复：术后护理可以帮助患者进行康复训练，促进身体功能的恢复。

（3）提高生活质量：通过有效的术后护理，患者可以更快地恢复正常生活，提高生活质量，也能使患者更好地融入社会和生活。

（4）预防并发症与感染：保持伤口清洁，定期更换敷料，预防心血管并发症（控制血压、血糖），保持良好心态，预防肺部并发症（鼓励咳嗽、深呼吸，保持呼吸道通畅），预防血栓形成（适当运动，避免长时间卧床）。

（5）促进康复：科学的术后护理可以帮助患者更快地康复，缩短住院时间。

（6）减少复发风险：正确的术后护理可以降低疾病复发的风险，提高治疗效果和患者的生存率。

（7）疼痛管理：评估疼痛程度，根据患者的描述和疼痛评分表进行评估；物理治疗，如冷敷、热敷、按摩等，有助于减轻疼痛；心理治疗，通过放松训练、认知行为疗法等，帮助患者缓解疼痛引起的焦虑和抑郁情绪；药物治疗，使用非处方药或处方药进行疼痛缓解。

（8）营养支持：对于不能进食的患者，可以通过鼻饲或静脉营养补充的方式提供营养，以满足患者的营养需求。

人工组织材料（生物材料）对人体的影响

人工组织材料（生物材料）在进入人体后常常会产生以下影响，应引起注意，多加防护。

1.局部组织反应

（1）排斥反应：生物材料植入体内后，可在植入物周围发生不同程度的炎症反应。这是机体对异物进行酶解和消化的结果。但大多数医学生物材料比较稳定，不会被很快代谢掉。这时胶原纤维会包围在植入物周围形成被膜，或称为包囊，将正常组织与植入物隔离开。纤维包囊形成后可发生以下变化：纤维囊增厚，从而影响局部血液供应，并为机体代谢产物和材料变性产物提供蓄积场所；纤维囊钙化或变硬，引起机械性能不相配而产生疼痛；局部持续性感染，由于纤维囊血运较差，缺乏足够的免疫细胞，坏死细胞清除较慢，使感染持续存在或加重。

（2）钙化：生物材料表面形成钙化经常导致材料丧失功能。引起钙化有材料本身的原因，也有机体的原因，如材料的表面性质、死亡细胞的沉积、局部营养不良、体内钙磷含量、机械运动等因素，这些都是产生或加速钙化的原因。对于软组织和心血管植入材料，应尽可能避免或减少钙化的发生。而由植入物刺激引起的钙化对骨性组织的修复是有利的，如陶瓷以及复合材料制备的表面活性植入物，通过钙化与组织结合，可防止界面活动。

（3）感染：感染是植入材料最常见的并发症。植入材料常常会增加临床手术的感染发生率。这一方面是因为材料的污染，另一方面则是因为植入材料本身具有很强的加重组织感染的易感性，植入材料通过限制巨噬细胞的迁移，阻断抗感染的生理过程；某些植入物的表机或其释放出的可溶性成分，可干扰巨噬细胞的杀菌机制等。因此，生物材料应在不影响其性能的情况下，采用适当方法严格灭菌。其植入术应加强无菌操作，避免感染导致的植入失败。

（4）血液反应：主要是血栓形成，见于植入循环系统与血液密切接触的生物医学材料。因此，与血液接触的植入材料都必须有优良的抗凝血性能。

（5）肿瘤：生物材料的致癌性是一个引人注目的问题。尽管在临床极少见，但在动物试验中却屡见不鲜。可能与以下因素相关：植入材料在生物老化过程中释放致癌物质；植入材料被致癌物质污染，纤维包膜增厚，导致局部组织代谢障碍，代谢产物长期积蓄，细胞发生突变的可能性增加；植入物的表面形状、粉末状或海绵状的材料几乎不会引发恶性肿瘤，纤维状的材料也很少发生，只有表面光滑的材料才容易引发。因此在材料的选择和应用上，避免使用可能产生刺激性甚至有毒可溶物质的材料，尽可能使用表面粗糙的材料，植入时尽量减少材料与组织的间隙等。

2. 免疫反应

有些生物材料植入后可导致全身性的免疫反应，包括体液免疫和细胞免疫反应。临床研究发现，这种免疫反应的发生与补体的激活密切相关。例如高分子材料可通过补体系统经典途径激活，涤纶人工血管材料植入后可通过经典途径和旁路途径激活补体。植入材料引起的免疫反应常见于应用接触血液的生物医学材料，如人工透析使用的透析膜等，在临床上可表现为过敏反应，容易感染，恶性肿瘤发生率高，软组织钙化或纤维化，特别是肺纤维化、钙化及动脉硬化等。

第十五章　中医美容与养生

✦ 什么是中医美容？中医美容有何特点？

中医美容是指通过中医理论和方法来实现美容和改善外观的一种方法。美容一词有狭义和广义之分。狭义美容仅指五官或颈部以上的美化和修饰；广义美容则包括颜面、须发、躯体、四肢以及心灵等全身心的美化。中医美容中的美容是取其广义。中医美容是以健康为基础的美容，是根据健康和美学的标准对人体外形和内在的精神面貌、气质风度等进行综合评价的结果。中医美容附属于中医药学，并随中医药学的发展而发展，有较坚实的理论基础。其历史可追溯到两千年前，当时中医美容的各种方法，被无数的人反复运用、筛选，日臻完善，其精华为现代中医美容及世界美容提供了行之有效的天然药物及自然方法。

中医美容强调整体调理，强调个性化治疗方案，强调内外兼修，强调预防为主，强调调理根本。中医美容注重平衡身体内部的阴阳、气血，通过调理经络、刺激穴位，以及中药内服、外敷等疗法来改善肌肤问题，将容颜与脏腑、经络、气血紧密联系，中药内服、外敷、针灸、推拿、气功及食疗等手段均体现出动中求美的观点，能使精气畅通，并且简便易行、安全可靠，作用广泛而持久。中医美容的目的是从内而外地提升皮肤的健康和美丽，强调长期效果和身心健康的平衡，同时其在保健美容和治疗损容性皮肤病方面独具特色，显示了它蕴藏的特殊潜力。

✦ 中医美容的方法

中医美容方法，主要有以下几类。

1. 中药美容

中药美容是在中医理论指导下，运用中药配制的粉、膏、液、糊等美容制剂，根据需要内服、外敷，并加以按摩，以滋补脏腑气血、活血通络、软坚散结、退疹祛斑，达到祛斑除皱、养颜驻容、延缓肌肤老化的美容功效，主要包括皮肤护理、减肥塑身、调理身体等方面。中药美容注重内外兼修，不仅注重皮肤的表面护理，更注重身体的内在调理，因此其效果更加持久和健康。进行中药美容时应慎重选择药材和食材，遵循专家建议，注意个人皮肤反应，坚持使用、细心调理，才能达到更好的美容效果。

2. 经络美容

经络美容是一种结合中医理论和美容方法的护肤理念。根据中医理论，经络是人体内部气血运行的通道，贯穿于全身各个部位。经络美容认为，通过刺激和调理特定的经络，可以促进气血流通，调整身体机能，从而达到美容养颜的效果，其核心理念是"内调外治"。内调，指通过运用中医的理论和方法来调理和改善人体内脏器官的功能，从而达到改善气血循环、调整身体机能的目的；而外治，则是以经络学说为理论依据，通过针灸、推拿、按摩等手法，刺激人体腧穴，通过经络的传导，激发脏腑气血的功能而达到维护人体美的方法。

3. 气功美容

气功美容是一种结合气功理论和美容方法的护肤理念。气功认为，人体内部的气（生命能量）在特定经络和穴位流动，能保持身体健康和内外平衡。气功美容即进行某种气功练习，通过调形（动作）、调神（意念）、调息（呼吸）的功法，调理气的流动，促进气血运行，锻炼精、气、神，调整人体内部的功能状态，达到治病强身、养颜驻容的目的。气功美容注重内外兼修，提倡通过调理气的流动来达到美容养颜的效果，强调身体、心灵和外在状态的统一，旨在实现健康美丽、自然养生的目标。进行气功美容时需要注意寻找专业指导、练习环境、姿势正确、呼吸调控、持之以恒、避免过度操练、注意饮食调理和身体反应等方面，以安全、有效的方式进行气功美容。

4. 药膳美容

药膳美容是一种结合中医药膳和美容方法的护肤保健理念。药膳美容认为，根据个体美容的需要，通过食用相适应的药物与食物相配伍而成食品，可以调养身体、调理气血，改善肌肤问题，从而实现美容养颜的效果。人们可以在日常饮食中加入有益于皮肤健康的药膳食材，调理身体机能，提升皮肤光泽和弹性，从而达到美容养颜的目的。使用药膳美容需要根据个人体质和需求选择合适的药膳食材，做到饮食搭配均衡，用量适宜，注意药物相互作用，不盲目跟风，并且在进行药膳美容的同时保持良好的生活习惯，这样才能达到更好的美容效果。

此外，还有心理、养生等方法。每一大类又有若干种具体方法，如药物美容，有内服法，又有外用法。外用法又分贴敷法、洗浴法等，而贴敷法、洗浴法又可再细分为患处皮肤贴敷、脐敷、穴位敷、熏洗、擦洗、沐浴、浸浴等，这些方法都属于自然疗法，安全可靠，无不良反应，避免了化学药物和化妆品对人体的危害。中医美容正是综合以上方法，融外用、内服、针灸、按摩、气功、药膳于一体，既注重外用药滋养皮肤，又注重从内部补益气血，调节脏腑功能，从而体现了中医整体调治的特点。

中医美容的机理

面部为"诸阳之会"，人身十二经脉中的六支阳经均上连头面，是全身气血、阳气贯注的地方，也是神气集中的部位，面部表情、神态是神气表现的重要内容。面部的肌肉、皮肤和五官既需要全身气血的滋养和濡润，也需要脏腑精气的上达。面部的不同部位分属于不同的脏腑和经络，如前额属心，下颏属肾，左颊属肝，右颊属肺，鼻部属脾。

《黄帝内经》有言，五脏各有外候，与形体诸窍之间各有特定联系，心光华在面，其充在血脉，开窍于舌；肺其华在皮毛，其充在皮，开窍于鼻；脾其华在唇四白，其充在肌，开窍于口；肝其华在爪，其充在筋，开窍于目；肾其华在发，其充华在发，其充在骨，开窍于耳。由此可见，美容与五脏关系密切，五脏的失常会引起容颜的异常和衰退。

气血的盛衰和运行状况也直接影响着容颜的状况。如气血不足则面色萎黄，精神疲惫；气血瘀滞则面色晦暗，表情呆滞，或出现黑斑、雀斑等。心气、心血不足则面色无华，精怯气弱；肝血不足则两目无神，面色苍白；脾气亏虚则面色萎黄，浮肿虚胖，唇色苍白；肺虚失润，则毛发枯槁，皮肤粗糙少光泽，弹性差；肾阴虚则头发脱落，面颊瘦削，肾阳虚则面色白，颜色浮肿，两目失神等。

营养嫩肤机理：营养嫩肤是抗衰祛皱的基础，肌肤细胞所需营养物质的及时充足补充是细胞新陈代谢的物质基础，比如人参、甘草等补益类中药是理想的选择，同时肌底血液循环的加快又是达到营养嫩肤目的的充分条件，不仅能令养分充足吸收，也能及时排出毒素、促进肌底组织自我修复，比如可以考虑丹参、当归等活血化瘀类中药。

✦ 中医美容的原则

中医美容有以下几个原则。

（1）因时制宜原则：中医美容的因时制宜原则，是指根据自然界和人体生理、病理变化的规律，选择适当的时机进行美容护理和治疗。这个原则体现了中医的整体观念和动态平衡思想，认为人的健康状态和美容效果受时间因素的影响。例如，春夏季节适合使用不致闭塞汗孔、妨碍皮肤排泄的美容品，夏季炎热时应避免使用油脂丰富的美容油膏。

（2）因地制宜原则：中医美容的因地制宜原则，是指根据不同地域的自然环境、气候特点、生活习惯等因素，选择适合当地条件的美容方法和护理品。这个原则体现了中医的个性化治疗理念，认为美容护理应该与个人的生活环境相适应，以达到最佳的美容效果。例如，北方多风、气候干燥的地区，宜选用润肤效果良好的美容品；西北地区，尤其是少数民族地区，受居民饮食习惯和生活环境的影响，美容方法的选取也随之不同。

（3）因人制宜原则：中医美容的因人制宜原则，是指根据每个人的具体体质、年龄、性别、生活习惯、健康状况等因素，制定个性化的美容方案。这个原则体现了中医的个体化治疗理念，认为美容护理应该因人而异，以适应不同个体的需求和特点。

（4）内外兼修原则：中医美容的内外兼修原则，是指在美容过程中既要注重外在的皮肤护理，也要注重内在的调理和养护。这个原则认为，美丽不仅仅是外在的，更是内在健康状态的反映。通过内外结合的方法，可以更有效地促进肌肤健康，达到持久的美容效果。

（5）饮食调理原则：中医美容的饮食调理原则，是指通过合理搭配食物和调整饮食习惯，来达到美容养颜、延缓衰老和改善肌肤状态的目的。这个原则认为，食物是营养的来源，饮食调理是调理身体和肌肤的重要手段。

（6）情绪调节原则：中医美容的情绪调节原则，是指通过管理和调整个人的情绪状态，来达到改善肌肤健康和美容效果的目的。中医认为，情绪波动会影响人体的气血运行，进而影响肌肤的色泽和健康。因此，保持良好的情绪状态对美容非常重要。

（7）运动调理原则：中医美容的运动调理原则，是指通过适当的体育锻炼和身体活动，来促进气血流通，增强体质，从而改善肌肤状况和提升美容效果的方法。中医认为，运动可以调和人体的阴阳平衡，增强脏腑功能，从而对肌肤产生积极影响。例如，瑜伽和太极等活动可以帮助排毒、保持身材和调节心情。

(8)中草药美容原则：中医美容的中草药美容原则，是指利用中草药的特性和功效，通过内服或外用等方式，来达到美容养颜、延缓衰老和改善肌肤状态的目的。中草药美容是中医美容的重要组成部分，它强调通过天然草药的温和作用，调和人体的阴阳平衡，从而达到美容效果。

(9)美容针灸原则：中医美容的美容针灸原则，是指通过针灸这一传统中医治疗手段，通过刺激穴位、促进血液循环、调节内分泌等，来调整人体的气血平衡，促进经络畅通，从而达到美容养颜、改善肌肤状况的目的。针灸美容是中医美容中一种独特的方法，它通过刺激特定的穴位来影响身体机能，进而影响肌肤健康。

(10)辨证施治原则：中医美容的辨证施治原则，是指在美容过程中，根据个人的具体情况，包括体质、肌肤状况、生活环境等因素，进行个性化的诊断和治疗。这个原则体现了中医的个性化治疗理念，认为每个人的体质和肌肤问题都是独特的，因此需要根据个体差异来制定相应的美容方案，以达到最佳的美容效果。

中医情志与美容的关系

中医情志主要指七情，即喜、怒、忧、思、悲、恐、惊七种情态变化，是人体对客观事物的不同反应。正常情况下，这些情志变化是不会引起疾病的，只有突然、强烈或持久的情志刺激，超过人体正常生理范围，才会导致疾病，这样的疾病，叫情志致病。

情志不仅会导致过早地出现衰老征象，而且能引起许多疾病，现在认为，白癜风的发生与精神刺激有密切关系，雀斑、面上粉刺、其他色素斑也和情绪有关，双目无神、暗淡无光也受心绪的影响，这些都是因为情志活动影响了脏腑气血阴阳，致使脏腑功能失调，而在外的器官受到损伤，导致血不润肤、血不荣发、气血瘀滞、肺气不利、肾精不能上注，故产生以上诸病。

中医情志与美容之间有着密切的关系。中医认为，情志是人的一种心理状态，每天的心情如何会影响身体各个部位的变化，而脏腑各个部位的变化都会在面部表现出来。因此，情志的调节对美容有着重要的影响。

(1)不良的情志会对身体产生负面影响，如怒伤肝、恐伤肾、忧思伤脾、喜伤心、惊伤气、悲伤肺等。这些强烈的情志刺激会导致脏腑功能紊乱、气血阴阳失调，从而引发疾病，日久则会影响容貌和形体。因此，保持平和、愉悦的情绪状态对美容至关重要。

(2)中医强调"形神统一"的整体观念，认为人的形体和精神是相互联系、相互影响的。良好的情志状态可以调动机体正气，达到扶正祛邪、延年益寿、美容驻颜的目的。因此，通过调节情绪、改善心理状态，可以消除或减轻不良情志对人体的影响，从而保持身体健康和美丽。

(3)中医的情志美容方法包括情志疗疾和情志摄生两部分。情志疗疾是通过心理治疗或心理调养来调节情绪，改善心理状态，以达到治疗疾病的目的。而情志摄生则是通过调节日常生活习惯、饮食起居等方式来保持身体健康和美丽。这些方法都可以帮助人们保持良好的情绪状态，从而维持身体的健康和美丽。

总之，中医情志与美容之间有着密切的关系。通过调节情绪、改善心理状态，可以消除或减轻不良情志对人体的影响，从而保持身体健康和美丽。因此，我们应该尽量保持平和、愉悦的情绪状态，避免产生消极情绪，以保持身体健康和美丽。

中医气血与美容的关系

气，是构成人体和维持人体生命活动最基本的物质。人体的气是由肺、脾胃和肾等脏器的综合作用，并结合来源于禀受父母的先天精气、饮食物中的营养物质水谷精气和存在于自然界的清气三者而生成。气的作用主要包括：推动作用，温煦作用，防御作用和气化作用。气的运动可产生各种变化，精、气、血、津液各自的新陈代谢及其相互转化均需要气的运动。血是构成人体、维持人体生命活动的基本物质之一。人体摄入的饮食物，经脾胃消化吸收后生成营气和津液，营气通过肺的作用，化为血。血生成后，能营养和滋润全身。血在脉中循行，内至脏腑，外达皮肉筋骨，运行不息，不断地对各脏腑组织器官起着充分的营养和滋润作用，以维持正常的生理功能，表现为面色红润，肌肉丰满壮实，皮肤和毛发润泽等。血的化生、运行、营养和滋润，必须伴随气的推动、温煦和气化作用才能完成。所以气与血的关系十分密切，在许多理论叙述和美容的使用方法，常并称气血。

中医气血与美容之间有着密切的关系。气血是构成人体和维持人体生命活动的基本物质之一，也是美容的物质基础。

(1)气血的充盈和通畅是保持皮肤健美、容颜润泽的关键。气血充足则新陈代谢畅通，皮肤饱满有光泽，毛发光亮润泽，双目明亮有神。反之，气血不足则不能上荣于面，导致脸色黯淡无光，长斑长痘，甚至引起其他美容问题，如皮肤粗糙、皱纹增多等。

(2)气血的盛衰直接关系五脏六腑的功能和面容的荣枯。五脏通过经脉、络脉、阳气阴血及津液的运动而散布体表以滋补、滋养皮肤，抗御外邪侵袭，从而保持面部色红润、肌肉丰满、皮肤毛发润泽等。若气血不足或运行不畅，则五脏功能失常，面容憔悴，肌肤失养，导致美容问题。

(3)中医还认为，经络是运行全身气血、联络脏腑肢节、沟通上下内外的通路。经络通畅则气血运行无阻，肌肤得到充分的营养和滋润，从而保持健康和美丽。因此，中医美容疗法中常常采用疏通经络、活血行瘀的方法来达到美容效果。

总之，中医气血与美容之间有着密切的关系。保持气血充盈和通畅是保持皮肤健美、容颜润泽的关键。因此，在中医美容保健中，应注重调理气血，从身体内部调理开始，以达到更好的美容效果。

中医美容的用途

1. 美白、祛斑

色素沉着的主要病机是气血失和，多为瘀结所致，气血运行不畅，肌肤失养则生黑。活血化瘀为其主要治则。黄褐斑(melasma)的发生则与肝、脾、肾三脏密切相关，常见证型为肝郁气滞证、气滞血瘀证、脾虚湿阻证及肝肾阴虚证。中药倒模是记载最早的美白、祛斑中医治法，如"七白散""八白散"等。中药、耳穴治疗、针灸、拔罐、穴位埋线及食疗在现代临床被广泛应用，且疗效显著，其可通过抑制黑色素生成和酪氨酸酶活性、抗氧化以及调节激素水平等达到美白、祛斑的目的。

2. 抗皱

皱纹的产生与经络不畅有关，治则以疏通经络为主。中医除皱可追溯到汉代，《五十二病方》首次记载针灸除皱的方法。针刺、刮痧等是目前临床常用中医治法，通过促进成纤维细胞增殖、生长因子表达、调节激素水平、改善胶原蛋白代谢以及促进新陈代谢等达到除皱、抗皱的目的。

3. 祛疤

瘢痕多由气血瘀阻搏结经络所致，血瘀贯穿疾病始终，当以活血化瘀为主要治则。最早记载的中医祛疤方法见于唐代的《千金要方》，采用活血化瘀药物丹参所制的"灭瘢方"。现代临床通过中药、针灸等不同方法发挥行气活血、软坚散结的作用，在瘢痕的防治中可取得满意的临床疗效，其作用机制可能与抗炎、抑制成纤维细胞增殖以及调节胶原蛋白水平等有关。

4. 减肥

中医认为肥胖属于虚实夹杂、本虚标实之症，实者主责之痰，虚者主责之脾，以健脾利湿为主要治则。中医减肥历史悠久，《诗经》就已记载"以鲤入馔"，即用鲤鱼煲汤消除水肿以达到减肥的目的。但食疗收效甚微，中医减肥利用中医辨证施治的原理，从调整内分泌入手，一般分为针灸减肥和埋线减肥两种方式，再辅以相关药材、药膳，对肝、脾、肾、心脏、肺及三焦等进行调节，通过抑制食欲、改善瘦素抵抗和胰岛素抵抗、促进脂代谢、抗炎及调节性激素分泌等达到减肥目的，在去除身体多余脂肪和赘肉达到理想体重的同时，附带一定的滋补保健功效。

5. 祛痘

长痘多由肝脾疏泄功能失调，肌肤毛孔堵塞、排泄不畅所致。中医治疗以调养为主，疏肝利胆、清热除湿、清泄伏火，排去面部毒素及局部色素沉着，使面部痘痘消退。目前效果较好的方法为针灸祛痘，根据每个人的长痘具体原因，比如肺火、胃火或者脾胃不调等，有针对性地制订针灸调理的方案，调理气血及脏腑的功能，使得经络通畅，以达祛痘美容的目的。

中药美容的方法

中药美容法是中医美容各种方法中内容最丰富的一部分，在当今化妆行业中也有广泛应用。化妆品常用美容中药一般可分为保健型和治疗型两大类。保健型美容中药多具有滋润肌肤、防皱除纹、悦色增白、护发增辉、护肤防裂等作用，如古代《本草纲目》中所谓"好颜色""悦泽人面""白丽"等功效。治疗型美容中药多具有乌发、除黑黯、去粗刺、灭瘢痕、蚀赘疣、消黑子、疗疮疡等功效。

中药美容的方法如下。

（1）中药内服：通过口服中药，调节身体的内部环境，改善气血运行，从而达到美容养颜的效果。例如，四物汤、六味地黄丸等经典方剂，都具有调节内分泌、滋阴补血、美白淡斑等功效。

（2）中药外敷：通过将中药煎煮后，用其药液或药粉敷于面部或全身，达到滋润皮肤、

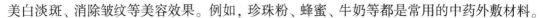

美白淡斑、消除皱纹等美容效果。例如，珍珠粉、蜂蜜、牛奶等都是常用的中药外敷材料。

（3）中药按摩：通过按摩身体的特定穴位，刺激经络，促进气血运行，从而达到美容养颜的效果。例如，推拿、拔罐、刮痧等都是常用的中药按摩方法。

（4）药膳美容：结合食物和药物的特性，通过日常饮食达到美容的目的。

（5）针灸美容：运用针灸刺激穴位，调整经络，促进气血流通，改善皮肤状态。

经络美容的方法

（1）针刺美容：即用中医特制芒针或其他能起到"针"的作用的器械，刺激经络上特定的穴位，以疏通经络、调理气血，达到美容的目的。

（2）灸治美容：是根据中医辨证论治理论，用点燃的特制艾条，在特定的穴位上熏烤，借温热刺激穴位，通过经络腧穴，行气活血、滋润肌肤，达到养颜的目的。

（3）按摩美容：是在中医理论指导下，根据美容需要，进行面部某些穴位的按摩，以疏通经络气血、调节肌肤气血平衡，达到祛斑、润肤、防皱等美容效果。

（4）刮痧美容：是使用特定工具在皮肤表面刮拭，以刺激经络和穴位，促进气血流通和毒素排出。刮痧可以用于治疗面部水肿、皮肤松弛等问题。

（5）拔罐美容：拔罐是通过在皮肤上制造局部负压，舒筋活络，促进血液循环，改善皮肤色泽。拔罐可以用于治疗面部皱纹、皮肤暗沉等问题。

气功美容的方法

（1）童面功：自然盘坐，思想集中，排除杂念，双手掌放在膝盖上，上体端正，双目微闭，舌舔上腭，意守丹田，呼吸要细、匀、深、长。用意念将气血引导到丹田处。丹田有四个部位，两眉之间谓上丹田、心窝处谓之中丹田、脐下小腹谓之下丹田、命门谓之后丹田。以意领气，心中默念上丹田、中丹田、下丹田和后丹田。身体的气血可随着意念沿任督两脉循行到四个丹田部位。每次循行一圈为一次，这样反复进行领气回数十八次。

（2）散步运动法：散步前全身放松，适当地活动一下肢体，并调匀呼吸，使之平静而和缓，然后从容展步。散步时宜从容和缓，不宜匆忙，更不宜使琐事充满头脑；步履宜轻松，有如闲庭信步，周身气血方可调达平和；散步宜循序渐进，量力而为。散步方式可单纯走步，也可与赏花观景相结合，练在其中，乐在其中。

（3）调息功：通过调整呼吸，吸进新鲜空气，呼出体内废气，促进气血循环，增强身体的新陈代谢，改善肤色。

（4）导引术：通过特定的动作和意念引导，调整体内的气血运行，达到美容的效果。例如，面部按摩功、拍打功等。

（5）五行养生功：根据五行理论，通过特定的动作和呼吸练习，调整内脏功能，促进气血流通，达到美容的效果。

（6）太极养生功：通过练习太极拳或太极养生功，调整身体的气血运行，增强身体的柔韧性和平衡感，从而改善皮肤状况。

常用气功进行呼吸调息并以意念导引和姿势动作的配合锻炼，可疏通经络气血、增强脏腑功能培育和锻炼人体内的真元之气，使元气充沛，如雾露敷布全身，熏肤泽毛壮筋骨，达到悦泽驻颜、健体丰形的美容效果。气功美容的方法通常需要长期坚持练习，才能看到明显的效果。此外，气功美容也可以结合中医的其他方法，如针灸、拔罐、药膳等，以达到更好的美容效果。

✦ 气功美容的要领

1. 松静相辅，顺乎自然

松与静的关系密切，全身放松能入静，而入静后，也必然呈现全身放松，故两者是相辅相成的。

松，是全身肌肉放松，这个松必须掌握松而不懈的状态。放松的另一个方面，就是意识的放松，首先要伴随着全身肌肉放松，使整个身体有舒适松快的感觉，另外，就是意守呼吸或意守丹田时都不能使思想过于集中，要消除紧张状态，达到精神意识的放松。

静，是指相对安静而言，在呼吸方面出入无声，体会悠闲自得，在意识方面强调通过意守，排除杂念，达到入静。总之，松静是练功的关键，掌握得好，可以迅速获得良效，掌握不当，往往会出偏差。

2. 练意练气，意气合一

气功之气，主要是指真气。练气之初，必须由练肺气（呼吸之气）入手。肺气的锻炼，由于功法的不同，采用的呼吸方式也各异。虽然如此，但不论什么功法，大都要求呼吸做到"悠、匀、细、长、缓"。

呼、吸气的锻炼，必须由浅入深，由快至慢，逐渐练习，不能要求在短时间内即形成完整的深长呼吸。初练时必须以意念诱导，练到一定程度，便可达到自然而规律的呼吸。

练意，一为排除杂念，达到入静；二为意守丹田，使整个机体发生更深刻的变化。初练气功者欲很快排除杂念是很困难的，必须通过一定时间的练习，才能使杂念逐渐减少，达到入静的要求。

当呼吸锻炼得很纯熟时，即使不注意呼吸也能自然做到气贯丹田，此时，单纯意守丹田就可以了。这样练气达意，二者就能密切结合，实现意气合一，使真气充沛，达到治病健身的效果。

3. 情绪平衡，心情舒畅

在气功治疗中必须强调情绪平衡，心情愉快，这样才能促进健康、消除疾病，而且在每次练功后都会有舒适和欣快的感觉。

4. 循序渐进，勿急于求成

初期练功不能急于求成，练功效果是随着练功时间的增加逐渐显现出来的。练功方法虽然不是很复杂，但要掌握得比较熟练，也要经过一定时间的练习，才能达到。

✦ 药膳美容的方法

（1）健脾药膳：脾胃是后天之本，气血生化之源。脾胃健康，气血旺盛，皮肤才能得到充分的滋养。常见的健脾药膳有山药粥、红枣粥等。

（2）补血药膳：血虚可导致面色苍白、皮肤干燥、毛发干枯等症状。常见的补血药膳有当归羊肉汤、四物汤等。

（3）滋阴药膳：阴虚可导致皮肤粗糙、面色潮红、口干舌燥等症状。常见的滋阴药膳有百合银耳粥、枸杞粥等。

（4）补阳药膳：阳虚可导致皮肤无光泽、畏寒怕冷、乏力等症状。常见的补阳药膳有羊肉汤、鹿茸酒等。

（5）调理气血药膳：气血不调可导致皮肤松弛、皱纹增多、面色苍白等症状。常见的调理气血药膳有黄芪粥、当归鸡等。

（6）疏肝解郁药膳：肝郁可导致肤色暗沉、易生痤疮、情绪不稳等症状。常见的疏肝解郁药膳有梅花粥、陈皮饮等。

（7）清热解毒药膳：内热可导致皮肤易生痤疮、口干舌燥、大便干结等症状。常见的清热解毒药膳有绿豆粥、金银花露等。

❖ 常见的美容食物

美容食物通常指的是那些富含抗氧化剂、维生素、矿物质和健康脂肪等营养素的食物，可以帮助维持皮肤健康、减少皮肤老化迹象、促进头发和指甲的生长，以及提升整体的健康和美丽。以下是一些常见的具有美容效果的食物。

1. 水果类

（1）红石榴：富含抗氧化剂，有助于皮肤保湿。

（2）蓝莓：含有丰富的维生素 C 和维生素 E，有助于减少皮肤损伤。

（3）柠檬：富含维生素 C，有助于皮肤美白和减少斑点。

（4）番茄：富含番茄红素，有助于保护皮肤免受紫外线伤害。

2. 蔬菜类

（1）红薯：含有丰富的 β-胡萝卜素，有助于皮肤修复。

（2）菠菜：富含铁质和叶绿素，有助于改善肤色。

（3）胡萝卜：含有 β-胡萝卜素，有助于维持皮肤弹性。

（4）西兰花：含有丰富的维生素 C 和维生素 E，有助于抗衰老。

3. 坚果和种子

（1）核桃：含有丰富的 Omega-3 脂肪酸，有助于保持皮肤滋润。

（2）杏仁：含有丰富的维生素 E，有助于保护皮肤免受自由基伤害。

（3）亚麻籽：含有丰富的 Omega-3 脂肪酸，有助于改善皮肤状况。

4. 鱼类和海鲜

（1）三文鱼：含有丰富的 Omega-3 脂肪酸，有助于保持皮肤健康。

（2）虾：含有丰富的锌，有助于皮肤修复。

（3）鲤鱼、鲫鱼、鳝鱼等：含有不饱和脂肪酸，可以软化皮肤血管，促进皮肤新陈代谢。

5. 谷物类

例如，粳米、糯米、山药、燕麦等，可以健脾和胃、补益气血。

6. 肉类

例如，鸡肉、牛肉、羊肉等，含有优质蛋白质，可以修复皮肤组织。

7. 蛋奶类

例如，鸡蛋、鸭蛋、牛奶等，含有丰富的蛋白质、维生素和矿物质，可以滋养皮肤，增加皮肤弹性。

8. 豆类

例如，黄豆、绿豆、红豆等，含有植物蛋白和多种微量元素，可以排毒养颜。

9. 药食类

例如，红枣、枸杞、当归、黄芪等，可以调理气血，改善皮肤色泽。

10. 饮品类

例如，绿茶、红茶、蜂蜜、酸奶等，可以排毒养颜。

11. 其他

(1) 燕麦：含有丰富的 B 族维生素和锌，有助于改善皮肤状况。

(2) 绿茶：含有丰富的抗氧化剂，有助于保护皮肤免受自由基伤害。

内服的中医美容方剂及其用途

1. 胶蜜汤

(1) 配方：阿胶(炒)6 克，连根葱白 2 片，蜜 2 匙，新水煎，去葱，入阿胶，蜜溶开。

(2) 服用方式：将阿胶、枸杞子、红枣放入煎锅中，加入适量的水(通常 3~5 碗水)，浸泡 30 分钟至 1 小时。用小火煎煮，直到药液剩下 1~2 碗(300~500 毫升)，滤去药渣。待药液稍微冷却后，加入适量的蜂蜜搅拌均匀。分早晚两次温服，通常在饭后 30 分钟至 1 小时服用。

(3) 功效：滋阴润燥，养颜美容，补血安神。治疗体虚、大便秘涩及皮肤干枯无华。

(4) 注意事项：①胶蜜汤性温，适合大多数人服用，但最好在中医师的指导下服用；②服用期间应避免食用生冷、油腻、辛辣等刺激性食物；③孕妇、哺乳期妇女以及患有特定疾病的人群应在医师指导下服用；④如有不适，应立即停药并咨询医师。

2. 菟丝祛斑汤

(1) 配方：菟丝子 15 克，女贞子 12 克，阿胶、枸杞子各 9 克，旱莲草、当归各 10 克。

(2) 服用方式：将上述药材放入煎锅中，加入适量的水(通常 3~5 碗水)，浸泡 30 分钟至 1 小时。用小火煎煮，直到药液剩下 1~2 碗(300~500 毫升)，滤去药渣。分早晚两次温服，通常在饭后 30 分钟至 1 小时服用。

(3) 功效：疏肝理气、活血化瘀、养血祛斑，用于治疗由肝郁气滞、血瘀等原因引起的面部色斑、黄褐斑等。

(4) 注意事项：①菟丝祛斑汤中的某些药材具有活血化瘀的作用，因此孕妇、月经期间的女性以及有出血倾向的人群应避免使用；②服用期间应避免食用生冷、油腻、辛辣等刺激性食物；③如有不适，应立即停药并咨询医师。

3. 三白汤

(1) 配方：白芍、白术、白茯苓各 5 克，甘草 2.5 克。

(2) 服用方式：将上述药材放入煎锅中，加入适量的水(通常 3~5 碗水)，浸泡 30 分钟至 1 小时。用小火煎煮，直到药液剩下 1~2 碗(300~500 毫升)，滤去药渣。分早晚两次温服，通常在饭后 30 分钟至 1 小时服用。

(3)功效：补气益血，美白肌肤，淡化色斑，提亮肤色。

(4)注意事项：①三白汤性平，适合大多数人服用，但最好在中医师的指导下者用；②服用期间应避免食用生冷、油腻、辛辣等刺激性食物；③孕妇、哺乳期妇女以及患有特定疾病的人群应在医师指导下服用；④如有不适，应立即停药并咨询医师。

4. 化瘀消斑汤

(1)配方：当归 9 克、川芎 3 克、红花 6 克、益母草 9 克、藁本 9 克、制香附 9 克、牛膝 9 克、柴胡 4.5 克、白芷 6 克、荆芥穗 9 克。

(2)服用方式：将上述药材放入煎锅中，加入适量的水(通常 3~5 碗水)，浸泡 30 分钟至 1 小时。用小火煎煮，直到药液剩下 1~2 碗(300~500 毫升)，滤去药渣。分早晚两次温服，通常在饭后 30 分钟至 1 小时服用。

(3)功效：活血化瘀，疏肝理气，用于治疗因气血瘀滞引起的皮肤斑点、瘀斑、黧黑斑等问题。

(4)注意事项：①化瘀消斑汤中的某些药材具有活血化瘀的作用，因此孕妇、月经期间的女性以及有出血倾向的人群应避免使用；②服用期间应避免食用生冷、油腻、辛辣等刺激性食物；③如有不适，应立即停药并咨询医师。

5. 四物汤

(1)配方：当归 9 克，川芎 9 克，白芍 9 克，熟地黄 12 克。

(2)服用方式：加水煎煮两次，第一次煎煮约 30 分钟，第二次煎煮约 20 分钟，将两次煎煮的药液合并，分早晚两次温服。

(3)功效：补血调经，适用于血虚引起的面色苍白、头晕目眩、心悸失眠、月经不调等症状。长期服用可以改善肤色，使面色红润有光泽，对女性尤其有益，可以调节月经周期，缓解痛经。

(4)注意事项：①四物汤性温，体质偏热或患有感冒、发热等症状的人群不宜服用；②孕妇、哺乳期妇女以及患有特定疾病的人群应在医师指导下服用；③服用期间应避免食用生冷、油腻、辛辣等刺激性食物；④如有不适，应立即停药并咨询医师。

6. 加味逍遥散

(1)配方：柴胡 15 克，当归 15 克，白芍 15 克，白术 15 克，茯苓 15 克，甘草 6 克，薄荷 6 克，栀子 10 克，丹皮 10 克

(2)服用方式：将上述药材放入煎锅中，加入适量的水(通常 3~5 碗水)，浸泡 30 分钟至 1 小时。用小火煎煮，直到药液剩下 1~2 碗(300~500 毫升)，滤去药渣。薄荷在煎煮的最后几分钟加入，以防止有效成分挥发。分早晚两次温服，通常在饭后 30 分钟至 1 小时服用。

(3)功效：疏肝解郁，健脾养血，适用于肝郁脾虚所致的情绪抑郁，胸闷，胁痛，头晕，食欲不振等症状。

(4)注意事项：①加味逍遥散性平，但应根据个人体质和病情调整剂量和服用时间；②孕妇、哺乳期妇女以及患有特定疾病的人群应在医师指导下服用；③服用期间应避免食用生冷、油腻、辛辣等刺激性食物；④如有不适，应立即停药并咨询医师。

✦ 外用的中医美容配方及其用途

1. 玉容散

(1)配方：牵牛、楮桃、猪牙皂角各60克，香白芷、川芎、藿香、甘松、藁本各15克，瓜篓根23克，阿胶、细辛各7.5克，零陵香30克。

(2)制作及使用方法：将上述药材研磨成细粉，过筛后混合均匀。使用时，取适量粉末(通常10~15克)加入适量的水或蜂蜜调成糊状。洁面后，将调好的玉容散均匀涂抹于面部，避开眼睛和唇部。根据需要，可以轻轻按摩片刻，然后用水洗净。

(3)功效：美白肌肤，淡化色斑，清热解毒，收敛毛孔。

2. 玉肌还少散

(1)配方：白芷、白蔹、白附子、阿胶、白僵蚕、白蒺藜、白胶香各等份。

(2)制作及使用方法：将阿胶炒成珠，与诸药同研细末备用。将药粉倒入一个密闭容器中，加入适量的温水搅拌均匀，用瓷器或玻璃器皿冲泡，避免污染药物，根据需要加入适量的皂角末，洁面后均匀涂抹于患处。根据需要可以轻轻按摩片刻，然后用水洗净。

(3)功效：可白面润肤，对面黄或晦暗黝黑者有效；也可以祛风除湿，治疗风湿痹痛、皮肤瘙痒。

3. 皇后洗面药

(1)配方：炒阿胶60克，川芎、细辛、藁本、白附子、藿香、冬瓜子、沉香、土瓜根、零陵香各30克，白檀香、甘松、白及、白芷、白茯苓、皂角末各60克，白蔹45克，白术、生栗子壳内薄皮各15克，楮桃250克，冰片7.5克，糯米粉750克，丝瓜4条。

(2)制作及使用方法：除皂角末、糯米粉外，共研为细末，入皂角末、糯米粉混合均匀，密贮备用。每日洗面或捣散和蜜涂面用作面膜。

(3)功效：可增白祛斑，祛皱，使皮肤光滑细腻，光泽精神。

4. 八白散

(1)配方：白丁香、白僵蚕、白牵牛、白蒺藜、白及各150克，白芷100克，白附子、白茯苓各25克，皂角三锭，绿豆少许。

(2)制作及使用方法：取适量药材，用水煎煮后制成粉末。每周使用3~5次，取5克八白散洁面粉轻擦面部，按摩10~15分钟，然后用水清洗。

(3)功效：用于治疗粉刺色素斑和雀斑等皮肤问题。

5. 莹肌如玉散

(1)配方：绿豆粉60克，白及、白芷、白蔹、白僵蚕、白附子、天花粉各30克，甘松、山奈、香茅各1.5克，零陵香、防风、藁本各6克，皂角100克。

(2)制作及使用方法：将上述药材研磨成细粉。每日洗脸时将10克莹肌如玉散倒入水中溶解后使用。

(3)功效：可以治疗粉刺、痘痘，改善油性肤质，让皮肤更加光滑细腻。

注意事项：①上述方药均为外用方剂，不宜内服；②使用前应先在小面积皮肤上测试，确认无过敏反应后再使用；③面部有伤口、湿疹或其他皮肤疾病时应避免使用；④如有不适，应立即停用并咨询医师。

如何自制中药面膜？

（1）选择合适的中药材：根据个人的皮肤类型和需求选择中药材。例如，对于干燥或衰老的皮肤，可以使用白芷、白茯苓、白及等药材；对于油性或痘痘肌肤，可以使用丹参、黄芩、大黄等药材。

（2）药材的准备：将选定的中药材清洗干净，并按照需要进行煎煮、研磨或打碎。有些药材可能需要特殊的处理，例如去除杂质或干燥。

（3）调配基质：根据个人的皮肤类型，选择合适的基质来混合中药材。常见的基质包括蜂蜜、牛奶、酸奶、鸡蛋清、橄榄油、燕麦粉等。这些基质可以帮助中药成分更好地渗透皮肤。

（4）混合药材和基质：将中药材与基质按照一定比例混合均匀。如果使用的是粉末状药材，可能需要先将它们与少量基质混合，然后逐渐加入更多的基质，直到达到所需的黏稠度。

（5）调整面膜的厚度：根据个人的喜好和需求，调整面膜的厚度。一般来说，面膜不宜太厚，以免影响皮肤的呼吸。

（6）敷面膜：将混合好的中药面膜均匀涂抹在清洁的面部，避开眼睛周围和嘴巴周围。敷面膜的时间通常为15～20分钟，但根据不同的中药材和基质，可能会有所不同。

（7）清洁：面膜敷完后，用温水清洗干净，然后进行日常的护肤程序。

（8）注意事项：在使用中药面膜之前，最好先进行皮肤测试，以确保不会引起过敏反应。此外，如果有特定的皮肤问题或敏感肌肤，建议在使用新的护肤产品之前咨询专业医生或中医师。

常见的美容穴位及其用途

（1）攒竹穴：位于眉毛的内侧端凹陷中，额切迹处，靠近眼睛。按摩此穴位可以帮助缓解眼部疲劳和消除黑眼圈。

（2）丝竹空穴：位于眉毛的外侧端凹陷中，靠近太阳穴。按摩此穴位有助于减轻眼部浮肿和疲劳。

（3）迎香穴：位于鼻翼外缘中点旁，鼻唇沟中。按摩此穴位可以改善鼻部问题，如鼻塞和鼻炎，同时有助于面部血液循环，减少面部浮肿。

（4）四白穴：位于瞳孔下方约1 cm、眶下孔处。按摩此穴位可以促进眼部血液循环，减少眼袋和消除黑眼圈。

（5）颊车穴：位于耳朵前下方，颧骨边缘，闭口咬紧牙时咬肌隆起，放松时按之有凹陷处。按摩此穴位有助于改善口腔问题和面部肌肉松弛。

（6）地仓穴：位于嘴角外侧，上唇与下唇之间的中点。按摩此穴位有助于改善口角纹和面部肌肉松弛。

（7）合谷穴：位于手背，拇指与示指骨骼的高点之间。按摩此穴位可以减轻面部疼痛、头痛和牙痛，同时有助于促进面部血液循环。

（8）足三里穴：位于小腿前侧，当膝盖骨下缘向下四横指的位置。按摩此穴位有助于改善肤色、减少皱纹和增强免疫力。

（9）血海穴：位于大腿内侧，膝盖骨上缘向上约三横指的位置。按摩此穴位有助于改善肤色和促进血液循环。

（10）太冲穴：位于脚背，第一和第二跖骨之间的凹陷处。按摩此穴位可以帮助缓解压力和疲劳，同时有助于改善肤色。

参考文献

[1] T·W·阿多诺.《克尔凯郭尔：审美对象的建构》[M].李理，译.北京：人民出版社，2008。

[2] 理查德·舒斯特曼.《生活即审美——审美经验和生活艺术》[M].彭锋，译.北京：北京大学出版社，2007。

[3] 彼得·基维.《美学指南》[M].彭锋，译.南京：南京大学出版社，2009.

[4] 黄小捷.体像修复与规训-美容整形医学人体审美制度的建构[D].中国美术学院，2015.

[5] 黄洪章.颜面整形与美容就医指南[M].北京：人民卫生出版社，2020.

[6] 牛永敢，孔晓，王阳，等.鼻整形应用解剖学[M].北京：人民卫生出版社，2019.

[7] 何黎，郑志忠，周展超.实用美容皮肤科学[M].北京：人民卫生出版社，2018.

[8] 于江，朱灿，曹思佳.微整形注射美容[M].北京：人民卫生出版社，2013.

[9] 李世荣.整形外科学[M].北京：人民卫生出版社，2009.

[10] 宋耀儒，方彰林.美容整形外科学[M].北京：北京出版社，2002.

[11] 王炜.整形外科学[M].杭州：浙江科学技术出版社，1999.

[12] 高景恒.美容外科学[M].北京：北京科学技术出版社，2003.

[13] 元铁.女性生殖器整形学[M].建六，罗新编，译.北京：人民卫生出版社，2016.

[14] 王炜.整形外科学[M].杭州：浙江科学技术出版社，2018：468-469.

[15] 中国整形美容协会.瘢痕早期治疗全国专家共识（2020版）[J].中华烧伤杂志，2021，37（2）：113-125.

[16] 中国临床瘢痕防治专家共识制定小组.中国临床瘢痕防治专家共识[J].中华损伤与修复杂志，2017，12（6）：401-408.

[17] 光电技术治疗皮肤创伤性瘢痕专家共识（2018版）编写组.光电技术治疗皮肤创伤性瘢痕专家共识（2018版）[J].中华烧伤杂志，2018，34（9）：593-597.

[18] Rei Ogawa, Sadanori Akita, Satoshi Akaishi, et al. Diagnosis and treatment of keloids and hypertrophic scars-Japan scar workshop consensus document 2018[J]. Burns and Trauma, 2019, 27：7-39.

[19] 中国整形外科相关专家小组.瘢痕癌性溃疡诊断与治疗专家共识（2020版）[J].中华损伤与修复杂志，2020，15（4）：264-267.

[20] 中国整形美容协会.中国瘢痕疙瘩临床治疗推荐指南[J].中国美容整形外科杂志，2018，29（5）：前插5-1-12.

[21] 窄谱强脉冲光临床应用专家共识（2024版）编写组.窄谱强脉冲光临床应用专家共识[J].中华烧伤与创面修复杂志，2024，40（1）：19-25.

[22] 吴艳，吴琳，于波.肉毒毒素注射在皮肤美容中应用的专家共识（2023版）[J].中国美容医学，2023，32（11）：1-9.

[23] Venkatram Mysore, Muthuvel Kumaresan, Anil Garg, et al. Hair transplant practice guidelines[J]. Journal of Cutaneous and Aesthetic Surgery, 2021, 14(3): 265-284.

[24] 中国整形美容协会.毛发移植技术临床应用专家共识[J].中华整形外科杂志, 2017, 33(1): 1-3.

[25] 中华医学会皮肤性病学分会.激光脱毛临床应用专家共识[J].实用皮肤病学杂志, 2023, 16(1): 1-5.

[26] 张勇, 张汝凡.乳房整形美容标准[J].中国医疗美容, 2021, 11(4): 5-16.

[27] 中华医学会整形外科分会.2023中国临床实践指南: 雄激素性脱发诊断与治疗[J].中华整形外科杂志. 2024, 40(1): 1-20.

[28] 中华医学会整形外科分会.女性雄激素性脱发诊断与治疗中国专家共识[J].中华整形外科杂志, 2022, 38(5): 481-492.

[29] 中国医师协会美容与整形医师分会.毛发移植围手术期提高毛囊成活率的专家共识[J].中国美容整形外科杂志, 2024, 35(1): 前插1-10.